中华医学百科全书

基础医学

医学寄生虫学

国家出版基金项目
NATIONAL PUBLICATION FOUNDATION

中国协和医科大学出版社
北　京

图书在版编目（CIP）数据

中华医学百科全书·医学寄生虫学 / 刘尔翔，王恒主编 . —北京：中国协和医科大学出版社，2023.7
ISBN 978-7-5679-2215-0

Ⅰ . ①中⋯　Ⅱ . ①刘⋯ ②王⋯　Ⅲ . ①医学—百科全书 ②医学—寄生虫学—百科全书　Ⅳ . ① R-61 ② R38-61

中国国家版本馆 CIP 数据核字（2023）第 119588 号

中华医学百科全书·医学寄生虫学

主　　编：刘尔翔　王　恒

编　　审：吴翠姣

责任编辑：孙文欣

出版发行：**中国协和医科大学出版社**
　　　　　（北京市东城区东单三条 9 号　邮编 100730　电话 010-6526 0431）

网　　址：www.pumcp.com

经　　销：新华书店总店北京发行所

印　　刷：北京广达印刷有限公司

开　　本：889mm×1230mm　1/16

印　　张：19.25

字　　数：560 千字

版　　次：2023 年 7 月第 1 版

印　　次：2023 年 7 月第 1 次印刷

定　　价：328.00 元

ISBN 978-7-5679-2215-0

《中华医学百科全书》编纂委员会

总顾问　吴阶平　韩启德　桑国卫

总指导　陈　竺

总主编　刘德培　王　辰

副总主编　曹雪涛　李立明　曾益新　吴沛新　姚建红

编纂委员（以姓氏笔画为序）

丁　洁	丁　樱	丁安伟	于中麟	于布为	于学忠	万经海
马　军	马　进	马　骁	马　静	马　融	马安宁	马建辉
马烈光	马绪臣	王　平	王　伟	王　辰	王　政	王　恒
王　铁	王　硕	王　舒	王　键	王一飞	王一镗	王士贞
王卫平	王长振	王文全	王心如	王生田	王立祥	王兰兰
王汉明	王永安	王永炎	王成锋	王延光	王华兰	王行环
王旭东	王军志	王声涌	王坚成	王良录	王拥军	王茂斌
王松灵	王明荣	王明贵	王金锐	王宝玺	王诗忠	王建中
王建业	王建军	王建祥	王临虹	王贵强	王美青	王晓民
王晓良	王高华	王鸿利	王维林	王琳芳	王喜军	王晴宇
王道全	王德文	王德群	木塔力甫·艾力阿吉		尤启冬	戈　烽
牛　侨	毛秉智	毛常学	乌　兰	卞兆祥	文卫平	文历阳
文爱东	方　浩	方以群	尹　佳	孔北华	孔令义	孔维佳
邓文龙	邓家刚	书　亭	毋福海	艾措千	艾儒棣	石　岩
石远凯	石学敏	石建功	布仁达来	占　堆	卢志平	卢祖洵
叶　桦	叶冬青	叶常青	叶章群	申昆玲	申春悌	田家玮
田景振	田嘉禾	史录文	冉茂盛	代　涛	代华平	白春学
白慧良	丛　斌	丛亚丽	包怀恩	包金山	冯卫生	冯希平
冯泽永	冯学山	边旭明	边振甲	匡海学	邢小平	邢念增
达万明	达庆东	成　军	成翼娟	师英强	吐尔洪·艾买尔	
吕时铭	吕爱平	朱　珠	朱万孚	朱立国	朱华栋	朱宗涵
朱晓东	朱祥成	乔延江	伍瑞昌	任　华	任钧国	华　伟
伊河山·伊明		向　阳	多　杰	邬堂春	庄　辉	庄志雄
刘　平	刘　进	刘　玮	刘　强	刘　蓬	刘大为	刘小林
刘中民	刘玉清	刘尔翔	刘训红	刘永锋	刘吉开	刘芝华

刘伏友	刘华平	刘华生	刘志刚	刘克良	刘迎龙	刘建勋
刘胡波	刘树民	刘昭纯	刘俊涛	刘洪涛	刘桂荣	刘献祥
刘嘉瀛	刘德培	闫永平	米玛	米光明	安锐	祁建城
许媛	许腊英	那彦群	阮长耿	阮时宝	孙宁	孙光
孙皎	孙锟	孙少宣	孙长颢	孙立忠	孙则禹	孙秀梅
孙建中	孙建方	孙建宁	孙贵范	孙洪强	孙晓波	孙海晨
孙景工	孙颖浩	孙慕义	纪志刚	严世芸	苏川	苏旭
苏荣扎布	杜元灏	杜文东	杜治政	杜惠兰	李飞	李方
李龙	李东	李宁	李刚	李丽	李波	李剑
李勇	李桦	李鲁	李磊	李燕	李冀	李大魁
李云庆	李太生	李日庆	李玉珍	李世荣	李立明	李汉忠
李永哲	李志平	李连达	李灿东	李君文	李劲松	李其忠
李若瑜	李泽坚	李宝馨	李建兴	李建初	李建勇	李映兰
李思进	李莹辉	李晓明	李凌江	李继承	李董男	李森恺
李曙光	杨凯	杨恬	杨勇	杨健	杨硕	杨化新
杨文英	杨世民	杨世林	杨伟文	杨克敌	杨甫德	杨国山
杨宝峰	杨炳友	杨晓明	杨跃进	杨腊虎	杨瑞馥	杨慧霞
励建安	连建伟	肖波	肖南	肖永庆	肖培根	肖鲁伟
吴东	吴江	吴明	吴信	吴令英	吴立玲	吴欣娟
吴勉华	吴爱勤	吴群红	吴德沛	邱建华	邱贵兴	邱海波
邱蔚六	何维	何勤	何方方	何志嵩	何绍衡	何春涤
何裕民	余争平	余新忠	狄文	冷希圣	汪海	汪静
汪受传	沈岩	沈岳	沈敏	沈铿	沈卫峰	沈心亮
沈华浩	沈俊良	宋国维	张泓	张学	张亮	张强
张霆	张澍	张大庆	张为远	张玉石	张世民	张永学
张华敏	张宇鹏	张志愿	张丽霞	张伯礼	张宏誉	张劲松
张奉春	张宝仁	张建中	张建宁	张承芬	张琴明	张富强
张新庆	张潍平	张德芹	张燕生	陆华	陆林	陆翔
陆小左	陆付耳	陆伟跃	陆静波	阿不都热依木·卡地尔		陈文
陈杰	陈实	陈洪	陈琪	陈楠	陈薇	陈曦
陈士林	陈大为	陈文祥	陈玉文	陈代杰	陈尧忠	陈红风
陈志南	陈志强	陈规化	陈国良	陈佩仪	陈家旭	陈智轩
陈锦秀	陈誉华	邵蓉	邵荣光	邵瑞琪	武志昂	
其仁旺其格	范明	范炳华	茅宁莹	林三仁	林久祥	林子强
林天歆	林江涛	林曙光	杭太俊	郁琦	欧阳靖宇	尚红

果德安	明根巴雅尔	易定华	易著文	罗 力	罗 毅	罗小平
罗长坤	罗颂平	帕尔哈提·克力木		帕塔尔·买合木提·吐尔根		
图门巴雅尔	岳伟华	岳建民	金 玉	金 奇	金少鸿	金伯泉
金季玲	金征宇	金银龙	金惠铭	周 兵	周永学	周光炎
周利群	周灿全	周良辅	周纯武	周学东	周宗灿	周定标
周宜开	周建平	周建新	周春燕	周荣斌	周辉霞	周福成
郑一宁	郑志忠	郑金福	郑法雷	郑建全	郑洪新	郑家伟
郎景和	房 敏	孟 群	孟庆跃	孟静岩	赵 平	赵 艳
赵 群	赵子琴	赵中振	赵文海	赵玉沛	赵正言	赵永强
赵志河	赵彤言	赵明杰	赵明辉	赵耐青	赵临襄	赵继宗
赵铱民	赵靖平	郝 模	郝小江	郝传明	郝晓柯	胡志强
胡 明	胡大一	胡文东	胡向军	胡国华	胡昌勤	胡盛寿
胡德瑜	柯 杨	查 干	柏树令	钟翠平	钟赣生	
香多·李先加		段 涛	段金廒	段俊国	侯一平	侯金林
侯春林	俞光岩	俞梦孙	俞景茂	饶克勤	施慎逊	姜小鹰
姜玉新	姜廷良	姜国华	姜柏生	姜德友	洪 两	洪 震
洪秀华	洪建国	祝庆余	祝陈晨	姚永杰	姚克纯	姚祝军
秦 川	秦卫军	袁文俊	袁永贵	都晓伟	晋红中	粟占国
贾 波	贾建平	贾继东	夏术阶	夏照帆	夏慧敏	柴光军
柴家科	钱传云	钱忠直	钱家鸣	钱焕文	倪 健	倪 鑫
徐 军	徐 晨	徐云根	徐永健	徐志云	徐志凯	徐克前
徐金华	徐建国	徐勇勇	徐桂华	凌文华	高 妍	高 晞
高志贤	高志强	高金明	高学敏	高树中	高健生	高思华
高润霖	郭 岩	郭小朝	郭长江	郭巧生	郭宝林	郭海英
唐 强	唐向东	唐朝枢	唐德才	诸欣平	谈 勇	谈献和
陶永华	陶芳标	陶·苏和	陶建生	陶晓华	黄 钢	黄 峻
黄 烽	黄人健	黄叶莉	黄宇光	黄国宁	黄国英	黄跃生
黄璐琦	萧树东	梅 亮	梅长林	曹 佳	曹广文	曹务春
曹建平	曹洪欣	曹济民	曹雪涛	曹德英	龚千锋	龚守良
龚非力	袭著革	常耀明	崔 蒙	崔丽英	庚石山	康 健
康廷国	康宏向	章友康	章锦才	章静波	梁 萍	梁显泉
梁铭会	梁繁荣	谌贻璞	屠鹏飞	隆 云	绳 宇	巢永烈
彭 成	彭 勇	彭明婷	彭晓忠	彭瑞云	彭毅志	
斯拉甫·艾白		葛 坚	葛立宏	董方田	蒋力生	蒋建东
蒋建利	蒋澄宇	韩晶岩	韩德民	惠延年	粟晓黎	程天民

程仕萍	程训佳	焦德友	储全根	童培建	曾 苏	曾 渝
曾小峰	曾正陪	曾国华	曾学思	曾益新	谢 宁	谢立信
蒲传强	赖西南	赖新生	詹启敏	詹思延	鲍春德	窦科峰
窦德强	褚淑贞	赫 捷	蔡 威	裴国献	裴晓方	裴晓华
廖品正	谭仁祥	谭先杰	翟所迪	熊大经	熊鸿燕	樊 旭
樊飞跃	樊巧玲	樊代明	樊立华	樊明文	樊瑜波	黎源倩
颜 虹	潘国宗	潘柏申	潘桂娟	薛社普	薛博瑜	魏光辉
魏丽惠	藤光生	B·吉格木德				

《中华医学百科全书》学术委员会

主任委员　巴德年

副主任委员（以姓氏笔画为序）

汤钊猷　　吴孟超　　陈可冀　　贺福初

学术委员（以姓氏笔画为序）

丁鸿才	于明德	于是凤	于润江	于德泉	马　遂	王　宪
王大章	王之虹	王文吉	王正敏	王邦康	王声湧	王近中
王政国	王晓仪	王海燕	王鸿利	王琳芳	王锋鹏	王满恩
王模堂	王德文	王澍寰	王翰章	毛秉智	乌正赉	方福德
尹昭云	巴德年	邓伟吾	石一复	石中瑗	石四箴	石学敏
平其能	卢世璧	卢圣栋	卢光琇	史俊南	皮　昕	吕　军
吕传真	朱　预	朱大年	朱元珏	朱晓东	朱家恺	仲剑平
任德全	刘　正	刘　耀	刘又宁	刘宝林（口腔）		
刘宝林（公共卫生）		刘彦信	刘敏如	刘景昌	刘新光	刘嘉瀛
刘镇宇	刘德培	闫剑群	江世忠	汤　光	汤钊猷	许　琪
许彩民	阮金秀	孙　燕	孙汉董	孙曼霁	纪宝华	严隽陶
苏　志	苏荣扎布	杜乐勋	李亚洁	李传胪	李仲智	李连达
李若新	李钟铎	李济仁	李舜伟	李巍然	杨　莘	杨圣辉
杨克恭	杨宪莹	杨瑞馥	肖文彬	肖承悰	肖培根	吴　坚
吴　坤	吴　蓬	吴乐山	吴永佩	吴在德	吴军正	吴观陵
吴希如	吴孟超	吴咸中	邱蔚六	何大澄	余森海	谷华运
邹学贤	汪　华	汪仕良	沈　岩	沈竞康	张乃峥	张习坦
张月琴	张世臣	张丽霞	张伯礼	张金哲	张学文	张学军
张承绪	张俊武	张洪君	张致平	张博学	张朝武	张蕴惠
陆士新	陆道培	陈　虹	陈子江	陈文亮	陈世谦	陈可冀
陈立典	陈宁庆	陈在嘉	陈尧忠	陈君石	陈松森	陈育德
陈治清	陈洪铎	陈家伟	陈家伦	陈寅卿	邵铭熙	范乐明
范茂槐	欧阳惠卿	罗才贵	罗成基	罗启芳	罗爱伦	罗慰慈
季成叶	金义成	金水高	金惠铭	周　俊	周仲瑛	周荣汉
周福成	郑德先	房书亭	赵云凤	胡永华	胡永洲	钟世镇
钟南山	段富津	侯云德	侯惠民	俞永新	俞梦孙	施侣元
姜世忠	姜庆五	恽榴红	姚天爵	姚新生	贺福初	秦伯益
袁建刚	贾弘禔	贾继东	贾福星	夏惠明	顾美仪	顾觉奋

顾景范　　徐文严　　翁心植　　栾文明　　郭　定　　郭子光　　郭天文
郭宗儒　　唐由之　　唐福林　　涂永强　　黄秉仁　　黄洁夫　　黄璐琦
曹仁发　　曹采方　　曹谊林　　龚幼龙　　龚锦涵　　盛志勇　　康广盛
章魁华　　梁文权　　梁德荣　　彭小忠　　彭名炜　　董　怡　　程天民
程元荣　　程书钧　　程伯基　　傅民魁　　曾长青　　曾宪英　　温　海
强伯勤　　裘雪友　　甄永苏　　褚新奇　　蔡年生　　廖万清　　樊明文
黎介寿　　薛　淼　　戴行锷　　戴宝珍　　戴尅戎

《中华医学百科全书》工作委员会

基础医学

沈继龙　安徽医科大学

陈　艳　贵州医科大学

季旻珺　南京医科大学

赵彤言　军事医学科学院微生物流行病研究所

郭晓霞　军事医学科学院微生物流行病研究所

诸欣平　首都医科大学

程训佳　复旦大学基础医学院

魏春燕　中国医学科学院基础医学研究所

前　言

　　《中华医学百科全书》终于和读者朋友们见面了！

　　古往今来，凡政通人和、国泰民安之时代，国之重器皆为科技、文化领域的鸿篇巨制。唐代《艺文类聚》、宋代《太平御览》、明代《永乐大典》、清代《古今图书集成》等，无不彰显盛世之辉煌。新中国成立后，国家先后组织编纂了《中国大百科全书》第一版、第二版，成为我国科学文化事业繁荣发达的重要标志。医学的发展，从大医学、大卫生、大健康角度，集自然科学、人文社会科学和艺术之大成，是人类社会文明与进步的集中体现。随着经济社会快速发展，医药卫生领域科技日新月异，知识大幅更新。广大读者对医药卫生领域的知识文化需求日益增长，因此，编纂一部医药卫生领域的专业性百科全书，进一步规范医学基本概念，整理医学核心体系，传播精准医学知识，促进医学发展和人类健康的任务迫在眉睫。在党中央、国务院的亲切关怀以及国家各有关部门的大力支持下，《中华医学百科全书》应运而生。

　　作为当代中华民族"盛世修典"的重要工程之一，《中华医学百科全书》肩负着全面总结国内外医药卫生领域经典理论、先进知识，回顾展现我国卫生事业取得的辉煌成就，弘扬中华文明传统医药璀璨历史文化的使命。《中华医学百科全书》将成为我国科技文化发展水平的重要标志、医药卫生领域知识技术的最高"检阅"、服务千家万户的国家健康数据库和医药卫生各学科领域走向整合的平台。

　　肩此重任，《中华医学百科全书》的编纂力求做到两个符合。一是符合社会发展趋势：全面贯彻以人为本的科学发展观指导思想，通过普及医学知识，增强人民群众健康意识，提高人民群众健康水平，促进社会主义和谐社会构建。二是符合医学发展趋势：遵循先进的国际医学理念，以"战略前移、重心下移、模式转变、系统整合"的人口与健康科技发展战略为指导。同时，《中华医学百科全书》的编纂力求做到两个体现：一是体现科学思维模式的深刻变革，即学科交叉渗透/知识系统整合；二是体现继承发展与时俱进的精神，准确把握学科现有基础理论、基本知识、基本技能以及经典理论知识与科学思维精髓，深刻领悟学科当前面临的交叉渗透与整合转化，敏锐洞察学科未来的发展趋势与突破方向。

　　作为未来权威著作的"基准点"和"金标准"，《中华医学百科全书》编纂过程中，制定了严格的主编、编者遴选原则，聘请了一批在学界有相当威望、具有较高学术造诣和较强组织协调能力的专家教授（包括多位两院院士）担任大类主编和学科卷主编，确保全书的科学性与权威性。另外，还借鉴了已有百科全书的编写经验。鉴于《中华医学百科全书》的编纂过程本身带有科学研究性质，还聘请了若干科研院所的科研管理专家作为特约编审，站在科研管理的高度为全书的顺利编纂保驾护航。除了编者、编审队伍外，还制订了详尽的质量保证计划。编纂委员会和工作委员会秉持质量源于设计的理念，共同制订了一系列配套的质量控制规范性文件，建立了一套切实可行、行之有效、效率最优的编纂质量管理方案和各种情况下的处理原则及预案。

《中华医学百科全书》的编纂实行主编负责制，在统一思想下进行系统规划，保证良好的全程质量策划、质量控制、质量保证。在编写过程中，统筹协调学科内各编委、卷内条目以及学科间编委、卷间条目，努力做到科学布局、合理分工、层次分明、逻辑严谨、详略有方。在内容编排上，务求做到"全准精新"。形式"全"：学科"全"，册内条目"全"，全面展现学科面貌；内涵"全"：知识结构"全"，多方位进行条目阐释；联系整合"全"：多角度编制知识网。数据"准"：基于权威文献，引用准确数据，表述权威观点；把握"准"：审慎洞察知识内涵，准确把握取舍详略。内容"精"："一语天然万古新，豪华落尽见真淳。"内容丰富而精练，文字简洁而规范；逻辑"精"："片言可以明百意，坐驰可以役万里。"严密说理，科学分析。知识"新"：以最新的知识积累体现时代气息；见解"新"：体现出学术水平，具有科学性、启发性和先进性。

《中华医学百科全书》之"中华"二字，意在中华之文明、中华之血脉、中华之视角，而不仅限于中华之地域。在文明交织的国际化浪潮下，中华医学汲取人类文明成果，正不断开拓视野，敞开胸怀，海纳百川般融入，润物无声状拓展。《中华医学百科全书》秉承了这样的胸襟怀抱，广泛吸收国内外华裔专家加入，力求以中华文明为纽带，牵系起所有华人专家的力量，展现出现今时代下中华医学文明之全貌。《中华医学百科全书》作为由中国政府主导，参与编纂学者多、分卷学科设置全、未来受益人口广的国家重点出版工程，得到了联合国教科文等组织的高度关注，对于中华医学的全球共享和人类的健康保健，都具有深远意义。

《中华医学百科全书》分基础医学、临床医学、中医药学、公共卫生学、军事与特种医学和药学六大类，共计144卷。由中国医学科学院/北京协和医学院牵头，联合军事医学科学院、中国中医科学院和中国疾病预防控制中心，带动全国知名院校、科研单位和医院，有多位院士和海内外数千位优秀专家参加。国内知名的医学和百科编审汇集中国协和医科大学出版社，并培养了一批热爱百科事业的中青年编辑。

回览编纂历程，犹然历历在目。几年来，《中华医学百科全书》编纂团队呕心沥血，孜孜矻矻。组织协调坚定有力，条目撰写字斟句酌，学术审查一丝不苟，手书长卷撼人心魂……在此，谨向全国医学各学科、各领域、各部门的专家、学者的积极参与以及国家各有关部门、医药卫生领域相关单位的大力支持致以崇高的敬意和衷心的感谢！

《中华医学百科全书》的编纂是一项泽被后世的创举，其牵涉医学科学众多学科及学科间交叉，有着一定的复杂性；需要体现在当前医学整合转型的新形式，有着相当的创新性；作为一项国家出版工程，有着毋庸置疑的严肃性。《中华医学百科全书》开创性和挑战性都非常强。由于编纂工作浩繁，难免存在差错与疏漏，敬请广大读者给予批评指正，以便在今后的编纂工作中不断改进和完善。

刘德培

凡　例

一、《中华医学百科全书》（以下简称《全书》）按基础医学类、临床医学类、中医药学类、公共卫生类、军事与特种医学类、药学类的不同学科分卷出版。一学科辑成一卷或数卷。

二、《全书》基本结构单元为条目，主要供读者查检，亦可系统阅读。条目标题有些是一个词，例如"炎症"；有些是词组，例如"弥散性血管内凝血"。

三、由于学科内容有交叉，会在不同卷设有少量同名条目。例如《肿瘤学》《病理生理学》都设有"肿瘤"条目。其释文会根据不同学科的视角不同各有侧重。

四、条目标题上方加注汉语拼音，条目标题后附相应的外文。例如：

yīxué jìshēngchóngxué
医学寄生虫学（medical parasitology）

五、本卷条目按学科知识体系顺序排列。为便于读者了解学科概貌，卷首条目分类目录中条目标题按阶梯式排列，例如：

原虫 …………………………………………………………………………

　　阿米巴 …………………………………………………………………

　　　溶组织内阿米巴 …………………………………………………

　　　迪斯帕内阿米巴 …………………………………………………

　　　诺氏内阿米巴 ……………………………………………………

　　利什曼原虫 ……………………………………………………………

　　杜氏利什曼原虫 ………………………………………………………

六、各学科都有一篇介绍本学科的概观性条目，一般作为本学科卷的首条。介绍学科大类的概观性条目，列在本大类中基础性学科卷的学科概观性条目之前。

七、条目之中设立参见系统，体现相关条目内容的联系。一个条目的内容涉及其他条目，需要其他条目的释文作为补充的，设为"参见"。所参见的本卷条目的标题在本条目释文中出现的，用蓝色楷体字印刷；所参见的本卷条目的标题未在本条目释文中出现的，在括号内用蓝色楷体字印刷该标题，另加"见"字；参见其他卷条目的，注明参见条所属学科卷名，如"参见□□□卷"或"参见□□□卷□□□□"。

八、《全书》医学名词以全国科学技术名词审定委员会审定公布的为标准。同一概念或疾病在不同学科有不同命名的，以主科所定名词为准。字数较多，释文中拟用简称的名词，每个条目中第一次出现时使用全称，并括注简称，例如：中华人民共和国药典（简称中国药典）。个别众所周知的名词直接使用简称、缩写，例如：B超。药物名称参照《中华人民共和国药典》2020年版和《国家基本药物目录》2018年版。

九、《全书》量和单位的使用以国家标准 GB 3100—1993《国际单位制及其应用》、GB/T 3101—1993《有关量、单位和符号的一般原则》及 GB/T 3102 系列国家标准为准。援引古籍或外文时维持原有单位不变。必要时括注与法定计量单位的换算。

十、《全书》数字用法以国家标准 GB/T 15835—2011《出版物上数字用法》为准。

十一、正文之后设有内容索引和条目标题索引。内容索引供读者按照汉语拼音字母顺序查检条目和条目之中隐含的知识主题。条目标题索引分为条目标题汉字笔画索引和条目外文标题索引，条目标题汉字笔画索引供读者按照汉字笔画顺序查检条目，条目外文标题索引供读者按照外文字母顺序查检条目。

十二、部分学科卷根据需要设有附录，列载本学科有关的重要文献资料。

医学寄生虫卷缩略语表

缩略语	英文全称	中文
ACh	acetylcholine	乙酰胆碱
ACP	acid phosphatase	酸性磷酸酶
ADCC	antibody-dependent cell-mediated cytotoxicity	抗体依赖细胞介导的细胞毒作用
ADCI	antibody dependent cellular inhibition	抗体依赖的细胞抑制
AK	acanthamoeba keratitis	棘阿米巴角膜炎
ALP	alkaline phosphatase	碱性磷酸酶
APC	antigen presenting cell	抗原提呈细胞
ATPase	adenosine triphosphatase	腺苷三磷酸酶
ASP1	ancylostoma-secreted antigen-1	钩虫分泌抗原 I
BAE	Balamuthia amoebic encephalitis	狒狒巴拉姆希阿米巴脑炎
cAMP	cyclic adenosine monophosphate	环腺苷酸
CDC	Centers for Disease Control and Prevention	美国疾病控制与预防中心
cGMP	cyclic guanosine monophosphate	环鸟苷酸
CFT	complement fixation test	补体结合试验
CIEP	counter immunoelectrophoresis	对流免疫电泳
CL	cutaneous leishmaniasis	皮肤利什曼病
CLM	cutaneous larva migrans	皮肤幼虫移行症
COPT	circum-oval precipitating test	环卵沉淀试验
CPT	circumlarval precipitin test	环蚴沉淀试验
CTL	cytotoxic T lymphocyte	细胞毒性 T 细胞
DALY	disability adjusted life year	伤残（失能）调整寿命年
DCL	diffuse cutaneous leishmaniasis	弥散型皮肤利什曼病
DDIA	dipstick dye immunoassay	胶体染料试纸条法
DEET	diethyltoluamide	避蚊胺
DIGFA	dotymmunogold filtration assay	斑点金免疫渗滤试验
DMP	dimethyl phthalate	邻苯二甲酸二甲酯
ECP	eosinophil cationic protein	嗜酸性粒细胞阳离子蛋白
EDTA	ethylenediamine tetraacetic acid	乙二胺四乙酸
EEE	eastern equine encephalomyelitis	东方马脑炎
ELACIE	enzyme-linked antigen counter immunoelectrophoresis	酶标记抗原对流免疫电泳
ELIB	enzyme-linked immunoblotting technique	酶联免疫印迹
ELISA	enzyme-linked immunosorbent assay	酶联免疫吸附试验
FAT	fluoresecent antibody test	荧光抗体试验
FDA	Food and Drug Administration	美国食品和药品管理局
Fdx	ferredoxin	铁氧化还原蛋白

缩略语	英文全称	中文
GAE	granulomatous amoebic encephalitis	肉芽肿性阿米巴脑炎
GAPDH	glyceraldehyde-3-phosphate dehydrogenase	甘油醛-3-磷酸脱氢酶
GBD	global burden of disease	全球疾病负担
HFRS	hemorrhagic fever with renal syndrome	肾综合征出血热
HIV	human immunodeficiency virus	人类免疫缺陷病毒
ICT	immunochomatographic	免疫色谱技术
IEST	immunoenzymic staining test	免疫酶染色试验
IFA	immunofluorescence assay	免疫荧光法
IFAT	indirect immunofluorescent antibody test	间接免疫荧光抗体试验
IFN-γ	interferon-γ	γ干扰素
IHA	indirect hemagglutination assay	间接血凝试验
IL	interleukin	白细胞介素
ITS2	internal transcribed spacer 2	第二内转录间隔区
LAMP	loop-mediated isothermal amplification	环介导等温扩增
LPG	lipophosphoglycan	脂磷酸聚糖
LPS	lipopolysaccharide	脂多糖
MDH	malate dehydrogenase	苹果酸脱氢酶
MHC	major histocompatibility complex	主要组织相容性复合体
MRI	magnetic resonance imaging	磁共振成像
NAAT	nucleic acid amplification test	核酸扩增检测
NHP	non-human primate	非人灵长类动物
NTD	neglected tropical disease	被忽视的热带病
OLM	ocular larva migrans	眼幼虫移行症
PABA	para-amino benzoic acid	对氨基苯甲酸
PAM	primary amoebic meningoencephalitis	原发性阿米巴脑膜脑炎
PAMP	pathogen associated molecular pattern	病原相关分子模式
PCR	polymerase chain reaction	聚合酶链反应
PEP	phosphoenolpyruvate	磷酸烯醇式丙酮酸
PFK	phosphofructokinase	磷酸果糖激酶
PKDL	post-kala-azar dermal leishmaniasis	皮肤型黑热病
PPAR-γ	peroxisome proliferator-activated receptor-γ	过氧化物酶体增殖物激活受体γ
PRR	pattern recognition receptor	模式识别受体
RAA	recombinase aided amplification	重组酶介导的等温扩增
RDT	rapid diagnostic test	快速诊断测试
ROS	reactive oxygen species	活性氧
RPA	recombinase polymerase assay	重组酶聚合酶扩增

缩略语	英文全称	中文
RT-PCR	reverse transcription polymerase chain reaction	反转录聚合酶链反应
SARS	severe acute respiratory syndrome	严重急性呼吸综合征
SEA	soluble eggs antigen	可溶性虫卵抗原
SIT	specific immunotherapy	特异性免疫治疗
SRS-A	slow reaction substance of anaphylaxis	过敏性慢反应物质
Th	helper T cell	辅助性 T 细胞
TLR	Toll-like receptor	Toll 样受体
TMP-SMX	trimetoprim-sulfamethoxazole	甲氧苄氨嘧啶−磺胺甲基异噁唑
TNF	tumor necrosis factor	肿瘤坏死因子
TvMIF	T. vaginalis macrophage migration inhibitory factor	阴道毛滴虫巨噬细胞迁移抑制因子
VL	visceral leishmaniasis	内脏利什曼病
VLM	visceral larva migrans	内脏幼虫移行症
VSG	variant surface glycoprotein,	变异体表面糖蛋白
VSP	variant-specific protein	变异特异性蛋白
WAO	World Allergy Organization	世界变态反应组织
WEE	western equine encephalomgelitis	西方马脑炎
WHO	World Health Organization	世界卫生组织

目　录

yīxué jìshēngchóngxué

医学寄生虫学（medical parasitology）

研究人体寄生虫病病原的形态结构与分类、生活史、致病机制、流行规律、实验诊断和防治的学科。又称人体寄生虫学。是寄生虫学的一个分支学科，研究与医学有关的寄生虫和节肢动物，内容包括形态结构、生态习性、生活史过程、对人体的感染及机体的免疫应答机制以及实验室检测技术，并从病原学的角度揭示或阐明寄生虫病的发病机制、流行规律和防治原则，目的是为控制和消灭寄生虫病提供科学依据与技术支撑。医学寄生虫学由医学原虫学、医学蠕虫学和医学节肢动物学组成。按照中国的学科分类，医学寄生虫学属于病原生物学学科，与免疫学、病理学、传染病学、流行病学和热带医学等学科关系密切，是面向临床医学、预防医学以及基础医学等相关专业的学科。现代生物医学研究技术的不断发展以及各学科的不断融合，使寄生虫学及寄生虫病的研究也从传统的形态学研究进入了分子生物学和组学阶段，在寄生虫病的预防、控制及寄生虫及其产物的生物应用中都有了新的成果和发现，显示出寄生虫是极具研究价值的模式生物。同时在医学寄生虫学中又逐步形成了免疫寄生虫学、分子寄生虫学和分子昆虫学等新的学科分支。

简史　寄生虫学作为一门学科的建立时间有争论，英国学者威廉·德里克·福斯特（William Derek Foster）在《寄生虫学史》（*A history of Parasitology*）中认为，寄生虫学科的建立时间应界定在1860~1910年，因为此时期寄生虫学家不断出现，新的寄生虫及所致疾病基本阐明。但迈克尔·沃博伊斯（Michael Worboys）不同意以上观点，认为除了寄生虫学家的出现，尚需有更多的寄生虫学研究机构和学术团体建立、寄生虫学研究生教育形成以及寄生虫学专业杂志的出版，认为寄生虫学的建立阶段应定在1914~1940年。医学寄生虫学的学科发展可谓跌宕起伏，学科的建立时间依然存在争议，而综合多种依据，可将医学寄生虫学发展史分为四个时期。

萌芽前期　公元前4000年至17世纪中叶。该时期主要以文字记载、病症描述、病原发现为特点，其中公元前4000年到公元世纪开始的时期内，人们只能从仅有的几部古籍中发现当时人类对寄生虫病症所产生的一些模糊认识：古希腊名医希波克拉底（Hippocrates，公元前460~前370年）将（疟疾）发热分成三种类型；中国的《黄帝内经》就有关于蛔虫病症状的记载。而一些古尸的特点也为人们推测当时寄生虫病的流行提供了证据：如智利的古人类遗骸清楚地表明了恰加斯病（Chagas disease）的存在；20世纪70年代，分别在中国湖南长沙马王堆、湖北荆州出土的西汉古尸的肠道内发现日本血吸虫卵，表明日本血吸虫病在中国已有2100多年的历史。从公元世纪开始至1684年，人们发现了一些寄生于人体或动物体内的寄生虫种类，如公元138年希腊卡帕多细亚的阿莱泰乌斯（Aretaeus of Cappadocia）记述了棘球蚴病等；1684年荷兰人安东尼·菲利普斯·范·列文虎克（Antonie Philips van Leeuwenhoek，1632~1723年）在其粪便中借助自己设计的微小单透镜的显微镜发现了世界上第一个原虫——蓝氏贾第鞭毛虫，并记录了贾第鞭毛虫病。但该时期尚未形成理论，对学科的影响较小。

萌芽期　17世纪后期至19世纪中期。该时期以发现新寄生虫、萌芽寄生虫学理论为主要特点。随着显微技术的发展和细胞理论的建立，不但促进了其他医学领域的进展，还促进了寄生虫学的成长。意大利内科医师弗朗切斯科·雷迪（Francesco Redi，1626~1697年）出版了第一部寄生虫学书籍《对活体动物中活体动物的观察》（*Osservazioni inforni agli anim ali viventi che si trovano negli anim ali viventi*）而成为寄生虫学之父。嗣后的理论进展包括法国微生物学家、化学家路易·巴斯德（Louis Pasteur，1822~1895年）提出的非生物起源不可发生的证据、德国微生物学家罗伯特·科赫（Robert Koch，1843~1910年）发现微生物导致疾病，最后苏格兰内科医师帕特里克·曼森爵士（Sir Patrick Manson，1844~1922年）于1877年提出了媒传寄生虫病的概念并创立了热带医学领域。这一时期的理论发展使热带病学正式建立，而寄生虫学作为一门学科尚处于萌芽状态，与当时的医学发展相互影响和促进，表现在一方面蠕虫学的研究推动了"细菌论"发展，该学说在科学史上具有里程碑意义，促进了19世纪90年代到20世纪初医学科学的巨大进步；另一方面，虫媒传播细菌性疾病的理论又促进了人们后来对疟疾传播过程的认识。

形成期　19世纪后期至20世纪早期，以1877年曼森提出媒传寄生虫病的概念为标志性起点。这一阶段以病因寻找、形态描述、生活史发现为主要特点。其中凝结着许多寄生虫学家的卓越研究成果，加上殖民化进程的政治因素，热带病成为当时生物医学的领头学科，其中寄生虫病化疗研究和寄生虫病病因学研究推动了整个生物医学的研究进程。20世纪20年代，发现了奎宁及其衍生物可用于治疗疟疾，依米丁可治疗热带痢疾，苏拉明（Suramin, Bayer 205）可治疗锥虫病等，这早于细菌性疾病化疗10多年。同时，对寄生虫的生活史及病因学的研究成果，很快应用于控制疾病的传播，如英国病理学家威廉·利什曼（William Leishman, 1865~1926年）和查尔斯·多诺万（Charles Donovan, 1863~1951年）于1901~1939年发现黑热病（Kala-azar）的病因。1888年，英国微生物学家戴维·布鲁斯（David Bruce, 1855~1931年）发现了布氏锥虫，并发现采采蝇为其媒介。法国军医查尔斯·路易·阿方斯·拉韦朗（Charles Louis Alphonse Laveran, 1845~1922年）于1880年从疟疾患者的体内找到了疟疾的病原体并命名为疟原虫，并观察到疟原虫生活史中各期形态。英国医师及微生物学家罗纳德·罗斯（Ronald Ross, 1857~1932年）于1897年发现疟原虫可存在于特定按蚊消化道内。拉韦朗和罗斯因对人类认识疟疾的重大发现而分别获得1907年和1902年的诺贝尔生理学或医学奖。1907~1913年，巴西科学家卡洛斯·恰加斯（Carlos Chagas, 1878~1934年）发现了克氏锥虫及其生活史，以及该虫所致的恰加斯病。这一阶段的研究成果使寄生虫学进入顶峰时期，将原虫学、蠕虫学和昆虫学纳入寄生虫学的范畴。此后的1914~1942年

被认为是医学寄生虫学的建立阶段。这一阶段以创办刊物、建立队伍、纳入教学内容为特点。由于研究成果越来越多，促使了学术期刊的发展。1908年，第一本与寄生虫学相关的英文杂志《寄生虫学》（Parasitology）作为《卫生杂志》（Journal of Hygiene）的补充本而创刊，主要内容涉及传播疾病的昆虫、疟疾、锥虫病、螺旋体病、巴贝虫病、鼠疫以及寄生蠕虫病；1914年，《寄生虫学杂志》（Journal of Parasitology）创刊，寄生虫学才有了真正意义上的第一本独立学术期刊，并界定该刊物为"重点在于动物寄生虫的形态学、生活史和生物学，以及动物与疾病的关系"，明确了寄生虫学的内容与范畴。这一时期，世界各地的寄生虫学家队伍形成，各种寄生虫学研究机构和学术团体相继建立，在部分较大的高等学校将寄生虫学列入研究生教育课程，不同的寄生虫学专业杂志相继出版，不同的理论或学说也相应出现。但此时寄生虫学作为与动物学天然联系的独立学科，仍以经典的分类与生活史探索等内容为研究重点。在寄生虫学形成期内，许多学者注重动物学的研究，在分类学、形态学及生活史等方面研究较为深入，对许多寄生虫生活史的认识在此阶段完成，并逐渐形成了医学寄生虫学。随后，由于与现代生物学、生物化学、生物物理等学科联系较少，阻碍了医学寄生虫学的快速发展。因而在辉煌时期之后出现了较长的低谷时期。

现代医学寄生虫学时期 1948年起至今。该时期以实验寄生虫学的发展为主要特征。1948年，芬克（Vincke IH）和利普斯（Lips M）分离首株啮齿动物疟原

虫，开创了实验疟疾学，成为以实验为基础的现代寄生虫学标志性起点。以疫苗、抗原变异、虫体培养等方面为主的研究融入了现代生物学、现代生物化学等内容，而以疾病预防控制内容密切联系的研究融入了人类学、经济学、环境学和地理学等内容。这两方面的进展促进了寄生虫学与其他学科的交融渗透、相互影响。在此时期，寄生虫学家更注重将现代超微技术、生物化学、免疫学、细胞生物学和分子生物学新的理论概念和技术引入寄生虫学，而产生了分子寄生虫学、免疫寄生虫学、地理寄生虫学新型交叉学科。一些交叉学科的科技杂志也相应出现，包括《寄生虫免疫学》（Parasite Immunology）、《分子与生化寄生虫学》（Molecular and Biochemical Parasitology）、《昆虫生物化学与分子生物学》（Insect Biochemistry and Molecular Biology）和《昆虫分子生物学》（Insect Molecular Biology）等。20世纪末，疟原虫、血吸虫、马来布鲁线虫、利什曼原虫和克氏锥虫等的基因组计划启动，标志着寄生虫学已跟上了生物科学的发展趋势。随着基因组学、转录组学、蛋白足组学和代谢组学的发展，医学寄生虫学已在分子水平、细胞水平取得突飞猛进的发展。

中国医学寄生虫学的发展 中国寄生虫学大约起始于1870年，1878年曼森在中国福建、台湾等省开展丝虫病调查，在厦门发现班氏吴策线虫的中间宿主和传播媒介。1910年，威廉·汉密尔顿·杰弗里斯（William Hamilton Jeffery）和詹姆斯·麦克斯韦尔（James Maxwell）所著《中国的疾病》中描述了中国的寄生虫病情况。1904年，德国的马钱德

（Marchand F）与约翰·查尔斯·格兰特·莱丁厄姆（John Charles Grant Ledingham）报道的第 1 例德国籍利什曼病患者是由中国青岛回国后发现的。1905 年，美国医师罗根（Logan OT）在湖南常德府的 1 例腹泻患者粪便中检出日本血吸虫卵。1915 年，英国热带病院的罗伯特·利珀（Robert Leiper）到上海调查血吸虫病。1922 年，美国学者恩斯特·卡罗尔·福斯特（Ernest Carroll Faust，1890~1978 年）和亨利·埃德蒙德·梅勒尼（Henry Edmund Meleney，1887~1970 年）在中国南方调查血吸虫病、华支睾吸虫病、姜片虫病、钩虫病和原虫病。1942 年，日本学者浅田（Asada）在东北地区 3 种蝲蛄中查出并殖吸虫囊蚴。

中国寄生虫学工作者自 1921 年后开始寄生虫学研究，1934 年中国动物学会成立，下设寄生虫学分会。此后洪式闾（1894~1955 年）、姚永政（1901~1985 年）、冯兰洲（1903~1972 年）、钟惠澜（1901~1987 年）和陈心陶（1904~1977 年）等人在寄生虫学研究方面做出了开创性的工作，奠定了中国人体寄生虫学的学科基础。1925 年，洪式闾将司徒氏钩虫卵计算法加以改良，形成现在通用的洪氏钩虫卵计数法。冯兰洲于 1931 年除发现班氏丝虫外，后又查到了马来丝虫，从而证明中国存在着两种丝虫，并于 1933 年对这两种丝虫的鉴别要点作了描述，确定中华按蚊是当地马来丝虫的主要传播媒介。同年陈心陶在广州的家鼠肺部发现广州管圆线虫，并命名了该新种。当时许多研究者先后在全国许多地方进行了肠道蠕虫病的调查，证实还存在其他肠道蠕虫，如华

支睾吸虫、布氏姜片吸虫、绦虫和蛔虫等。1934 年，吴光、屈荫杰在浙江绍兴蟹体内发现并殖吸虫囊蚴。1936 年，姚永政证实盛行于西南各省山岭区域的所谓"瘴气"实际上就是恶性疟。1939 年，钟惠澜首次阐明犬、人、白蛉在黑热病传染环节上的关系，推翻了西方学者之前在这方面的论断；并首先提出用骨髓穿刺法和钟氏黑热病补体结合试验法，对当时中国广大地区黑热病的预防、早期诊断和治疗作出了重要贡献并沿用至今。1940 年，陈心陶在广州怡乐村发现一个新虫种，命名为怡乐村并殖吸虫，同年唐仲璋（1905~1993 年）在福建发现两种并殖吸虫，并分别在螺及蟹体内发现相应的幼虫。同年，姚永政与吴征鉴总结了中国白蛉的地域分布，编制了白蛉种别检索表，而且初步证实中华白蛉可作为利什曼病的传播媒介，次年两位学者在昆明首次证实卵形疟原虫在中国的存在。而在 1938~1945 年，洪式闾在现场调查发现，十二指肠钩虫和美洲钩虫在当地混合感染严重，并开展了防治工作。1943 年，卢婉卿和冯兰洲证明蝇在传播阿米巴病中的重要作用。之后，张孝骞（1897~1987 年）等使用乙状结肠镜诊断阿米巴痢疾。钟惠澜使用碘油空气造影诊断阿米巴肝脓肿可显示脓肿形状与位置。至 1949 年，中国人体寄生虫记录累计达 64 种。1949 年以后，中国政府开展了全国范围的重要寄生虫病的查治工作，寄生虫学获得了迅速发展与提高，在寄生虫种类与分布、寄生虫生物学、寄生虫病流行病学等方面取得了重大进展，使严重危害人民健康的寄生虫病得到了有效控制或消灭。中国在 1958 年

基本消灭黑热病，2007 年经世界卫生组织（WHO）审核认可成为第一个宣布消除丝虫病的国家，2021 年获得 WHO 的疟疾消除认证，血吸虫病也进入消除阶段。同时在日本血吸虫、华支睾吸虫、旋毛虫和带绦虫等重要寄生虫基因组学、转录组学、蛋白组学、代谢组学、表观遗传学和免疫学等方面也取得了重要进展，特别是在阐明寄生虫生长、发育、繁殖及致病和传播规律的分子寄生虫学方面，为现代寄生虫学的发展做出了重要贡献。

研究对象 以导致人体寄生虫病的病原（寄生虫及医学节肢动物）的生物学、生态学、致病机制、实验诊断、流行规律和防治原则为研究对象。内容涉及医学原虫（如疟原虫、弓形虫、锥虫、利什曼原虫、溶组织内阿米巴、蓝氏贾第鞭毛虫和阴道毛滴虫等）、医学线虫（如蛔虫、鞭虫、蛲虫、钩虫、广州管圆线虫、旋毛虫、淋巴丝虫和旋盘尾线虫等）、医学绦虫（如猪带绦虫、牛带绦虫、曼氏迭宫绦虫和细粒棘球绦虫等）以及医学节肢动物（如蚊、白蛉、蝇、蚤、蜚蠊、蜱和螨等）。

研究方法 医学寄生虫学研究方法涉及传统的形态学描述、病因学分析、动物模型构建、实验寄生虫学和分子生物学等。与许多技术和学科都密切相关，如切片技术、电镜技术、生化技术、细胞培养技术，以及免疫学、生态学、药学、组织学和病理学方面的新型技术等。

与其他相关学科的关系 在医学寄生虫学出现时，因与热带医学的紧密联系，一直是生物医学的一部分，也与免疫学、病理学、传染病学、流行病学和现代

生物技术学等密切相关。对这些相关学科的深入理解有助于认识寄生虫与宿主的相互关系、寄生虫的生物学特性、致病机制，了解寄生虫病的防制原则、发展史、防治成就与现状、存在的问题与对策、现代生物医学模式下寄生虫学的研究和发展等方面；同时对医学寄生虫学的深入认识也促进了其他相关学科的发展。

应用及有待解决的问题 由于全球经济一体化的发展以及环境变化的影响，寄生虫病又出现了新情况，包括虫种分布的变化、区域优势种的变化以及新发寄生虫病逐渐增多，某些寄生虫病的流行范围扩大、流行强度不断增加，仅用传统方法进行预防控制较难达到理想效果。因此，更需要在新的基础知识、新的防治策略与防治技术上有所创新。中国寄生虫学的发展应着重于以下几个方面：①沿着现代生物学发展方向，加强揭示寄生虫病重要致病机制、确定新现寄生虫病各病原体间的亲缘关系及人体再感染寄生虫的遗传学背景、发现寄生虫的抗性发展机制、发掘重要寄生虫病原体新功能基因等领域，为学科发展提供基础知识。②引进现代高新技术，着重研制新型低毒抗虫及抗媒介药物、开发简易快速的寄生虫病诊断试剂盒、研究新一代抗寄生虫病疫苗等，为寄生虫病防治新产品的研发提供先进的平台。③应用现代数理学与信息决策学理论，关注寄生虫病流行的评估与监测理论、研究寄生虫病在不同环境下的传播阈值模型、建立寄生虫病传播预警理论与预测方法等方向，为现场防治决策提供科学依据。④跟上现代资源共享机制建设的步伐，建设与丰富用于寄生虫学与寄生

虫病防治研究的网络实验室、网络参比中心、网络诊断中心、网络教学教室、网络标本馆、网络人才库以及人工智能技术等，为寄生虫学资源共享机制的建立提供平台。

(魏春燕　王　恒)

jīshēng

寄生 （parasitism） 两种生物之间，其中一方受益，另一方受到损害的现象。受益者称为寄生物，受害者称为宿主，寄生物为动物者称为寄生虫。寄生虫与寄生物的英文表述一样，均为 parasite，该词来源于希腊单词的拉丁形式，意思是"在别人桌子上吃饭的人"。在寄生关系中，宿主提供寄生物所需营养物质，甚至作为其暂时或永久的居住场所。寄生是自然界普遍存在的一种现象，几乎涉及地球上所有物种。根据定义，寄生虫对宿主来说代价高昂，因为它们将资源用于生长、繁殖和生存，而宿主却得不到任何回报。寄生并不局限于少数分类群，因为寄生的生活方式已经在病毒、细菌、原生动物、无脊椎动物和脊椎动物后生动物中进化。这种分类多样性也与生命周期、宿主利用策略、传播方式和毒力水平的巨大多样性有关。

共生关系 寄生、共栖和互利共生共同构成描述共生生物间的三大利害关系。与寄生所描述的共生关系不同，共栖是指两种共同生活的生物，其中一方受益，而另一方既不受益也不受害的现象，如海葵附在寄居蟹壳上，随寄居蟹的移行而增加其寻找食物的机会，而对寄居蟹既无利也无害。互利共生是指两种生物共同生活，双方彼此受益并互相依赖的现象，如白蚁与寄生于其消化道中的鞭毛虫之间的关系：白蚁

为鞭毛虫提供食物和庇护，鞭毛虫依靠白蚁消化道中的木屑作为食物而获得所需的营养，而鞭毛虫合成和分泌的酶能将木屑的纤维素分解成能被白蚁利用的营养物质，且鞭毛虫死亡后也可被消化成为白蚁的营养物质。共栖、互利共生和寄生之间的关系并不截然分开，在特定情况下可以互相转化。寄生与共栖、互利共生一样，都是生物间的基本生活方式，是在长期演化过程中形成的。

寄生关系的演化 多数学者认为，寄生虫是从早期的自由生活生物演化而来的。开始是偶然寄生，进而为暂时性或兼性寄生，最终演化为长期性或专性寄生。可以假设，一个生物最初只是偶然与另一个生物相遇，由于两个生物长时间在一起，其中一方产生了对另一方的依赖，随着时间推移，依赖性越来越大，以致离开对方便很难生存，为适应这种生活，生物个体发生了某些调整，称为前适应。前适应是生物从自由生活向寄生生活方式转变的必要调整，可以表现为生理上或形态结构上的改变。以生理调整为例，最初寄生虫可能只是增加对宿主酶和非特异性免疫等不利因素的抗性，以减少被宿主消灭的机会，逐渐才出现生理适应性。例如，消化道的寄生虫原本可能也是营自由生活的生物，偶然被吞食，其中绝大多数都被宿主消灭，只有极少数因发生基因变异而具有前适应性，可以抵抗消化酶的消化作用并适应消化道的环境而生存下来，逐步建立寄生关系。

寄生虫的适应性改变 为适应在宿主寄生的体内外环境，寄生虫发生一系列的变化，有以下几方面。

形态结构改变　由自生生活的环境变为寄生环境，寄生虫可发生形态结构的变化，表现为体形的改变、器官的变化和新器官的产生。例如，肠道寄生的线虫和绦虫多演化为线状或带状（图1），以适应狭长的肠腔。由于大多数体内寄生虫生活在宿主营养丰富的环境中，能容易获得营养及某些消化酶，因此，虫体本身的消化系统发生退化甚至消失，如寄生于肠道的绦虫无消化道。而另外的器官组织得到加强，如线虫表皮层角化以抵抗消化酶的作用；为避免因宿主肠道蠕动而被排出，还可演化出一些附着器官，如吸盘、钩齿等，增加了吸附能力；又如体外寄生虫蚤类，其体形也变成左右侧扁，以减少运动中的阻力，便于在宿主体毛发间快速穿行。

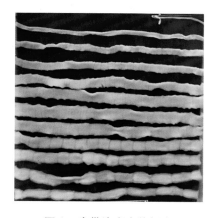

图1　牛带绦虫大体标本

生理与代谢方式改变　肠道寄生虫可抵抗宿主胃蛋白酶和胰蛋白酶的消化作用；在氧压近于零的宿主肠道中，寄生虫无法进行在自由生活中的有氧代谢，其主要能量来源的三羧酸循环因缺氧而难以进行，改由糖酵解提供能量。

侵入机制得到加强　为增加进入宿主及其组织的机会，侵入机制得到特化与加强。例如，溶组织内阿米巴能分泌穿透肠黏膜的蛋白质水解酶，而在共栖型的结肠内阿米巴中却没有发现这些酶；血吸虫尾蚴能穿过皮肤侵入人体也是需要借助前端的穿刺腺分泌某些水解酶。

繁殖能力增强　表现在生殖系统的发达及繁殖方式多样化。寄生虫的生殖系统发达，如绦虫每一成熟节片都几乎被雌雄生殖系统充满，牛带绦虫成虫可由2000节片组成，每一妊娠节片可含8万~10万个卵；一条雌性蛔虫每天产卵约20万个；一条雌性班氏吴策线虫一生可产数百万条微丝蚴。有些寄生虫，如吸虫，既有有性生殖，也有无性生殖，这种需要有性生殖与无性生殖交替进行才能完成生活史的现象称世代交替。不管是有性生殖还是无性生殖，都能使寄生虫数量增加、种群扩大。繁殖能力增强及繁殖方式多样化，这也是寄生虫对其寄生环境多样性的适应结果。

特殊向性的形成　寄生虫对某种环境因素或宿主的某种组织或器官表现有特殊向性。体外寄生虫，如某些昆虫媒介对宿主的汗臭等气味有明显的向宿主性；血吸虫尾蚴有向光性，经常浮在水面，便于感染宿主。寄生虫侵入人体后，表现出向组织性，不同种寄生虫寄生于宿主的不同组织器官内。有的寄生虫向宿主性较严格，只能寄生于一种宿主，如人蛲虫、人虱；有的寄生虫则可以在人和多种脊椎动物体内寄生，如华支睾吸虫、细粒棘球绦虫；有的寄生虫有着很强的向组织性，如蛔虫和绦虫的成虫一般只寄生于宿主小肠；有的寄生虫对寄生部位要求不严格，如并殖

吸虫。这些特殊向性的形成，与长期演化过程中寄生虫适应性的变化有关。

免疫逃避功能的形成　寄生虫在宿主体内寄生的同时也不断遭到宿主的免疫攻击，在两者长期相互适应的过程中，寄生虫产生了逃避宿主免疫攻击的能力。例如，非洲锥虫在宿主体内能有序地更换表膜糖蛋白，产生新的表面抗原，从而逃避宿主的免疫攻击；曼氏血吸虫裂头蚴表面可结合宿主血型抗原和主要组织相容性复合物抗原，从而以抗原伪装的方式逃避宿主的免疫攻击。

基因变异或重组　在人体的微环境及自然界的生存压力影响下，寄生虫的基因可突变或重组，某些基因的变异可产生表型的变化，或改变寄生虫的生理功能和致病能力。例如，一些原虫的基因重组导致抗原变异，从而使虫体逃避宿主的免疫攻击。

寄生与拟寄生　拟寄生是一种寄生物杀死宿主的关系：幼年期寄生于宿主体内，后期将宿主杀死，成体营自由生活的现象，是介于寄生和捕食之间的一种中间性种间相互关系。例如，寄生蜂将卵产在寄主体内或寄主上，幼虫在寄主上孵化均可导致宿主死亡。而对于寄生虫来讲，成功的寄生虫应是大量繁殖但不增加对宿主的损害，而成功的宿主能够发展可清除寄生虫的抵御机制，或最大限度降低寄生虫对宿主的损伤，从而使宿主与寄生虫的关系发展为"生物学关系缓和"。例如，牛带绦虫与人体，牛带绦虫除为自身生长发育夺取人体肠道中的营养外，对人体其他方面的损伤不明显。反之，如果寄生虫对宿主损害太大，宿主在短期内快速死亡，寄生虫也难以大量繁

殖与传播。考虑到寄生的成本，寄主有望进化出防御机制，以限制寄生对其适应性的负面影响。与该观点一致的是，宿主进化出一系列形态、生理和行为上的适应，以抵抗寄生虫的攻击。在寄生虫方面，它们对宿主施加的选择压力做出了反应，进化出反适应以克服宿主的防御。这些宿主-寄生虫适应-反适应的循环定义了所谓的共同进化过程，这是宿主-寄生虫相互作用的最显著特征之一。

（魏春燕）

yīxué jìshēngchóng

医学寄生虫 （medical parasite）

包括与医学有关的寄生虫和节肢动物。又称人体寄生虫。从生物学角度看，寄生虫是一类通过生存于其他生物的体内或体表，其生长、发育和繁殖等生命过程依赖于其他生物的动物，寄生虫的生命活动往往会对其他生物造成损害。医学寄生虫隶属于动物界，涉及无脊椎动物的7个门，包括原生动物亚界中的3个门：肉足鞭毛门、顶复门和纤毛门；后生动物亚界中的4个门：扁形动物门、线形动物门、棘头动物门和节肢动物门。这些门类中的生物仅有极少部分具备寄生特征，其中与医学相关的寄生虫又是其中很小的一部分。通常习惯于用医学原虫、医学蠕虫和医学节肢动物作为医学寄生虫的三个基本组成部分。

以医学寄生虫为主要研究对象的学科称为医学寄生虫学或人体寄生虫学。将医学寄生虫寄生人体后引起的一系列疾病作为研究对象的学科称为医学寄生虫病学或人体寄生虫病学。

寄生虫生物学 一种生物依赖于另一种或另几种生物才能完成必要生命活动而生存，一旦离开它所依靠的生物就无法生存，这种自然现象称共生。共生两者之间的关系包含三种类型。①互利共生：指两种生物的生存具有紧密的相互依赖关系，通常长期共存，无法分开。一旦分开将无法更好的生存。如白蚁与其肠道内的鞭毛虫，豆科植物和根瘤菌，人和人肠道菌群，小丑鱼（雀鲷科海葵鱼亚科鱼类）和海葵，牛、马等食草动物与其胃内的纤毛虫等，两者相互之间依赖生存，这种共生关系即为互利共生关系。②共栖：指一种生物依附于其他生物上，这种依附有利于该生物的生存，但对所依附的对象没有大的影响。例如牛椋鸟和非洲野牛，海底鲫鱼和大型水生动物之间均存在共栖关系。鲫鱼的背鳍已经退化成吸盘，能有力地依附在大型水生动物体表，随着大型动物游动，获得更多捕食的机会，对其生存有利。③寄生：指共生关系中对一方有利，对另一方有害。获利的一方称为寄生虫，受害的一方被称为宿主，医学寄生虫的寄生现象即这种类型。互利共生、共栖、寄生三种关系并非截然分开，在特定情况下可以互相转化。寄生与共栖、互利共生一样，都是生物间在长期演化过程中形成的一种优化的生存方式。

寄生虫与宿主 寄生虫完成一代生长、发育、繁殖和宿主转换的全过程称为寄生虫的生活史，包括寄生虫的感染阶段、侵入宿主的途径，虫体在宿主体内或体表的移行、定植、发育和繁殖等活动，离开宿主的方式和途径，以及是否需要多个宿主及传播所需特定的环境条件及媒介等，每种寄生虫的生活史均有其自身的独特性。

在寄生虫生活史过程中，有的只需一个宿主，有的则需两个或两个以上宿主。寄生虫成虫或有性生殖阶段所寄生的宿主称终宿主或终末宿主。幼虫或无性生殖阶段所寄生的宿主称中间宿主。有些原虫，如利什曼原虫需要两个宿主才能完成其生活史，但虫体在它们体内进行的繁殖均为无性生殖，故没有中间宿主与终末宿主之分。生活史中如需两个以上中间宿主，按照寄生虫幼虫或无性生殖阶段寄生的先后顺序分别称第一中间宿主、第二中间宿主等。有些寄生虫既可寄生于人，也可寄生于某些脊椎动物，在后者体内的寄生虫在一定条件下可传播给人，从流行病学角度将这些脊椎动物称为储蓄宿主，又称储存宿主或保虫宿主。有些寄生虫幼虫侵入非适宜宿主，在其体内不能继续发育，但可存活并长期处于幼虫状态，只有当其有机会进入适宜宿主体内，才能发育为成虫，这种非适宜宿主起着转运寄生虫的作用，故称为转续宿主。例如，野猪并非卫氏并殖吸虫的适宜宿主，卫氏并殖吸虫进入猪体内后长期处于幼虫状态，不能发育至成熟，只有当感染了卫氏并殖吸虫的野猪被猎人通过生食的方式进入人体后，卫氏并殖吸虫幼虫才能继续发育至成熟。在卫氏并殖吸虫的发育过程中，野猪只起到转运的作用，为转续宿主。

一旦感染，寄生虫便与宿主之间建立不可分割的密切联系，主要包括寄生虫的损害以及宿主对寄生虫抵抗和清除作用两个方面。寄生虫完成寄生过程中，无论是进入宿主体内还是寄生于体表，都将对宿主组织或器官的生理、生化、代谢、结构和功能产生损害作用，严重的损害将使宿主产生致病作用和临床症状；同时，宿主的免疫系统同样会产生识别与攻击作用，以消灭或抑制寄生虫生长发育，同样造成寄生虫发生生理、生化、代谢和形态等方面的改变。寄生虫与宿主间的互相影响是长期共进化过程中形成的一种平衡，维持了寄生虫和宿主之间不断延续的寄生关系。

寄生虫的营养来源　寄生虫因其种类及生活史阶段不同，所需营养物质的种类与数量、获得营养的方式与来源也有差异。

所需营养物质　包括糖、蛋白质、脂肪和维生素。此外，还需要维持生命所必需的水、无机盐和微量元素。合成蛋白质所需的必需氨基酸来源于宿主消化的食物或分解的宿主组织，也可直接摄取宿主游离氨基酸。寄生虫能合成自身所需的蛋白质，某些虫种如血吸虫、肝吸虫合成的脯氨酸浓度很高，推测脯氨酸也可作为其能量来源。嘌呤与嘧啶是寄生虫核酸的必需物质，某些寄生虫只能合成嘧啶而不能合成嘌呤，所需嘌呤必须从宿主摄取，若缺乏补救合成途径的嘌呤或摄入异常，可使寄生虫死亡。脂类主要来源于宿主，寄生虫可能只有加长脂肪链的功能。某些寄生虫因缺乏某些消化酶，因此还必须从宿主体内中获取所需要的营养成分。

营养吸收途径　各类寄生虫大不相同。原虫从细胞外获得营养的方式包括简单扩散、易化扩散、主动转运和内吞等。有胞口与胞咽的原虫，如结肠小袋纤毛虫从胞口摄取营养。有伪足的原虫如阿米巴，通过吞噬摄入营养物质，再形成食物泡进行细胞内消化与吸收。对于有消化道的寄生虫，如吸虫、线虫，消化道是吸收营养物质的主要场所，吸虫还能从体表吸收低分子量物质。没有消化道的绦虫，营养物质的吸收要靠具有微毛的皮层。

寄生虫的细胞质膜不仅保持了细胞的完整性，而且在营养吸收过程中起关键作用。所有营养物质吸收都要通过质膜进行，质膜对可溶性和非可溶性分子的进入和流量进行调节，起选择性屏障作用。二氧化碳对寄生虫有重要作用，如吸虫囊蚴脱囊、线虫幼虫的孵化和脱鞘等都需有二氧化碳的参与。

寄生虫代谢特征　分为能量代谢和合成代谢。

能量代谢　能量的来源主要是糖。营自由生活的寄生虫幼虫可能以三羧酸循环作为获得能量的主要来源，但宿主体内寄生虫的能量来源基本上从糖酵解中获得，虽然体内的一些寄生虫可能存在某些有氧代谢的酶，甚至存在有氧代谢，但有氧代谢所产生的能量并不起重要作用，它可能是寄生虫以往营自由生活的残留迹象。糖酵解有多种途径，寄生虫大多完成磷酸烯醇丙酮酸步骤，其后的代谢途径在不同虫种有明显差异，大概可分为乳酸酵解和二氧化碳固定两种类型，如血液和组织中的寄生虫，可从以乳酸作为唯一产物的同乳酸酵解或苹果酸化作用中获得能量；肠道寄生虫在从糖酵解中获得能量的同时，少部分能量也能通过固定二氧化碳获得。许多寄生虫在得不到糖类营养物质时可能从蛋白质代谢中获得能量。尽管有氧代谢不是寄生虫主要的能量来源，但氧在寄生虫物质合成过程中如卵壳合成中起着重要作用。寄生虫对氧的吸收，主要依靠扩散作用。溶解于虫体皮层周围和虫体消化道内壁的氧进入虫体后，依靠体液扩散；有的寄生虫可借助血红蛋白、铁卟啉等化合物将氧扩散到虫体各部位。

合成代谢　医学原虫在体内的快速繁殖及蠕虫产卵或幼虫需要大量蛋白质，合成代谢旺盛。合成蛋白质所需的氨基酸均来自宿主。至于合成核酸的碱基，则依靠外源性嘌呤，自身合成嘧啶，如血液中原虫和线虫。脂类也来源于寄生环境，自身予以合成加工，如诺氏疟原虫可依靠糖酵解而自身合成磷脂。不同种的寄生虫或寄生虫的不同生活史阶段所利用的营养物质、能量来源不同，代谢途径不同，其合成和分解代谢的终产物不同。寄生虫的物质代谢在两个不同水平上进行调节：细胞水平上的调节、环境和遗传方面的调节。环境和遗传方面的调节可影响寄生虫生活史过程中的生长、繁殖、运动和渗透压变化等生理过程。

寄生虫代谢研究大部分在体外环境中进行，与其寄生环境有很大差别，实验结果与实际情况存在差别，但研究寄生虫代谢，特别是研究与人体代谢的差异及相互关系，有助于研制新的抗寄生虫药物及阐明其作用机制。

寄生虫的损害　寄生虫侵入宿主寄生的过程中对宿主造成的损害主要有以下几方面。

掠夺营养　寄生虫在宿主体内生长、发育及繁殖，所需营养物质绝大部分来自宿主。无论是寄生于腔道、组织细胞内，还是寄生于体表，寄生虫均以宿主消化或半消化的食物、体液（淋巴液、组织液或血液）或细胞为营养来源。

机械性损伤　寄生虫侵入、移行、定居、占位或不停地运动使宿主组织损伤或破坏。一般有：直接损伤组织，压迫组织、器官，堵塞肠道，破坏细胞。

毒性与免疫损伤　寄生虫排泄物、分泌物、虫体、虫卵死亡崩解物、蠕虫蜕皮液和受损的宿主组织分解产物等均对宿主有害，可引起组织损伤、组织病理改变或免疫病理反应。

新生瘤作用　寄生虫长期寄生过程中成为诱发宿主肿瘤的刺激因素，诱导宿主组织或细胞的永生化，引发肿瘤，如肝吸虫成虫感染刺激肝胆管上皮细胞腺瘤改变，能诱发胆管癌。

寄生虫对宿主损害往往是综合在一起的，因其形态结构、寄生部位、在机体内生长发育及繁殖过程不同而有所侧重。此外，寄生虫对宿主的损害，有时是因宿主的修复性过程所致，如组织增生、纤维化和瘢痕形成；也可由其他病原体共感染所致，如病毒、细菌、真菌的入侵或继发肿瘤，从而加重了对宿主的损害。

寄生虫分类　为认识虫种及各虫种、各类群之间的亲缘关系，追溯演化线索，了解寄生虫与宿主之间的关系，特别是与人体之间的关系，需要对寄生虫进化起源，生物学地位以及生物学分类进行详细探究，因此寄生虫的分类尤为重要。寄生虫数量巨大，存在的空间跨度也很大，个体变异、种群差别也较大，在同一种群内，其基本特征，如形态结构、生活史特征、生理、代谢、发育和繁殖等各个方面具有一定的相似性，是寄生虫分类的重要依据，而进化论则是寄生虫分类的重要基础。基于基因组特征的分类标准已纳入寄生虫分类过程中。

寄生虫分类多采用生物阶元分类系统，即界、门、纲、目、科、属和种七级阶元。甚至还需要亚门、亚纲、亚科及总纲、总目、总科作为其中间阶元。种以上的分类依据是种间的历史渊源，是种与种间既连续又间断的历史发展中所呈现的系谱分支或系谱分段。特殊情况下为了方便记载和描述不同时间和地域发现的统一寄生虫虫种，还有亚种、变种、株等分类。种下分类的根据是种内的空间关系，是种内群与群间既连续又间断的空间发展所呈现的地理分化。因此，种下分类强调空间关系，种上分类强调时间关系。这种分阶方案能够厘清不同类群之间的亲缘关系和进化关系。

按照上述分类系统，医学寄生虫隶属于动物界，涉及无脊椎动物的7个门，包括原生动物亚界中的3个门：肉足鞭毛门、顶复门、纤毛门；后生动物亚界中的4个门：扁形动物门、线形动物门、棘头动物门和节肢动物门。这些门类中的生物仅有极少部分具备寄生特征，其中与医学相关的寄生虫又是这其中很小一部分。根据其形态特征的不同，通常将医学原虫、医学蠕虫和医学节肢动物作为医学寄生虫的三个组成部分。将扁形动物、线形动物和棘头动物统称为蠕虫，将原生动物称为原虫。与医学有关的节肢动物，身体具有复杂的结构，包括外骨骼、分节的躯体和附肢，自成一类，如蚊、蝇等。

根据国际动物命名法，寄生虫命名也采用二名制原则，即学名由属名和种名组成，采用拉丁文或拉丁化文字，属名在前，且第一个字母大写；种名在后，第一个字母小写。有的种名之后还有亚种名，种名或亚种名之后是命名者的姓与命名年份。例如，恶性疟原虫［*Plasmodium falciparum*（Welch，1897），Schaudinn，1902］，表示韦尔奇（Welch）在1897年第一次发现该虫并进行命名，绍丁（Schaudinn）在1902年又更名为此名并沿用至今。

（诸欣平　王振生）

zhuānxìng jìshēngchóng

专性寄生虫（obligate parasite）

生活史中至少有一个阶段必须营寄生生活的寄生虫。寄生虫可以是生活史内每个发育阶段都靠寄生生活，如生物源性线虫里的丝虫、旋毛虫，原虫里的疟原虫等；也可以是某个阶段必须依赖寄生生存，如钩虫，其幼虫在土壤中生活，发育到三期幼虫后才必须侵入宿主体内发育，从而开始寄生阶段。专性寄生虫以寄生生活为主要特征，因此，医学寄生虫中绝大部分为专性寄生虫。

（王振生）

jiānxìng jìshēngchóng

兼性寄生虫（facultative parasite）　可以在外界营自由生活，但有机会侵入宿主体内也可过寄生生活的寄生虫。本质上这些兼性寄生虫是自由生活的动物，如福氏耐格里阿米巴本是一种营自生生活的阿米巴原虫，存在于淡水水体、淤泥、尘土和腐败植物中。该虫偶然情况下由鼻孔进入人体，最终进入大脑大量增殖，导致脑膜炎、脑膜脑炎。又如粪类圆线虫的成虫既可寄生于宿主肠道内，也可以在土壤中营自生生活。

（王振生）

tǐ nèi jìshēngchóng

体内寄生虫（endoparasite）生活于宿主体内的寄生虫。医学寄生虫中的蠕虫和原虫均为体内寄生虫，不同寄生虫在体内有特定的寄生部位。例如，土源性线虫成虫寄生在人体肠道内，生物源性线虫寄生在人体不同的组织或器官内。因此，根据体内寄生部位的不同可将体内寄生虫分为寄生在消化道内或腔道内寄生虫，寄生在组织器官、血液体液内寄生虫。

不同寄生虫进入人体的方式不同，寄生虫进入人体的部位或途径称感染途径。①经口：原虫的包囊或卵囊，蠕虫的感染期虫卵或幼虫，可通过食物、饮水、污染的玩具或手指等经口进入人体。②经皮肤：钩虫和血吸虫的感染期幼虫能主动经皮肤侵入人体；疟原虫、利什曼原虫和丝虫通过吸血昆虫的叮咬而经皮肤侵入人体。③经胎盘：弓形虫可通过胎盘感染胎儿。④经呼吸道：蛲虫卵、尘螨较轻，可随飞沫、尘土等在空气中飞扬，并随人的呼吸而进入人体。⑤经医疗行为：如经输血感染或经器官移植感染，疟原虫、弓形虫和美洲锥虫寄生在血液内，可经输血而由感染该寄生虫的供血者传播给受血者。⑥自体内重复感染：人体内本来存在某种寄生虫感染，由于这种寄生虫的寄生特性，可以在感染者体内完成整个生活史，从而造成体内重复感染，如微小膜壳绦虫能在人小肠内长期体内重复感染。

（王振生）

tǐ wài jìshēngchóng

体外寄生虫 （ecdoparasite）

生活于宿主体表的寄生虫。一般指与医学相关的节肢动物，这些节肢动物通过刺吸血液或寄生在宿主体表或皮下摄取有机物质作为营养，如蜱、螨、蚊、蝇、蚋、臭虫、虱、蠓和蚤等，它们不但直接吸吮宿主的体液，而且能传染疾病。

（王振生）

ǒurán jìshēngchóng

偶然寄生虫 （accidental parasite）

因偶然机会侵入非正常宿主体内寄生的寄生虫。例如，犬钩虫线虫幼虫经皮肤感染人体，因人不是其适宜宿主，幼虫不能正常发育而在感染部位的皮下穿行，引起皮肤幼虫移行症。某些蝇卵进入宿主消化道内可以孵出幼虫，幼虫（蝇蛆）在肠道内寄生，引起蝇蛆病。

（王振生）

jīhuì zhìbìngxìng jìshēngchóng

机会致病性寄生虫 （opportunistic parasite）

感染寄生虫后，当宿主免疫功能正常时，宿主体内处于隐性感染状态；当宿主免疫功能受累时，可出现异常繁殖、致病力增强的寄生虫。由于虫种、虫株毒力、感染数量以及人体免疫功能的不同，可产生不同的临床表现和结局。常见的机会致病性寄生虫有弓形虫、隐孢子虫、粪类圆线虫等。

20世纪80年代以来，随着人们对免疫缺陷病认识的加深，尤其是对获得性免疫缺陷综合征（艾滋病）发病机制研究的深入，一类在免疫力正常人体内通常不会引起致病的病原体被发现，其中包括机会致病性寄生虫。在免疫力低下或缺陷的人群体内，这类病原体会大量增殖，导致疾病，特别是在艾滋病、器官移植、肿瘤放化疗和长期使用激素的患者中尤为高发。随着临床免疫受损或缺陷患者数量的不断增多，机会致病性寄生虫引起的感染也越来越常见，已成为免疫缺陷患者的主要死因之一。

（王振生）

sùzhǔ

宿主 （host）

寄生虫所寄生的对象。在寄生关系中，宿主是受害的一方。宿主为寄生虫提供营养物质、暂时或长期的庇护场所。寄生虫完成生活史过程，有的只需要一个宿主，有的需要两个或两个以上的宿主。对于特定宿主，寄生虫通常有固定的发育阶段。

分类 根据宿主内寄生虫发育阶段的不同以及其在寄生虫传播过程中的作用和功能的不同可以分为终末宿主或终宿主、中间宿主、转续宿主、保虫宿主或储存宿主等。宿主可以是人，也可以是其他动物，如哺乳动物、禽鸟类、鱼类和爬行动物等。人可以是某些寄生虫的终宿主，但对于另一些寄生虫则是中间宿主，或二者兼具。例如，人是土源性线虫的终宿主，是棘球绦虫的中间宿主，既可以是猪带绦虫的终宿主也可以作为中间宿主。

宿主特异性 寄生虫有选择地在某种或某些宿主内寄生的特性，包括以下几个方面：①某些寄生虫对宿主的选择较严格，只能寄生于一种宿主，如蛲虫、人虱、恶性疟原虫等只能通过寄生人体才能完成生活史，这类寄生虫无法感染其他宿主。②寄生虫侵入宿主后，表现出对特定寄生部位或组织的选择性。有些寄生虫的选择性较强，只在宿主某些组织或器官内寄生存活，在其他部位则不能发育成熟甚至无法生存，如旋毛虫幼虫只能在宿主横纹肌细胞内存活，而土源性线虫成虫仅寄生在宿主的肠道内。有些寄生虫对寄生部位的选择性较弱，如猪带绦虫囊尾蚴，可寄生在人体各个组织器官内，形成多发病灶。③某些寄生虫可以人和多种脊椎动物为其宿主，如华支睾吸虫、细粒棘球绦虫除能感染人之外，均有多个保虫宿主。

寄生虫的适应性改变 宿主特异性是寄生虫和宿主之间长期相互适应的结果。自然界中大多数生物营自由生活方式，寄生虫从自由生活演化为寄生生活经历了漫长的适应宿主环境的过程。这个过程需要寄生虫长期适应于寄生环境，在不同程度上丧失了独立生活的能力，表现为生理特征或形态结构的改变，以产生对于宿主所提供的营养和空间方面依赖。为适应在宿主寄生的体内外环境，寄生虫发生了以下变化。

形态结构改变 线虫皮层角化以抵抗消化酶的作用；某些寄生虫演化出一些附着器官，如头翼、吸盘、口囊和钩齿等，增加吸附能力而避免因宿主肠道蠕动而被动排出。体外寄生虫蚤类的体形也变成左右侧扁，以减少运动中的阻力，便于在宿主体毛发间快速穿行。

生理与代谢方式改变 肠道内寄生虫可抵抗宿主胃蛋白酶和胰蛋白酶的消化作用；在无氧的宿主肠道中，寄生虫通过无氧糖酵解提供能量来代替自由生活中的有氧代谢。

繁殖能力增强 生殖系统发达及繁殖方式多样化。如绦虫每一成熟节片都几乎被雌雄生殖系统充满，牛带绦虫可由 2000 节片组成，每个妊娠节片可含 8 万~10 万个卵；雌性蛔虫每天约产卵 20 万个；班氏吴策线虫一生可产数百万条微丝蚴。

侵入机制得到加强 寄生虫加强了破坏组织或细胞的能力。溶组织内阿米巴能分泌穿透肠黏膜的蛋白质水解酶，而在其他阿米巴种类中却没有发现这些酶；血吸虫尾蚴能穿过皮肤侵入人体也是需要借助前端的穿刺腺分泌某些水解酶。

特殊向性的形成 寄生虫对某种环境因素或宿主的某种组织或器官表现有特殊的向性，从而增加对宿主的寄生依赖。例如，某些昆虫媒介对宿主的汗臭等气味有明显的向宿主性；钩虫丝状蚴有向温性和向湿性，一旦接触到宿主的皮肤就变得更加活跃，入侵能力显著增加。

寄生虫的基因变异或重组 在人体的微环境及自然界的生存压力影响下，寄生虫的基因可突变或重组，某些基因的变异可产生表型的变化，或改变寄生虫的生理功能和致病能力。例如，一些原虫的基因重组导致抗原变异，从而使虫体逃避宿主的免疫攻击。

寄生虫对宿主的依赖性越大，寄生虫自由生活的能力就越弱，寄生生活的历史愈长，对宿主的适应愈强，依赖性愈大。宿主特异性反映了寄生虫对所寄生的宿主内环境适应力强弱，通过适应力的改变，寄生虫和宿主之间逐步建立起寄生关系。

（诸欣平 王振生）

zhōngjiān sùzhǔ
中间宿主 （intermediate host）

寄生虫的幼虫阶段或无性生殖阶段所寄生的宿主。有些寄生虫在其发育过程中需要两种以上不同的中间宿主，在这种情况下随着寄生虫的发育阶段的推移，前一阶段所寄生的动物称为第一中间宿主，后一阶段所寄生的动物称为第二中间宿主。人可以作为多种寄生虫的中间宿主，旋毛虫的囊包幼虫阶段、猪带绦虫囊尾蚴、棘球绦虫的棘球蚴或泡球蚴都是以幼虫阶段寄生人体内。吸虫生活史往往需要多种中间宿主，所以有第一中间宿主和第二中间宿主之称，如肺吸虫第一中间宿主为川卷螺，第二中间宿主为溪蟹和蝲蛄。弓形虫以其无性生殖阶段速殖子和缓殖子寄生在人体内，因此人是弓形虫的中间宿主。

（王振生）

zhōng sùzhǔ
终宿主 （definitive host）

寄生虫的成虫阶段或有性生殖阶段所寄生的宿主。又称终末宿主。人可以作为多种寄生虫的终宿主，如土源性线虫、丝虫、肝吸虫、肺吸虫、血吸虫、布氏姜片吸虫和牛带绦虫等。有些寄生虫的成虫和幼虫都可以寄生在人体内，如旋毛虫和猪带绦虫，因此，人既可以作为其终宿主也可以作为其中间宿主。终宿主对于寄生虫的流行传播有极重要的意义，也是寄生虫病流行防控的主要对象。

（王振生）

bǎochóng sùzhǔ
保虫宿主 （reservoir host）

某些寄生虫既可寄生于人体，也可以寄生于某些脊椎动物，在某种条件下寄生在脊椎动物体内的寄生虫还可传播给人，作为人体寄生虫病传染源的这些寄生虫脊椎动物宿主。又称储存宿主。例如，日本血吸虫有多种保虫宿主，如牛、羊、猪、犬、猫、鼠和兔等。在流行环节，保虫宿主发挥了保存和传播寄生虫的作用，是重要的传染源，是寄生虫病防控工作中需要考虑的重点环节。寄生虫对人和保虫宿主具有相同的致病作用，引起人兽共患寄生虫病。

（王振生）

zhuǎnxù sùzhǔ
转续宿主 （paratenic host）

某些寄生虫的幼虫侵入非适宜宿主体内，不能继续发育而长期停留在幼虫阶段，只有当其有机会进入适宜宿主体内后才能重启发育，最终发育为成虫，这种非适宜宿主起到保存同时转运寄生虫的作用，故称转续宿主。例如，鼠不是肺吸虫的适宜宿主，肺吸虫囊蚴在鼠体内长期处于幼虫阶段，不发育但也不会死亡，只有当鼠被适宜宿主猫捕食后才能继续发育为成虫。在肺吸虫发育过程中，鼠只起到转运作用。

（王振生）

jìshēngchóng shēnghuóshǐ

寄生虫生活史（life cycle of parasite）

寄生虫完成一代的生长、发育、繁殖和宿主转换的过程。寄生虫完成生活史除需要有适宜的宿主外，还需有适宜的外界环境条件。整个生活史过程涵盖寄生虫的感染阶段、侵入宿主的方式和途径、在宿主体内移行或达到寄生部位的途径、正常的寄生部位、离开宿主机体的方式以及所需要的终宿主（及保虫宿主）、中间宿主或传播媒介的种类等。

特点 寄生虫种类繁多，生活史繁简不一，由寄生虫的遗传特性与环境条件所决定，因此该过程具有多样性。有些寄生虫的生活史中仅有无性生殖，如阿米巴、阴道毛滴虫、蓝氏贾第鞭毛虫；有些仅有有性生殖，如蛔虫、蛲虫和丝虫等；有些有以上两种生殖方式才完成一代的发育，即无性生殖世代与有性生殖世代交替进行方可完成整个生活史，称为世代交替，如疟原虫、弓形虫以及吸虫类；有些整个生活史过程都营寄生生活，如猪带绦虫、疟原虫；有些只有某些发育阶段营寄生生活，如钩虫；有些寄生虫只需一个宿主，如蛔虫、蛲虫；有些需要两个或两个以上宿主，如布氏姜片虫、卫氏并殖吸虫。

分型 依据寄生虫生活史过程中是否需要中间宿主或转换宿主可分为两种类型。①直接型生活史：生活史的完成不需要中间宿主，虫卵或幼虫在外界可直接发育到感染期后而感染人，如蛔虫、钩虫、鞭虫等。蛔虫、鞭虫有很厚的卵壳，能抵抗不良环境，寄生虫繁殖能力非常强，在地面发育成感染性虫卵后直接感染宿主。钩虫卵壳很薄，在外界适宜条件下发育至丝状蚴即感染期蚴可直接感染宿主。②间接型生活史：生活史的完成需要中间宿主，幼虫需经历在中间宿主体内发育到感染期后才能感染人。例如，淋巴丝虫需通过蚊子吸血传播。血吸虫要有钉螺作为中间宿主，并在钉螺体内经历胞蚴、雷蚴等发育阶段，最后发育成尾蚴来感染宿主。华支睾吸虫不但须有纹沼螺等淡水螺作为第一中间宿主，还须有淡水鱼、虾作为第二中间宿主，即由螺体内放出的尾蚴不能直接入侵宿主，而须先侵入淡水鱼、虾，并在鱼、虾的肌肉内形成囊蚴后，方有机会感染终宿主。

在流行病学上，将具有直接型生活史的蠕虫称为土源性蠕虫；将间接型生活史的蠕虫称为生物源性蠕虫。在原虫中也有类似情况，如阴道毛滴虫、蓝氏贾第鞭毛虫、溶组织内阿米巴等不需要转换宿主，称为直接生活史型原虫；疟原虫、刚地弓形虫需要中间宿主或转换宿主，称为间接生活史型原虫。掌握寄生虫生活史的规律，是了解寄生虫的致病性及寄生虫病的诊断、流行及防治的必要基础知识。

（魏春燕 杨礼维）

jìshēngchóng yíngyǎng dàixiè

寄生虫营养代谢（nutrition and metabolism of parasite）

寄生虫所需的绝大多数营养物质来源于宿主。寄生虫可通过消化道、体表、胞口和食物泡等途径摄取营养。寄生虫的能量主要从糖酵解中获得。

营养物质 寄生虫因其种类及生活史阶段不同，所需营养物质的种类与数量、获得营养的方式与来源也有差异。寄生虫所需营养物质有糖类、蛋白质、脂肪和维生素。此外，还需要维持生命所必需的水、无机盐和微量元素。

来源 合成蛋白质所需的必需氨基酸来源于宿主消化的食物或分解的宿主组织，也可直接摄取宿主游离氨基酸。寄生虫能合成自身所需的蛋白质，如血吸虫、肝吸虫合成的脯氨酸浓度很高，推测脯氨酸也可作为其能量来源。嘌呤和嘧啶是寄生虫核酸的必需物质，寄生虫只能自身合成嘧啶而不能合成嘌呤，所需嘌呤必须从宿主摄取。如缺乏补救途径的嘌呤基质或摄入异常基质，常可使寄生虫死亡。脂类主要来源于宿主，寄生虫可能只有加长脂肪链的功能。某些寄生虫因缺乏某些消化酶，因此还必须从宿主体内中获取所需的营养成分。

吸收途径 各类寄生虫的营养吸收途径大不相同。对于有消化道的寄生虫，如吸虫、线虫，消化道是吸收营养物质的主要场所，吸虫还能从体表吸收低分子量物质。没有消化道的绦虫，营养物质的吸收要靠具有微毛的皮层。有胞口与胞咽的原虫，如结肠小袋纤毛虫从胞口摄取营养。有伪足的原虫，如阿米巴，通过吞噬摄入营养物质，再形成食物泡进行细胞内消化与吸收。许多原虫未见有食物泡的形成，则可通过表膜吸收营养。营养物质的吸收，在寄生虫的任何部位都是通过质膜进行的，质膜可看作一种对溶质有选择性的"栅栏"。寄生虫的细胞质膜不仅保持了细胞的完整性，而且在营养吸收过程中起着关键作用。所有营养物质吸收都要通过质膜进行，质膜对可溶性和非可溶性分子的进入和流量进行调节，起着选择性屏障作用。二氧化碳对寄生虫起着重要作用，如吸虫囊蚴脱囊、线虫幼虫的孵化和脱鞘等都需有二氧化碳的参与。

此外，对长膜壳绦虫吸收营养物质的动力学研究表明，它们摄取营养的方式与肠上皮细胞吸收营养的方式类似，同时 pH、温度、氧气、二氧化碳和酶等参数都能对吸收可溶性营养物质产生影响。而转运动力学表明，糖类的摄取依赖于糖类分子的形状和结构。同时存在同一转运位点的竞争（竞争性抑制）。如在含有半乳糖或果糖的情况下通过主动转运吸收的葡萄糖导致化合物摄取的竞争性抑制，尤其当半乳糖或果糖浓度更高的时候。

代谢　分为能量代谢和合成代谢。

能量代谢　大多数生物能量代谢的本质是将营养源内的葡萄糖等分子的化学能量转变为 ATP。寄生虫能量的来源主要为糖酵解。寄生虫大多完成磷酸烯醇式丙酮酸（PEP）步骤，其后的代谢途径在不同虫种有明显差异。糖代谢分为同型乳酸发酵和二氧化碳固定两种类型。前者见于血液和组织内寄生虫，后者常见于肠道寄生虫。寄生虫在无氧糖酵解过程中不断产生能量，它的典型终产物是乳酸。但许多寄生虫，在得不到糖类物质时可能从蛋白质代谢获得能量。

由于寄生环境及其含氧量的差异，使寄生虫在能量转化过程中采取的呼吸方式也不同。如蛔虫的感染期幼虫生活在氧分压高的外界环境中，行有氧呼吸，即葡萄糖经酵解和三羧酸循环分解，生成大量 ATP。而当感染期幼虫进入人体后，在氧分压相对较低的小肠内发育为成虫，则通过延胡索酸呼吸系统也可获得较大量的 ATP。除蛔虫外，许多其他蠕虫和原虫也采取这种方式，如寄生于宿主红细胞内的疟原虫，寄生于肠道内的蓝氏贾第鞭毛虫和溶组织内阿米巴等也主要通过糖酵解产生 ATP 来获取能量。不同种的寄生虫或寄生虫的不同生活史阶段所利用的营养、能量来源不同，代谢途径可能不同，其分解代谢的终产物不同，分解每克葡萄糖分子所产生的能量也会不同。

虽然宿主体内的一些寄生虫可能存在某些有氧代谢的酶，甚至存在有氧代谢，但有氧代谢所产生的能量并不起重要作用，可能是寄生虫以往营自由生活的残留迹象。尽管有氧代谢不是寄生虫主要的能量来源，但氧在一些物质的合成，如卵壳合成中有重要作用。寄生虫对氧的吸收主要依靠扩散作用。溶解于虫体皮层周围和虫体消化道内壁的氧进入虫体后，依靠体液扩散；有的寄生虫可借助血红蛋白、铁卟啉等化合物将氧扩散到虫体各部位。

合成代谢　寄生虫的生长繁殖需要高速率的合成代谢，但其所需的营养成分主要来自宿主，因此多数寄生虫的合成代谢种类十分有限。合成蛋白质所需要氨基酸来自分解食物中的蛋白质或游离氨基。寄生蠕虫大多不能合成胆固醇和不饱和脂肪酸，缺乏从初始阶段合成脂类的能力。多数原虫也不能合成胆固醇。脂类主要来源于寄生环境，自身可能合成一部分，如诺氏疟原虫可依靠粮酵解而自身合成磷脂。已知线虫能氧化贮存在其肠细胞内的脂肪酸，作为能量来源。

核苷酸代谢　寄生性原虫和蠕虫缺乏嘌呤初始的合成途径，完全依赖补救途径。大多数寄生虫自身不能合成嘌呤，而是依赖宿主体内含量丰富的碱基、核苷来适应嘌呤合成途径。与嘌呤的合成途径不同，嘧啶的合成可通过从头合成途径和补救途径同时发挥作用，如锥虫、疟原虫和弓形虫均是如此。

氨基酸代谢　有些原虫，如罗得西亚锥虫，可以从糖类代谢的中间产物之一即 PEP 合成多种氨基酸（甘氨酸、丝氨酸、天冬氨酸和谷氨酸）。原虫氨基酸的分解代谢因虫种不同而有所差异，如溶组织内阿米巴先将甘氨酸转变成丙氨酸，再参与能量代谢。非洲锥虫、利什曼原虫在媒介昆虫体内，可利用脯氨酸作为能量来源。蠕虫则以主动吸收的方式从宿主获得氨基酸。关于蠕虫氨基酸的分解代谢尚不清楚。

关于寄生虫代谢的研究系在体外实验环境中进行，与其寄生环境有很大差别。但研究表明，寄生虫代谢的遗传性还保留其先前自生生活时期的某些特点。在实际应用中，研究寄生虫代谢有助于抗虫药物的研究及其抗虫机制的分析。

（魏春燕）

jìshēngchóng shēngzhí qiánnéng

寄生虫生殖潜能（reproductive potential of parasite）　寄生虫在没有环境阻力的理想环境条件下，种群数量达到可能的最大增长率的能力。为了维持种群的繁衍，寄生虫在漫长的进化过程中形成了超强的生殖潜能。表现为生殖系统的发达和繁殖方式多样化。

生殖系统特点 绦虫和绝大多数吸虫是"雌雄同体"。以绦虫为例，每个成熟节片都具有雌雄生殖系统各一套，交配可在同一虫体的同一节片、不同节片甚至不同虫体的不同节片之间完成，生殖系统非常发达。而数量上，每条牛带绦虫成虫的每一成节片可含 8 万~10 万个卵，每条雌性蛔虫每天产卵量可达 20 万~24 万个，一条雌性班氏吴策线虫一生可产数百万条微丝蚴。不论是大量产卵还是产幼虫均利于其种群的维持。

繁殖方式 在长期的进化过程中，寄生虫产生了多种多样的繁殖方式。对于生活史为直接型的寄生虫，其繁殖方式为有性生殖，如蛔虫、鞭虫、钩虫和蛲虫等，均经历雌雄虫交配后产生受精卵的过程；而对于生活史为间接型的寄生虫其繁殖方式则需要进行世代交替，即生活史既有有性生殖又有无性生殖，如旋毛虫、丝虫、疟原虫、弓形虫以及各类吸虫等。以疟原虫为例，疟原虫在人体内行无性生殖，而在蚊媒体内则行有性生殖，二者交替进行。对于产生受精卵的蠕虫，后续生殖过程还可分为卵生和卵胎生两种生殖方式，前者如蛔虫、钩虫等，后者如旋毛虫和淋巴丝虫。

寄生虫的无性生殖和有性生殖分别包含多种类型，如原虫的无性生殖方式有二分裂、多分裂、出芽生殖等；有性生殖又包括接合生殖、配子生殖等多种方式。

二分裂 细胞核先分裂为二，然后胞质分裂，最后形成两个虫

体，如溶组织内阿米巴原虫滋养体的繁殖。

多分裂 胞核先分裂为多个，胞质再分裂并包绕每个已分裂的细胞核，如此一个个体便增殖为多个子代。例如，疟原虫在红细胞内期寄生时的裂体增殖即属此种方式。

出芽生殖 母体细胞先经过不均等细胞分裂产生一个或多个芽体，再分化发育成新个体，即为出芽生殖。可分为外出芽和内出芽两种方式，如疟原虫在蚊体内的成孢子细胞即以外出芽法繁殖后发育成子孢子，而弓形虫的滋养体则是以内出芽法进行增殖的。

接合生殖 见于纤毛虫纲的虫种。首先两个虫体在胞口处相连接。分裂前，两个虫体的大核 DNA 相混合并进行复制，而后 DNA 近似均等地随机分配到两个子核中，最后分裂成两个新的细胞。结肠小袋纤毛虫即以此种方式进行繁殖。

配子生殖 是由原虫的营养细胞分化产生的雌雄配子融合在一起（受精）形成合子的过程，如疟原虫在蚊体内的发育。

此外，对于血吸虫在中间宿主螺体内的生殖发育过程中，子胞蚴需产生数代后才生成尾蚴。这种变换生殖现象称为多胚繁殖；而对于蜱螨类外寄生虫则尽管生殖方式主要为两性生殖，但常行孤雌生殖。

宿主对寄生虫生殖潜能的影响 寄生虫生殖潜能的强大是寄生虫对其寄生环境多样性的适应结果，特别是与宿主长期协同进化发展而来，因此宿主对寄生虫的生殖潜能影响巨大，同种寄生虫在不同宿主中的生殖潜能差异也较大，与狐、貉和犬相比，尽

管猫也可作为多房棘球绦虫的终宿主，但多房棘球绦虫在猫体内的寄生率低、排出的虫卵少、虫卵缺乏传染性，说明猫在寄生虫传播中作用不显著。此外，同种寄生虫能在多种人和动物体内寄生，也是在寄生虫在进化过程中，通过杂交引起的变异而适应并引起宿主类型的扩大，导致寄生虫的传播及种群的延续，如复殖吸虫多为人兽共患寄生虫。

寄生虫与宿主的相互影响推动彼此的进化变化，形成生态–共同进化相互作用的完整反馈循环。

（魏春燕）

jìshēngchóng miǎnyì

寄生虫免疫（immunity to parasite） 寄生虫感染诱导机体产生的免疫应答。又称寄生虫感染免疫。是机体抵御和清除寄生虫及其有害产物的一种生理过程，具有保护机体完整性的作用。

机体对寄生虫侵入的抵御手段 分三个层次：①固有免疫系统在机体表面及内表面形成有效的生理屏障，抵抗寄生虫等病原体的入侵。②寄生虫侵入机体后会诱导固有免疫系统产生免疫应答，如炎症反应等，清除部分入侵的寄生虫。③当部分寄生虫突破人类固有免疫防线后，主要是适应性免疫系统发挥作用，产生特异性体液免疫和细胞免疫反应消除或抑制寄生虫。

研究发现，除利什曼原虫感染外，人体寄生虫感染后诱导产生的免疫应答都不能完全清除感染，也不能诱导宿主产生终身免疫，仅发挥部分保护作用，以防止致命性感染。大多数蠕虫感染可诱导显著的 Th2 型免疫应答，感染者 IgE 水平升高、组织或外周血液中嗜酸性粒细胞增多，这是寄生虫免疫的基本特点。

机体对寄生虫的免疫应答类型 宿主对寄生虫的免疫应答类型分为固有免疫和适应性免疫两种类型。

固有免疫 为非特异性免疫，又称天然免疫。固有免疫系统由皮肤、黏膜、胎盘等组织屏障以及免疫细胞和免疫分子构成。由于固有免疫的存在，人体对许多寄生于动物的寄生虫有天然的不感染性，即使其有机会侵入人体，也不能发育成熟或被人体清除。例如，人体不感染猪蛔虫、牛带绦虫囊尾蚴，也不会感染鼠疟和禽类疟原虫。由于黑色人种大多数为 Duffy 血型阴性，其红细胞缺乏间日疟原虫入侵的受体，所以这类人群对间日疟原虫有天然的抵抗力。免疫细胞如树突状细胞、巨噬细胞表面的多种模式识别受体（PRR）可识别寄生虫的病原相关分子模式（PAMP），在诱导机体产生抗寄生虫感染的固有免疫应答中起重要作用。PRR 具有高度的种系进化的保守特点，主要包括 Toll 样受体（TLR）、清道夫受体和补体受体等。丝虫诱导的小鼠免疫应答与小鼠树突状细胞和巨噬细胞上 TLR 的激活有关，血吸虫、疟原虫和弓形虫感染的免疫应答也与 TLR 有关。许多寄生虫体表或分泌的免疫分子具有配体功能，如弓形虫前纤维蛋白样蛋白可识别 TLR11，能与人体的免疫细胞表面的受体相互结合形成级联反应，触发免疫细胞相关基因的转录因子（如 NF-κB 等）的激活，从而启动免疫细胞的活化、吞噬和细胞因子的分泌或 NO 的释放等功能，产生固有免疫效应。

巨噬细胞是机体免疫系统第一道防线的关键组分，具有很强的可塑性和功能多样性，成熟的巨噬细胞在不同环境条件下可极化为两种不同类型，即经典活化型巨噬细胞（M1 型）和替代活化型巨噬细胞（M2 型），功能不同且可相互转换。在感染后期，M1 型极化能够加剧免疫应答反应；M2 型介导的抑制炎症反应可以破坏宿主杀虫机制，为寄生虫长期寄生提供有利的微环境。在寄生虫感染过程中巨噬细胞极化会呈现动态变化，通常先极化成 M1 型、再转化为 M2 型。华支睾吸虫感染小鼠肝巨噬细胞极化的动态过程中，囊蚴感染小鼠后，巨噬细胞分化为 M1 型；在成虫产卵阶段，肝 M2 型巨噬细胞数量增加；在肝纤维化期，M2 型巨噬细胞数量增加速度加快。体外研究显示，M1 型分化的巨噬细胞可通过上调过氧化物酶体增殖物激活受体 γ（PPAR-γ）活性和抑制 NF-κB 活化来表达 M2 型巨噬细胞标志物，促进巨噬细胞由 M1 型向 M2 型转化。而 TLR 及相关通路在巨噬细胞极化中有重要作用。

适应性免疫 为特异性免疫，又称获得性免疫。根据参与免疫应答细胞种类及其机制的不同，可将适应性免疫分为体液免疫和细胞免疫种类型，且两者之间有密切的相互作用。寄生虫侵入宿主后，其抗原物质选择性刺激能识别它的特异性淋巴细胞，从而触发淋巴细胞自身活化、增殖与分化后产生适应性免疫应答，发挥杀伤寄生虫作用，对同种寄生虫的再感染也有一定抵抗作用。适应性免疫的防御功能是通过不同类型的细胞和分子相互协调发挥作用的。适应性免疫保留了固有免疫清除入侵寄生虫的防御能力，还具有记忆功能，即对再次感染将产生更迅速、更强烈的免疫应答，此为免疫记忆。另外，随着时间的推移，寄生虫抗原刺激引起的免疫反应强度会逐渐减弱，称为自我限制。这是由于抗原逐步消除使淋巴细胞活化条件逐步丧失和/或免疫负调控的逐步增强，使免疫应答水平相应减弱。但当有些寄生虫不能被有效清除，或免疫负调控不能有效建立时，则可导致免疫应答产生病理性后果。

适应性免疫还可分为消除性免疫和非消除性免疫。前者指宿主能清除体内寄生虫，并对再感染产生完全的抵抗力，如热带利什曼原虫引起的皮肤利什曼病，是寄生虫感染中很少见的一种免疫状态。寄生虫感染所诱导的免疫大多是非消除性免疫，即寄生虫感染后虽可诱导宿主对再感染产生一定的免疫力，但对体内已有的寄生虫不能完全清除，维持在低虫荷水平，如疟疾的带虫免疫和血吸虫诱导的伴随免疫均属于非消除性免疫。

适应性免疫过程及效应 适应性免疫的基本过程为：抗原的加工与提呈阶段、T 细胞的激活与细胞因子的释放阶段、体液免疫与细胞免疫效应阶段。侵入人体后，寄生虫迅速侵入细胞内或在细胞外或组织腔管中寄生。寄生虫体表及其脱落成分以及分泌排泄产物、虫体死亡后的分解产物均会引起免疫反应。其中，可溶性或微颗粒状抗原成分接触到巨噬细胞、树突状细胞、B 细胞等抗原提呈细胞（APC）表面后，入胞后将 APC 加工处理的寄生虫抗原肽－主要组织相容性复合体（MHC）复合物提呈给 T 细胞。APC 加工寄生虫抗原的部位和过程，与其所激发的免疫应答类型及随后形成的免疫效应均有密切关系。例如，皮肤移行期幼虫的分泌性抗原，主要由皮内朗格汉斯细胞提呈和处理；表达在红细胞表面的疟原虫抗原主要由脾巨噬细胞处理与提呈；寄生在肠道的寄生虫抗原主要由表达有 MHC Ⅱ类分子的肠上皮细胞、巨噬细胞或树突状细胞提呈；经皮肤感染而伴有全身移行的虫种，其抗原由各类 APC 先后参与作用。寄生虫非蛋白类抗原，如多糖、糖脂和核酸等，不能以抗原肽-MHC分子形式被提呈，但有些可与 B 细胞表面上的膜受体发生最大限度的交联，引起无需 T 细胞辅助的 B 细胞活化而直接产生体液免疫效应。在寄生虫感染的免疫应答中，CD4$^+$ T 细胞亚群，尤其是辅助性 T 细胞（Th）有关键作用。宿主对感染的免疫应答机制十分复杂，且存在个体差异，寄生虫不同的发育期和致病期其优势表达的 T 细胞类型各不相同。例如，血吸虫侵入人体的早期，主要诱导宿主产生以 Th1 为主的免疫应答，虫卵产生以后，宿主的免疫应答以 Th2 为主。

体液免疫　主要表现为免疫球蛋白的增高和补体的激活。宿主感染寄生虫后可诱导体液免疫反应，表现为感染早期 IgM 升高，随后 IgG、IgE 增高。IgE 增高为蠕虫感染的特点，而分泌性 IgA 则多见于肠道寄生虫感染。很多寄生虫虫体表膜可以表达表面抗原，与特异性抗体结合后，抗体单独作用于寄生虫，可使其丧失入侵细胞的能力，如特异性 IgG 与疟原虫的裂殖子表面抗原结合后，可以阻断裂殖子对宿主红细胞的入侵；此外，抗原抗体复合物还可介导巨噬细胞和中性粒细胞发挥抗体依赖的吞噬作用和抗体依赖性的细胞介导的细胞毒作用（ADCC）。例如，蓝氏贾第鞭毛虫感染后，感染者空肠液中sIgA 显著增高；溶组织阿米巴感染者血清中会出现以 IgG 为主的各种特异性抗体；弓形虫感染者血清中特异性 IgM 和 IgG 的出现；在人体杀伤侵入体内的血吸虫童虫的过程中，主要有效抗体为 IgG和 IgE，其杀伤机制为两者介导的巨噬细胞、中性粒细胞和嗜酸性粒细胞的 ADCC 作用。然而，体液免疫有时也会对宿主本身造成损害，而且后果十分严重，例如，当杜氏利什曼原虫或疟原虫抗原表达于宿主红细胞表面时，会与其特异性抗体结合，形成的免疫复合物会激活补体，通过经典途径形成膜攻击复合体，导致红细胞溶解。

细胞免疫　主要包括细胞毒性 T 细胞（CTL）通过释放穿孔素、颗粒酶等对寄生虫感染靶细胞的直接裂解作用，抗原活化的T 细胞、NK 细胞、粒细胞及巨噬细胞分泌的细胞因子的辅助和杀伤作用以及 ADCC 作用等。在寄生虫感染的免疫应答过程中，Th细胞处于核心地位。在寄生虫抗原及 APC 的作用下，Th 细胞在获得性免疫应答早期即发生激活，首先分泌白细胞介素 2（IL-2）促进 T 细胞的增殖，还分泌其他细胞因子，促进 B 细胞、巨噬细胞以及其他类型细胞的增殖、分化和发挥功能。Th1 细胞主要产生IL-2 和 IFN-γ；Th2 细胞主要产生IL-4、IL-5、IL-6 和 IL-10。当刚地弓形虫、硕大利什曼原虫、枯氏锥虫感染宿主后，巨噬细胞被Th1 分泌的 IFN-γ 激活后，通过释放水解酶、肿瘤坏死因子（TNF-α）等杀伤这些胞内寄生虫。对有间日疟原虫感染的猩猩注射IFN-γ 可降低原虫血症；而对伯氏疟原虫子孢子有免疫力的小鼠注射抗 IFN-γMcAb 后，这种免疫力消失；IL-5 可通过 ADCC 作用增强对红内期疟原虫的杀灭作用；感染恶性疟原虫后的患者，其 TNF-α 的水平比有免疫力的人群高。在血吸虫感染中，宿主体内的虫体抗原和内毒素均可激活巨噬细胞产生 TNF-α。在脑囊虫病患者体内，Th1 细胞功能处于低应答状态，由于 Th1 细胞减少，致使 IL-2 和 IFN-γ 分泌减少，引起免疫调节功能下降。在马来丝虫病流行区，微丝蚴血症患者的IFN-γ 及 IL-5 水平降低，而 IL-4则明显升高。对于能够排出鞭虫和旋毛虫的小鼠，IL-4 分泌占优势，而不能排虫的小鼠，IFN-γ 占优势。此外，Th17 细胞，主要产生 IL-17 调节免疫应答；滤泡辅助性 T 细胞被认为可促进 B 细胞发育并辅助其产生抗体，从而参与体液免疫调控。

寄生虫的免疫逃逸　在寄生虫与宿主长期相互适应过程中，病原体进入宿主后通过多种致病机制损伤宿主机体的同时，寄生虫为维持其在宿主体内的生存繁殖，可通过各种方式逃避宿主免疫系统的攻击，机制有以下几方面。

表面抗原的改变　①抗原变异：寄生虫通过改变自身抗原成分而逃避免疫系统攻击。如某些血液内寄生原虫的表膜抗原表型易变，导致体内特异性抗体对新的变异体无效。②分子模拟和抗原伪装：前者指寄生虫表达与宿主抗原相似的成分，后者指寄生虫能将宿主抗原结合到虫体表面，两种情况均可干扰宿主免疫系统对寄生虫抗原的识别。③释放可溶性抗原或虫体抗原脱落：寄生过程中，寄生虫释放某些可溶性抗原，以中和或阻断特异性抗体的免疫保护作用。

解剖位置隔离　某些寄生虫与宿主免疫系统隔离，从而逃避免疫系统的攻击。此外，寄生于脑部的猪囊尾蚴可激发脑组织产生轻度反应，形成包膜包绕虫体，连同囊尾蚴体壁细胞分泌的 B 抗原，共同构建具有保护作用的微环境，阻断宿主免疫系统与囊体接触，使之逃避宿主免疫系统攻击。

抑制宿主免疫应答　①特异性 B 细胞克隆的耗竭：有些寄生虫感染可诱发宿主多克隆 B 细胞的激活、产生大量无明显保护作用的抗体，导致了能与抗原反应的特异性 B 细胞的耗竭，抑制了宿主的免疫应答。②调节性 T 细胞（Treg）的诱导与激活：Treg 细胞激活可抑制免疫活性细胞的增殖、分化和效应。动物实验证实，感染血吸虫的小鼠能产生大量 Treg 细胞而致免疫抑制，从而在减轻免疫病理损害的同时也会有利于寄生虫逃避宿主的免疫攻击。③虫源性淋巴细胞毒性因子：寄生虫的分泌、排泄物中有些成分具有直接的淋巴细胞毒性作用或可抑制淋巴细胞激活，如枯氏锥虫分泌的蛋白酶可直接分解附着于虫体表面的抗体，使 Fc 端脱落而无法激活补体。④产生封闭抗体：感染曼氏血吸虫、丝虫、旋毛虫的宿主体内可产生封闭抗体，后者与虫体结合可阻断保护性抗体的作用，有利于虫体生存。在血吸虫流行区，低龄儿童虽产生高滴度抗体，却对再感染无保护力，此现象可能与封闭抗体产生有关。

干扰信号转导通路　某些寄生虫在感染过程中生活于细胞内，并不发生实质性的抗原变异，但可调变感染细胞内的信号转导，从而逃避宿主免疫应答。

宿主的免疫病理反应　宿主针对寄生虫的免疫反应和炎症可引起宿主的细胞、组织与脏器的损害，称免疫病理，是寄生虫感染的一个重要特征，表现在以下几方面。

宿主对寄生虫抗原产生的超敏反应　是寄生虫感染对宿主所致最主要的免疫病理损害。超敏反应一般分为四型，其中Ⅰ、Ⅱ、Ⅲ型为抗体介导，Ⅳ型主要为 T 细胞和巨噬细胞介导。

Ⅰ型超敏反应　又称过敏反应、速发型超敏反应，主要由 IgE 介导。在寄生虫感染中以荨麻疹最常见，其次为钩蚴性皮炎、热带肺嗜酸性粒细胞增多症等。寄生虫的抗原如尘螨、棘球蚴囊液等刺激宿主产生 IgE，IgE 可与肥大细胞或嗜碱性粒细胞表面 IgE 的 Fc 受体结合，而对宿主产生致敏作用。当宿主再次接触同类抗原时，该抗原可与已结合在肥大细胞或嗜碱性粒细胞表面的 IgE 结合，发生桥联反应，导致上述细胞脱颗粒，释放炎症介质，使毛细血管扩张、通透性增强，器官和内脏平滑肌收缩和局部炎症反应，严重者可出现过敏性休克，甚至死亡。

Ⅱ型超敏反应　又称细胞溶解型超敏反应、细胞毒型超敏反应。主要靶细胞为红细胞、白细胞和血小板。靶细胞表面抗原与 IgG 或 IgM 结合，导致补体活化或经 ADCC 损伤靶细胞。在黑热病和疟疾患者中，虫体抗原吸附于红细胞表面，引起Ⅱ型超敏反应，出现溶血，是导致贫血的重要原因之一。

Ⅲ型超敏反应　又称免疫复合物型超敏反应。机体受抗原刺激后产生相应抗体 IgG 或 IgM，抗原与抗体特异性结合形成抗原抗体复合物。部分免疫复合物沉积于毛细血管管壁引起炎症反应，造成血管及周围组织的损伤。如急性血吸虫感染时有时会出现类血清病的Ⅲ型超敏反应。局部发病的有如免疫复合物性肾炎，如疟疾和血吸虫肾炎即为此种类型。

Ⅳ型超敏反应　又称迟发型超敏反应，由 T 细胞与单核/巨噬细胞介导。机体初次接触抗原后，T 细胞转化为致敏淋巴细胞，使机体处于致敏状态，当抗原再次进入时，T 细胞识别抗原后，释放淋巴因子，吸引聚集形成以单核细胞浸润为主的炎症反应，如血吸虫虫卵肉芽肿的形成。在寄生虫感染中，有的寄生虫病可存在多种类型的超敏反应，如血吸虫病，可引起Ⅰ型、Ⅲ型和Ⅳ型超敏反应。

免疫反应本身具有的致病作用　如疟原虫和内脏利什曼原虫感染免疫应答所致的宿主淋巴结肿大、肝脾大等。

寄生虫感染诱导的自身免疫损害　某些寄生虫感染产生的抗红细胞抗体、抗淋巴细胞抗体、抗 DNA 抗体等自身抗体，可引起宿主的自身免疫性损害，如美洲锥虫感染后宿主产生的抗体及细胞毒性 T 细胞可与宿主自身抗原产生交叉反应，导致宿主慢性心肌病变、食管扩张与巨结肠。

寄生虫感染后过度产生细胞因子的致病作用　疟疾所致的发热、贫血、腹泻和肺部病变等类似于内毒素样症状的发生可能与 TNF-α 的过度产生有关。

非特异性免疫抑制所致免疫病理损害　某些寄生虫（如弓形虫、血吸虫等）感染后，可引起非特异性的免疫抑制，导致宿主对细菌、病毒等抗力降低，易患其他感染性疾病。还有些寄生虫可引起宿主细胞凋亡，如弓形虫通过诱导宿主细胞 Fas-Fas L 表达增高而引起细胞凋亡。

（魏春燕）

bànsuí miǎnyì

伴随免疫（concomitant immunity）

成虫可诱导宿主产生免受再次感染的免疫力，但不能杀灭已存在体内成虫的现象。是寄生虫所引起的非消除性免疫现象之一，如血吸虫感染人体后能产生抵抗同种尾蚴再感染的免疫力，但这种免疫力不能杀灭体内存在的血吸虫成虫。

伴随免疫的概念最初于 1967 年由史密瑟（Smither S）提出，他们发现恒河猴在暴露于最少 25 个曼氏血吸虫尾蚴 17 周之后可抵抗致死量的新入侵幼虫，将成虫转移至未感染的个体可使其获得对尾蚴感染的抵抗能力，但无法清除体内的成虫。该发现提示成虫可促使宿主产生针对血吸虫童虫的免疫机制，而其本身可从该免疫机制中逃逸。

通过建立日本血吸虫寄生但不产卵的小鼠模型证明了伴随免疫由宿主体内的活成虫诱导，而非虫卵抗原刺激宿主产生保护性抗体。推测成虫可分泌多种具有潜在免疫调节能力的蛋白分子，这些分子可促进宿主针对幼虫的免疫。成虫表面覆盖多种宿主抗原，并发展出多种免疫逃逸的机制；而新近侵入人体的虫体尚未获得此种保护性的体表，因而更易受宿主免疫系统攻击。因此，寿命长的成虫可保护其宿主免受新侵入虫体的伤害。这种现象为寄生虫和宿主双方同时带来益处和风险。

伴宿免疫可使宿主免于再次感染，有利于将寄生虫病的病理损伤控制在一定限度，但同时持续的成虫感染也使宿主在免疫抑制或应急状态时遭受疾病恶化的风险。伴随免疫在限制或减少了宿主体内寄生虫数量的同时，有利于延长已存在于宿主体内的成虫的寿命，增加寄生虫感染其他宿主的机会。因此，伴随免疫也被认为是寄生虫为减少种内竞争的策略之一。

（魏春燕 谢蓝田）

dàichóng miǎnyì

带虫免疫（premunition）

宿主不能完全消除寄生虫，保持低虫荷水平状态，对再入侵的同种寄生虫有免疫力的现象。是寄生虫所引起的非消除性免疫现象之一，如人体感染疟原虫后，可产生一定程度的抵抗同种疟原虫再次感染的免疫力，但其血液内仍有低水平的原虫血症。疟原虫被彻底清除后，这种免疫力随之消失。

带虫免疫现象最早于 20 世纪 80~90 年代用来描述疟疾的流行病学特征，常见于疟原虫传播广泛、疟疾患病率高的非洲国家，该地区的患者在经历多次疟原虫感染导致的急性发病之后，达到一种原虫持续存在而无明显临床症状的状态。而疟疾季节性流行或低流行地区的患者通常不具有这种抵抗能力，在这些地区，疟原虫再次感染常导致急性发病。此外，带虫免疫还有如下特点：①为非消除性免疫，慢性感染持续存在，而最大虫荷较低。带虫免疫有利于将寄生虫负荷维持在致病阈值之下，从而有助于控制患病率。再次感染可能发生，但感染者持续处于不发病或症状轻微的状态。②在每年感染 1 次以上的情况下，带虫免疫的能力独立于传播水平。③消失快，如 1 年不再遭受疟原虫入侵，机体将不再处于受保护的状态。④不同种类的疟原虫均可产生带虫免疫。⑤带虫免疫依赖于疟原虫特异性的 IgG。⑥感染者需要很长时间获得此种抵抗力，首次被恶性疟原虫感染到带虫免疫状态可能需要 20 年。

带虫免疫依赖于寄生虫和宿主抗体的协同作用，引起对红细胞内疟原虫的抗体依赖的细胞抑制（ADCI）。此外，带虫免疫机制与免疫逃逸有一定关系，具体表现为疟原虫的抗原多态性，疟原虫在体内脱去部分表膜蛋白，不同发育阶段的疟原虫抗原决定簇具有交叉反应，流行区人群长期暴露于疟疾，以及对特定抗原免疫原性的抑制等。

（魏春燕 谢蓝田）

jìshēngchóng yǔ sùzhǔ guānxì

寄生虫与宿主关系（relationship between parasite and host）

体现在寄生虫对宿主的损害、宿主对寄生虫的影响以及宿主与寄生虫共同进化三方面。寄生虫与宿主相互作用的结果一般归纳为三类：①宿主的防御能力强于寄生虫的适应能力，宿主将体内寄生虫全部清除并可抵御再感染。②宿主只能清除部分寄生虫，并对再感染具有相对的抵抗力，大多数寄生虫与宿主的关系属于此类型。③感染的寄生虫数量多或致病力强于宿主的防御能力，寄生虫在宿主体内生长甚至大量繁殖，而出现明显的临床症状和病理变化，引起寄生虫病。

寄生虫对宿主的损害 寄生虫侵入宿主、移行、定居、发育和繁殖等过程，对宿主细胞、组织、器官乃至系统造成损害，主要有以下几方面。

机械性损害 当寄生虫进行侵入、移行、定居和占位时，会使累及的组织损伤或破坏。①直接损伤组织：如蛔虫的幼虫在肺内移行时可穿破肺泡壁毛细血管，并引起出血；钩虫成虫寄生于人体小肠，借其钩齿或板齿咬附在肠黏膜上，造成黏膜的散在性出血点、局部溃疡等；并殖吸虫童虫在宿主体内移行窜扰引起肝等多器官损伤。②压迫组织、器官：例如囊状的细粒棘球蚴若寄生于肝，可压迫胆道，引起黄疸；若寄生于脑，可引起颅内压升高。③堵塞腔道：如大量蛔虫寄生于人体小肠，可扭结成团造成肠梗阻。④破坏细胞：常见于胞内寄生虫，如细胞内寄生的原虫，因其大量繁殖可造成细胞破裂。如疟原虫在红细胞内繁殖，可引起红细胞破裂，致使患者出现贫血；杜氏利什曼原虫在巨噬细胞及弓形虫在所有的有核细胞内增殖，均会破坏被寄生的细胞。

营养掠夺 寄生虫侵入宿主后，在宿主体内要经历生长、发育和繁殖等过程，所需营养物质几乎全部来自宿主，甚至包括宿主不易获得而又必需的物质，如维生素 B_{12} 和铁等微量元素。在宿主肠道内寄生的蛔虫、猪带绦虫和牛带绦虫等以消化或半消化的食物为食，均可造成宿主营养不良；寄生于小肠通过吸血使宿主失去蛋白质和铁，引起造成缺铁性贫血；而重度阔节裂头绦虫感染可选择性摄取宿主消化道内维生素 B_{12}，甚至导致巨幼细胞贫血。

毒性与免疫损伤 寄生虫虫体、虫卵、分泌物和代谢物等对于宿主都是抗原性或毒性物质，可引起宿主的免疫病理反应。如疟原虫的排泄物、红细胞碎片、血红蛋白崩解产物等刺激大脑体温调节中枢，引起发热。杜氏利什曼原虫和血吸虫产生的抗原可与宿主产生的抗体结合形成免疫复合物，沉积于肾小球基底膜，在补体的参与下引起导致肾小球肾炎；疟原虫寄生于红细胞时会使红细胞隐蔽的抗原暴露刺激机体产生自身抗体，导致红细胞破坏。宿主红细胞上表达疟原虫抗原，还可导致免疫性溶血性贫血；日本血吸虫虫卵沉积于肝，形成虫卵肉芽肿，引起迟发型超敏反应，造成肝纤维化和肝硬化。

此外，在寄生虫与宿主相互作用过程中，也发现了细胞凋亡现象。如感染疟原虫或枯氏锥虫后，由于宿主或寄生虫的因素，诱导了宿主免疫细胞如单核细胞、CD4 细胞、CD8 细胞、B 细胞和巨噬细胞凋亡。

病理学损害 主要有以下两方面。

细胞损伤 ①蛋白变性：表现为细胞肿胀，细胞内蛋白质或脂肪颗粒堆积，核仁明显，细胞质淡染，常见于寄生虫感染的肝、心肌细胞和肾。②脂肪变性：主要特征为细胞内异常脂肪沉积，细胞呈微黄色，常见于寄生虫感染的肝细胞。③坏死：任何一种细胞变性持续存在均可导致细胞或组织坏死，坏死细胞使得组织呈现不透明的外观。骨骼肌细胞中的旋毛虫幼虫通过囊胞形成和钙质沉积可使得周围组织坏死。

组织改变 侵入组织或细胞的寄生虫可引起受侵组织生长模式的改变，有些改变对宿主危害很大，另一些可能仅仅引起结构变化而不造成严重的全身后果。寄生虫导致的组织改变主要有四种类型。①增生：细胞代谢速率的加快导致细胞分裂和增殖加速。

寄生虫病中该现象主要继发于炎症之后的宿主机体修复。例如，肝吸虫导致的炎症刺激胆管上皮细胞过度增殖，导致胆囊壁增厚。②肥大：宿主细胞或器官体积增大常继发于胞内寄生虫造成的水肿，如疟原虫感染的红细胞期，宿主的红细胞和脾常增大。③化生：如在卫氏并殖吸虫感染患者中，寄生虫周围包绕着由宿主细胞构成的囊，这些细胞由其他种类的细胞转变为成纤维细胞。④瘤变：组织中细胞的异型性增生可导致肿瘤，这种增生并非炎性的或器官修复所必要，亦不会转变为正常的生长模式。瘤变可产生良性或恶性肿瘤。埃及血吸虫与膀胱恶性肿瘤相关。

宿主对寄生虫的影响 主要表现为宿主对寄生虫的免疫应答，既有固有免疫又有适应性免疫（见寄生虫免疫）。尽管宿主对寄生虫的免疫绝大部分都是非消除性免疫，但宿主对寄生虫有重要影响，宿主的免疫应答决定了寄生虫在宿主体内的存亡及演化。寄生虫侵入宿主伊始就受到宿主天然屏障如皮肤、黏膜等固有免疫系统的抵御性反应，如需穿过皮肤而感染的血吸虫尾蚴或钩虫丝状蚴，有一部分就会在这里被清除；非特异性抵御如胃酸也可杀死进入体内的部分消化道内寄生虫；血液中各种免疫效应细胞、补体成分、抗体等也能有效杀死寄生虫；而在组织中移行或定居的寄生虫，受组织内各种免疫细胞的攻击甚至清除。

寄生虫与宿主的协同演化 寄生虫与宿主之间的关系会促进彼此的演化过程，一方面，宿主对寄生虫的免疫反应必然会加速寄生虫的演化；另一方面，宿主自身的种群演化也受到寄生虫的影响（图1）。因此二者为协同演化。

寄生虫演化出对抗宿主防御功能的策略　寄生虫选择性地寄生于某种或某类宿主，是寄生虫对所寄生的内环境适应力增强的表现。寄生虫可因环境的影响而发生形态和生理功能的改变，如跳蚤身体左右侧扁平，以便行走于皮毛之间；寄生于肠道内的蛔虫及肠系膜血管内的血吸虫体形为细长形，以适应窄长的肠腔及血管腔。肠内绦虫依靠其体壁吸收肠内半消化或完全消化物质的营养，其消化器官已完全退化。软蜱的消化道长度大为增加，饱吸一次血可耐饥数年之久。新器官的产生，如吸虫和绦虫的吸盘和吸槽是适应固着于消化道而产生的固着器官。蛔虫可分泌抗胰蛋白酶和抗胃蛋白酶的物质，保护虫体免受宿主小肠内蛋白酶的消化作用。当宿主的防御功能提高时，寄生虫可发展针对宿主防御的新策略，如宿主对血吸虫表皮产生攻击作用后，血吸虫体表外质膜快速脱落、抗原伪装、抗原变异等免疫逃避机制则相继出现，使其抵御宿主的能力得到提高。从进化的角度来看，寄生虫对宿主损害不宜太大，若宿主在短期间内快速死亡，寄生虫也难以大量繁殖；因此，传播成功的寄生虫应是大量繁殖但不增加对

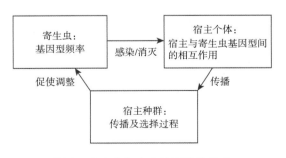

图1　寄生虫与宿主协同演化关系

宿主的损害。而成功的宿主能够发展可清除寄生虫的抵御机制，或最大限度降低寄生虫对宿主的损伤。从而使宿主与寄生虫的关系发展为"生物学关系缓和"。

宿主种群演化受寄生虫的影响　在长期的协同演化中，宿主为寄生虫提供了庇护所、营养及生活环境的同时，自身的种群演化也深受到寄生虫的影响。如镰状细胞贫血儿童的恶性疟感染率、病症严重程度和病死率均低于正常人群。在严重流行恶性疟的西非，镰状细胞基因携带者很普遍，约占种群的24%，充分证明恶性疟原虫改变了感染人群的基因组成，影响了人类种群的演化。

寄生虫与宿主的关系极其复杂，涉及分类学、种系发生学、生态学、形态学、胚胎学、生理学、生物化学、免疫学、药理学和营养学等多门学科。

（魏春燕　谢蓝田）

jìshēngchóng wēihài
寄生虫危害（harmful effect of parasite）

寄生虫对人类的危害包括对人体健康的损害以及寄生虫病对社会经济发展带来的损害两方面。

寄生虫对人体的损害　寄生虫侵入宿主、移行、定居、发育和繁殖等过程，对宿主细胞、组织、器官乃至系统造成损害，主要有三方面。

掠夺营养　寄生虫在宿主体内生长、发育及大量繁殖，所需营养物质绝大部分来自宿主。无论是寄生于腔道、组织细胞内还是寄生于体表，寄生虫均以宿主消化或半消化的食物、体液（淋巴液、组织液或血液）或细胞为营养来源。有些寄生虫还摄取维生素 B_{12} 和铁等微量元素，致使宿主患上某种疾病，如寄生于小肠内的钩虫通过吸血使宿主丧失蛋白质和铁质，造成缺铁性贫血；阔节裂头绦虫选择性地摄取消化道内的维生素 B_{12}，重度感染可导致患者巨幼细胞贫血。

机械性损伤　寄生虫侵入、移行、定居、占位或不停地运动使宿主组织损伤或破坏。①直接损伤组织：如钩虫成虫寄生于人体小肠，借其钩齿或板齿咬附在肠黏膜上，造成黏膜散在性出血、局部溃疡等；并殖吸虫童虫在宿主体内移行窜扰引起肝等多器官损伤。②压迫组织、器官：如寄生于肝的囊状细粒棘球蚴可压迫胆道，引起黄疸；猪带绦虫囊尾蚴寄生于脑可引起颅内压升高；大量蛔虫寄生于人体小肠，可扭结成团造成肠梗阻。③破坏细胞：细胞内寄生的原虫大量繁殖可造成细胞破裂，如疟原虫在红细胞内繁殖，可引起红细胞破裂，致使患者贫血。

毒性与免疫损伤　寄生虫排泄物、分泌物、虫体和虫卵死亡崩解物、蠕虫蜕皮液和受损的宿主组织分解产物等均对宿主有害，可引起组织损伤、组织病理改变或免疫病理反应。例如，疟原虫的排泄物、红细胞碎片、血红蛋白崩解产物等刺激大脑体温调节中枢，引起发热。疟原虫和巴贝虫的毒素能引发机体急剧的毒性反应，刺激宿主体细胞的肿瘤坏死因子和干扰素分泌增加，进而引起红细胞在局部聚集，导致血管堵塞和组织器官损伤等。松毛虫叮刺人体后，其毒毛和体液不仅引起局部红、肿、痛等炎症反

应，还能引起超敏反应，甚至导致骨质破坏及多器官损伤。寄生于胆管系统的华支睾吸虫，其分泌物、代谢产物可刺激胆管上皮增生，导致附近肝实质萎缩，胆管局限性扩张，管壁增厚，甚至可致上皮瘤样增生。血吸虫虫卵分泌的可溶性抗原与宿主抗体结合形成抗原抗体复合物可引起肾小球基底膜损伤，同时诱导形成的虫卵肉芽肿则是血吸虫病的主要病理基础。

寄生虫对宿主的损害往往是综合性的，因其形态结构、寄生部位、在机体内生长发育及繁殖过程不同而有所侧重。此外，寄生虫对宿主的损害，有时是因宿主的修复性过程所致，如组织增生、纤维化和瘢痕形成；也可由其他病原体共感染所致，如病毒、细菌、真菌的入侵或继发肿瘤，从而加重了对宿主的损害。

寄生虫的全球分布　文献报道，能寄生于人体的蠕虫有 300 余种、原虫有 70 余种，其中 20 余种引起常见人体寄生虫病。在世界范围内，全球重要公共卫生问题的 12 类热带病中有 8 类为寄生虫病（疟疾、血吸虫病、利什曼病、淋巴丝虫病、盘尾丝虫病、非洲锥虫病、美洲锥虫病、土源性蠕虫病、麻风病、结核病、登革热和埃博拉），也是造成发展中国家儿童死亡和严重疾病负担的主要原因。

世界卫生组织（WHO）2021 年发布的资料显示：在 2020 年，世界近一半人口面临疟疾风险，全球有 2.41 亿疟疾病例，死亡人数 62.7 万。大多数疟疾病例和因疟疾死亡的病例发生在撒哈拉以南的非洲地区。然而，东南亚、东地中海、西太平洋和美洲也报道了大量疟疾感染和死亡病例。

非洲地区在全球疟疾负担中占比过高，感染病例和死亡人数分别占全球的 95% 和 96%。5 岁以下儿童是受疟疾影响最脆弱的群体，占非洲地区疟疾死亡总数的 80% 左右。血吸虫病流行于热带和亚热带地区以及缺乏饮用水和适当卫生设施的贫困社区，影响着全世界近 2.4 亿人，而有 7 亿多人生活在血吸虫病流行地区。全球有数百万人因血吸虫病而罹患严重疾病。统计数据显示，血吸虫病流行于世界上的 78 个国家，血吸虫病感染人数至少 2.18 亿，其中一半以上是学龄期儿童。淋巴丝虫病影响着亚洲、非洲、西太平洋、加勒比和南美洲部分地区的热带和亚热带 72 个国家的 1.2 亿多人，仍有 54 个国家的 9.47 亿人生活在受到淋巴丝虫病威胁的地区，因患淋巴丝虫病而致残的人数高达 4000 万。引起的盘尾丝虫病（又称河盲症）主要流行在非洲的 31 个国家；2018 年，分别有 92 个和 83 个国家或地区被认为是皮肤利什曼病（CL）和内脏利什曼病（VL，黑热病）的流行地区，全球超过 10 亿人生活在利什曼病流行地区，面临感染的风险。据估计，每年发生 3 万例 VL 和超过 100 万例 CL 的新病例。在非洲流行的非洲锥虫病和在中南美洲流行的美洲锥虫病约有数百万感染病例。此外，土源性肠道蠕虫感染也十分严重，尤其在亚洲、非洲、拉丁美洲的农业地区，全球有超过 15 亿人感染蛔虫、钩虫或鞭虫。

寄生虫病对社会经济发展的影响　寄生虫病不仅降低患者的健康水平、影响生存质量、减少家庭经济收入，而且给社会经济带来巨大损失，如劳动者劳动力丧失、工作效率降低，以及增加

额外的医疗费用及预防费用等。即使进入慢性期也足以使患者丧失部分或全部劳动力，如晚期血吸虫病和晚期丝虫病患者由于残疾或畸形，心理和社会活动甚至就业均受到影响。而寄生虫的感染还可影响优生优育及人口素质，如孕妇感染弓形虫后会造成流产或胎儿畸形。发展中国家由于经济和生活条件相对滞后，寄生虫病的流行情况远较发达国家严重，也使得寄生虫病在发展中国家因较落后的社会经济发展形成因贫致病、因病返贫的恶性循环。即使在经济发达国家，由于人口流动、生活习惯及行为方式的影响，以及人类免疫缺陷病毒（HIV）感染、器官移植及免疫抑制剂的应用，寄生虫病也是一个重要的公共卫生问题。蓝氏贾第鞭毛虫病、阴道毛滴虫感染、粪类圆线虫病等均被关注；而一些机会性致病寄生虫，如弓形虫、隐孢子虫等引起的感染已成为艾滋病患者死亡的重要原因。而长期使用免疫抑制剂，也导致机会性致病寄生虫的感染率增高。据 WHO 报道，仅 2015 年用于资助疟疾防治的国际资金就高达 29 亿美元。寄生虫病进一步加重了贫穷国家的负担，阻碍了社会和经济的发展。此外，一些人兽共患寄生虫病，如棘球蚴病、肝吸虫病、猪囊尾蚴病、旋毛虫病和隐孢子虫病等也常使畜牧业蒙受重大损失，阻碍畜牧业国家和地区的经济发展。

自 1990 年起，世界银行和 WHO 以伤残（失能）调整寿命年（DALY）作为评价指标对全球疾病负担（GBD）进行量化。1 个 DALY 表示 1 个健康寿命年损，既考虑了生命数量，也考虑了生命质量，DALY 越大表示该病对健康损害及生存质量的影响越大，

DALY 是对某个国家人口规模、人口结构、疫情状况的综合反映。从全球范围来看，寄生虫病所致的疾病负担不容忽视。根据 2016 年的资料显示，全球被忽视的热带病（NTD）及疟疾的疾病负担（DALY）由大到小依次为疟疾（5620.1 万人年）、登革热（295.7 万人年）、血吸虫病（186.4 万人年）、食源性吸虫病（177.1 万人年）、钩虫病（168.5 万人年）、蛔虫病（130.9 万人年）、淋巴丝虫病（118.9 万人年）、利什曼病（98.1 万人年）和盘尾丝虫病（96.3 万人年）。与 2006 年相比，增长幅度最大的 3 种疾病依次为登革热（增幅 64.4%）、皮肤及黏膜利什曼病（增幅 28.6%）和食源性吸虫病（增幅 6.7%）；降低幅度最大的 3 种疾病依次为非洲锥虫病（降幅 76.2%）、内脏利什曼病（降幅 58.0%）和狂犬病（降幅 48.7%）。2016 年，非洲国家 NTD 及疟疾的疾病负担占全球总量的 79.4%。疟疾和血吸虫病作为非洲最重要的两大寄生虫病，其 DALY 的全球占比均超过了 85%。盘尾丝虫病流行于非洲 18 个国家或地区，其全球占比为 99.9%。而相对于 HIV/AIDS、结核病这些被世界广泛关注的传染病，绝大多数寄生虫病属于 WHO 确定的 NTD 范畴。

（魏春燕）

jìshēngchóng gǎnrǎn

寄生虫感染（parasitic infection）
寄生虫侵入人体并建立寄生的过程。寄生虫的生活史比较复杂，有不同的发育阶段，其中能侵入人体的阶段称感染期。感染期虫体进入人体后，人体并不能及时发现寄生虫感染。当感染过程对人体造成病理损害并引发临床症状或体征时称为寄生虫病。从病原侵入到临床症状出现之前的时段，在传染病学上称潜伏期。在寄生虫学中称这些感染者为带虫者或隐性感染。

感染密度　寄生虫在感染阶段通过一定途径和方式侵入人体后，在入侵、发育和寄生过程中均可对人体产生不同程度的损害，而损害的程度取决于寄生虫和宿主之间的相互关系是否处于适应性平衡，而造成二者关系失衡的第一要素是寄生虫的毒力和寄生数量。一般认为，寄生虫寄生数量少或毒力低，寄生时间越久，与宿主的关系就越趋平衡，且对宿主的危害就越小，产生的临床症状越轻；相反，寄生虫寄生数量大或致病力强，寄生时间越短，对宿主损害就越重，产生的临床症状越明显。寄生虫侵入人体后可诱导产生一定的免疫保护力，使感染者对再感染或体内虫体繁殖的抵抗能力增强，可直接影响寄生虫的数量及致病性。因此，寄生虫感染后的潜伏期长短以及对人体的致病程度，与寄生虫虫种、感染数量、虫株毒力及人体的免疫状态、营养和遗传背景等因素有关。其中，主要与体内寄生虫的密度直接相关。当虫体密度不大时，人体无明显症状，当虫体密度达到并超过特定寄生虫密度"阈值"时，才有明显症状（图1）。

寄生虫感染引起致病所需的寄生虫密度阈值，对于同种寄生虫来说与寄生虫的传播强度及宿主个体的年龄及免疫力密切相关。以疟疾为例，低地区属疟疾高传播区，高地区为疟疾低传播区，在高传播区儿童受影响最大，而在低传播区，由于缺乏对寄生虫和临床疾病的获得性免疫，所有年龄组受影响几乎相等。获得性疟疾免疫因接触寄生虫的程度而异；因此，生活在全流行地区的人往往比高流行地区的人更早获得免疫。在全流行地区，老年人的免疫力高于儿童，因为他们长期接触疟原虫。一项来自坦桑尼亚的研究支持该观点：疟原虫值（以 log 疟原虫数量／μl 计）在低地高于高地。在低地地区，4~5 岁儿童的寄生虫阈值最高（8.73），10~19 岁的寄生虫阈值最低（6.81）。高原地区 0~1 岁儿童的阈值最高（7.12），10~19 岁的阈值最低（4.62）。两个地层的阈值变化规律相似，低地 2~5 岁组的阈值最高，年龄较大的阈值最低；高地 0~1 岁组的阈值最高，随着年龄的增长而降低。不同年龄层对寄生虫阈值的灵敏度在低地为 64%~74%，在高地为 67%~97%；而特异度在低地为 67%~90%，在高地则为 37%~73%。

宿主体内的寄生虫密度不但

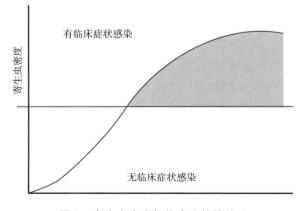

图 1　寄生虫密度与临床症状的关系

影响个体，还影响寄生虫病的流行态势。一般对有病原体排出的宿主，体内虫体密度越高，排出病原体的数量就越多，传播指数也就越高，造成流行的危险度越大，反之则小。中国对丝虫病传播值的研究表明，在达到消灭丝虫病标准后，人群残存微丝蚴血症者的微丝蚴密度在 $5/60\mu l$ 以下时，即使不防制，也不具有传播能力。

寄生虫感染的表现　有以下几种情况。

隐性感染　见带虫者。

慢性感染　多数寄生虫感染引起的一种普遍现象或特点。患者仅表现有局部症状或体征，如胸肺型、脑型或皮肤包块型肺吸虫病。发生原因：一是感染寄生虫数量较少或仅有少量多次感染过程，逐渐转入慢性状态，或对急性感染者治疗不彻底所致；二是不少寄生虫在人体内可长期生存，这与宿主对大多数寄生虫不能产生完全免疫有关，所以寄生虫病的潜伏期长，发病呈慢性状态。例如，包虫病的发生往往是年幼时感染，成年时发病。

急性感染　患者可表现有全身症状，如发热，甚至出现高热。其发病机制是一次感染寄生虫数量多，导致人体组织或细胞广泛性受损，如急性肺吸虫病、急性旋毛虫病等。此外，大量寄生虫的异性蛋白（抗原）进入人体诱导产生的超敏反应可表现出急性症状，如急性血吸虫病。引起急性感染的病原多属组织内或细胞内寄生虫。

以上感染类型均与寄生虫虫株毒力和寄生数量及宿主免疫状态有关，并可因免疫状态改变而转换，如弓形虫对人体的感染可因人体处于不同状态而出现隐性感染、慢性感染或急性感染三种类型。

重复感染　绝大多寄生虫感染人体后，无论有无临床症状或是否接受过治疗，只要有再次接触同一种寄生虫的机会就可获得再次感染。这种现象说明寄生虫感染后诱导产生抵抗再感染的保护性免疫差或不完全。反复感染的危害性在于可进一步加重致病，使疾病进入晚期，如晚期血吸虫病发生的部分原因就是因反复感染而致。

多重感染　见多寄生现象。

异位寄生　见异位寄生。

幼虫移行症　某些寄生虫在常见寄生部位以外的组织或器官内寄生的现象，并引起异位损害。卫氏肺吸虫通常寄生在肺，但也可在脑等器官内出现异位寄生和损害；血吸虫虫卵主要沉积在肝、肠，但也可出现在肺、脑、皮肤等部位引起异位损害。

机会致病性感染　由机会性致病寄生虫引起，当处于隐性感染状态时，一般不引发疾病，但在免疫状态低下时，可出现繁殖能力和致病力明显增强，导致超度感染或全身播散性的感染，如在发病初期未得到及时发现和治疗，疾病就会迅速发展，难以治愈，病死率极高。这类寄生虫主要是原虫，少数为蠕虫，如粪类圆线虫和短膜壳绦虫等。

合并感染　指机会性致病寄生虫感染患者易合并其他病原微生物的感染，如人类免疫缺陷病毒（HIV）感染。合并感染者不仅病情加重，而且预后很差，甚至死亡。其致死因子主要是这些机会性致病寄生虫。

播散性感染　多见于原虫和某些蠕虫所引起的一种严重感染表现，其中尤以机会性致病寄生虫感染最为突出。其原因是这些寄生虫具有增殖作用和播散能力，可随血流扩散或主动侵入到全身各部位，造成多器官组织的损害，使得病情不断加重，如未得到及时诊断和治疗，则可危及生命。不少机会性致病寄生虫往往成为艾滋病患者致死的原因。

（魏春燕）

dàichóngzhě

带虫者（parasite carrier）　无明显临床表现的寄生虫感染者。又称带虫宿主。广义的带虫者包括人和动物，能传播病原体，在流行病学方面具有重要意义。

作为不表现有明显的临床症状和体征的宿主，带虫者与隐性感染者有重要差别：带虫者用常规方法可检出病原体，多具传染源的作用。例如，溶组织内阿米巴包囊带虫者、蛔虫带虫者等。而隐性感染是一种机会致病性寄生虫感染的现象，一般用病原体常规检查方法不易检获病原体。蠕虫中的粪类圆线虫和原虫中的刚地弓形虫、隐孢子虫等机会致病寄生虫，在宿主抵抗力正常时呈隐性感染，而当宿主免疫力显著削弱时，寄生虫的增殖力和致病力大大增强，导致患者出现明显的临床症状和体征，严重者可致死。在寄生虫病防治中，带虫者应和患者一样治疗。

（魏春燕）

duōjìshēng xiànxiàng

多寄生现象（polyparasitism）　人体同时感染两种或两种以上寄生虫的现象。较常见。蓝氏贾第鞭毛虫、结肠内阿米巴、芽囊原虫、唇鞭毛虫及胃肠道/土源性蠕虫等是多寄生现象中最常见的共感染寄生虫；而蛔虫、鞭虫和/或钩虫合并感染经常在流行区人群中发生。此现象的出现一般会加重对人体的致病性。多寄生与较高的病死率相关，并且相对于单一寄生虫感染可能会增加对其他感染的易感性。

虫种间的相互影响　不同虫种生活在同一宿主体内会相互促进或相互制约，增加或减少各自的致病作用，从而影响临床表现。例如，溶组织内阿米巴带虫者，当同时有日本血吸虫感染时，可因血吸虫引起肠壁损伤，导致局部微环境改变而有利于溶组织内阿米巴滋养体繁殖，进而诱发溶组织内阿米巴致病。动物实验证明，两种寄生虫在宿主体内同时寄生，一种寄生虫可以降低宿主对另一种寄生虫的免疫力，即出现免疫抑制。例如，疟原虫感染可使宿主对鼠鞭虫、旋毛虫等都能发生免疫抑制。蛔虫与钩虫同时存在时，对蓝氏贾第鞭毛虫起抑制作用，而短膜壳绦虫寄生时则有利于蓝氏贾第鞭毛虫的生存。再如旋毛虫感染可诱导抵抗血吸虫感染的部分免疫力。

肠道蠕虫多寄生对肠道微生物组成的影响　土源性肠道蠕虫在人体的多寄生现象在中低收入国家很常见。蠕虫会影响肠道环境，并可导致肠道微生物组成发生变化。蠕虫合并感染数量的增加，尤其是土源性肠道蠕虫，与细菌多样性的增加显著相关；然而，对于仅感染日本血吸虫的个体，没有明显的寄生虫-肠道微生物组关联。一般健康的肠道与高细菌多样性相关，可能是蠕虫介导的免疫调节的结果，或是由于这些寄生虫引起的肠道环境变化。

多寄生流行情况　中国1988~1992年的全国人体肠道寄生虫调查显示，单一感染人数和混合感染2种和2种以上人数构成比例为56.67%与43.33%。据中国2018年公布的全国人体重点寄生虫病现状调查报告显示，蠕虫感染已降至5.1%，但蠕虫多寄生现象依然存在。另外，在马来西亚农村被调查的498名学生中，98.4%感染了至少一种寄生虫，其中71.4%有多寄生现象，鞭虫、蛔虫、钩虫、蓝氏贾第鞭毛虫、内阿米巴属寄生虫和隐孢子虫的感染率分别为95.6%、47.8%、28.3%、28.3%、14.1%和5.2%。因此，多寄生现象已成为寄生虫流行病学以及寄生虫免疫学关注的重要问题。

（魏春燕）

yòuchóng yíxíngzhèng

幼虫移行症（larva migrans）

某些人兽共患性蠕虫的幼虫侵入非适宜宿主机体，幼虫不能继续发育变为成虫，同时不断在宿主皮下组织或器官内移行，该宿主出现明显而持久的局部或全身变态反应性疾病。该症的共同特征是在寄生部位器官或皮下组织损害的同时伴有持续的嗜酸性粒细胞增多。幼虫移行现象除了见于人体，在哺乳动物体内也经常出现。幼虫移行症的概念仅是针对非适宜宿主寄生而言，对于那些以人体为适宜宿主，进入人体后需经过血管或其他组织内移行才能到达正常寄生部位生长发育的蠕虫，如似蚓蛔线虫、钩虫等，虽然也会造成损害，但其幼虫移行过程是生活史所必需，为正常移行现象。

根据幼虫侵犯的部位，幼虫移行症可分为两种类型：内脏幼虫移行症（VLM）和皮肤幼虫移行症（CLM），幼虫移行症发生在眼部时也可称为眼幼虫移行症（OLM）。幼虫侵入人体后在某些器官内移行，如肝、肺、脑和腹部，引起该器官局部或者全身器质性病变与功能损害，称为内脏幼虫移行症，以犬弓首线虫幼虫在人体各器官移行最为常见。广州管圆线虫侵入人体后主要侵犯中枢神经系统，临床出现嗜酸性粒细胞增多性脑膜炎或脑膜脑炎，可出现偏瘫、昏迷甚至死亡。另外，尚有猫弓首线、海异尖线虫、猪蛔虫和斯氏并殖吸虫等。幼虫侵入人体后长期在皮下组织移行而造成皮肤的损害，皮肤缓慢地出现弯曲线状或条索状红色的匐行疹，或表现为游走性皮下包块，均称为皮肤幼虫移行症。线虫中的犬钩口线虫或巴西钩口线虫幼虫侵入皮下往往造成匐行疹；某些吸虫或绦虫如斯氏并殖吸虫童虫和曼氏迭宫绦虫裂头蚴侵入人体往往会出现游走性皮下包块。某些幼虫的侵入可能会造成两种类型移行症的并存，如曼氏迭宫绦虫裂头蚴、棘颚口线虫的幼虫等。

（苏　川）

yìwèi jìshēng

异位寄生（ectopic parasitism；heterotropic parasitism）　寄生虫在常见寄生部位以外的组织或器官内寄生而引起异位病变的现象。

常见异位寄生有以下几种。①卫氏并殖吸虫：通常寄生在肺，但也可在脑等器官内出现异位寄生和损害。②日本血吸虫：虫卵主要沉积在肝、肠，但重度感染时，童虫也可在门静脉系统以外寄生并发育为成虫，异位寄生的成虫产出的虫卵沉积于门静脉系统以外的器官或组织引起虫卵肉芽肿反应，由此造成的损害称异位损害或异位血吸虫病。异位寄生与损害多发生在大量尾蚴感染的急性期，有时也可出现在慢性期及晚期血吸虫病患者。当肝纤维化引起的门-腔静脉吻合支扩张时，肠系膜静脉内的虫卵也可能被血流带到肺、脑或其他组织，造成异位损害。肺和脑是人体血吸虫常见的异位损害部位，经侧支循环进入肺的虫卵可引起肺动脉炎，甚至肺源性心脏病；如虫卵进入脑和脊髓可导致严重的神经系统并发症，其次为皮肤、甲状腺、心包、肾、肾上腺皮质、腰肌、疝囊、两性生殖器及脊髓等组织或器官。③肝片形吸虫：在移行过程中，部分童虫可在肺、脑、眼和皮下等脏器处异位寄生。④土源性肠道线虫：寄生于肠道的蛔虫可异位寄生于肝、心、肺、脑等部位；鞭虫除寄生于盲肠、结肠、直肠及回肠下段外，还可异位寄生于胃、十二指肠及阑尾等部位，引起相应组织脏器的病变；蛲虫虽不是组织内寄生虫，但有异位寄生现象，致蛲虫性阑尾炎；除侵入肠壁组织外，蛲虫也可侵入泌尿生殖器官，引起阴道炎、子宫内膜炎、输卵管炎和盆腔炎等；若虫体进入腹腔，可导致蛲虫性腹膜炎和肉芽肿，常被误诊为肿瘤和结核病等。⑤班氏丝虫：除寄生浅部淋巴系统及下肢、阴囊、精索、腹股沟、腹腔和肾盂等深部淋巴系统处外，班氏丝虫还可异位寄生于眼前房、乳房、肺或脾内。此外，也有牛带绦虫偶有节片在其他部位（如子宫腔、耳咽管等）的异位寄生。

寄生蠕虫的异位寄生是寄生虫引起多器官或多部位损害的主要原因之一，认识其特性对疾病的诊断和鉴别诊断至关重要。

（魏春燕）

jīshēngchóngbìng liúxíng

寄生虫病流行 （prevalence of parasitosis） 寄生虫病在人群中发生或扩散/传播的过程。是一种群体现象。

流行环节 寄生虫感染（病）在人群中传播的生物学基础必须具备传染源、传播途径和易感人群3个基本环节，它们彼此依赖、相互联系。当某个地区这3个环节均具备时，寄生虫感染（病）流行才能在该地发生，缺少任何一个环节，流行传播过程即中断。

传染源 通常是指体内/体表有病原体生长、繁殖并能排出/散布病原体的人或动物。作为人体寄生虫病传染源，必须具备两个条件：①人体体内/体表感染有寄生虫。②能通过直接或间接方式排出/散布其生活史的某一虫期，并且能进入另一宿主体内/体表继续发育。因此，人体寄生虫病的传染源包括患者、带虫者和保虫宿主。有些寄生虫病以患者作为唯一或主要的传染源，有些以感染动物作为唯一或主要的传染源；有些则是患者或感染动物均作为传染源。但有些寄生虫病并不存在上述定义中的传染源，如引起原发性阿米巴脑膜脑炎的耐格里属阿米巴，存在于水体、淤泥或腐败植物中，人可因在水中游泳而感染。因此，广义的传染源可包括人、动物和各种含有病原体的物质。

传播途径 寄生虫从传染源排出，在外界或中间宿主体内发育至感染期后，借助某些途径进入另一宿主的全过程。人体寄生虫病常见的传播途径有以下几种。

经水传播 包括经饮用水传播和接触疫水传播两种方式。水源若被寄生虫的感染期虫卵或幼虫污染，人可因饮水或接触疫水而感染，如饮用被隐孢子虫卵囊污染的水可感染隐孢子虫；人体接触了含血吸虫尾蚴的疫水可感染血吸虫。经饮水传播的寄生虫病具有病例分布与供水范围一致，

且不同年龄、性别、职业均可发病等特点。

经食物传播 包括两种方式：一是食入被感染期虫体污染的食物，二是食入本身含有感染期虫体的食物。中国较多地区有以人粪直接作为肥料的耕作方式，蔬菜和水果易受到粪便中感染期虫卵的污染，如果生食蔬菜或未洗净的水果，常引起寄生虫感染（病）的传播。还有一些寄生虫是在鱼、蟹及哺乳动物体内或水生植物上发育为感染期，生食或半生食这些食物即可被感染，这类寄生虫病统称为食物源性寄生虫病。若某地居民有生食的饮食习惯，常引起食源性寄生虫病的地方性流行。

经土壤传播 有些直接发育型的线虫，如蛔虫、鞭虫和钩虫等所产虫卵需在土壤中发育为感染期卵或幼虫，人体感染与接触土壤有关。土壤作为传播途径的意义取决于粪便污染土壤的机会、程度和寄生虫在土壤中的存活力，以及人们与土壤接触的机会。

经空气/飞沫传播 有些寄生虫的感染期卵可借助空气或飞沫传播，如蛲虫卵和尘螨可在空气中飘浮，并可随呼吸进入人体而引起感染。由于经空气传播容易实现，因此在传染源周围常可发生续发病例，且在人口密度高的地方，发病率也增高。

经节肢动物传播 某些节肢动物在寄生虫病传播中有重要的作用，其传播方式包括机械性传播和生物性传播。例如，蝇、蟑螂等常通过携带方式将感染期虫卵或包囊污染食物或餐具，从而造成某些寄生虫病的传播。疟原虫、丝虫和利什曼原虫的感染阶段存在于蚊或白蛉体内，通过这些昆虫的叮咬传播疟疾、丝虫病

和黑热病等。经节肢动物传播的寄生虫病除具有一定的地方性和季节性等特点外，还具有病例分布与媒介昆虫分布一致的特点。

经人体接触传播　有些寄生虫可通过人际直接或间接接触而传播，如阴道毛滴虫通过性生活或共用浴巾而传播；疥螨由直接接触患者皮肤或间接接触患者衣物而传播。接触传播大多引起个别病例发生，病例的多少视接触的频繁程度而定。

感染方式　指寄生虫进入人体的方式，常有以下几种。①经口感染：原虫的包囊或卵囊、蠕虫的感染期虫卵或幼虫，可通过食物、饮水、污染的玩具或手指等经口进入人体，如溶组织内阿米巴包囊、弓形虫卵囊、蛔虫卵和猪带绦虫囊尾蚴等均可经口感染的方式进入人体。②经皮肤感染：钩虫和血吸虫的感染期幼虫能主动经皮肤侵入人体。疟原虫、利什曼原虫和丝虫通过吸血昆虫的叮咬而经皮肤侵入人体。③经胎盘感染：弓形虫可通过胎盘感染胎儿，引起先天性弓形虫病。④经呼吸道感染：蛲虫卵较轻，可随飞沫、尘土等在空气中飞扬，并随人的呼吸而进入人体；棘阿米巴除可经损伤的皮肤和眼角膜进入人体外，还可经呼吸道或生殖道侵入人体。⑤经输血感染：如疟原虫、弓形虫、巴贝虫和锥虫寄生在血液内，可经输血由感染该寄生虫的供血者传播给受血者。⑥自体感染：如微小膜壳绦虫还可造成宿主自体内重复感染。

易感人群　指对某种（些）寄生虫缺乏免疫力或因自身免疫力低下而处于易感状态的人。人群易感性是易感人群数占人群总数的比例。人群对人体寄生虫病普遍易感，但存在感染程度的个体差异。影响人群对寄生虫易感性与个体的先天免疫力、免疫缺陷、获得性免疫（带虫免疫/伴随免疫）、遗传因素以及虫体进入人体的概率等因素有关。寄生虫感染能诱导机体产生带虫免疫/伴随免疫，对再感染具有一定的免疫力。易感性还与个体的年龄有关，在流行区，儿童的免疫力一般低于成年人，非流行区的人进入流行区后也会成为易感者。

寄生虫病流行的影响因素
寄生虫病的流行并不是单纯的生物学现象，三环节能否相互连接，还受自然因素、生物因素和社会因素的影响和制约，从而导致寄生虫病流行过程呈现不同的程度和性质。影响寄生虫病流行的因素包括自然因素、生物因素和社会因素。

自然因素　主要指能影响寄生虫生长、发育和繁殖的自然条件，包括地理环境和气候因素，如温度、湿度、雨量和光照等。自然因素通过对流行过程中 3 个环节的影响而发挥作用。地理环境会影响到中间宿主的滋生与分布，如肺吸虫的中间宿主溪蟹和蝲蛄只适于生长在山区溪流中，因此肺吸虫病大多只在丘陵、山区流行；气候条件也会影响寄生虫在外界的生长发育及其中间宿主和媒介昆虫的孳生，如血吸虫毛蚴的孵化和尾蚴的逸出除需要水外，还与温度、光照等有关，温度过高或过低、光线太暗，均可抑制毛蚴的孵化和尾蚴的逸出。因此，冬季不是血吸虫病的易感季节。

生物因素　有些寄生虫在其生活史过程中需要中间宿主或节肢动物的存在，这些中间宿主或节肢动物的存在与否，决定了这些寄生虫病能否流行。例如，日本血吸虫的中间宿主钉螺在中国的分布不超过北纬 33.7°，因此北方地区无血吸虫病流行。而肺吸虫病则与中间宿主溪蟹（南方地区）和蝲蛄（东北地区）的分布一致。

社会因素　包括社会制度、经济状况、科学水平、文化教育、医疗条件和卫生保健，以及人的行为（生产方式和生活习惯）等。由于自然因素和生物因素相对稳定，而社会因素往往是可变的，故其对寄生虫病流行的影响更加明显。中国消灭和控制丝虫病、疟疾、黑热病和血吸虫病的实践证明，社会的稳定、经济的发展、医疗卫生科技的进步和防疫保健制度的完善以及人民群众科学、文化水平的提高，对控制人体寄生虫病的流行起主导作用。

寄生虫病流行特点　包括地方性、季节性和自然疫源性。

地方性　某种疾病在某一地区经常发生，无须由外地输入，称为地方性。多数寄生虫病具有明显的地方性特点，这与当地的气候条件、中间宿主或媒介节肢动物的地理分布、人群的生活习惯和生产方式等因素有关。例如，钩虫病流行于中国淮河及黄河以南的温暖、潮湿地区，但在气候干寒的西北地区，该病少见；血吸虫病的流行区与钉螺的分布一致，地方性明显；有些食物源性寄生虫病，如华支睾吸虫病、旋毛虫病等的流行，与当地居民的饮食习惯密切相关；在中国西北畜牧地区流行的包虫病则与当地的生产环境和生产方式有关。

季节性　温度、湿度、雨量和光照等气候条件，对寄生虫及其中间宿主和媒介节肢动物种群数量的消长均有直接或间接的影响，因此，大多数寄生虫病的流行呈现明显的季节性。例如，钩虫感染多见于春、夏季，这与温暖、潮湿的条件有利于钩虫卵及钩蚴在外界环境中发育有关；疟疾和黑热病的传播和感染季节常与其媒介节肢动物出现的季节一致；人因生产或生活活动而接触疫水，而夏季接触疫水频繁，因此，急性血吸虫病多发生在夏季。

自然疫源性　在人迹罕见的原始森林或荒漠地区，一些寄生虫病可在脊椎动物之间相互传播，当人进入该地区后，寄生虫病则可从脊椎动物传播给人，这种现象称为自然疫源性，而该地区称为自然疫源地。例如，在中国新疆和内蒙古的某些荒漠地区，黑热病主要在野生动物间传播，人因开垦或从事其他活动而进入该地区也可发生感染。

（魏春燕）

jìshēngchóngbìng fángzhì

寄生虫病防制（prevention and control of parasitosis）

寄生虫病的预防和控制具有复杂性和长期性。世界范围内，寄生虫病仍是发展中国家主要的公共卫生问题。

基本原则　控制寄生虫流行有三个环节。

控制传染源　在寄生虫传播过程中，传染源是主要环节。在流行区，普查、普治患者、带虫者以及保虫宿主是控制传染源的重要措施。在非流行区，监测和控制来自流行区的流动人口是防止传染源输入和扩散的必要手段。

切断传播途径　不同的寄生虫病其传播途径不同。加强粪便和水源管理，注意环境和个人卫生，控制和杀灭媒介节肢动物和中间宿主是切断寄生虫病传播途径的重要手段。

保护易感人群　加强健康教育，改善生产条件和生产方式，改变不良的饮食习惯和行为方式，提高群众的自我保护意识。必要时可采取预防性服药和在皮肤涂抹驱避剂等措施。

由于大多数人体寄生虫的生活史比较复杂，同时影响寄生虫病流行的因素较多，因此采取单一的防制措施往往难以奏效。中国对寄生虫病采取控制传染源、切断传播途径和保护易感人群的综合防制措施，较好控制了寄生虫病的流行。

中国寄生虫病防制成就　中国曾是寄生虫病流行最严重的国家之一，疟疾、血吸虫病、丝虫病、黑热病和钩虫病曾是五大寄生虫病。经过多年防治，消除了丝虫病和疟疾，血吸虫病和黑热病的流行得到有效控制，钩虫病的感染率也急剧下降。

疟疾　20 世纪 50 年代，全国有疟疾流行的县（市）1829 个，发病人数约 3000 万。历经数十年的综合性防控，2017 年全国首次实现无本地原发感染病例报告后，已连续 4 年维持这一成果，并于 2021 年 6 月 30 日正式获得世界卫生组织（WHO）的消除疟疾认证，在中国的公共卫生事业和全球疟疾消除中具有里程碑意义。

血吸虫病　曾广泛流行于长江流域及以南地区的 12 个省（自治区、直辖市），累计感染者 1160 万，生活在血吸虫病流行区人口约占全国总人口的 1/5。截至 2021 年底，全国 451 个血吸虫病流行县（市、区）中，75.17% 达到血吸虫病消除标准、22.17% 达到传播阻断标准、2.66% 达到传播控制标准，血吸虫病防制已从传播控制、传播阻断迈向消除阶段。

丝虫病　流行病学调查显示，防治规划实施前中国大陆地区共有丝虫病（包括班氏丝虫病和马来丝虫病）患者 3099.4 万，其中 2559.4 万为有传染源作用的微丝蚴血症者，540 万人有反复发作的急性淋巴结/淋巴管炎、淋巴水肿/象皮肿、乳糜尿及鞘膜积液等临床表现。经过防治，至 2006 年实现了全国消除丝虫病的目标。

黑热病　在 20 世纪 50 年代初约有患者 53 万，分布在长江以北 16 个省的 650 个县（市）。至 1958 年基本消灭黑热病。

钩虫病　曾是南方地区流行广泛的土源性寄生虫病。20 世纪 70 年代调查，全国钩虫感染人数约为 1 亿，部分地区人群感染率高达 96.2%。经过积极防制，直至第二次全国寄生虫病调查（2001~2004 年），全国钩虫感染率下降为 6.12%，估计感染人数为 3930 万。2017 年全国土源性线虫感染监测分析显示，整体感染水平较低，为 1.8%；钩虫感染率仅为 1.0%，钩蚴检出率为 3.2%。疟疾发病率和病死率大幅下降，有效地控制了寄生虫病流行，保障了人民健康，促进了社会经济发展。

《1956—1967 年全国农业发展纲要（草案）》提出，要消灭对人民健康危害的"五大寄生虫病"。在寄生虫病防制工作中，坚持预防为主、科学防治、因地制宜、分类指导的原则，采取政府领导、部门合作、全社会参与的工作机制，全面落实各项防控措施，稳步推进寄生虫病的控制与消除。以疟疾为例，疟疾防控工作由各级政府统一领导，卫生健康、海关、教育、发展改革和财政等部门分工合作，疾病预防控制机构和医疗机构具体承担国家、省、市和县四级疟疾防治，各级各类资金的有效利用，稳定了疟疾防治队伍，完善了疟疾病原学和媒介监测体系，规范了疟疾病例发现、报告、调查核实和疫点处置工作，促进了疟疾防治知识健康教育的不断深化，保障了抗疟药物和相关抗疟物资的采购和供应。在此基础上，与时俱进地对疟疾监测是消除疟疾的核心，1950~1985 年采用邮寄病例报告的方式报告病例，1985~2003 年采用电话、电脑或其他电子方式报送病例，2003 年建立了网报系统，到 2011 年又启动了专报系统，并按照"1-3-7"工作规范指导全国消除疟疾工作。"1-3-7"工作规范已被 WHO 纳入消除疟疾技术指南向全球推广。同时注重科技创新，如 523 项目（疟疾防治药物研究项目）研发出青蒿素及其衍生物、磷酸咯萘啶、磷酸萘酚喹等一批抗疟新药，挽救了全球数千万疟疾患者的生命。

防制的挑战与对策 随着全球环境变化与全球化加速，导致寄生虫病流行情况也出现了诸多新变化。例如，寄生虫病跨地域传播病例增加，甚至有些地区输入性寄生虫病成为主要公共卫生问题；某些国家或地区流行的寄生虫病病谱分布发生改变，尤其是在中国这种变化更明显。中国尽管在五大寄生虫病方面取得的成就卓越，却面临着新的挑战，特别是寄生虫病传播媒介的持续存在，使疟疾、血吸虫病、丝虫病和黑热病依然有疫情复燃和突发的可能。此外，随着中国与国际特别是非洲交往日益频繁和全球气候变化，输入性病例也不断增加。因此，必须高度警惕，通过敏感的监测预警及快速的应急响应，在突发疫情发生前采取预防措施。同时，一些新出现的食源性寄生虫病、人兽共患寄生虫病病例报道增多，如广州管圆线虫、巴贝虫、异尖线虫、棘颚口线虫、阔节裂头绦虫、喉兽比翼线虫和舌形虫等感染病例时有报道，需要农业、渔业、食品、工商、检验检疫、疾控及医疗等多个部门合作，才能更有效地实施控制。再如，隐孢子虫和弓形虫是重要的机会致病性原虫，是肿瘤或免疫低下患者腹泻的主要病原体之一。由于缺乏有效的早期诊断技术或被忽视，以往没有或较少被诊断的寄生虫病也不时被报道。这些变化对寄生虫病疫情监测、疾病诊断、防控策略与技术等方面提出了新的挑战。随着中国对外投资的加大和实施，大量人员进出国门，这就要求医务工作者具有广阔的国际视野和宽泛的感染性疾病相关知识，熟悉与掌握"一带一路"沿线国家常见疾病谱，了解包括常见寄生虫病在内的各种感染性疾病的流行情况，对输入性病例进行及时诊治，并通过多种方式积极参与国际卫生治理，包括培训人员、提供技术与设备等，将中国成功的寄生虫病防治经验与技术分享给"一带一路"沿线国家，提升全球卫生发展水平。

世界范围内除个别地区某些寄生虫病得到控制外，绝大多数地区寄生虫病流行态势总体并未得到根本的改观，一些危害较大的寄生虫病，如疟疾、血吸虫病、锥虫病等流行较严重。而不少寄生虫及媒介昆虫出现了药物抗性株，如青蒿素耐药恶性疟原虫已在东南亚地区日益流行。全球已有 90 种蚊虫对一种以上杀虫剂产生抗性，其中有 10 种对拟除虫菊酯产生了抗药性。中国主要蚊虫，如淡色库蚊、致倦库蚊、三带喙库蚊、中华按蚊、白纹伊蚊、埃及伊蚊、家蝇和德国小蠊等均有产生不同程度的抗药性。抗性产生后可能通过遗传物质传给下一代，这就增加了寄生虫病化学治疗及媒介化学防制的困难。因此，需要加强基础研究，为寄生虫病防治对策提供新的理论依据及技术支撑。

寄生虫病研究领域中应注重以下几个方面的发展：①研制新型高效低毒的抗寄生虫药物及杀灭传播媒介药物。②开发适用于医院内个体精确诊断，或流行区现场大样本人群筛查，或不同感染度（虫荷）流行区疫情监测等不同应用目的的寄生虫病诊断试剂盒。③研发预防寄生虫感染的疫苗，尤其重点针对人兽共患寄生虫病的动物宿主开展动物疫苗的研发。④研制抗寄生虫感染或抑制寄生虫引起的宿主组织器官损害的新型治疗性疫苗，为防控寄生虫病提供新型有效的工具。

（魏春燕）

rénshòu gònghuàn jìshēngchóngbìng

人兽共患寄生虫病（parasitic zoonosis）

在脊椎动物与人类之间自然传播的寄生虫病。已知的人兽共患寄生虫病将近 70 种，其中较常见的约有 30 种（表 1）。按寄生虫的生物学种类可分为人兽共患原虫病、人兽共患吸虫病、人兽共患绦虫病和人兽共患线虫病等。

传播条件 人兽共患寄生虫病的发生、流行和蔓延必须具备传染源、传播途径以及易感人群和动物等 3 个基本条件，这是人兽共患寄生虫病在人群和动物中流行的生物学基础，缺少任何一个环节，人兽共患寄生虫病则不可能发生。

表1　常见人兽共患寄生虫病

分类	病种
原虫病	利什曼病，弓形虫病，阿米巴病，巴贝虫病，结肠小袋纤毛虫病
绦虫病	包虫病，西里伯瑞列绦虫病，司氏伯特绦虫病
吸虫病	肝吸虫病，肺吸虫病，血吸虫病，肠吸虫病，片形吸虫病，棘口吸虫病，双腔吸虫病，阔盘吸虫病，异形吸虫病
线虫病	旋毛虫病，粪类圆线虫病，广州管圆线虫病，毛圆线虫病，筒线虫病，颚口线虫病，结膜吸吮线虫病，铁线虫病
其他	蜱螨病，蝇蛆病，棘头虫病，舌形虫病，水蛭病

　　传染源　在人兽共患寄生虫病中，人作为传染源的病种较少，绝大多数是动物作为传染源。受感染的动物作为传染源的危害程度，一方面取决于人类和动物的接触机会、接触的密切程度和受感染动物的数量和感染度，另一方面取决于是否有传播条件和传播媒介存在，同时，还与人们的卫生和生活习惯等因素有关。

　　传播途径　同一种人兽共患寄生虫病的流行，有时由一种传播途径引起，有时则由多种传播途径引起。不同的传播途径引起的人兽共患寄生虫病有不同的流行特征，反之也可通过研究其流行特征寻找传播途径。人兽共患寄生虫病的传播途径主要有经土壤传播（如毛圆线虫病）、经食物传播（如肝吸虫病、旋毛虫病）、经接触疫水传播（如血吸虫病）和经虫媒介传播（如黑热病）四种。

　　易感人群和动物　人和动物宿主对人兽共患寄生虫病普遍易感，感染后的获得性免疫力因病种和动物种类而异。易感性的高低与病原体的种类、毒力强弱、易感机体的免疫状态和年龄等因素有关。

　　流行病学　人兽共患寄生虫病是一类严重危害人群、家畜和野生动物健康，影响经济发展的重要传染性疾病。人兽共患寄生虫病发病率呈增长趋势。在发达国家，人们的生活环境高度城市化，生活水平较高，人类自身固有的寄生虫病有所减少，但伴侣动物和玩赏动物数量却大有增加，增加了人兽共患寄生虫病的感染机会。在发展中国家，人口稠密，生活水平较低，卫生条件较差，人类与家畜、家禽、野生动物及病原媒介的接触机会较多，因而感染人兽共患寄生虫病仍较普遍。因此，人兽共患寄生虫病仍是全球性公共卫生问题之一。中国政府非常重视人兽共患寄生虫病的预防控制工作，在常见人兽共患寄生虫病的病原学研究、诊疗方法和防控措施等方面均已取得了显著成就。但由于人兽共患寄生虫病病原体种类多，传播途径复杂，受害人群或宿主广泛，在短期内控制或消灭这类寄生虫病难度较大。需要不断加强专业人士特别是基层专业人员对人兽共患寄生虫病的认识，提高对人兽共患寄生虫病的诊疗水平和预防控制能力。

　　防制新理念　新时代，全健康（One Health）理念的提出是针对人类、动物和环境卫生保健等方面的一个跨学科协作和交流的研究方式和全球健康发展战略，对于提高人兽共患病预防和控制的效率和有效性，并解决这一公共卫生问题有重要意义。根据已有研究对全健康方法应用在人兽共患病防控方面所发挥的作用进行评价，全健康理念能够对社会产生长期利益，包括更好地整合政治影响力、各方利益相关者和学术界以达成合作，长远减轻疾病和贫困负担，以及加强对健康的社会决定因素的关注实现健康平等。

（魏春燕）

zìrán yìyuánxìng

自然疫源性（activity of the natural foci）　人和家养动物对某些疫病在自然界的保存和传播来说不是必要的现象。这些疾病在自然条件下，通过传播媒介（主要是吸血昆虫）感染宿主（主要是野生脊椎动物）造成流行，并且长期在该地区循环往复，长期存在。具有自然疫源性的疾病称为自然疫源性疾病。就寄生虫病而言，在人迹罕见的原始森林或荒漠地区，一些寄生虫病可在脊椎动物之间相互传播，当人进入该地区后，这些寄生虫病则可从脊椎动物传播给人，因此具有自然疫源性的寄生虫病通常是人兽共患寄生虫病，通过医学节肢动物传播的这类疾病同时也是虫媒病。而相应的这种地区则为自然疫源地。

　　自然疫源性是寄生虫病流行三大特点之一。寄生虫病的自然疫源性不仅反映了寄生于人类的寄生虫绝大多数是由动物寄生虫进化而来，同时也说明某些寄生虫病在流行病学和防制方面的复杂性。在涉及野外活动，如地质勘探、探险和开发新的旅游区时，了解当地寄生虫病的自然疫源性很有必要。此外，自然保护区的建立也可能形成新的自然疫源地，因此，在建设自然保护区时，也应对是否存在寄生虫病自然疫源地进行风险评估。

具有自然疫源性的寄生虫病受自然因素的影响比较显著，特别是在自然灾害期间，由于自然环境的改变，包括温度、湿度及媒介生物的栖息地变化影响了寄生虫、传染源、传播媒介和宿主的生长繁殖和生活习性。例如，洪涝灾害对血吸虫病流行区有直接的影响，洪涝灾害频发，血吸虫病中间宿主钉螺也随洪水扩散，增加了因防汛抢险人员和当地居民与疫水接触的机会，常引起急性血吸虫病的暴发。灾害后期由于洪水退去后残留的积水坑洼增多，使蚊类孳生场所增加，导致蚊虫密度迅速增加，加之人们居住的环境条件恶化、人群密度大、人畜混杂，防蚊设施匮乏，被蚊虫叮咬的机会增加而导致蚊媒病的发生。另外，自然灾害发生期间灾区群众居住条件恶劣、营养不良、精神心理压抑，使机体对疾病的抵抗力下降及灾区卫生防病措施被损害等均易导致具有自然疫源性的寄生虫病的流行和暴发。而随着全球气候变暖，具有自然疫源性的寄生虫病对人类的威胁不断增加，近30年出现的新发寄生虫病多数属于自然疫源性疾病。因此，加强自然疫源性寄生虫病的有效监测预报，研究疾病预测和监测模型，利用现代技术和手段如卫星成像和遥感技术应用媒介和疾病监测，模拟未来疾病发生，建立应急干预措施，是减少寄生虫病流行和危害的重要策略。

（魏春燕）

yuánchóng

原虫（protozoa） 寄生在人或动物体液、组织、管腔或细胞内，具有致病性、机会致病性和非致病性的单细胞真核生物。约有40余种，其中一些能对人体健康和畜牧业造成严重危害，构成广泛的区域性传播。

形态 原虫结构符合单个细胞的基本构造，由细胞膜、细胞质和细胞核组成，个体微小，不同种的形态不同，同种原虫在不同发育阶段的形态也不尽相同。

细胞膜 又称质膜或表膜，由一层或一层以上单位膜构成，包被于原虫的体表。原虫的细胞膜与其他生物膜一样，具有可塑性和流动性的脂质双分子结构层，有些类脂和蛋白分子结合多糖分子形成表被，又称糖萼。原虫细胞膜作为其与宿主细胞核寄生环境的直接接触部位，在保持虫体稳定和与宿主相互作用中有重要作用，参与原虫的营养、排泄、运动、感觉、侵袭和逃避宿主免疫反应等多种生物学功能。

细胞质 主要由基质、细胞器和内含物组成，是原虫代谢与储存营养之处。

基质 均匀透明，内含由肌动蛋白和微管蛋白组成的微丝和微管，二者在支持原虫形态和运动中发挥作用。部分原虫有内质和外质之分，外质较透明，呈凝胶状，具有运动、摄取食物、营养、排泄、呼吸、感觉及保护等功能；内质呈溶胶状，含有各种细胞器和细胞核，是代谢和储存营养的主要场所。有些原虫的胞质无内外质之分，而是均匀一致的。

细胞器 按功能分为三类。①膜质细胞器：主要由胞膜分化而成，包括线粒体、内质网、高尔基复合体和溶酶体等，主要参与细胞的能量合成代谢。某些虫种可因代谢特点而缺少或独有某类细胞器，如蓝氏贾第鞭毛虫不具备高尔基复合体和线粒体；某些鞭毛虫具有动基体，其结构和内含酶类与线粒体类似，被认为是一种特殊类型的线粒体。②运动细胞器：包含伪足、鞭毛和纤毛，是原虫分类的重要标志。具有相应运动细胞器的原虫分别称阿米巴、鞭毛虫和纤毛虫。鞭毛虫和纤毛虫大多还有特殊的运动器，如波动膜。伪足是外质暂时突出部分，呈舌状或叶状。鞭毛为较长的运动细胞器，数量较少，位于虫体前端、体侧或后端。纤毛较短，数量多，常均匀分布于虫体表面。鞭毛或纤毛从毛基体发出，胞质中的微管和微丝参与鞭毛和纤毛的形成。③营养细胞器：主要包括胞口、胞咽、胞肛等，协助虫体摄取食物和排出废物。寄生性纤毛虫大多有伸缩泡能调节虫体内的渗透压。

此外，鞭毛虫的胞质可有硬蛋白组成的轴柱，为支撑细胞器，使虫体构成特定的形态。胞质内有时可见多种内含物，包括各种食物泡，营养储存小体，代谢产物（色素等）和共生物（病毒）等。特殊的内含物也可作为虫种的鉴别标志。

细胞核 维持原虫生命和繁衍的重要结构，由核膜、核质、核仁和染色质组成。核膜是双层单位膜，上有微孔以进行核内外物质交换。染色质含DNA、蛋白质和少量RNA，核仁内富含RNA，能被碱性染料深染，可在光镜下辨别其形态特征。寄生性原虫的核型分为两种，泡状核型和实质核型。寄生人体的原虫多数为泡状核型，核内染色质少而呈粒状，分布于核质或核膜内缘，只含一个粒状核仁。多数纤毛虫为实质核型，核大而不规则，染色质丰富，常有1个以上的核仁，核被深染时不易辨认内部结构。

生活史 从一个宿主传播到另一个宿主的全过程，包括生长、发育、繁殖和传播，在医学上具有重要的流行病学意义。原虫的生活史根据传播特点大致分为三种类型。

人际传播型 生活史简单，只需一种宿主，通过接触或媒介在人群中传播。又分为两类：①生活史中只有滋养体阶段，滋养体以二分裂增殖，具有运动、摄食、繁殖功能和致病作用，通过直接或间接接触滋养体而传播，如阴道毛滴虫、口腔毛滴虫和齿龈内阿米巴等。②生活史有滋养体和包囊两个发育阶段。滋养体以二分裂增殖，功能和作用如上，是致病阶段；包囊是具有囊壁的原虫静止状态，是原虫感染传播阶段，一般通过水或食物进行传播。多数肠道寄生阿米巴、鞭毛虫和纤毛虫属此类型。

循环传播型 该类型原虫在完成生活史和传播过程中需一种以上的脊椎动物作为中间宿主或终宿主，分别进行无性和有性生殖，如刚地弓形虫以猫科动物为终宿主，以多种动物为中间宿主，可以在猫科动物和多种动物间传播。

虫媒传播型 此类型原虫完成生活史需经吸血昆虫体内的无性或有性繁殖方式发育为感染阶段，再通过虫媒叮咬、吸血接种于人体或其他动物，如利什曼原虫和疟原虫。

生理 包括运动、摄食、代谢和增殖等方面。

运动 主要借运动细胞器来完成，运动方式有伪足运动、鞭毛运动、纤毛运动和其他运动方式。有些原虫不具备运动细胞器，可借助体表构造进行滑动或扭转运动等。

摄食 原虫寄生在富有营养的宿主内环境，通过表膜以多种扩散机制吸收营养，或以细胞器摄食大分子物质。营养摄取方式有以下三种。

渗透 依靠原虫细胞内与宿主环境的浓度差别，使可溶性营养物质穿透细胞膜，被动扩散进入原虫体内，或通过位于胞膜表面的渗透酶主动转运大分子营养物质至体内。

吞噬 原虫摄入固体食物的方式。有些原虫具有胞口，可通过胞口将食物吞噬进入细胞内。纤毛虫有胞口，孢子虫和鞭毛虫均有微胞口或管胞口等摄食细胞器。有些原虫不具有胞口，可通过表膜内陷将食物摄入胞内，如阿米巴原虫等。

胞饮 原虫摄入液体养分的方式。原虫在伪足样凸起上形成管状凹陷，随后断裂成小泡将养分带入虫体内。吞噬和胞饮统称为内胞噬。摄入的食物在胞质形成食物泡，溶酶体与食物泡结合，在通过各种水解酶的作用将养分消化、分解并吸收。代谢终产物和残渣各以特定的方式，从胞肛、体表或通过增殖过程中母体裂解而排放于寄生环境。

代谢 寄生性原虫多数为兼性厌氧生物，只有在几乎无氧条件下才能进行良好的生长发育。原虫的能量和合成代谢基本符合寄生虫代谢的一般特征，但不同物种的代谢途径和终产物因寄生环境和代谢酶系的不同可有显著差异，一些特殊的代谢系统也成为抗原虫治疗药物的研究靶标。原虫一般利用葡萄糖或其他单糖获取能量，糖的无氧酵解是原虫的主要代谢途径。此外，寄生原虫生长发育以及快速增殖对蛋白质和多种氨基酸的需求量较多，

多数氨基酸种类由寄生宿主环境提供，少数须自身合成。

增殖 有无性和有性两种增殖方式，同时以特定的方式转换宿主以维持种群延续。

无性生殖 ①二分裂：分裂时胞核先分裂，随后胞质再纵向或横向分裂为两个子体，这是原虫最常见的增殖方式，如阿米巴原虫。②多分裂：胞核多次分裂后胞质再分裂包绕每个核周围，形成多个子代，如疟原虫在红细胞内期的裂体增殖。③出芽生殖：原虫母体细胞进行大小不等的分裂，产生一个或多个芽体并发育成新个体，分内出芽和外出芽两种方式。如弓形虫滋养体以内出芽增殖，而疟原虫的成孢子细胞在蚊体内则以外出芽方式增殖发育为子孢子。

有性生殖 包括接合生殖和配子生殖两种方式。接合生殖指两个形态相同的原虫在胞口处接合，交换核质后分开各自分裂，为较低级的生殖方式，多见于纤毛虫纲原虫，如结肠小袋纤毛虫。配子生殖是原虫先分化为雌雄配子，融合在一起形成合子的过程，如疟原虫在蚊体内的发育。有些原虫的生活史中同时存在有性生殖和无性生殖两个过程，这种交替的生殖过程称为世代交替，如疟原虫在人体内进行无性繁殖，在按蚊体内则进行有性生殖。

致病 原虫的致病性因虫种、虫株、寄生部位以及宿主生理状态而不同，致病特点主要有以下四方面。

增殖作用 原虫感染宿主后需增殖到相当数量才会造成宿主细胞的大量破坏，表现出明显的损害或临床症状，如疟原虫在红细胞内增殖，造成红细胞周期性破裂，导致患者出现贫血、发热

等临床症状。不同原虫的增殖通常产生不同的致病表现，能为临床诊断提供信息，如大量增殖的贾第虫附着肠黏膜，严重影响脂肪的消化吸收，引起典型的脂肪泻。

播散作用　多数致病原虫在宿主体内增殖到一定数目后，都有向邻近或远方组织、器官侵蚀和播散的倾向，导致病理改变。例如，原虫在血细胞内寄生，不仅能逃避宿主免疫攻击，而且利用血源进行播散；利什曼原虫和弓形虫能在宿主的免疫细胞内增殖，并播散至全身引起严重感染；溶组织内阿米巴滋养体的蛋白水解酶能与多种膜结合，具有接触溶解宿主组织、细胞的侵袭特性，能够侵入肠壁深层组织随血液进行播散，诱发肠外阿米巴病。

毒性作用　致病性原虫可产生毒性物质并通过不同途径对宿主细胞、组织和器官造成损伤，其分泌物、排泄物和死亡虫体分解物均可对宿主具有毒性作用。

机会致病　一些原虫在健康人体中寄生时不引起明显的临床症状，而在一些极度营养不良、晚期肿瘤、免疫功能低下或艾滋病患者中则常引发严重甚至致死性感染。常见的有弓形虫、贾第虫和隐孢子虫等。

分类　原虫在生物学分类上属原生动物界，原生动物亚界下属的肉足鞭毛门、顶复门和纤毛门。根据运动细胞器的类型和生殖方式，可分为阿米巴、鞭毛虫、纤毛虫和孢子虫四大类。

（王增蕾）

āmǐbā

阿米巴（Amoeba）

隶属肉足鞭毛门，叶足纲，阿米巴目。根据生活环境的不同可分为内阿米巴和自由生活阿米巴。内阿米巴主要寄生于人和动物，其中溶组织内阿米巴具有致病性，可引起阿米巴痢疾和肝脓肿；人体消化道和口腔中还寄生着其他多种阿米巴，一般不侵入人体组织且不引起症状，但若宿主免疫力降低或合并其他感染，也可引起症状。自由生活阿米巴分布于自然界中的水体、泥土等，可以在外界营自养生活，也可以侵入宿主营寄生生活，并能造成宿主严重病损甚至死亡，发病快，病死率高。

形态　阿米巴有滋养体和包囊两个发育阶段。

滋养体　寄生性阿米巴滋养体的形态与虫体的多形性和寄生部位有关，多不规则。自由生活阿米巴的滋养体形态为椭圆形或狭长型，部分虫种有短暂的梨状鞭毛型滋养体期，其一端有 2~9 根鞭毛，如耐格里属阿米巴。滋养体大小因虫种而异，为 4~60μm，具有伪足，行动较迟缓。滋养体内容物与虫种有关，致病性阿米巴滋养体的内容物常见红细胞或白细胞，如溶组织内阿米巴；其他阿米巴滋养体内容物多为细菌或真菌，自由生活阿米巴滋养体内容物一般为细菌或藻类。

包囊　呈圆形或卵圆型，直径为 4~35μm。包囊内的核数与虫种有关，有单核、双核、四核或八核包囊。部分阿米巴无包囊期，如齿龈内阿米巴。

生活史　比较简单。寄生性阿米巴的生活史包括增殖、致病或可能致病的滋养体期和具有感染性的包囊期。当具有感染性的包囊随着被污染的食物或水进入人体内，包囊中的虫体借助自身运动和酶的作用，伸出伪足脱囊而出，形成滋养体。滋养体最初经过一次或数次胞质分裂和核分裂形成子虫体，而后继续进行二分裂增殖。部分滋养体在寄生环境变化等因素刺激下形成包囊前期，分泌出厚的囊壁，一些虫种的包囊再经有丝分裂形成多个核，并随粪便排出体外。齿龈内阿米巴无包囊期，滋养体通过直接接触或飞沫传播。自由生活阿米巴的滋养体在环境中以细菌和藻类为食，以二分裂方式增殖，因外部环境变化可发育成包囊。

生理　滋养体的运动主要依靠伪足，伪足从虫体周边伸出，以翻滚、摆动和旋转等方式进行定向运动，运动过程中虫体形态发生不规则的改变。通过吞噬方式摄取红细胞、白细胞、细菌或藻类，在其表膜形成内陷，将食物包裹摄入胞内，在食物泡内将食物降解吸收。

致病　寄生性阿米巴中，溶组织内阿米巴的致病性最强。滋养体侵入宿主肠上皮组织并随血液循环侵入肝等器官引起阿米巴病，包括阿米巴性结肠炎和肠外脓肿。其他寄生性阿米巴一般不侵入组织，不致病；某些特殊情况下，如免疫功能障碍、肠道微环境改变、菌群失调等，可能产生致病性。自由生活阿米巴营自生生活为主，偶见通过水或空气传播到人体，甚至引起致病性感染，如柯氏棘阿米巴感染导致棘阿米巴角膜炎、肉芽肿性阿米巴脑炎和皮肤棘阿米巴等严重疾病，福氏耐格里阿米巴感染人类导致致命的原发性阿米巴脑膜脑炎。

分类　阿米巴原虫在分类学上属肉足鞭毛门、叶足纲，寄生性阿米巴多属于阿米巴目、内阿米巴科，如溶组织内阿米巴、结肠内阿米巴、微小内蜒阿米巴等；偶可感染人类的自由生活阿米巴多属于裂核目，如棘阿米巴、福氏耐格里阿米巴等。按照生活环境的不同，阿米巴原虫分为内阿米巴和自由生活阿米巴。内阿米巴需寄生于人或动物，依赖摄取宿主体内营养物质生存；自由生活阿米巴则主要存在于自然界的水体和泥土中，在外界营自养生活，当侵犯人体则营寄生生活，这类阿米巴又被称为兼性寄生的阿米巴。

（王增蕾）

róngzǔzhī nèi'āmǐbā

溶组织内阿米巴 （*Entamoeba histolytica* Schaudinn, 1903）

隶属肉足鞭毛门，肉足亚门，叶足超纲，叶足纲的原虫。营无性生殖，一旦滋养体侵犯宿主肠上皮细胞等则引起阿米巴病，主要包括阿米巴性结肠炎和肠外脓肿。肠道内另一种与溶组织内阿米巴形态相同但并不致病的阿米巴被称为迪斯帕内阿米巴，其虽有编码半乳糖/乙酰氨基半乳糖可抑制性凝集素、阿米巴穿孔素和半胱氨酸蛋白酶等主要致病因子的基因，但基因产物的活性相当低。

研究历史 寄生在人类结肠中的内阿米巴属中只有溶组织内阿米巴被肯定可引起人类疾病。1875 年，俄国医师费奥多尔·亚历山德罗维奇·勒施（Fedor Aleksandrovich Lösch，1840 ~ 1903 年）在腹泻患者粪便中发现了该原虫，称其为大肠阿米巴。1891 年，美国病理学家威廉·托马斯·康斯尔曼（William Thomas Councilman，1854 ~ 1933 年）和亨利·阿马迪·拉弗勒（Henri Amadée Lafleur，1863 ~ 1939 年）在无菌性肝脓肿的脓液中发现了该原虫，提出了该原虫具非细菌依赖性的致病潜力，改称其为痢疾阿米巴。1903 年，德国原生动物学家弗雷茨·绍丁（Fritz Schaudinn，1871 ~ 1906 年）将其

命名为溶组织内阿米巴。1925 年，法国寄生虫学家亚历山大·约瑟夫·埃米尔·布兰（Alexandre Joseph Émile Brumpt，1877 ~ 1951 年）提出溶组织内阿米巴有着形态相似、生活史相同的两种虫种，其中无致病性，具相当高的流行优势，多见于温带地区，导致无症状感染的虫种称为迪斯帕内阿米巴；另一种则具致病性，可引起人类侵入性阿米巴病，主要分布在热带地区。该种虫体的流行率高。1993 年，正式将引起侵入性阿米巴病的虫种命名为溶组织内阿米巴，而肠腔同栖的阿米巴虫种命名为迪斯帕内阿米巴。

形态 溶组织内阿米巴可分包囊和滋养体两个不同时期，成熟的四核包囊是感染期。

滋养体 具侵袭性，寄生在肠腔内在某种因素影响下可不同程度侵入肠壁吞噬红细胞和组织细胞；溶组织内阿米巴的滋养体直径 10 ~ 60μm，不仅与虫体的多形性有关，而且也依其寄生部位而定。例如，滋养体在阿米巴痢疾患者新鲜黏液血便或阿米巴肝脓肿穿刺液中可以每秒 5μm 的速度运动，以二分裂法增殖，形态变化大。当其从有症状患者组织中分离时，常含有摄入的红细胞，有时也可见白细胞和细菌。而生活在肠腔、在非腹泻粪便中或有菌培养基中的滋养体，不含红细胞。滋养体借助单一定向的伪足而运动，有透明的外质和富含颗粒的内质，具一个球形的泡状核，直径 4 ~ 7μm。纤薄的核膜边缘有单层均匀分布、大小一致的核周染色质粒。核仁小，直径 0.5μm，常居中，其周围围以纤细无色的丝状结构。

包囊 滋养体在肠腔里形成包囊，即为成囊，滋养体在肠腔

以外的脏器或外界不能成囊。在肠腔内滋养体逐渐缩小，停止活动变成近似球形的包囊前期，以后变成一核包囊，进行二分裂增殖。胞质内有一特殊的营养储存结构即拟染色体，呈短棒状，对虫株鉴别有意义。在未成熟包囊中尚有糖原泡；成熟包囊有 4 个核，圆形，直径 10 ~ 16μm，包囊壁厚 125 ~ 150nm，光滑。核为泡状核，与滋养体相似但稍小。溶组织内阿米巴滋养体在体外不能成囊，至今亦不能人工成囊。

生活史 人是溶组织内阿米巴的适宜宿主，猴、猫、犬和鼠等也可作为偶尔的宿主。溶组织内阿米巴生活史简单，包括具有感染性的包囊期和可以增殖和致病的滋养体期。感染期为含四核的成熟包囊。被粪便污染的食品、饮水中的感染性包囊经口摄入通过胃和小肠，在回肠末端或结肠中性或碱性环境中，包囊中的虫体运动，并受肠道内酶的作用，包囊壁在某一点变薄，囊内虫体多次伸长，伪足伸缩，虫体脱囊而出。多核滋养体甚至未完全脱囊的虫体即开始摄食。四核虫体经 3 次胞质分裂和 1 次核分裂发展成 8 个子虫体，随即在结肠上端摄食细菌和二分裂增殖。虫体在肠腔中下移，并随着肠内容物的脱水或环境变化等因素的刺激而形成圆形的前包囊，分泌出厚厚的囊壁，经两次有丝分裂形成四核包囊，随粪便排出，以完成其生活史。

滋养体在外界自然环境中只能短时间存活，即使吞食也会在通过上消化道时被消化液所杀灭，而包囊则可以在外界生存和保持感染性数日至 1 个月，但在干燥环境中易死亡。滋养体是虫体的侵袭形式，可侵入肠黏膜，吞噬

红细胞，破坏肠壁，引起肠壁溃疡；也可随坏死组织脱落入肠腔，通过肠蠕动随粪便排出体外；并可在体内播散到其他器官。但包囊则不能在组织中生长。

代谢 溶组织内阿米巴为重要的原始真核细胞之一，兼性厌氧，呼吸和消耗极少量的氧，可生活在5%的有氧环境里。虫体侵入组织时对组织中高含量的氧和活性氧族非常敏感。虫体的辅酶Ⅱ黄素氧化还原酶和含铁超氧歧化酶可产生过氧化氢，过氧化氢可被虫体硫醇依赖的过氧化氢酶降解，即所谓的29kD/30kD虫体半胱氨酸抗原，又称过氧化氢氧还原酶，可使虫体抵御侵入宿主组织时或在自体代谢过程中所受到的氧化作用。溶组织内阿米巴也有编码半胱氨酸合成酶、丝氨酸乙酰转移酶等的基因。半胱氨酸合成酶位于细胞质内，具有两种同工酶，而且半胱氨酸是阿米巴生长的必需氨基酸。在虫体细胞内谷氨酸和脯氨酸水平显著高于培养基中，提示虫体也可以合成这类氨基酸。

糖类是阿米巴的主要能量来源。其途径有葡萄糖的酵解，以腺苷三磷酸作为磷酸的供体。有许多参与糖酵解途径的酶的基因已被克隆和序列分析。种系发育分析显示其为细菌来源，可以通过水平转移而获得。右旋葡萄糖和半乳糖可以被转运并在溶组织内阿米巴内代谢活跃。溶组织内阿米巴为嘌呤营养缺陷型，但可以合成嘧啶。

免疫 溶组织内阿米巴可以抗自然屏障作用而侵入肠壁和随血液循环而侵入组织。宿主对溶组织内阿米巴滋养体侵入的反应主要是细胞免疫和体液免疫。获得性免疫起重要的防御作用并具

抗再感染作用。在体外，抗原特异性的T细胞可以直接溶解阿米巴并产生细胞因子，如干扰素（IFN-γ）等激活巨噬细胞，起抗阿米巴的主要作用。巨噬细胞介导的抗阿米巴活性是宿主抗阿米巴感染的基本模式。阿米巴抗体特异性活化的T细胞导致巨噬细胞效应的启动。除去巨噬细胞提呈作用的动物易感阿米巴肝脓肿或增加了感染的严重性。由T细胞，或由T细胞和巨噬细胞产生的肿瘤坏死因子（TNF-β、TNF-α）可以激活巨噬细胞；在体外TNF-α作为巨噬细胞介导的活性因子而杀伤阿米巴，而IFN-γ、TNF-α则无直接对阿米巴滋养体的细胞毒作用。

细胞因子活化后，巨噬细胞杀伤阿米巴滋养体是接触依赖和非抗体依赖的。体外应用重组的细胞因子可激活巨噬细胞，以一氧化氮（NO）机制来杀伤滋养体。在体外活化的中性粒细胞和嗜酸性粒细胞具有抗阿米巴活性。

在体循环中阿米巴滋养体暴露在补体和其他先天性抗阿米巴屏障下，使侵入虫数的减少。在正常人血清中，阿米巴虽可激活经典和旁路补体途径，当其再次暴露于血清中则会造成抗性，具有补体抗性和敏感性两种形式，但后者补体可以杀伤滋养体。半乳糖凝集素分子与补体C5b-9的抑制剂具有分子同源性和抗原交叉反应，提示凝集素亦具抗补体功能，与C8和C9结合，有效防止C5b-9攻膜复合物的聚集和继发的细胞溶解。抗阿米巴抗体虽可结合在虫体表面，但可被降解或由于膜的流动而被移走或摄入胞内。在感染初期、急性期是细胞介导的免疫反应，而T细胞也辅助B细胞产生抗体，如分泌型

IgA、IgG等。阿米巴抗原特异性T细胞可以促进抗体产生，主要是靠细胞因子的释放和B细胞接触依赖的刺激。

阿米巴肝损害时在宿主和虫体之间发生了复杂的相互作用。在活动性感染时，虫体可调节T细胞和巨噬细胞的反应性。尤其是在肝阿米巴病的急性期，机体处于暂时免疫抑制状态，有利于虫体存活，所以解决阿米巴的免疫调节效应是抑制感染的关键。免疫受累患者恢复期，出现免疫重构，是否造成对溶组织内阿米巴的易感性的变化尚需研究。

阿米巴病的病理特征 溶组织内阿米巴引起阿米巴病，从无症状包囊携带者到结肠炎等肠阿米巴病或肠外脓肿不等。

肠阿米巴病 多发于盲肠或阑尾，易累及乙状结肠和升结肠，偶累及回肠。典型的病损是口小基底大的烧瓶样溃疡，一般仅累及黏膜层。溃疡间的黏膜正常或稍有充血水肿，除重症外原发病灶仅局限于黏膜层。光镜下，可见组织坏死伴少量的炎症细胞，以淋巴细胞和浆细胞浸润为主，由于滋养体可溶解中性粒细胞，故中性粒细胞极少见。急性病例滋养体可突破黏膜肌层，引起液化坏死灶，形成溃疡可深及肌层，并可与邻近的溃疡融合，引起大片黏膜脱落。阿米巴肿是结肠黏膜对阿米巴刺激的增生反应，主要是组织肉芽肿伴慢性炎症和纤维化。仅1%～5%患者伴有阿米巴肿，需重视与其他肿瘤的鉴别诊断。

肠外阿米巴病 往往呈无菌性、液化性坏死，周围以淋巴细胞浸润为主，极少伴有中性粒细胞。滋养体多在脓肿的边缘。肝脓肿最常见，早期病变以滋养体

侵入肝内小血管引起栓塞开始，继而出现急性炎症反应，以后病灶扩大，中央液化，淋巴细胞浸润，最终纤维化。脓肿大小不一，有的似小儿头颅大小。脓液则由坏死变性的肝细胞、红细胞、胆汁、脂肪滴和组织残渣组成。其他组织亦可出现脓肿，如肺、腹腔、心包、脑和生殖器官，病理特征亦以无菌性、液化性坏死为主。

临床表现 阿米巴病的潜伏期一般为 2～26 天，以 2 周多见。起病突然或隐匿，呈暴发性或迁延性，可分成肠阿米巴病和肠外阿米巴病。

肠阿米巴病 主要包括无症状带包囊者和阿米巴性结肠炎。

无症状带包囊者 逐渐增多，甚至在流行区也有这种趋势。一般 90% 的无症状者为迪斯帕内阿米巴感染；获得性免疫缺陷综合征（艾滋病）患者或人类免疫缺陷病毒（HIV）感染者中亦有迪斯帕内阿米巴感染的无症状者。有极少数感染溶组织内阿米巴可无症状，排出包囊而作为传染源。携带溶组织内阿米巴包囊的感染者往往在 1 年内出现肠炎症状。

阿米巴性结肠炎 临床过程分为急性或慢性。急性的临床症状从轻度、间歇性腹泻到暴发性、致死性的痢疾不等。典型的阿米巴痢疾常有稀便，伴奇臭并带血，80% 的患者有局限性腹痛、不适、胃肠胀气、里急后重、食欲减退和恶心呕吐等。急性暴发性痢疾则是严重和致命性的肠阿米巴病，常为儿科疾病。从急性型可突然发展成急性暴发型，患者有大量的黏液血便、发热、低血压、广泛性腹痛、强烈而持续的里急后重、恶心呕吐和腹水。60% 患者可发展成肠穿孔，亦可发展成肠

外阿米巴病，有些轻症仅有间歇性腹泻。慢性阿米巴病则长期表现为间歇性腹泻、腹痛、胃肠胀气和体重下降，可持续 1 年以上，甚至 5 年之久。有些出现阿米巴肿，又称阿米巴性肉芽肿，呈团块状损害而无症状。在肠钡餐透视时酷似肿瘤，病理活检或血清阿米巴抗体阳性可鉴别诊断。阿米巴性结肠炎最严重的并发症是肠穿孔和继发性细菌性腹膜炎，呈急性或亚急性过程。极少数患者因不适当应用肾上腺皮质激素治疗而并发中毒性巨结肠。

肠外阿米巴病 以阿米巴性肝脓肿最常见，还有多发性肺阿米巴病、阿米巴性脑脓肿和皮肤阿米巴病。

阿米巴性肝脓肿 以青年人多见，男女比例约为 6∶1，脓肿多见于右叶。全部肠阿米巴病例的 10% 伴发肝脓肿。肝脓肿主要是滋养体播散入肠壁小静脉，再侵入门静脉系统，由于其有抗补体的溶解作用，可到达肝而溶解炎症细胞和肝细胞，使脓肿迅速扩大，充满坏死物、组织碎片。滋养体则主要存在脓肿边缘。临床症状有右上腹痛，向右肩放射；发热、寒战、盗汗、食欲减退和体重下降，小部分患者甚至出现黄疸。约 10% 患者有最近腹泻和痢疾史，50% 患者可在粪中检出虫体或抗原，58% 患者结肠镜检查可见病灶。肝超声检查、CT 和磁共振成像（MRI）均有助于诊断，若患者无高滴度的抗阿米巴抗体则无病因诊断意义。肝穿刺可见巧克力酱状脓液，其中可检到滋养体。肝脓肿可破裂入胸腔、腹腔引起腹膜阿米巴病；少数情况破入心包，一旦破入心包往往为致死性。

多发性肺阿米巴病 常多发

于右下叶，多继发于肝脓肿，主要有胸痛、发热、咳嗽和咳巧克力酱样痰。X 线检查可见渗出、实变或脓肿形成、积脓，甚至肺支气管瘘管。脓肿可破入气管引起呼吸道阻塞。若脓肿破入胸腔或气管，引流配合药物治疗十分关键，但病死率仍有 15%～30%。

阿米巴性脑脓肿 1.2%～2.5% 的阿米巴病患者可出现脑脓肿（其中 94% 合并肝脓肿），往往是在大脑皮质的单一脓肿，临床症状有头痛、呕吐、眩晕和精神异常等。45% 脑脓肿患者可发展成脑膜脑炎。阿米巴性脑脓肿的病程进展迅速，如不及时治疗，病死率高。

皮肤阿米巴病 常由直肠病灶播散到会阴部引起，会阴部损害则会散布到阴茎、阴道甚至子宫，亦可发生在胸腹部瘘管周围。胸腹部由于穿刺抽脓也可造成局部皮肤阿米巴病。

诊断 主要有病原诊断（含核酸诊断）和血清学诊断。

病原诊断 包括生理盐水涂片法、碘液涂片法、体外培养以及核酸诊断。

盐水涂片法 粪检是肠阿米巴病最有效的手段，可以检出活动的滋养体。一般在稀便或带有脓血的便中滋养体多见，伴黏集成团的红细胞和少量白细胞。滋养体内可见被摄入的红细胞。但由于虫体在受到尿液、水等作用后会迅速死亡，故应注意快速检测，保持 25～30℃ 以上的温度和防止尿液等污染，并要注意某些抗生素、致泻药或收敛药、灌肠液等的应用均可影响虫体生存和活动，影响检出率。采用细胞学检查很难区别溶组织内阿米巴和迪斯帕内阿米巴。对脓肿穿刺液等亦可行涂片检查，但虫体多在

脓肿壁上，穿刺和检查时应予注意。另外，光镜下滋养体需与宿主细胞鉴别：①溶组织内阿米巴滋养体大于宿主细胞。②胞核与胞质比例低于宿主细胞。③滋养体为泡状核，核仁居中，核周染色质粒清晰。④滋养体胞质中可含红细胞和组织碎片。

碘液涂片法 对慢性腹泻患者及成形粪便中以碘液涂片法检查包囊为主，碘液染色显示包囊的胞核，同时进行鉴别诊断。用甲醛乙醚法沉淀包囊可以提高检出率40%～50%。

体外培养 比涂片法更敏感，常用鲁滨逊（Robinson）培养基等。在粪便检查中，溶组织内阿米巴必须与其他肠道原虫相区别，尤其是结肠内阿米巴和哈门内阿米巴。哈门内阿米巴因其体积较小而易于区别，与结肠内阿米巴的区别有时则比较困难，应考虑多种鉴别标准。世界卫生组织（WHO）建议，显微镜下检获含四核包囊应鉴定为溶组织内阿米巴/迪斯帕内阿米巴；粪中检测含红细胞的滋养体应高度怀疑为溶组织内阿米巴感染；血清学检查结果显示高滴度阳性应高度怀疑溶组织内阿米巴感染；阿米巴病仅由溶组织内阿米巴引起。

核酸诊断 敏感特异的诊断方法。提取脓液穿刺液或粪便培养物、活检的肠组织、皮肤溃疡分泌物、脓血便甚至成形便中虫体的DNA或石蜡切片，而后以特异的引物，进行聚合酶链反应（PCR）。对扩增产物进行电泳分析或测序，可以区别溶组织内阿米巴和其他阿米巴原虫。引物种类很多，但原则上选择具有高拷贝的基因，可以有良好的敏感性，甚至100倍高于酶联免疫吸附试验（ELISA）。不同内阿米巴18S核糖体RNA的引物可以快速鉴别不同种的内阿米巴。应用PCR可检出仅含2～5个包囊的标本而快速诊断。

血清学诊断 诊断阿米巴病的关键步骤。约90%的患者血清以间接血凝试验（IHA）、ELISA和免疫荧光法（IFA）等可检出不同滴度的抗体。ELISA检测唾液抗凝集素抗体可用于无症状的感染阿米巴的儿童和血清学阳性儿童。检出血清IgA抗体对诊断阿米巴十分重要，在83.8%阿米巴结肠炎患者血清中，IgA抗体为阳性，且患者唾液中IgA的滴度显著升高。另外，IFA是十分有效的诊断手段，在感染后1周以内就能检出抗体，而在痊愈后半年至1年其抗体滴度明显下降或转阴。血清学方法可区别溶组织内阿米巴和迪斯帕内阿米巴。迪斯帕内阿米巴感染者不出现抗阿米巴抗体。有症状的溶组织内阿米巴感染者中75%～85%可检测到抗阿米巴抗体。检测到IgM抗体有助于诊断急性感染。

治疗 有两个基本目标：治愈肠内外的侵入性病变；清除肠腔中的包囊。甲硝唑是治疗阿米巴病的首选药物。另外，替硝唑、奥硝唑和塞克硝唑有相同作用。一般仅肠腔感染为无症状带包囊者，若为迪斯帕内阿米巴感染则无需治疗，但区别溶组织内阿米巴和迪斯帕内阿米巴的方法还未广泛应用，而且10%的带包囊者为感染有溶组织内阿米巴，所以对无症状病例仍建议治疗，以防止发展成侵入性或作为感染源。另外，由于阿米巴表面凝集素可刺激HIV复制，HIV感染者无论是致病或不致病的阿米巴感染均应治疗。

对于带包囊者的治疗应选择肠道不吸收的低不良反应药物，如巴龙霉素或喹碘方、安特酰胺等。甲硝唑或替硝唑等主要用于组织感染，但无根治肠腔病原体的作用，故不建议应用于治疗无症状带包囊者。溶组织内阿米巴抗甲硝唑的抗性问题尚未成为严重的临床问题。另外，有报道提示甲硝唑对啮齿类动物有致癌性，孕妇慎用。

流行病学 溶组织内阿米巴病呈世界性分布，全球约有5000万人感染。阿米巴病在热带和亚热带最常见，如印度、印度尼西亚、撒哈拉沙漠和热带非洲、中南美洲，分布特点主要是气候条件、卫生条件和营养条件差的结果。其他辅助因素为高糖饮食、酒精中毒、遗传性、肠道细菌感染或结肠黏膜局部损伤等。肠道阿米巴病无性别差异，阿米巴肝脓肿男性较女性多，可能与饮食、生活习惯和职业等有关。阿米巴病在某些特殊人群中流行情况尤为严重，如有感染病患者的家族、男性同性恋者、艾滋病患者或HIV感染者、入院的精神病患者或弱智者、囚犯和孤儿院儿童等感染率较高。在中国溶组织内阿米巴平均感染率为0.95%，感染率超过1%的共有12个省。

在某些热带和亚热带地区感染的高峰年龄为14岁以下的儿童和40岁以上的成人。在西方发达国家，男性同性恋者则由于粪-口传播而造成迪斯帕内阿米巴的流行增加；精神异常和弱智者，溶组织内阿米巴/迪斯帕内阿米巴包囊的检出率高。溶组织内阿米巴的包囊具较强抵抗力，在适当温湿度下可生存数周，并保持有感染力，且通过蝇或蟑螂的消化道仍具感染性，但对干燥、高温的抵抗力不强。溶组织内阿米巴的滋养体抵抗力极差，可被胃酸杀死，无传播作用。阿米巴病的传染源为粪便中持续带包囊者。溶组织内阿米巴除可感染人外，犬、猫、猪、猴和猩猩等均可自然或实验感染；从猴体内分离到的形态与溶组织内阿米巴相似的诺氏内阿米巴，与从阿米巴病患者体内分离到的虫株有一定差异，是否可以成为人类阿米巴感染的传染源尚待研究。人体感染的主要方式是经口感染，食用含有成熟包囊的粪便污染的食品、饮水或使用污染的餐具而感染。食源性暴发流行则是由于不卫生的用餐习惯或食用由包囊携带者制备的食品而引起。蝇或蟑螂携带的包囊也可造成传播。

防制 阿米巴病作为世界范围内的公共卫生问题，对溶组织内阿米巴和阿米巴病的防制措施包括卫生普教、诊治患者、粪便管理以及对粪便进行无害化发酵处理，杀灭包囊，保护水源、食物，并不断提高文化素养、搞好环境卫生和驱除有害昆虫和预防感染控制传播等。尚无抗溶组织内阿米巴疫苗上市。实验证明，溶组织内阿米巴多丝氨酸蛋白可作为口服疫苗而诱导宿主的黏膜免疫反应，产生抗阿米巴分泌性IgA而阻止阿米巴吸附于肠黏膜上皮；使用溶组织内阿米巴表面半乳糖可抑制性凝集素免疫动物，可以抑制阿米巴性肝脓肿的形成，在人类应用时是否同样有效尚不清楚。

(程训佳)

Dísīpà nèi'āmībā

迪斯帕内阿米巴（*Entamoeba dispar* Brumpt，1925） 隶属肉足鞭毛门，叶足纲，内阿米巴科，内阿米巴属。与溶组织内阿米巴形态相似、生活史相同，但无致

病性，流行率高，多见于温带地区。

溶组织内阿米巴于1875年由俄国医师费奥多尔·亚历山德罗维奇·勒施（Fedor Aleksandrovich Lösch，1840~1903年）首先在腹泻患者粪便中发现，是阿米巴病的病原体，分布广泛，流行率高，致死性强。溶组织内阿米巴感染者中无症状的流行率较高（约90%），为了解释这一现象，法国寄生虫学家亚历山大·约瑟夫·埃米尔·布兰（Alexandre Joseph Émile Brumpt，1877~1951年）提出了二元论，即存在形态相同但生物学上不同的两种阿米巴，一种可引起阿米巴病的为溶组织内阿米巴，另一种无致病性的命名为迪斯帕内阿米巴。后来通过同工酶分析、基因序列差异分析以及使用单克隆抗体证实了两个不同物种的存在。

形态和生活史 迪斯帕内阿米巴形态与溶组织内阿米巴相似，分滋养体和包囊两个不同时期，成熟的4核包囊为感染期。成熟的4核包囊随宿主粪便排出后污染食物或饮用水，经口感染新宿主，移行至回肠末端或结肠后，在肠内酶的作用下，脱囊分裂，形成4个单核滋养体，再以二分裂法不断增殖。滋养体在外环境中很快死亡，包囊在外环境中有较强的生存力，在潮湿低温环境下可存活12天以上，但对干燥、高温和化学药品的抵抗力不强。

致病机制 一般认为迪斯帕内阿米巴有感染性，无致病性，不会引起肠道疾病。有报道在阿米巴肝脓肿和有症状的结肠炎患者中发现了迪斯帕内阿米巴的存在。迪斯帕内阿米巴存在毒力因子，与溶组织内阿米巴一样，都含有Gal/GalNAc凝集素，能够耗

竭靶上皮细胞抗氧化剂的防御能力，但酶的数量和构象存在差异。另外，培养因素和环境因素对迪斯帕内阿米巴的致病性也有影响，如迪斯帕内阿米巴与溶组织内阿米巴共同感染可能会增强其毒力。因此，迪斯帕内阿米巴的致病潜力仍存争议。

诊断 主要依赖患者粪便或结肠黏液，可利用显微镜观察、血清学检测、抗原检测、分子生物学技术以及结肠镜和组织学检查等手段进行诊断。粪便显微镜检查是常用传统诊断技术，但其无法精确区分迪斯帕内阿米巴和溶组织内阿米巴。酶联免疫吸附试验（ELISA）用于识别粪便中的迪斯帕内阿米巴抗原，特异性强，灵敏度高，可以区分溶组织内阿米巴，可作为诊断的首选检测方法。

流行病学 全世界约10%的人口感染内阿米巴，实际是溶组织内阿米巴和迪斯帕内阿米巴感染数的总和。迪斯帕内阿米巴在无症状个体中的流行率为7%~24%，该虫的广泛传播以及普遍流行主要与社会经济状况低下、人口密集、公共卫生条件较差及个人卫生习惯不良等因素有关。

防制 应采取综合措施防止感染，包括对粪便进行无害化处理，以杀灭包囊；保护水源、食物免受污染；搞好环境卫生和驱除有害昆虫；加强健康教育，以提高自我保护能力。

(王增蕾)

Nuòshì nèi'āmībā

诺氏内阿米巴（*Entamoeba nuttalli* Castellani，1980） 隶属肉足鞭毛门，叶足纲，阿米巴目，内阿米巴科，内阿米巴属。是系统发育上与溶组织内阿米巴最接近的物种，形态学上无法与溶组

织内阿米巴区分，二者具有相似的致病基因和生物学特性，但寄生宿主不同，诺氏内阿米巴主要在野生或圈养猕猴中流行，在肠道生长繁殖，可引起肠外感染。

1980 年，卡斯泰拉尼（Castellani）在斯里兰卡首都科伦坡对当地一只雌性猕猴进行尸体解剖时，在肝脓肿中发现了致病性类溶组织内阿米巴虫株，经形态学观察和研究后命名为诺氏内阿米巴。该虫株普遍存在于恒河猴、束状猕猴、黑腹猕猴和中华猕猴等非人灵长类动物中，但大多数感染的猕猴没有症状，可能存在一种共生的宿主-寄生虫关系。另外，诺氏内阿米巴也可以引起实验动物仓鼠的肝脓肿，已发现有人类诺氏内阿米巴感染，所以该虫具有潜在的致病性，也可能是一种人兽共患病原体。

致病机制 溶组织内阿米巴是人类侵染性阿米巴病的病原体，而诺氏内阿米巴是非人灵长类动物（NHP）侵袭性阿米巴病的病原体，可能导致出血性痢疾、肝脓肿或其他肠外疾病甚至死亡。在动物模型中，诺氏内阿米巴的毒力与溶组织内阿米巴相当，少数人类诺氏内阿米巴感染病例均无症状，因此尚不清楚它们在人类感染中的作用。

诊断 诺氏内阿米巴是一种肠道原虫，主要诊断技术是粪便检测。粪便样本经酸性乙醚浓缩法处理后，显微镜检查是否存在诺氏内阿米巴包囊或滋养体，虽然诺氏内阿米巴与溶组织内阿米巴形态相似，常规检查中易被混淆，但两者有不同的宿主，有严格的宿主特异性。另外，进一步可将粪便样本进行实时聚合酶链反应（PCR）处理，而对于诺氏内阿米巴来说，只能进行针对溶组织埃希菌特异性重复序列的PCR检测。

流行病学和防制 动物园NHP的粪便样本中常能发现诺氏内阿米巴原虫，猕猴是中国分布最广泛的NHP，是诺氏内阿米巴的自然宿主。不同地区诺氏内阿米巴种群的遗传多态性各具特征，其影响因素包括地理和宿主遗传多样性等因素。因此，动物管理员，特别是NHP的看护者感染诺氏内阿米巴寄生虫的风险更高，NHP管理员应定期接受筛查，并在必要时提供适当的药物进行预防治疗。

（王增蕾）

jiécháng nèi'āmǐbā

结肠内阿米巴（*Entamoeba coil* Grassi，1879） 隶属肉足鞭毛门，叶足纲，内阿米巴科，内阿米巴属。是一种肠道共栖原虫，寄居于大肠内腔，具有强大的吞噬活性，以细菌、植物细胞及粪便碎片为食，不致病。在世界范围内分布，约50%的人口会感染此虫，是人体肠道最常见的非病阿米巴。

形态 结肠内阿米巴的整个生命周期分为 3 个阶段，即滋养体时期、囊前期和包囊期。滋养体直径 20~30μm，伪足短而钝，运动缓慢，无方向性。细胞质分狭窄的外质和含糖原泡、食物液泡和细胞核的内质，食物液泡内含有细菌和碎片。细胞核核呈环状结构，核膜较厚，内有大量不规则分布的染色质和一个大而偏离中心的核仁，在核仁和核膜之间连有细长核丝。囊前期直径 15~45μm，与滋养体时期相似，但不摄食。囊前期的阿米巴需经过有丝分裂，一核变多核，才能进入包囊期。包囊呈球形，囊壁坚硬，直径 10~33μm，未成熟的

包囊含核 1~4 个，成熟的包囊含核 8 个以上，有时也可见 16 个甚至 32 个核，糖原泡和拟染色体在多核形成过程中被消耗殆尽。成熟的包囊为感染时期，在大肠中形成的包囊随粪便排出宿主体外，可在外界环境中存活 3~4 个月。

生活史 结肠内阿米巴经口感染人体或鼠、猪、犬等动物，在小肠内脱囊释放滋养体，子滋养体移行至大肠，形成成熟滋养体，以二分裂方式进行繁殖。

致病机制和临床表现 结肠内阿米巴生活在人体结肠内腔中，不进入肠黏膜或黏膜下层或其他组织，认为不致病。然而，肠腔内大量的结肠内阿米巴会导致胃酸过多、胃炎和消化不良等，主要因其以细菌为食，干扰肠道菌群功能，破坏肠道微环境。

诊断 粪便检查发现包囊或滋养体即可诊断，但应与溶组织内阿米巴相鉴别。结肠内阿米巴包囊通常有 8 个核，而溶组织内阿米巴包囊通常 4 个核。结肠内阿米巴的外周染色质粗而不规则，溶组织内阿米巴的外周染色质细而均匀。结肠内阿米巴的核体是不规则、大而偏心，溶组织内阿米巴的核体小而圆，位于中央。粪便检查是最常见的分析诊断方法，为得到最佳的灵敏度和特异度，通常提取 3 次粪便样本。还有同工酶分析、免疫色谱分析和抗原抗体检测等方法，但不常用。

治疗 结肠内阿米巴被认为是一种共生生物，感染后不需要治疗，应为患者提供支持性护理并保持卫生。对于诊断性粪便评估显示，仅存在结肠内阿米巴的持续性腹泻患者，一般给予 1 个疗程的特异性阿米巴治疗，如 500mg 糠酸双恶烷酯，每日 3 次，持续 10 天。

流行病学　结肠内阿米巴的分布呈全球性，在经济不发达、卫生条件差的地区，尤其是农村，流行率最高。流行率在不同地区不同人群中的差异很大，低至2.9%，高至35%。

（王增蕾）

Hāmén nèi'āmǐbā

哈门内阿米巴（Entamoeba hartmani von Prowazek，1912）

隶属肉足鞭毛门，叶足纲，内阿米巴科，内阿米巴属。是一种非致病性原虫，没有侵袭能力，也不消耗红细胞，形态与溶组织内阿米巴极其相似而体积较小，曾一度被认为是它的共栖小宗。后从形态特征、生长代谢、免疫特性、药物敏感及致病毒力等方面研究证明为独立种，是寄生于人体结肠内的4种有核阿米巴之一。流行病学调查中，常以包囊小于10μm为界线而与溶组织内阿米巴相区别。但溶组织内阿米巴包囊在治疗后或营养不良的患者体内也可能会变小。

形态和生活史　哈门内阿米巴有滋养体阶段和包囊阶段，形态与溶组织内阿米巴相似，大小不同，滋养体直径8~12μm，包囊直径4~10μm，糖原泡不明显，拟染色体细小，呈长条状，成熟的包囊也有4个核。哈门内阿米巴通过粪便传播，滋养体通常出现在腹泻大便中，包囊出现在实性大便中。滋养体在体外会迅速死亡，即使被及时传播，也无法幸存于胃环境中。而由于囊壁结构的保护作用，包囊可以在体外存活数天或数周，且能够抵挡胃酸的侵蚀。所以，包囊是实现传播的主要形式，感染通常发生在摄入受粪便污染的食物、水或其他杂物后，阿米巴沿食管进入胃肠道，在小肠内脱囊形成滋养体，迁移到大肠，再以无性繁殖的方式形成包囊，接着随粪便排出，完成一次循环。

致病机制和临床表现　哈门内阿米巴是一种非致病性阿米巴，不会在携带者身上产生症状，仅发现其常与溶组织内阿米巴共同感染。

诊断　粪便培养是最广泛应用的诊断技术之一，即使可能会出现假阳性。其他的技术有组织学、遗传学和分子生物学方法，一般通过活检、血液或病灶分泌物提取得到样本。在一定程度上，通过遗传学和分子生物学方法进行评估测定是最有效的方法。

流行病学　哈门内阿米巴的分布与传播与溶组织内阿米巴相似，发现其在肠道患者中的流行率在30%左右。

防制　预防感染最有效的途径就是避免粪-口传播，入口的东西要保证干净无污染，排泄物要注意清理。

（王增蕾）

chǐyín nèi'āmǐbā

齿龈内阿米巴（Entamoeba gingivalis Gros，1849）

隶属肉足鞭毛门，叶足纲，阿米巴目，内阿米巴科，内阿米巴属。又称口腔内阿米巴，是第一个被发现的人体阿米巴原虫，广泛存在于人体口腔中，多在牙菌斑、牙龈表面、牙间隙和龋齿病变中，也可在支气管黏液和扁桃体隐窝中增殖。齿龈内阿米巴与口腔疾病的关系尚不清楚，当其与口腔病原体共同感染时会诱导组织炎症。

形态　齿龈内阿米巴仅有滋养体期，无包囊期。活体呈圆形、长椭圆形及不规则葫芦形，直径10~20μm。细胞基质有内外之分：外质透明，具有运动、摄食等作用，是构成运动结构伪足的主要成分；内质包含有细胞器、细胞核及食物泡等，偶见红细胞，食物泡常含有被摄入的细菌、白细胞和上皮细胞。由于其他阿米巴没有摄取白细胞的能力，所以摄入性的白细胞及其碎片的存在对于该虫具有诊断意义。

生活史　齿龈内阿米巴主要生活在人体口腔中，偶见于猫、狗的口腔内，在使用宫内节育器的女性的阴道和宫颈涂片中也发现了变形虫。滋养体以二分裂方式增殖，因无包囊期，主要通过直接接触或飞沫传播，对氧气有一定抵抗力。

致病机制和临床表现　齿龈内阿米巴一直被列为非致病性共栖原虫，与疾病发生没有直接关系。但研究发现，其与口腔致病菌的共同感染可能会促进组织炎症并诱发牙周病，且口腔疾病的人群中齿龈内阿米巴感染率高于正常人群。因此，尚不能确定齿龈内阿米巴感染与口腔疾病的关系。但微生物群成分之间的相互作用可能对齿龈内阿米巴在疾病发生发展过程中发挥功能至关重要。

诊断　通过显微镜检、分子鉴定法或培养法对患者拭子进行检测，使用得最多的是分子生物学方法。针对齿龈内阿米巴使用的染色技术包括铁苏木精染色、三色染色、吉姆萨染色和苏木精-伊红染色，其中吉姆萨染色最常用。

流行病学　调查显示，口腔疾病患者齿龈内阿米巴的感染率显著高于健康人群，约95%的牙龈疾病患者及50%的牙龈健康者会携带该虫。齿龈内阿米巴的全球总流行率为37%，感染后会使口腔疾病的发生风险增加4.34倍。感染率随着年龄的增长而上升、无性别差异，在高收入国家的发生率较高。抽烟会影响唾液缓冲能力进而改变口腔微环境，念球菌病合并齿龈内阿米巴感染的检出率为 35%，免疫缺陷或系统性疾病患者的齿龈内阿米巴感染率较高，所以抽烟、口腔念珠菌病及免疫缺陷均为感染的危险因素。

防制　保持口腔卫生，定期检查；合理饮食，拒绝抽烟；多进行体育锻炼。

（王增蕾）

Mòxīkēfūsījī nèi'āmǐbā

莫西科夫斯基内阿米巴（*Entamoeba moshikovskii* Tshalaia, 1941）

隶属肉足鞭毛门，叶足纲，内阿米巴科，内阿米巴属。与致病的溶组织内阿米巴和不致病的迪斯帕内阿米巴在形态学上无法区分，在生物化学和遗传学方面有很大不同。广泛存在于废水、淡水湖泊河流和人体样本中，在低营养培养基中即可生长，对温度和低渗透压有较高的耐受性。

莫西科夫斯基内阿米巴由查拉亚（Tshalaia）于 1941 年在莫斯科市废水处理系统中首次发现。最初被认为是一种自由生活的环境阿米巴，然而在 1961 年，德雷尔（Dreyer）在美国得克萨斯州拉雷多 1 例出现胃肠道症状的患者粪便中分离出了一株溶组织内阿米巴样原虫（后被证明是莫西科夫斯基内阿米巴），这是首次报道的人类感染。因此假设，莫西科夫斯基内阿米巴可能是一种偶然在废水中发现的寄生物种，且可能具有致病性，最初来自人类和动物粪便，由于其对渗透压和温度的耐受性得以幸存于废水中。在人体样本中检测到莫西科夫斯基内阿米巴的报道已遍及北美、意大利、南非、孟加拉国、印度、伊朗、澳大利亚和土耳其等地。

形态和生活史　光学显微镜下，莫西科夫斯基内阿米巴的形态与寄生于人类的溶组织内阿米巴或迪斯帕内阿米巴无法区分，同样有滋养体和包囊两个时期，成熟的包囊为感染期。滋养体直径 9～25μm，包囊直径 10.3～11.82μm，可经铁-血红素染色。其生长条件与溶组织内阿米巴有很大差异，后者的生长温度为 27～36.5℃，而莫西科夫斯基内阿米巴可以在 4～40℃生长，同时也能适应低渗透压培养（可形成收缩性液泡），对阿米巴病化疗药物具有耐药性。

致病机制和临床表现　在澳大利亚、孟加拉国、印度、伊朗、坦桑尼亚和土耳其有报道，从粪便样本中检测出了溶组织内阿米巴、迪斯帕内阿米巴和莫西科夫斯基内阿米巴混合体，其中莫西科夫斯基内阿米巴占比为 1%～50%，粪便样本多数来自有胃肠道症状的患者。表明莫西科夫斯基内阿米巴可能致病，与一些胃肠道症状，如腹泻、腹痛、体重减轻等有关，但尚无明确证据证明其致病性，也无法确定其在症状中发挥的作用。

诊断　溶组织内阿米巴、迪斯帕内阿米巴和莫西科夫斯基内阿米巴感染的常规诊断方法是直接显微镜观察，但灵敏度低，三者无法区分。替代诊断方法包括培养技术和聚合酶链反应（PCR），培养技术依赖于莫西科夫斯基内阿米巴的增长率较为显著，但此方法有局限性，包括劳动强度高、灵敏度低、在出现混合感染时区分困难以及与细菌、真菌和支原体等其他原生生物交叉污染的可能性很高。临床主要采用几种基于 PCR 的诊断方法。

流行病学　莫西科夫斯基内阿米巴是一种常见感染，特别是在那些易患阿米巴病人群中（社会经济条件及卫生条件差、生活贫苦、营养不良等），常与溶组织内阿米巴和迪斯帕内阿米巴共同感染。在印度，阿米巴病流行地区学龄前儿童中的流行率为 21.1%，在疑似胃肠道疾病患者中流行率为 24.9%，在普通人群中的流行率为 15.6%，对于莫西科夫斯基内阿米巴流行率的研究尚不全面。

防制　由于莫西科夫斯基内阿米巴属于肠道原虫，以粪-口途径传播，且能在恶劣条件下长期存活，因此应注意个人卫生，包括粪便的处理及食用水的消毒等。

（王增蕾）

Bōlièjī nèi'āmǐbā

波列基内阿米巴（*Entamoeba polecki* von Prowazek, 1912）

隶属肉足鞭毛门，叶足纲，阿米巴科，阿米巴属。是人兽共患的寄生性阿米巴，其能够感染人类、非人灵长类动物、其他哺乳动物和鸟类。主要寄生于猪和猴中，在牛、羊、犬中也可见，偶见人类感染。普罗瓦泽科（Prowazek）于 1912 年首次报道人体感染，为非致病性阿米巴，一般不侵入人体组织且不引起临床症状。

形态和生活史　波列基内阿米巴的生命周期分为滋养体和包囊两个阶段。成熟滋养体与结肠内阿米巴相似，直径 10～20μm，形状不规则，具有运动伪足。细胞质含有颗粒状的空泡和食泡，食泡中常见大小排列不整或不均衡团块状，与其他阿米巴有明显区别。细胞核近圆形，直径 4～7μm，核周染色质较细，排列均匀似念珠状；核仁细小，1～2 个，位于中央或稍偏。滋养体多为单核，约3%为双核型。包囊形态与溶组织内阿米巴包囊酷似难以区分。包囊直径 10~18μm，主要为单核，双核低于1%，核呈类圆或圆形，核仁较大，拟染色体数目较多，典型特征为含有大的圆形或卵圆形非糖原性包涵块。本虫通过粪-口途径传播，主要通过摄入污染食物或水中的感染性包囊而感染。

致病机制和临床表现 在单独感染时，一般认为波列基内阿米巴对人类没有致病性，但与其他病原体共感染时，可能会增加疾病的严重性，感染所引起的非特异性症状包括恶心、呕吐、腹泻、血便和发热等，还可引起腹绞痛和其他不适症状。全球猪的感染率可能高达25%，但往往没有症状。

诊断 传统显微镜鉴定是检查新鲜或固定粪便样本中是否存在内阿米巴微生物最常用的临床诊断工具，主要通过检测单核包囊来区分本虫与其他内阿米巴虫种。采用聚合酶链反应（PCR）和DNA测序等技术可准确区分本虫与其他内阿米巴虫种，并可对本虫的亚种进行分型鉴定。

治疗 与其他内阿米巴感染相似，通常用甲硝唑和奥硝唑治疗，甲硝唑和二氯尼特等联合治疗也有效。

流行病学 基于对波列基内阿米巴核糖体小亚基DNA（SSU rDNA）的分析鉴定，将其分为四个亚型：ST1~ST4，所有亚型都能在人体中发现。ST1广泛分布于亚洲、北美洲和欧洲，缺乏宿主特异性；ST2感染仅限于灵长类动物，主要分布在亚洲、非洲和南美洲；ST3与ST1相似，在人类、猪和禽类宿主中均有发现，分布在欧洲、亚洲和非洲；ST4

是人类中最常见的亚型。尚未在人体中发现混合亚型的携带者。

由于相关的分子流行病学调查有限，波列基内阿米巴的流行率仍然未知，其致病性尚存争议。

（王增蕾）

wēixiǎo nèiyán āmǐbā

微小内蜒阿米巴 （*Endolimax nana* Brug，1918）

隶属肉足鞭毛门，叶足纲，内阿米巴科，内蜒属。是一种非致病性肠道共生阿米巴，呈世界范围分布。

形态和生活史 滋养体直径8~10μm，依靠伪足运动，仅以细菌为食，以二分裂方式进行繁殖。细胞核呈囊泡状或球形，无核孔，核仁粗大，无核周染色质粒。包囊较小，圆形，囊壁较薄（80nm），无色，外部光滑，胞质内不含线粒体、高尔基复合体、粗面内质网等，含有由核糖体样颗粒组成的细长管状结构。在包囊前期，仅有一个细胞核，经有丝分裂后，形成多个细胞核，成熟的包囊一般含有4个核。包囊随粪便排出体外，在室温下可存活2周，滋养体可存活1天。包囊被食入后，在肠道内脱囊，再经过连续的胞质二分裂，形成单核滋养体，进入繁殖阶段。

致病机制和临床表现 多贝尔（Dobell）对感染微小内蜒阿米巴的猴子进行了尸检，没有发现任何肠道阿米巴病变；在对自己进行实验性感染长达17年中，也没有发现任何症状。因此认为微小内蜒阿米巴不致病，但它可能会引起共感染，诱发腹泻相关症状。

诊断 微小内蜒阿米巴的包囊是阿米巴类包囊中最小的，传统的诊断方法均依赖于包囊的显微镜检查，可使用放大至少400倍的显微镜直接观察，也可在观

察前进行浓缩和染色处理。基于微小内蜒阿米巴单个SSU rRNA基因序列已开发了内部引物，可从粪便样本中提取基因组DNA进行诊断，但存在基因变异情况，灵敏度不高。

治疗 甲硝唑和乙二胺双苯砷酸钠是主要治疗药物，治愈率达98%。

流行病学 微小内蜒阿米巴通过粪-口途径传播，污染的水或食物是重要的传染源，在深井饮用水、生食蔬菜和钞票上已发现了寄生虫的存在。据估计，在健康个体中，该虫全球流行率为13.4%，而在患者样本中流行率约3.4%。大多数寄生虫携带者分布在非洲和南美洲，在亚洲的流行率相对较低。

（王增蕾）

Bùshì shìdiǎn āmǐbā

布氏嗜碘阿米巴 （*Iodamoeba butschlii* von Prowazek，1912）

隶属肉足鞭毛门，叶足纲，内阿米巴科，嗜碘阿米巴属。以包囊期具有特殊可被碘染色的糖原泡而属名，是一种非致病性肠道阿米巴，寄生于人类大肠，在猪身上也常见，世界范围内分布。以包囊形式传播，2%~6%的成年人中会存在感染情况。

形态和生活史 虫体稍大于微小内蜒阿米巴，滋养体直径6~25μm，中央内质染色致密，外质染色较浅，形成伪足。细胞质没有线粒体，内含粗大的颗粒和空泡。细胞核经铁素木素染色后特征明显，中央有粗大致密的核仁，外围为一层染色较浅的微粒所包绕。核染色质粒纤细，常在核膜与核仁之间形成一个圈围，并与核膜有核丝相连，无核周染色质粒。滋养体在肠腔内二分裂增殖并营共栖生活，以细菌、酵

母等为食，在细胞质中会发现摄入的食物及核碎片。包囊直径 5~20μm，呈不规则的卵圆形，略小于滋养体，突出的特点是含有一个大而边缘清晰的圆形或卵圆形糖原泡，常把细胞核推到一边。糖原泡呈致密体，周围无膜，可被碘染成红棕色，在未染色或铁素木素染色时则为泡状空隙。因此，特殊的糖原泡和核构造是鉴定本虫的主要依据。

滋养体以二分裂法增殖，传播途径为粪—口传播，主要通过摄入污染食物或水中的感染性包囊而感染。

致病机制和临床表现　布氏嗜碘阿米巴主要寄生于人体肠道，也曾在使用节育器的女性宫颈液涂片中发现。一般认为它不侵入组织，不致病，但在某些地区可作为粪便污染标志物存在。在某些特殊情况下，如免疫功能低下个体中，肠道微环境改变、菌群失调，同时产生了布氏嗜碘阿米巴繁殖的有利条件，进而可能会促进腹泻型病理过程的发展。

诊断　布氏嗜碘阿米巴感染通过粪便检查进行诊断，以其特殊性包囊作为检测标准。涂片观察前对标本进行预处理，包括沉淀、离心、固定以及染色处理更有利于观察鉴定。同时需要进行系列检查，一次实验不能排除寄生虫的存在。另外，检查操作人员的经验及专业性也是提升检出率的关键决定性因素。

流行病学　布氏嗜碘阿米巴分布广泛，但在粪便中的检出率较低，在伊朗的流行率为 1.6%，在阿尔及尔的流行率为 0.7%，在热带及亚热带地区的流行率低于 1%，中国平均感染率为 0.56%。

防制　预防措施包括：饭前便后洗手，食用水煮沸后饮用；蔬菜、水果清洗到位；减少口腔和肛门的性接触等。

（王增蕾）

cuìruò shuānghé āmǐbā

脆弱双核阿米巴（*Dientamoeba fragilis* Jepps & Dobeel，1918）

隶属肉足鞭毛门，叶足纲，毛滴虫目，双核阿米巴属。是一种厌氧性肠道原虫，滋养体脆弱，脱离人体后形态会迅速失去活力，多见双核，无鞭毛，但其结构和抗原特性与鞭毛虫相似，故将其归为鞭毛虫科的鞭毛虫。

形态和生活史　脆弱双核阿米巴具有一个多型变滋养体时期，大小 4~20μm。滋养体通常含双核（60%~80%），单核的概率为 20%~40%。核膜易脆，无核周染色质粒，核中央可见由染色质粒团块组成的核小体碎片。细胞质呈颗粒状，含有液泡和食物内含物以及摄入的微生物。伪足宽而透明，顶端呈枫叶状或火焰状，行动极迟缓、微弱。这与其他阿米巴滋养体舌状伪足不同，可作为鉴定证据。该虫对温度敏感，在排出的新鲜粪便标本内，滋养体运动十分活跃，但遇冷后便很快变成圆形。

脆弱双核阿米巴包囊期最初被认为是发生于动物宿主中，而人类只是一个偶然宿主，不会形成包囊。斯塔克（Stark D）于 2014 年发现了在人体的囊前期和包囊。囊前期在 5% 的临床样本中可见，为致密球形，直径 4~5μm，大小约为滋养体的一半，细胞质较均匀，一般不含其他内容物。包囊的囊壁较厚，其中包含 1 个或 2 个细胞核。包囊期在人类临床样本中极其罕见，因此认为，包囊不是人类的主要传播阶段，而可能是存在于人类宿主中的一种异常形式。滋养体也很脆弱，无法在宿主体外长期存活，其传播方式尚不清楚。有假设认为其是以其他肠道蠕虫为媒介进行传播的。

致病机制　脆弱双核阿米巴的致病性尚有争论。临床研究证明了其与胃肠道疾病的直接联系，而流行病学研究发现其在对照组或无症状感染者中的流行率较高。这些相互矛盾的数据使该虫在胃肠道疾病的作用不确定。

临床表现　15%~27% 的感染者表现出临床症状，主要有腹泻、腹痛、乏力、粪内带血或黏液，伴有嗜酸性粒细胞增多症等，但不急剧。感染者经治疗后可显著改善胃肠道症状，并且粪便中不再检测出脆弱双核阿米巴。

诊断　该虫主要寄居于人体盲肠和结肠黏膜陷窝内，更常在无症状个体的粪便中检测到。

显微镜检查　是使用最多且相对传统的一种诊断技术，在收集完临床样本后，需要及时处理，固定粪便涂片及永久染色，以防滋养体形态的迅速退化。新鲜虫体在粪便中与白细胞酷似，应注意鉴别，常需要检查多个粪便标本才能获得最佳诊断。

培养技术　与传统显微镜技术相比，使用改良伯克（Boeck）和德尔博赫拉夫（Drbohlav）培养基培养脆弱双核阿米巴的检出率显著提高。

分子生物学技术　显微镜等传统方法的一种诊断替代方法，包括基于脆弱双核阿米巴 18S rRNA 和 ITS1 等基因的常规聚合酶链反应（PCR）、巢式 PCR 和反转录聚合酶链反应（RT-PCR）检测，已成为临床诊断实验室的首选方法。

治疗　甲硝唑、替硝唑、奥硝唑、卡巴松、氯喹诺尔、二吡喃酮、多西环素、红霉素、碘喹诺尔、土霉素、帕罗霉素、塞克硝唑和四环素，均是治疗双核阿米巴病的有效药物。

流行病学 自1918年脆弱双核阿米巴被发现以后，世界各地均有报道该虫存在。其流行率为0.4%～71%，这个比率在一定程度上依赖于实验室诊断方法，不同方法的检出率不同。在卫生水平较差的地方，脆弱双核阿米巴的流行率往往较高，如便后不使用卫生纸、餐前不洗手、进餐不用餐具等。免疫功能低下患者的脆弱双核阿米巴感染率也可能更高。另外，在健康人的粪便标本中（14.6%）比在患有胃肠道疾病者的粪便标本中（10.3%）更容易检测到脆弱性肠球菌。

（王增蕾）

Fúshì Nàigélǐ āmǐbā

福氏耐格里阿米巴（*Naegleria fowleri* Fowler, 1965）

隶属肉足鞭毛门，叶足纲，双鞭阿米巴科，耐格里属。是一种营自生生活的阿米巴原虫，存在于淡水水体、淤泥、尘土和腐败植物中，以细菌为食。偶见营寄生生活，通过水或空气传播到人体，引起致命的原发性阿米巴脑膜脑炎（PAM），是耐格里属中唯一的人类机会致病物种。

形态 福氏耐格里阿米巴有3个不同的生长阶段：游动的鞭毛虫阶段、活跃的阿米巴滋养体阶段及静止的包囊阶段。滋养体呈狭长或椭圆形，长约22μm，宽约7μm，依赖伪足运动。胞质内存在大量线粒体、食物液泡、伸缩泡、内质网和核糖体等，细胞核形态独特，与核仁（内）和核小体（外）同心。在不适宜环境或将滋养体放入蒸馏水时，虫体转变为梨形，前端伸出两根长鞭毛，

细胞核位于前端狭窄处，即进入了鞭毛虫阶段。此阶段很短暂，虫体运动活泼，不摄食、不繁殖，也不囊化，24小时后又转为滋养体阶段。当营养缺乏时，滋养体会形成包囊，呈圆形，直径7～15μm，囊壁光滑，上有微孔。在有利条件下，包囊脱囊转变回滋养体形式。

生活史 福氏耐格里阿米巴以阿米巴滋养体的形态通过水体传播，当被污染的水溅入或被迫进入鼻腔时，水体中的阿米巴原虫首先附着在鼻黏膜，在鼻腔内增殖后沿嗅神经上行，穿过筛板到达中枢神经系统，引起脑组织损伤，即PAM；也可以包囊的形式通过空气传播，圆形的包囊可随尘埃一起悬浮于空气中扩散，当遇到适于生存的水时，再脱囊重新变为滋养体形式，进一步感染人体。该虫在阿米巴阶段以二分裂的方式进行繁殖，也会因外部条件的改变，从阿米巴阶段分化为鞭毛虫或包囊阶段，各阶段之间相互关联、相互转化。

致病机制 福氏耐格里阿米巴的毒力、侵袭力和致病性的决定性因素尚不清楚。

接触依赖型机制 黏附是福氏耐格里阿米巴介导宿主细胞损伤的首要步骤，与鼻腔黏膜的结合能力、运动能力和对神经元成分的趋化反应在疾病发展中起重要作用。①福氏耐格里阿米巴表面的黏附素参与结合宿主细胞。在局部黏附结构旁发现了两个整合素样蛋白，抗整合素抗体减少了阿米巴与细胞外基质的结合。②一种纤连蛋白结合蛋白（分子量60kD）对介导的宿主细胞毒性作用至关重要。③福氏耐格里阿米巴有蛋白激酶C活性，影响宿主细胞的结合和毒性作用。④福

氏耐格里阿米巴在宿主细胞内诱导产生活性氧（ROS），导致细胞损伤。完成与宿主细胞的结合后，通过吞噬作用介导细胞损伤，此过程依赖肌动蛋白。

接触非依赖型机制 福氏耐格里阿米巴表达膜结合溶细胞的孔形成蛋白（分子量66kD），它使膜电位去极化，影响细胞膜的完整性。该虫释放磷脂酶、溶血磷脂酶和鞘磷脂酶，以及对细胞内富含脂质的细胞质膜造成损伤和神经组织脱髓鞘的系列因子。福氏耐格里阿米巴还表现出胞外蛋白水解活性，在pH 7.0和温度37℃时活性最佳。

其他潜在的致病因素 ①在高致病性福氏耐格里阿米巴中过度表达的亲环素。②凋亡相关基因2-相互作用蛋白X1：胞内物质分选的调节因子。③Ras相关蛋白Rab-1：可能参与囊泡运输，从而参与靶细胞的吞噬作用。④肌球蛋白Ⅱ重链以及肌球蛋白ⅠE：可能参与吞噬作用。⑤绒毛蛋白1（villin-1）：可能参与肌动蛋白依赖性致病过程。

临床表现 PAM通常发生在最近有淡水湖泊或游泳池游泳史的健康儿童或成年人中，一经感染，很快致命，一般在症状出现后72小时内死亡。症状开始于严重的头痛、发热和食欲减退，接着出现恶心、呕吐和脑膜刺激症状，可出现嗅觉和味觉障碍，也可能发生视觉障碍。患者可能会经历迷茫、易怒、躁动等阶段，也可能发生全身性癫痫。嗜睡和易怒通常会消退为无意识和昏迷。

诊断 PAM诊断的最主要途径是直接显微镜鉴定患者脑脊液中活的或被染色的福氏耐格里阿米巴。在脑脊髓液中很容易看到运动的阿米巴，通过其边缘形状

和渐进性运动可与其他细胞区别。脊髓液涂片常用瑞氏染色或吉姆萨染色，染色后的阿米巴细胞质为天蓝色，细胞核为粉红色。除了显微镜观察外，还可采用免疫荧光分析、酶联免疫吸附试验、流式细胞术和聚合酶链反应（PCR）等诊断方法。临床上，PAM 与细菌性脑膜炎的脑脊液分析结果相当，如红细胞计数增加，从最初 $250/\mu l$ 到晚期的 $25000/\mu l$；白细胞计数（主要是中性粒细胞）增加，范围 $300/\mu l \sim 26000/\mu l$，葡萄糖水平较低，蛋白质含量增加等。

治疗 由于福氏耐格里阿米巴感染在人群中罕见，尚无临床研究评估某一治疗方案的有效性，药物治疗主要基于病例报告和体外研究。两性霉素 B 是较公认的治疗药物，也有报道氟康唑、咪康唑、米替福星、阿奇霉素和利福平用于该虫感染的治疗。

流行病学 福氏耐格里阿米巴分布于除南极洲以外的所有大陆，在温暖的赤道国家尤为常见，主要存在于食物充足的温暖水域中，影响其在环境中分布和数量的关键因素有温度、盐度、食物（一些细菌、病毒、蓝藻等）是否充足等。PAM 的发病率有逐年增加趋势，所以 PAM 被称为新兴传染病。大多数 PAM 病例来自于发达国家，少数源自发展中国家，可能是因为在发达国家人们对 PAM 的认知更高，而不是发病率更高。PAM 的分布在很大程度上反映了温暖地区的人口分布情况。

（王增蕾）

Kēshì jíāmībā

柯氏棘阿米巴 （*Acanthamoeba culbertsoni* Culbertson, 1958）

隶属肉足鞭毛门，叶足纲，裂核目，棘阿米巴科，棘阿米巴属。

在世界范围内分布，多存在于自然环境中，以细菌和藻类为食。同时也能感染人类或其他哺乳动物，属于一种机会性病原体，于 1976 年首次从人体中分离出来。多寄生于眼睛、皮肤或脑部，导致棘阿米巴角膜炎（AK）、肉芽肿性阿米巴脑炎（GAE）和皮肤棘阿米巴病等严重疾病。

形态和生活史 柯氏棘阿米巴的生命周期包括两个阶段：活跃的营养滋养体阶段和静止的抗性包囊阶段。滋养体具有典型的棘阿米巴形态学外观，棘状伪足，单核，以细菌和藻类为食。在不利环境下，如极端温度或 pH 值，滋养体会转化为双壁包囊，有强抵抗力。其中滋养体为致病繁殖阶段，可随空气或灰尘直接入眼，或进入呼吸系统，沿嗅神经上皮直接进入中枢神经系统，或经破裂皮肤入血扩散，跨越血脑屏障进入中枢神经，进而破坏人体免疫系统，引起严重疾病。

致病机制 柯氏棘阿米巴感染的发病机制仍知之甚少，在高温和渗透压下生长的能力是致病的重要特征。棘阿米巴还支持空肠弯曲菌、嗜肺军团菌、禽分枝杆菌、铜绿假单胞菌、腺病毒和真菌等人类病原体的胞内复制和存活，是致病微生物的"活体储存器"，保护其免受不利条件、消毒剂等的影响，并增强了其毒力，同时这些共生体也增强了棘阿米巴的致病性。柯氏棘阿米巴被归类为棘阿米巴属的基因型 T4 类别，一种人类最常见的致病类型，主要与棘阿米巴角膜炎相关，所致病例占棘阿米巴角膜炎总病例的 90% 以上。

临床表现 棘阿米巴角膜炎的症状因人而异，主要表现为眼部疼痛、红肿、视物模糊、对光

敏感、有异物感和流泪等。由棘阿米巴引起的皮肤感染可表现为红色结节、皮肤溃疡或皮肤脓肿。GAE 症状包括精神状态变化、协调性丧失、发热、肌无力或部分瘫痪等。

诊断 在中枢神经系统感染的病例中，对脑脊液进行涂片、染色或直接显微观察可诊断，对角膜损伤或皮肤感染患者进行局部刮片处理，或对这些组织分离物进行培养或分子诊断，包括血清学实验、聚合酶链反应（PCR）技术等。

治疗 对于 GAE 尚无有效疗法，AK 通常需要角膜移植。

流行病学 柯氏棘阿米巴属于自由生活阿米巴，在世界各地均有发现，并已从各种环境源中检测出来，包括空气、土壤、灰尘、自来水、淡水、海水、泳池、隐形眼镜和空调机组等。水环境中有无棘阿米巴和浊度之间存在显著差异，浊度可能是棘阿米巴存在的有利条件，同时未发现棘阿米巴浓度与水质参数之间的显著相关性。因此，准确了解柯氏棘阿米巴的生态信息和在自然环境中的分布至关重要。

（王增蕾）

Kǎshì jíāmībā

卡氏棘阿米巴 （*Acanthamoeba castellanii* Aldo Castellani, 1930）

隶属肉足鞭毛门，叶足纲，裂核目，棘阿米巴科，棘阿米巴属。属于自由生活阿米巴，营自生生活，以细菌为食，同时也是细菌、病毒和真菌等抗阿米巴微生物的良好宿主。其已从土壤和水环境中分离出来，是棘阿米巴属中最多见的致病种，可从皮肤伤口、穿透性角膜外伤、损伤的眼结膜或经呼吸道、生殖道等进入人体，引发严重的棘阿米

巴角膜炎（AK）或脑部感染，称为肉芽肿性阿米巴脑炎（GAE），一种致死率非常高的中枢神经系统慢性疾病，常发生于人类免疫缺陷病毒（HIV）等免疫功能低下人群中。卡氏棘阿米巴最初是作为酵母培养物中的一种污染物于1930年被阿尔多·卡斯泰拉尼（Aldo Castellani）首次发现。

形态和生活史 卡氏棘阿米巴有滋养体期和包囊期。滋养体直径15~50μm，具有多个独特的细长、棘状质膜突起，单核，核仁大而居中。包囊直径18~30μm，双层囊壁，外壁褶皱，内壁光滑，内外连接处形成棘孔。滋养体为卡氏棘阿米巴的活性形式，常以细菌和环境中的碎片为食。当环境条件不适宜时，滋养体分化为包囊，包囊对外界环境的抵抗力极强，对一般抗菌药物、氯化物、化学消毒剂等均不敏感。侵入人体后，多数寄生于脑、眼、皮肤等部位，以二分裂方式进行繁殖，繁殖周期平均10小时。

致病机制 中枢神经入侵途径包括经呼吸道和破裂皮肤侵入后的血源性传播，以及感染鼻窦上皮后沿嗅觉神经的迁移途径。血源性传播可能会导致扩散性疾病，阿米巴是通过细胞旁途径或跨细胞转移等机制穿过毛细血管内皮的血脑屏障，从而引发致死率大于90%的GAE。

临床表现 脑部感染时，患者出现头痛、颈部僵硬、反胃呕吐、疲惫、思维混乱、对周围的人和环境缺乏反应、失去平衡感及对身体的控制、癫痫和出现幻觉等症状。病程超过数周，患者通常死亡。眼部暴露后，经穿透性角膜外伤或损伤的眼结膜侵入导致棘阿米巴角膜炎，其症状与其他的许多普通眼部感染相似，

通常会持续数周至数月，主要表现为眼痛、眼红肿、视物模糊、对光敏感、眼睛有异物感及多泪等。

诊断 对于GAE和棘阿米巴疾病的监测需要对脑脊液、活检组织或组织样本中的生物体、核酸或抗原进行实验室确认。对脑脊液的直接显微镜检查可观察到滋养体或囊型的阿米巴。在多数情况下，GAE的最终诊断取决于组织样本的组织学检查。虽然分子生物学方法有优于组织学诊断的优势，但在临床实验室中未广泛使用。同时，质谱技术的出现也为快速准确地鉴定棘阿米巴提供了可能。

治疗 尚无标准治疗方法。根据病例报道，米替福星有较好疗效。此外，体外研究发现艾沙康唑和泊沙康唑也具有抑制卡氏棘阿米巴的活性。

流行病学 卡氏棘阿米巴呈世界性分布，可在土壤和尘埃、新鲜水源如湖水、河水和温泉、矿物盐水和海水中发现，也可以存在于泳池、热盆浴、直饮水，甚至加热、通风、空调和加湿等设备中。1958年在卡氏棘阿米巴的灵长动物实验模型中发现了肉芽肿性脑炎，致死率大于90%，与原发性阿米巴脑膜脑炎不同，没有明显的季节或地理优势。

（王增蕾）

fèifèi Bālāmǔxī āmǐbā

狒狒巴拉姆希阿米巴（Balamuthia mandrillaris，1986）

隶属肉足鞭毛门，叶足纲，长阿米巴目，巴拉姆希科，巴拉姆希属。是一种机会致病原虫，属于自由生活阿米巴。1986年，该虫在美国加州圣地亚动物园一只死于脑炎的狒狒脑组织尸检中被首次发现，经过显微镜观察、抗原分析

及rRNA测序后，将其定义为一个新属——巴拉姆希阿米巴属。狒狒巴拉姆希阿米巴仍是该属内已知的唯一一种类。该虫可感染人类、非人灵长类、犬类和偶蹄类等，在世界各地均有发现，但多分布于温带区域。不同年龄段免疫功能正常和低下个体均可感染，在人类和其他动物中能引起严重的皮肤感染和致命的中枢神经系统脑炎。

形态和生活史 狒狒巴拉姆希阿米巴的生活史包括两个阶段：滋养体和包囊。当环境适宜时，滋养体为该虫的感染期。滋养体呈圆形或卵圆形，直径12~60μm，含一个大的泡状核，核仁居中（偶见2核或多核），含有线粒体、核糖体、内质网等细胞器。滋养体为典型的分支结构，无鞭毛，有指状伪足，通过伪足横行移动，较其他阿米巴运动迟缓。通过二分裂进行无性繁殖。在某些不利条件下，如营养缺乏、生长空间不足、pH和温度过高或过低等均会使该虫从滋养体形式转化为包囊形式，称为包囊形成。包囊可以确保生物体在不利的环境条件下生存。包囊呈圆形，比滋养体小，直径6~30μm。电子显微镜下可见，包囊壁有三层结构，分别是薄的波浪形外囊、纤维状中囊及厚的圆形内囊，但在光学显微镜下仅观察到圆形坚硬的内层和波浪形外层的双壁层，胞质中有致密的囊泡和透明的空泡，许多包囊有较强的环境抵抗力，能够耐受持续冻融、70℃高温，对洗涤剂、紫外线、氯和喷他脒羟乙磺酸盐均有耐受性。在有利条件下，即营养充足、pH适中、温度适中（30~37℃），包囊可继续分化为滋养体形式，称为脱囊。

致病机制　滋养体和包囊均可通过呼吸道或皮肤上的开放伤口感染人类，或经鼻或口吸入包囊，亦可通过器官移植等血源性传播引起感染，潜伏期尚不明确，可能为数周或数年。该虫可感染不同器官，但主要感染皮肤和脑，引起皮肤损伤和狒狒巴拉姆希阿米巴脑炎（BAE）。BAE 是一种罕见且致命的肉芽肿性阿米巴脑炎，病死率大于 98%。BAE 呈亚急性和慢性过程，多发现于免疫功能异常的个体，一般持续 3 个月到 2年；在非免疫缺陷儿童和婴幼儿亦可发病且呈急性过程。BAE 不仅限于人类，在其他哺乳动物中也有发现，包括狒狒、猴子、猩猩、绵羊、狗和马等。与 BAE 相关的发病机制和病理生理学仍不完全清楚，可能与阿米巴穿越血脑屏障有关。

临床表现　狒狒巴拉姆希阿米巴感染后，初始症状有头痛、吞咽困难、颈强直、恶心和低热；随着病情进展，患者出现昏昏欲睡、行为异常及言语错乱，甚至出现面部偏瘫或身体虚弱及运动受限；病情进一步恶化后，患者缺乏刺激反应，伴有肺水肿或肺炎、局灶性癫痫发作以及畏光，最终死亡。

诊断　BAE 能发生于免疫功能正常的个体中，且与其他类型的脑膜炎有共同的特征，因此误诊率较高。实验室诊断是确认狒狒巴拉姆希阿米巴感染的最佳方法，可以通过免疫荧光和聚合酶链反应（PCR）技术来实现。

治疗　除对症治疗外，2017年美国疾病控制与预防中心（CDC）推荐采用喷他脒羟乙磺酸盐、米替福星、氟康唑、氟胞嘧啶、磺胺嘧啶和大环内酯类抗生素（阿奇霉素和/或克拉霉素）进行抗菌治疗。

流行病学　水源、土壤和灰尘中的滋养体或包囊是该虫的主要传染源，但 BAE 潜伏期较长，尚无法确认准确的传染源。全世界已报道了近 200 起病例，以拉丁美洲和美国西南部居多。但由于对狒狒巴拉姆希阿米巴物种的认知不足、诊断不善及卫生体系较差等缘故，全球 BAE 病例的确切数量尚不清楚。大多数病例来自温带地区，其中西班牙裔占比最多，易感原因可能多是土壤暴露工作者，但仍不确定。

防制　由于大量 BAE 感染与接触土壤有关，感染前期很难被发现，后期进入中枢神经系统后，将很难被控制。因此，最有效的预防措施是防止阿米巴进入宿主，即有皮肤损伤的人员在处理土壤时应穿戴防护服；免疫功能低下的人员应警惕野外游泳，避免水中感染的风险。

（王增蕾）

huánbāozǐchóng

环孢子虫（*Cyclospora cayetanensis* Ortega，1992）　隶属球虫纲，真球虫目，艾美虫科，环孢子虫属。人体感染环孢子虫后会引起腹泻称为环孢子虫病，又称圆孢子虫病。1994 年，奥尔特加（Ortega YR）鉴定该虫是可以感染人的致病虫种。

形态　环孢子虫的卵囊分为未成熟（未孢子化的）卵囊和成熟（形成孢子的）卵囊。未成熟卵囊呈圆形，直径 8~10μm，有双层囊壁，内含 1 个桑椹体，直径 6~7μm。桑椹体有一层包膜，内有 3~9 个直径 2~3μm 的折光颗粒，呈簇状排列。成熟卵囊内含 2 个孢子囊，每个孢子囊又有 2个子孢子。

生活史　从人粪便中排出的卵囊是未成熟卵囊，在外界22~32℃ 的适宜环境下，经历数天到数周，囊内子孢子形成，发育为感染期卵囊（隐孢子虫则是排出体外就具有感染性）。人吞食成熟卵囊污染的食物或饮水后，在空肠内消化液作用下脱囊，子孢子逸出并侵入小肠上皮细胞，进行裂体增殖和有性增殖，最后发育成含有折光性颗粒的未成熟卵囊，随粪便排出体外。

致病机制和临床表现　环孢子虫感染潜伏期约 1 周，典型症状是腹泻，免疫功能低下者会有严重腹泻，可持续 4 个月或更长的时间。此外还有低热、食欲减退、腹胀、腹痛、恶心呕吐、乏力、肌痛和消瘦等症状。未经治疗者可持续数天到 1 个月或更长，并可出现反复。在环孢子虫病地方性流行的国家，由于频繁地感染，可表现为轻微症状或隐性感染。

诊断　粪便镜检发现特征性的环孢子虫卵囊可确诊，需多次粪检，粪便标本经改良抗酸染色后容易发现卵囊。卵囊染色后见双层卵囊囊壁，直径 8~10μm，环孢子虫与隐孢子虫的主要区别是直径大小。有时当原虫处于细胞内期时，只能靠肠组织活检查才能确诊。

治疗　首选抗生素为甲氧苄氨嘧啶-磺胺甲基异噁唑（复方新诺明）。对于有免疫功能低下的基础疾病或艾滋病的患者，感染环孢子虫表现为迁延性、反复发作性腹泻，需加大用药量并延长服药时间。备选药物为喹诺酮类。

流行　全世界 27 个国家先后报道了环孢子虫感染的病例，大部分发生在热带或亚热带地区。已报道该虫感染的地区有美洲大陆、澳大利亚、加勒比海地区、英国、东欧、非洲、东南亚和南亚次大陆。除个别为暴发流行外，均为散发病例。美国和加拿大曾发生因进口危地马拉树莓被环孢子虫污染，发生数千人集体感染事件。

防制 环孢子虫病是通过被污染的食物或水传播，经口感染。因此，注意食品卫生、养成良好的卫生习惯，如饭前便后洗手、不食不洁食物、提倡吃熟食等，均可以有效地预防该病的传播。

(卜玲毅)

Kǎyētǎ huánbāozǐchóng

卡耶塔环孢子虫 (*Cyclospora cayetanensis* Ashford，1979)

隶属球虫亚纲，真球虫目，艾美虫科，孢子虫属。是已知唯一感染人类的环孢子虫。1979 年，阿什福德 (Ashford RW) 在巴布亚新几内亚首次报道该虫感染人类，因其在紫外光下自发荧光，经常被描述为蓝绿藻样体或球虫，直到 1993 年，奥尔特加 (Ortega YR) 首次对该虫进行详细描述，并将其归类于环孢球虫属，次年被正式命名为卡耶塔环孢子虫。该虫感染导致环孢子虫病，与其在肠道增殖引起的炎症反应相关，主要临床症状为持续性水样腹泻。

形态 卡耶塔环孢子虫卵囊呈球形，直径 8 ~ 18μm，壁薄 (< 1μm)，无色，囊壁为双层，存在极体和残留体。成熟卵囊中含有两个孢子囊，每个孢子囊含 2 个子孢子，子孢子呈长条状，大小 1μm×9μm，无晶样体或折射体。其他形态尚未完全阐明，已在患者空肠上皮细胞中发现了裂殖体和配子体，并在获得性免疫缺陷综合征 (艾滋病) 患者的肠上皮细胞中发现裂殖子和二分裂的裂殖体。

生活史 宿主摄入被成熟卵囊污染的食物或水后，卵囊中的孢子在肠腔逸出，侵入十二指肠和空肠上皮细胞，孢子发育成滋养体，滋养体继续发育成两种不同的裂殖体。其中一类裂殖体 (大小未知) 中含 8 ~ 12 个小裂殖子 (长 3 ~ 4μm)，成熟裂殖体破裂，裂殖子和逸出继续侵入细胞，进行无性繁殖；另一类裂殖体含 4 个长裂殖子 (12 ~ 15μm)，裂殖子发育成为配子体，雌雄配子体结合并继续发育成为卵囊，卵囊脱落进入肠腔，随粪便排出。卵囊在适宜的外环境中进行孢子化，形成具有感染性的成熟卵囊。

致病机制和临床表现 感染潜伏期为 2 ~ 11 天，主要症状是大量水样腹泻，并可出现腹部疼痛、恶心、低热、乏力和体重减轻。感染导致的症状多为自限性，但在免疫功能低下患者中可表现为严重、长期或慢性腹泻。空肠活检显示肠绒毛黏膜改变、弥漫性水肿和炎症细胞浸润、反应性充血、血管扩张和毛细血管充血。在疫区，老年人和幼儿的临床症状较青壮年更为严重，此外，无症状携带者也很常见。该虫感染后可能出现吉兰-巴雷综合征和反应性关节炎综合征，还可能侵犯其他器官导致艾滋病患者出现胆道疾病，引起非结石性胆囊炎和胆管炎，发病机制尚不清楚，可能是该虫自肠腔移行至胆管进行发育导致的。

诊断 实验室主要采用涂片法检查粪便样本中的环孢子虫卵囊，应检查 10 天内隔日采集的 3 份样本以提高检测灵敏度。可利用甲醛-乙醚浓集卵囊以提高检出率。由于该虫卵囊形态较小，可能与阿米巴或炎症细胞混淆，可使用改良的抗酸染液以提高分辨率，利用 1% H_2SO_4 作为不含酒精的脱色剂、添加二甲亚砜等以实现更好的渗透，能更好地显示卵囊内部结构。此外，可利用该虫卵囊自发荧光进行辅助检测，当暴露于波长 365nm 的紫外光时，卵囊呈蓝色，暴露于波长 450 ~ 490nm 光呈绿色。还可利用分子生物学方法，通过聚合酶链反应 (PCR) 检测该虫特异性基因片段进行诊断。

治疗 甲氧苄氨嘧啶-磺胺甲基异噁唑 (复方新诺明) 是治疗环孢子虫病的首选药物，对免疫功能正常和免疫低下的患者均有效。磺胺药物过敏患者可使用环丙沙星进行替代治疗，但疗效不及 TMP-SMX。

流行病学 卡耶塔环孢子虫主要经粪-口途径传播，通过摄入被卵囊污染的食物或水被感染。该虫呈世界性分布，发达国家和发展中国家均有报道，在热带和亚热带地区更为常见。流行区域主要包括中美洲、南美洲、中东、印度及东南亚地区，感染率随当地卫生水平和人群免疫水平不同而有较大差异，在免疫功能低下患者中的发病率更高。

防制 预防感染以注重卫生条件为主，防止卵囊污染食物和水源。尚无预防该虫感染的疫苗。

(王增蕾)

děngbāozǐqiúchóng

等孢子球虫 (*Isospora spp.*)

隶属真球虫目，艾美球科，广泛寄生于哺乳动物、鸟类和爬行动物的肠道。已在不同动物粪便中发现了 250 余种不同的等孢子球虫，大多动物宿主并不出现感染症状，但该虫可使人类及哺乳期猪出现腹泻等严重症状。感染人类的主要为贝氏等孢子球虫和纳塔尔等孢子球虫。

形态和生活史 等孢子球虫

的生活史包括无性和有性增殖两个阶段。在体内，等孢子球虫卵囊被误食后，卵囊内的子孢子在小肠上段逸出，侵入肠上皮细胞发育成滋养体，经裂体增殖发育成裂殖体，裂殖体发育成熟后释放出裂殖子可侵入新的上皮细胞进行无性增殖。有性生殖约在感染1周后开始，一部分裂殖子发育成雌雄配子体，其结合后形成合子，而后发育成卵囊，卵囊落入肠腔随宿主粪便排出体外。卵囊坚硬，可在环境中存活数月。在适宜的温度和湿度环境下，卵囊中的孢子发育成熟。部分贝氏等孢子球虫的裂殖子可离开小肠在肠外组织如肝、脾和淋巴结等形成休眠子样卵囊。

致病机制和临床表现 经过约1周的潜伏期后，等孢子球虫会引起患者水样腹泻、恶心、呕吐、腹痛、肌痛、食欲减退和疲劳。球虫病为自限性，2～3周可痊愈，但痊愈后2～3周仍可排出卵囊。在婴儿及免疫功能障碍者（尤其是艾滋病患者）中，症状可能会延长（10～12周），可出现严重临床症状，如发热、腹痛、脂肪性痢疾、持续水样痢疾、肠胃气胀和体重骤降，严重者可引起死亡。感染也可无明显症状。

诊断 通过检测粪便样本中的球虫卵囊进行确诊，利用改良抗酸染料或改良番红染料进行粪便样本染色，或差异显微镜或明视野显微镜（碘作为对比溶液）进行湿片镜检。利用荧光显微镜进行湿片镜检可较灵敏地检测到贝氏等孢子球虫。

治疗 球虫病治疗首需补液。可用甲氧苄氨嘧啶-磺胺甲基异噁唑（复方新诺明）联合治疗，连续7～10天。人类免疫缺陷病毒（HIV）感染者的疗程应需更长。

球虫病的并发症包括反应性关节炎、吉兰-巴雷综合征、赖特综合征、胆囊炎和胆管炎，主要发生于艾滋病患者。

流行病学 等孢子球虫呈世界性分布，以热带和亚热带地区更为普遍，如南美洲、非洲、中东和东南亚地区。

防制 社区预防中，防止动物或人类粪便污染水源和食物（主要是蔬菜和水果）可以降低传播风险。以净水清洗蔬菜和水果可减少潜在感染机会。

（王增蕾）

贝氏囊等孢球虫（*Cystoisospora belli* Wenyon，1923）

隶属真球虫目，艾美虫科，等孢子虫属。曾称贝氏等孢球虫，是感染小肠上皮细胞的机会致病原虫。免疫功能正常者感染时会引起自限性的水样便腹泻，而获得性免疫缺陷综合征（艾滋病）患者感染该虫后会引起严重虚弱的慢性腹泻。

形态 贝氏囊等孢球虫卵囊呈长椭圆形，大小（20～30）μm×（10～19）μm，未成熟卵囊内含有一个大而圆的细胞，成熟卵囊内含有2个椭圆形孢子囊，每个孢子囊的大小为（9～11）μm×（7～12）μm，含有4个半月形的子孢子和一个残留体，无囊塞。

生活史 宿主由于食入成熟卵囊污染的食物和饮水，卵囊进入消化道后，子孢子在小肠逸出并侵入肠上皮细胞发育为滋养体，经裂体增殖发育为裂殖体，裂殖子侵入附近新的上皮细胞继续进行裂体增殖或形成雌雄配子体。雌雄配子结合形成合子发育为卵囊，卵囊落入肠腔随粪便排出。卵囊的孢子形成可在宿主体内或外界进行，发育为成熟卵囊。生

活史不需要中间宿主。

致病机制和临床表现 贝氏囊等孢球虫感染常无症状或具自限性。最典型的症状是突发的无脓血的水样便，同时还伴有发热、乏力、食欲减退、腹痛、头痛、恶心和脱水等症状。艾滋病患者会因持续数周的腹泻或脂肪性腹泻而体重减轻，甚至引起死亡。临床需与隐孢子虫病鉴别，如果没有长期的药物治疗还会复发。有时会出现嗜酸性粒细胞增多，这是不同于其他原虫感染的地方。

诊断 在粪便中发现贝氏囊等孢球虫卵囊即可确诊，因卵囊微小，常规粪检不易发现，故漏诊机会较大，可采用改良抗酸染色等方法检测并要多次检测。

治疗 乙胺嘧啶和磺胺嘧啶对贝氏囊等孢球虫病有一定疗效，甲氧苄氨嘧啶-磺胺甲基异噁唑（复方新诺明）对治疗免疫抑制患者的慢性感染有效。

流行病学 贝氏囊等孢球虫病是全世界分布，感染最常见于热带和亚热带地区，该病在艾滋病流行区和贫穷地区的发病率更要高于其他地区。美国的艾滋病患者中，其发病率为15%。

防制 预防贝氏囊等孢球虫感染应注意饮食卫生。

（卜玲毅）

微孢子虫（*Microsporidium spp.*）

隶属顶复门，孢子纲，真球虫目，多个属内虫种的总称。分布广，已发现有8个属至少15种微孢子虫可以感染人，常见的有匹里虫属、脑胞内原虫属、肠上皮细胞微孢子虫属和微粒子虫属中的虫种，引起微孢子虫病。微孢子虫属于机会致病原虫，免疫受损或免疫抑制人群易感染。

形态 成熟孢子为卵圆形，

大小为（0.8~1）μm×（1.2~1.6）μm，具折光性，革兰染色呈阳性，吉姆萨或 HE 染色，着色均较淡，孢子壁光滑。孢子母细胞呈香蕉形，一端较尖，一端钝圆，大小为（3~5）μm×（4~8）μm。HE 染色显示，细胞核位于虫体中部呈深紫红色，核与外膜之间有管状物，着色较淡。

生活史 微孢子虫感染阶段的成熟孢子在外界能存活很长时间，微孢子虫经消化道进入人体后，通过血液循环而到达不同部位。孢子伸出极管侵入宿主细胞，通过极管将孢子原浆注入宿主细胞。在细胞内，孢子原浆可通过二分裂增殖和裂体增殖，有些微孢子虫是在宿主细胞胞质中的纳虫空泡内生长繁殖，有的则直接在宿主细胞胞质中生长，最终经孢子增殖并形成一个厚壁发育为成熟孢子，孢子增加到一定数量充满整个细胞，细胞破裂释放出成熟孢子侵入新细胞。一般 3~5 天为 1 个周期，无有性生殖期。

致病机制和临床表现 因微孢子虫是机会致病性原虫，免疫功能低下的人如艾滋病患者易患病。临床表现与感染的微孢子虫种和宿主的免疫状态有关。该虫所致典型病变为局灶性肉芽肿、脉管炎及脉管周围炎。

消化道微孢子虫感染好发于空肠，其次为十二指肠远端。肠道微孢子虫病主要表现为消瘦及慢性腹泻，水样便，一天 4~8 次，无黏液或脓血，伴有恶心、食欲减退或腹痛。角膜炎患者有畏光、流泪、异物感、眼球发干、视力下降和视物模糊等症状；肌炎患者出现进行性全身肌肉乏力与挛缩，体重减轻，低热及全身淋巴结肿大；中枢神经系统感染者有头痛、嗜睡、神志不清、呕吐、躯体强直及四肢痉挛性抽搐等症状；肝炎患者早期有乏力、消瘦，后出现黄疸，腹泻加重，伴发热并迅速出现肝细胞坏死。弥散性微孢子虫病表现为胆囊炎、肾衰竭和呼吸道感染，持续咳嗽、呼吸困难和气喘，头痛、鼻塞等症状。

诊断 电镜检查病原体是最可靠的诊断方法，利用染色的活组织印片、涂片或切片光镜检查，也具有诊断价值。粪便直接涂片用改良三色染液染色，孢子壁呈鲜樱红色。另外，鸡胚、小鼠腹腔接种或 ELISA 等免疫学诊断也可试用。

治疗 尚无有效治疗方法，可试用阿苯达唑、甲氧苄氨嘧啶-磺胺甲基异噁唑（复方新诺明）、依曲康唑及甲硝唑等。

流行病学 微孢子虫病是人兽共患病，广泛分布于非洲、欧洲及美洲等地。男性明显多于女性，各年龄组均可感染，人类微孢子虫感染与宿主的免疫功能受到抑制有密切关系。

防制 加强对腹泻患者的检查并及时治疗，减少传染源。注意个人卫生及饮食卫生，增强机体免疫力，可减少感染的机会。

（卜玲毅）

yǐnbāozǐchóng

隐孢子虫 （Cryptosporidium spp.）

隶属顶复门，球虫亚纲，真球虫目，艾美亚目，隐孢子虫科，隐孢子虫属。能够感染动物和人类，导致人兽共患的隐孢子虫病，主要表现为腹泻。隐孢子虫是引起人类腹泻的 6 种主要病因之一。宿主广泛，能够感染哺乳动物如人、禽类、爬行动物、两栖类和鱼类。1907 年，捷克寄生虫学家恩斯特·爱德华·泰泽（Ernest Edward Tyzzer，1875~1965 年）首次在实验室小鼠的胃黏膜隐窝发现，并于 1912 年将其命名为细小隐孢子虫。1976 年，尼姆（Nime）报道首例人隐孢子虫感染患者。20 世纪 80 年代初发现，隐孢子虫感染能导致获得性免疫缺陷综合征（艾滋病）患者虚弱、慢性感染和高病死率，是导致免疫功能低下人群急性腹泻的常见原因。中国于 1987 年首次报道人感染隐孢子虫。已有 16 种公认的隐孢子虫，能够感染人的隐孢子虫包括人隐孢子虫、微小隐孢子虫、火鸡隐孢子虫、犬隐孢子虫、猫隐孢子虫、小鼠隐孢子虫、安氏隐孢子虫和猪隐孢子虫等。该虫是公认的主要水传播寄生虫，是水质监测两虫之一（隐孢子虫和蓝氏贾第鞭毛虫）。

形态和生活史 该虫生活史较复杂，需 5~11 天。水或食物中的厚壁卵囊被误食进入人体，在肠内消化液的作用下，卵囊中的 4 个子孢子逸出，侵染肠道上皮细胞并在其中发育成滋养体，滋养体进行裂体增殖，发育成含有 6~8 个裂殖子的 I 型分裂体，裂殖子逸出后，部分裂殖子继续侵染周围上皮细胞发育成 I 型分裂体；部分裂殖子发育成含 4 个裂殖子的 II 型分裂体，裂殖子逸出后进行配子增殖并发育成配子体，雌配子体发育成熟后结合形成合子，并继续发育成含 4 个子孢子的薄壁卵囊或厚壁卵囊，薄壁卵囊约占 20%，能继续直接侵染宿主肠上皮细胞。厚壁卵囊中含 4 个裸孢子，无孢子囊，厚壁卵囊脱落进入肠腔，随粪便进入环境中传播，继续感染其他宿主。

致病机制 该虫寄生在肠道上皮细胞，引起细胞受损，肠黏膜萎缩、变粗、脱落，影响营养和水吸收，发生腹泻。

临床表现 隐孢子虫病的潜伏期为5~28天，平均为1周，水样腹泻是最常见的临床症状，特征类似霍乱。隐孢子虫在免疫能力和免疫功能低下的个体中都会导致中度至重度的机会性感染，后者更易受到潜在致命性影响。免疫功能强的个体通常出现自限性疾病，表现为急性大量水样腹泻，伴有腹痛和其他肠道症状，包括呕吐、低热、全身不适、虚弱、乏力、食欲减退、恶心、发冷和出汗，症状持续较短，一般为1~2周。隐孢子虫感染的严重程度、持续性和临床转归与虫种特征及宿主的免疫状态、暴露频率密切相关。对免疫功能低下者，如婴幼儿、艾滋病患者、老年人和患有慢性病、营养不良、化疗和器官移植患者，病程可持续数月或更长，或由急性转归为慢性反复发作，甚至危及生命。晚期艾滋病患者，无论年龄大小，都极易感隐孢子虫病，多数出现长期严重腹泻，是导致患者死亡的重要原因之一。此外，该虫感染还可导免疫功能低下者非典型胃肠道疾病、胆道疾病、呼吸道疾病和胰腺炎。

人隐孢子虫和微小隐孢子虫感染占90%以上。不同种类隐孢子虫感染导致的症状不同。人隐孢子虫感染主要导致腹泻、恶心、呕吐和周身不适；微小隐孢子虫、火鸡隐孢子虫、犬隐孢子虫和猫隐孢子虫仅与腹泻有关。此外，人隐孢子虫感染还导致一些非肠道症状，包括关节痛、眼痛、反复头痛和乏力等，而微小隐孢子虫感染则通常无相关症状。

诊断 通过实验室镜检粪便或环境样本检测卵囊，常用方法有改良抗酸染色法、金胺酚染色法、金胺酚-改良抗酸染色法等。为提高卵囊检出率，涂片染色前可使用甲醛-乙酸乙酯沉淀法浓集卵囊。但镜检的方法只能检测到卵囊存在，仍需利用分子生物学技术如聚合酶链反应（PCR）进行分型分析，这样可扩增结构或持家基因的特异性片段，其中基于18S rRNA序列进行的分型最普遍。

治疗 包括对症治疗、抗虫治疗和免疫治疗等。口服或静脉补液以防止因腹泻导致的脱水和电解质紊乱、加强营养补充和止泻是缓解症状的重要支持手段。对免疫功能低下患者，尚无有效的抗虫药物，艾滋病合并隐孢子虫腹泻应予以止泻。

流行病学 隐孢子虫呈全球性分布，每年有约5000万5岁以下儿童感染，主要集中在发展中国家。隐孢子虫病在发展中国家（5%~7%）比发达国家（1%~3%）更常见，在发展中国家是导致5岁以下儿童腹泻的主要原因之一，该年龄段儿童死亡病例中有30%~50%由隐孢子虫病引起。此外，近半数同性恋艾滋病患者可感染隐孢子虫病，是导致死亡的重要原因之一。世界卫生组织（WHO）于1986年将隐孢子虫病列为艾滋病感染的怀疑指标，中国于2003年也将该病列为必须重点防范的寄生虫病。

防制 隐孢子虫的传播主要通过粪-口途径，通过人与人、人兽共患病、水传播、食源性或空气传播直接或间接接触隐孢子虫卵囊。隐孢子虫病流行病学分析提供了最常见的风险因素，包括：与受感染个体（通常是婴儿）的人际接触、与宠物或其他家庭动物的接触、经济生活条件较差的环境卫生、缺乏安全的水供应和粪便废物处理、前往流行地区以及摄入受污染的食物或水。

隐孢子虫病主要由水源性传染导致。隐孢子虫卵囊可以在环境中存活数月，在盐水和淡水中都能保持存活并具有传染性。中国在2006年颁布的《生活饮用水卫生标准》的微生物学指标中增加了隐孢子虫指标，并于2008年7月1日开始执行。食品污染也是隐孢子虫的传染源之一，使用被污染的地表水灌溉可直接食用的蔬菜如生菜等新鲜农产品也能够导致人间接被感染。此外，被污染水源中的贝类能够过滤大量水并使卵囊富集在其鳃内，生食贝类也有感染风险。该虫卵囊在65℃以上热处理可失去传染性。

水源中的卵囊可通过常规水处理技术滤除或灭活。控制水源性隐孢子虫病暴发，需要将流域和水源水管理和保护、农业排放和径流的科学管理、水源和处理水的病原体或指示生物监测、暴发和水传播疾病监测相结合，以减少人类隐孢子虫病的水传播。采用紫外线照射和臭氧处理等替代处理方法也可以减轻隐孢子虫污染水带来的危险。

（王增蕾）

Gāngdì gōngxíngchóng

刚地弓形虫（*Toxoplasma gondii* Nicolle & Manceaux，1908）

隶属肉孢子虫科，弓形虫属。是一种分布广泛的专性细胞内寄生性原虫，能感染人和其他动物，引起人兽共患弓形虫病。由尼科尔（Nicolle）和芒索（Manceaux）于1908年发现。猫科动物是弓形虫的终宿主，几乎所有温血动物都可作为中间宿主。人因误食含有包囊或卵囊的食物或水而感染。弓形虫基因组大小约为66Mb，编码约8320个基因。

形态 包括速殖子、包囊和

卵囊三种形态阶段。

速殖子　在细胞内呈新月形或香蕉形，一端稍尖，一端钝圆，长 $4 \sim 8 \mu m$，宽 $2 \sim 4 \mu m$。吉姆萨染色后，核呈红色，位于虫体中央，细胞质呈蓝色，核与尖端之间有染成浅红色的颗粒（副核体）。细胞内速殖子多呈散在分布，大小不一；随着弓形虫的繁殖和数量增加，常见发育同步的虫体排列呈玫瑰花形。这种被细胞膜包住的速殖子群落由于没有真正的囊壁，又被称为假包囊。速殖子见于疾病的急性期，常散布于血液、脑脊液和渗出液中。

包囊　在组织中呈圆形或椭圆形，囊壁坚韧。囊内虫体为缓殖子，缓殖子形态与速殖子相似，但虫体较小，核稍偏钝圆。囊内缓殖子反复增殖，包囊体积逐渐增大，小的包囊直径约 $5 \mu m$，内含数个虫体，大的包囊直径可超过 $100 \mu m$，内含数千个缓殖子。

卵囊　呈圆形或椭圆形，直径约 $10 \mu m \times 12 \mu m$，略带绿色，具有两层光滑透明的囊壁。刚从猫粪便排出的卵囊未孢子化，在适宜的温度和湿度下卵囊发育迅速，数小时后开始孢子化，24 小时后形成 2 个孢子囊，每个孢子囊中含 4 个子孢子。

生活史　分为在终宿主中的有性生殖期和中间宿主中的无性生殖期两个阶段。

猫科动物是弓形虫的终宿主，也是中间宿主。弓形虫在猫科动物的肠上皮细胞内进行无性和有性生殖。有性生殖主要在猫小肠绒毛上皮细胞内进行，而有性生殖可以在小肠或其他肠外组织细胞内进行。当猫科动物吞食卵囊或含有包囊、假包囊的其他动物组织后，子孢子、缓殖子或速殖子在宿主体内逸出，侵入小肠上皮细胞内发育，形成裂殖体，裂殖体发育成熟后释放裂殖子，继续侵染其他肠上皮细胞，这个过程为裂体增殖时期。经过数代增殖，部分裂殖子继续发育成配子体，雌雄配子体结合发育成合子，合子继续发育形成卵囊。卵囊随宿主粪便排出体外，污染水和土壤。排出体外的卵囊在适宜条件下继续孢子化发育为成熟卵囊。成熟卵囊是重要的感染阶段。

当中间宿主摄入卵囊、包囊或假包囊后逸出的子孢子、缓殖子或速殖子侵入肠壁，通过血液和淋巴系统扩散至全身其他器官的细胞内发育繁殖。弓形虫可在细胞质或细胞核内进行二分裂或内芽生殖，形成不同的群落，如环形、半环形、多环形、长队形和玫瑰花形等，细胞破裂后速殖子继续侵入新的细胞不断发育和增殖。当机体免疫力正常时，速殖子侵入宿主细胞后，尤其是在脑、眼及骨骼肌等组织，不再迅速增殖，而是分泌特殊物质形成囊壁，在囊内缓慢增殖，直至形成独立的包囊。包囊可以在宿主体内存在数月、数年甚至终生。包囊也可破裂释放缓殖子，再侵染正常细胞重复上述过程。在宿主免疫力低下、免疫缺陷或免疫抑制，或虫株毒力增强时，则形成假包囊。假包囊内速殖子增殖迅速，细胞胀破后释放出的速殖子再侵染其他细胞，迅速造成全身广泛性感染。

致病机制和临床表现　弓形虫侵入宿主细胞后迅速复制，通过血液和淋巴循环周身扩散，在骨骼肌、心肌、肾和胎盘都能寄生，能够通过血脑屏障在脑部寄生。弓形虫的致病性与虫株毒力和宿主的免疫状态有关。

免疫功能正常的感染者　通常无症状，也可出现轻微流感样症状，如淋巴结肿大、肌肉疼痛等，持续数周至数月。但弓形虫仍以不活跃状态存在于人体内，当患者免疫低下时可能会被重新激活。

如果女性妊娠前已感染弓形虫病，由于已有对弓形虫的免疫力，未出生胎儿可受到保护；如女性在妊娠期间或怀孕前刚感染弓形虫，则可能导致母婴传播，妊娠早期感染弓形虫对胎儿的影响更为严重，可能造成流产、死胎、先天性弓形虫病婴儿（如头部异常大或异常小）。出生前感染弓形虫的婴儿在出生时通常无明显症状，但在以后生活中可能出现视力下降、精神问题和癫痫发作。

先天或后天感染弓形虫都可能引起弓形虫眼病，表现为视网膜脉络膜炎，出现眼痛、畏光、泪多、视物模糊等症状。眼病消退后可在数月或数年后复发，每次会对视网膜造成更多损伤。如视网膜的中心结构受到影响，则会逐渐丧失视力，导致失明。

免疫功能低下或受抑制的感染者　可能引发严重症状。感染人类免疫缺陷病毒（HIV）且以前未感染弓形虫的患者更有可能发展为严重的原发性感染。在免疫抑制之前感染弓形虫的患者有弓形虫病复发（再激活）的风险，出现发热、意识模糊、头痛、癫痫发作、恶心和协调不良等症状。弓形虫感染可以在妊娠前感染弓形虫的免疫功能低下的孕妇中重新激活，导致胎儿先天性感染。

诊断　血清学检测是弓形虫病的重要诊断依据。酶联免疫吸附试验（ELISA）是最常用的方法，通过检测宿主体内的特异性循环抗体或抗原诊断弓形虫病。

临床多采用同时检测 IgM 和 IgG 的方法来诊断现状感染，也可以采用病原学检测方法直接观察染色组织切片、脑脊液或其他活检材料中的寄生虫，但获取标本较困难，实施率较低。眼病的诊断需基于眼部病变的外观、症状、病程合并血清学检测进行。聚合酶链反应（PCR）和分子探针技术应用于弓形虫感染检测，灵敏度和特异度均较高，对早期诊断更有意义。

治疗 弓形虫病急性期可联合使用乙胺嘧啶、磺胺嘧啶和亚叶酸进行治疗（孕妇禁用）。健康人群可不经治疗康复。

流行病学 弓形虫病呈世界性分布，有超过 60% 的人口感染弓形虫病，在气候炎热潮湿、海拔较低的地区弓形虫感染率更高，因为卵囊在环境中更容易存活。人类通常通过三种主要的传播途径感染弓形虫病：意外摄入被卵囊污染的食物或水，摄入含有包囊的未熟肉类、贝类或未经高温消毒的奶制品，以及母婴传播。极少数可通过输血或器官移植而感染。

防制 首先，要降低食物引起的风险，肉类和海鲜需高温烹饪，水果和蔬菜在食用前要彻底去皮或清洗，勿饮未经高温消毒的羊奶，接触生肉、家禽、海鲜或未清洗的水果或蔬菜后需用洗涤剂清洗砧板、餐具、柜台和手；其次，需降低环境风险避免饮用未经处理的水，接触土壤或沙后需用肥皂水洗手；如家养宠物猫，则只给猫喂食罐装或干的商业食品或煮熟的自制食品，不喂食未煮熟肉类，防止宠物猫外出捕猎食物，每天更换猫砂，妊娠或免疫功能低下者不养新猫，且尽量避免更换猫砂。

（王增蕾）

ròubāozǐchóng
肉孢子虫 （ *Sarcocystis spp.* ）

隶属顶复门，孢子纲，真球虫目，肉孢子虫科，肉孢子虫属。一种常见于食草动物（如牛、羊、马和猪等）的寄生虫，人偶尔感染该虫可导致肉孢子虫病，这是一种人兽共患寄生虫病，呈世界性分布，主要对畜牧业造成危害。寄生于人的肠道并以人为终宿主的肉孢子虫有两种，即猪人肉孢子虫，中间宿主为猪；人肉孢子虫的中间宿主为牛。因这两种肉孢子虫均寄生于人的小肠，故统称人肠肉孢子虫。此外，许多其他动物（食肉类哺乳动物、猛禽或爬行类）的肉孢子虫也可以感染人，但人为中间宿主，在肌组织内形成肉孢子虫囊。

形态 肉孢子虫囊呈圆柱形或纺锤形，大小差别很大；长径 $1\sim5\mu m$，横径 $0.1\sim1\mu m$，囊壁内有许多间隔把囊内虫体（缓殖子）分隔成簇。成熟卵囊呈长椭圆形，内含两个孢子囊。孢子囊呈椭圆形或卵圆形，囊壁双层而且透明易破裂，其内含 4 个子孢子，大小为 $(13.6\sim16.4)\mu m\times(8.3\sim10.6)\mu m$。

生活史 人和猕猴、猩猩等动物为人肠肉孢子虫的终宿主，牛、猪分别为人肉孢子虫和猪人肉孢子虫的中间宿主。终宿主粪便中的孢子囊或卵囊被中间宿主（食草类动物）食入后，子孢子在其小肠内逸出，穿过肠壁进入血液，在多数器官的血管壁内皮细胞中形成两次裂体增殖，裂殖子进入肌组织中发育为肉孢子虫囊，多见于横纹肌及心肌。肉孢子虫囊内滋养母细胞（或称母细胞）增殖生成缓殖子。中间宿主肌肉中的肉孢子虫囊被终宿主吞食后，缓殖子释出并侵入小肠固有层，不经过裂体增殖就直接形成雌雄配子，雌雄配子结合成为卵囊，卵囊在小肠固有层逐渐发育为成熟卵囊，随粪便排出体外。

人肌肉肉孢子虫的中间宿主为人，其终宿主可能是食肉类哺乳动物、猛禽或爬行类动物。

致病机制和临床表现 人通过食入牛、猪等中间宿主肌肉中的肉孢子虫囊而感染。人体感染后，有的人可无症状或自主清除，有的则出现发热、恶心、呕吐、间歇性腹痛、腹胀、腹鸣、腹泻和食欲减退，严重者发生贫血、坏死性肠炎等。一般免疫功能正常的人群没有或仅有轻微症状，但免疫受累的宿主则可出现严重症状。

当人感染其他动物肉孢子虫的肉孢子虫囊而导致肌肉肉孢子虫病时，临床表现与寄生虫部位有关。一般无明显症状，但如寄生于重要部位则可引起明显症状，如寄生于喉头肌可引起支气管痉挛和声音嘶哑，寄生于心肌可引起心肌炎。此外，肉孢子虫囊可破坏所侵犯的肌细胞，并造成邻近细胞的压迫性萎缩，伴有发热、肌痛、肌无力、皮下肿块和血中嗜酸性粒细胞增多等。一旦囊壁破裂，释放出的肉孢子毒素可作用于神经系统、心、肾上腺、肝和小肠，严重时可致死亡。

诊断 有消化道症状的患者可采用直接涂片法、蔗糖浮聚法或硫酸锌浮聚法等，从粪便中检出囊卵或孢子囊即可确诊。肌肉内的肉孢子虫作常规活检，同时可发现有肌炎甚至肌坏死存在。

治疗 尚无特效药物，可试用磺胺嘧啶、甲氧苄氨嘧啶-磺胺甲基异噁唑（复方新诺明）和吡喹酮等治疗。

流行病学 人肠肉孢子虫病

呈全世界分布，欧洲的发病率最高，在中国分布于云南、广西和西藏等地。人肌肉肉孢子虫病主要分布在热带和亚热带地区，尤其是东南亚地区。

防制 应加强猪、牛、羊等动物的饲养管理，加强肉类卫生检疫，不食未熟肉类，切生熟肉的砧板要分开。预防人肌肉肉孢子虫病，需加强终宿主的调查，防止其粪便污染食物和水源。

(卜玲毅)

nüèyuánchóng

疟原虫 (*Plasmodium spp.*)

隶属顶复门，孢子纲，真球虫目，疟原虫科，疟原虫属。在热带、亚热带和暖温带的许多有水地域有一些以雌性按蚊叮咬吸血作媒介的疟原虫，它们感染人体后主要寄生在红细胞内，引起以周期性寒战、高热和大汗虚弱、脾大与贫血、多器官功能损伤为主要表现的疾病，即疟疾。尤其由恶性疟原虫感染所致的恶性疟，对低或无免疫力的患者，在感染的早期就可导致以高热、意识障碍、抽搐和昏迷为特征的中枢神经系统的损伤，危及生命，即恶性脑疟。

研究历史 早在 2000 多年前，人类就有对地处低洼湿地人群患以间隙发热、脾大的"瘴气"病的记述。知晓上高地规避瘴气暑气，利用植物、帐子来驱避蚊子，记载了洪水、征战、殖民和贩奴可引起疟疾的传染与发病(热带病流行)。

中国古籍对疟疾早有记述，隋·巢元方的《诸病源候论》曰："此病生岭南，带山瘴之气，其状发寒热，休作有时"；唐·白居易《新丰折臂翁》曰："云南有泸水，椒花落时瘴烟起"等。可见人们对疟疾的症候、物候、气候

(地域和季节分布)，发病率与病死率，规避发病和引起暴发流行的因素已有相当的认知。

人类对疟疾病因、病原学的探索历史久远。1847 年，德国病理学家约翰·海因里希·梅克尔 (Johann Heinrich Meckel) 在患有精神错乱的人的血液和脾中观察到黑褐色色素 (疟色素)。直到 1849 年，才发现这种色素的存在与疟疾感染有关，还有人提出疟疾菌假设 ("Bacillus malariae" causative organisum)。1880 年，在北非的法国军医查尔斯·路易·阿方斯·拉韦朗 (Charles Louis Alphonse Laveran，1845~1922 年) 发现患者红细胞内不规则形态的玻璃体内有疟色素。由此拉韦朗确认了其病原体在红细胞内的寄生属性，他在患者血样中观察到出丝现象，还准确地描述了雌雄配子、滋养体和裂殖体的形态。1885 年，意大利医师、细胞学家卡米洛·高尔基 (Camillo Golgi，1843~1926 年) 区分了间日疟原虫和三日疟原虫虫种，指出了虫种同步化与周期性发作的关系。其后切利 (Celli) 和斯蒂芬斯 (Stephens JWW) 分别于 1889 年和 1922 年描述了恶性疟原虫和卵形疟原虫。1891 年，罗曼诺夫斯基 (Romannovsky) 发明了甲基蓝/伊红经典染色法，应用至今。

1897 年，英国医师及微生物学家罗纳德·罗斯 (Ronald Ross，1857~1932 年) 在蚊胃中发现了出丝现象。在对库蚊的长期研究失败后，改对斑翅蚊 (即按蚊) 的解剖过程中发现了蚊胃壁上有带色素的小球体 (即卵囊)。在对鸟疟原虫蚊媒的观察中，观察到卵囊的破裂和释出数千的小虫体 (即子孢子) 播散至蚊体各处，包括唾液腺。

1898 年，意大利动物学家乔瓦尼·巴蒂斯塔·格拉西 (Giovanni Battista Grassi，1854~1925 年) 证实蚊传疟原虫。1900 年，英国热带医学家帕特里克·曼森爵士 (Sir Patrick Manson，1844~1922 年) 在志愿者身上验证了蚊传疟疾的理论。

20 世纪早期，人们发现奎宁治愈的士兵返回非疟区，经一定时间后疟原虫可重现血中 (复发)。1917 年，奥地利心理学家朱利叶斯·冯·瓦格纳-尧雷格 (Julius von Wagner-Jauregg，1857~1940 年) 在用疟疾治疗神经梅毒过程中，发现血传疟疾的潜伏期比 (恒定的) 蚊传疟疾的短。詹姆斯 (James)、肖特 (Shortt) 和格拉汉姆 (Garnham) 分别于 1938 年和 1948 年，在鸟疟原虫、猴疟原虫和人间日疟原虫中发现了 (肝实质细胞内的) 红外期虫体。1973 年，克莱德 (Clyde) 使用 X 线照射的子孢子的免疫接种获得成功。1976 年，特拉格 (Trager) 体外培养恶性疟原虫成功。1980 年，克罗夫斯基 (Krotoski) 对食蟹猴疟原虫进行实验，发现其子孢子接种猴后，在猴肝细胞内找到休眠子、推定了人间日疟原虫复发机制。

分类 自然界中的疟原虫超过 200 种，但寄生人体的疟原虫有 5 种，引起各具特征的疟疾，分别是恶性疟原虫、间日疟原虫、卵形疟原虫、三日疟原虫和诺氏疟原虫。

生物学特征 疟原虫属头端复合体门 (游离虫体具有头端复合体结构以利宿主细胞间转换)，孢子虫纲 (配子生殖过程中的合子形成卵囊，并在其中进行孢子增殖)，球虫亚纲 (由配子生殖、孢子增殖和裂体增殖三个阶段组

成完整生活史，以区别于另一亚纲、簇虫，它们缺失滋养体的裂体增殖），血孢子虫目（疟原虫在人体红细胞内寄生）。呈现世代交替的生活史，分别在按蚊和人体细胞内完成配子生殖、孢子增殖和裂体增殖，所产生的游离子代虫体裂殖子、动合子和子孢子都具有头端复合体结构，以进行宿主和细胞间的侵袭和转换。

形态与生活史 有以下几方面。

子孢子 雌性按蚊叮咬人时，由在蚊胃壁卵囊内形成的疟原虫经血体腔迁入唾液腺腔后，随蚊唾液注入血液，30 分钟后可在周围血中消失并钻入肝细胞内寄生。依虫种不同，它们经过 5～15 天的肝内期裂体增殖可生成上万个裂殖子。破入血窦后的裂殖子可在 20 秒内侵入红细胞，开始红内期周期性的裂体增殖并引起疟疾的临床发病。

休眠子和复发 侵入肝细胞内的间日疟原虫和卵形疟原虫的子孢子，可发育成直径约 3μm 的休眠子。休眠子经一定时间继续进行肝内期的裂体增殖；然后再进入红内期引发临床发病，称为复发。由于肝内期疟原虫与红内期疟原虫有不同的药物敏感性，对这两种疟疾在红内期治愈后还必须进行肝内期的根治。

裂殖子 柠檬样，直径一般大于 1μm，由外单层、内双层的两组生物膜组成的被膜包裹，被膜外还有一层配体性质的糖蛋白附着，抗原性强。胞内有一个球形核、一个线粒体，锥形头端内有两根具有分泌功能的袋形棒状体及其开口，棒状体围以许多泡状的微线体。

裂殖子借其被膜外的配体与红细胞膜上相应的受体亲合附着、转位和头端对接。对接后棒状体释出的富含组蛋白的分泌物引起红细胞（膜）内陷，形成纳虫窝、纳虫泡。

滋养体 在封口后纳入红细胞纳虫泡内的疟原虫，消散其内双层的被膜和头端复合体等细胞器，暂留下一个生物膜性的多层膜迷路。失去内膜的虫体可以其胞口和活跃胞质作阿米巴样变形运动，吞食和包卷血红蛋白作为主要的营养来源。这样的虫体在染色的血涂片上呈现有偏位的紫红色点状核、浅蓝色环形胞质，形似宝石戒指形状的早期滋养体，即环状体。

裂体增殖和裂殖体 红内期滋养体，虫体活跃，内质网丰富，代谢活跃。迅速增大的虫体在成熟过程中同时有核质与核膜的增生，一旦核分裂，虫体就进入裂殖体期。核分裂在其母体细胞内达到 2^3～2^5 个时，裂殖体可在其多位点的单层被膜下重新形成新生的内膜和球形芽体，并聚集新生的棒状体和微线体。每个长大的芽体在装入一个核和一段线粒体后闭锁与母体分离形成一个新生的裂殖子，母体成为残留体并遗下膜袋样包裹的疟色素颗粒。新生的裂殖子从感染红细胞内破入血，在 20 秒内入侵正常红细胞，这样一次"破"与"入"就可引起一次疟疾的临床发作，发作将趋于周期性，其周期是 48 小时，三日疟原虫为 72 小时。

配子体生成和配子体 经过几个红内期发育周期后，部分释出的裂殖子可在红细胞内逐步发育成一种单核虫体，虫体不活跃，并在其核旁有一组由多层穹隆样扁平囊和囊窝内多种泡状小体组成的极性细胞器——高尔基复合体；透射电镜中虫体被膜下可见多个膜样的嗜锇小体，这是疟原虫配子体最主要的特征。配子体有大配子体（雌性）和小配子体（雄性），两者的差别是：大配子体核质浓集（二倍体）、胞质内内质网与被膜下嗜锇小体丰富；小配子体其核质松散（八倍体），其线粒体发达而内质网与嗜锇小体少。

配子、动合子、卵囊和孢子增殖 被按蚊吸入血餐内的红内期疟原虫，只有成熟配子体能抵抗蚊胃的消化。它们在蚊胃内进行一次减数分裂或出丝后，分别发育成 1 个单倍体的雌配子和 8 个单倍体的丝状雄配子，并在受精后生成合子。动合子可钻入蚊的胃壁形成卵囊、并在其中进行孢子增殖，最后生成数万个子孢子。成熟子孢子破血餐围食膜入血体腔后游入蚊唾腺腔后具有感染性。疟原虫在蚊体内的孢子增殖过程是温度-时间依赖性的，气温高生长期短，气温低生长期长，临界温度以下停滞不发育，19℃以下恶性疟子孢子不能发育，16℃以下，间日疟子孢子不能发育。因此，作为虫媒雌性按蚊（再结合蚊媒栖息孳生自身的赖水，赖温性）其传播与强度也有地区性/季节性差异。

代谢 红内期疟原虫以消化血红蛋白获取大多数氨基酸并从血浆中获取蛋氨酸和异亮氨酸，把有毒的代谢中间产物铁卟啉等螯合成对虫体无害的疟色素颗粒。寄生哺乳动物的疟原虫，可使其感染红细胞膜的通透性增加、其葡萄糖消耗量可以超过正常红细胞的 75 倍，虫体以酵解获取能量。红内期疟原虫的葡萄糖-6-磷酸脱氢酶（G6PD）活性低，需依靠宿主酶来启动糖代谢。

红内期疟原虫代谢活跃生长

快，繁殖周期短、转型复杂，并伴有活跃的生物膜利用、更替和异常活跃的脂质代谢。在感染的红细胞膜上还有多种虫源性抗原性蛋白质，纳虫空泡也是一种低 Na^+ 高 K^+ 环境。

疟原虫与其他寄生原虫一样，不能从头合成嘌呤类核苷酸，只能依靠补救途径以获取次黄嘌呤作为其代谢来源。也不能利用宿主体内现成的蛋白结合状态的叶酸，故必须获取其前体，对氨基苯甲酸、二氢蝶呤和谷氨酸合成二氢叶酸。还原的四氢叶酸作为一碳基团的载体参加嘧啶、嘌呤和核酸的代谢，这些代谢底物是红内期恶性疟原虫体外培养基的必需成分。

遗传 特点如下。

基因组 各种疟原虫的基因组大小差异很大，恶性疟原虫，如 $3D_7$ 克隆株约为 23Mb，富含 A-T，约编码 5300 个基因，其中编码自身酶与转运体的基因少，而与宿主寄生及免疫逃避相关功能的编码基因比例高。

染色体聚散 疟原虫在其世代交替的生活史中，尚未见一般核分裂过程中的染色体聚散现象。但在加压场梯度凝胶电泳中，疟原虫基因组可出现至少 14 组位置和分子量大小不同的连锁群。

流变性基因组 疟原虫基因组中可有 10% 以上的重复序列。应用基因探针与杂交技术对相关基因作染色体定位表明，同种的不同分离株的同源染色体可有 20% 的长度差异，呈现惊人的多态性。这种异常可能是配子在蚊胃内受精时，其染色体经重排引起的，其中有删节与间插机制。这种疟原虫基因组与染色体的高度多态性，称为流变性基因组。

应用虫体克隆技术和酶谱分析表明，自然种群的疟原虫有许多酶变异，提示为一群多克隆体。克隆化的血期疟原虫，每种酶只出现一个谱线，表明是单倍体结构；而蚊体疟原虫可出现两个酶谱线，提示由双倍体的合子产生；杂交虫系具有的同源和异源基因的结构与表达符合孟德尔遗传规律。

免疫 包括获得性免疫和固有免疫。

获得性免疫 疟疾流行区的发病率有一定的年龄分布特点：6 个月内的新生儿几乎不发病；7 岁儿童是感染的峰值；15 岁后感染率感染度明显下降，此人群中可呈现较低的感染率、较低的原虫血症，许多成年人可处于一种低原虫血症而不发病的"带虫免疫"状态。

恶性疟流行区可有大量的 6 岁前儿童病死。如果恶性疟一旦传入非流行区，那将引起不分年龄段的大量（低/无免疫力）居民患病和死亡。

疟疾免疫的特点是：①有。②产生慢。③不形成完全的免疫保护。在鼠疟的动物模型中，用抗 μ 链技术破除正在形成和已形成免疫保护小鼠的 B 细胞系统后，小鼠对疟原虫的再次攻击仍具有相应的免疫保护能力。④疟疾免疫中 T 细胞可能有关键作用。

固有免疫 自然界已知的疟原虫有 200 多种，但感染人的疟原虫只有 4 种，疟原虫有很强的宿主特异性。由于人群、个体间的遗传差别，不同人群对疟原虫有不同的易感性。例如，西非居民主要为 Duffy 氏红细胞膜抗原阴性，那里几乎没有间日疟流行；疟原虫依赖于其基因编码在人 X 染色体上的 G6PD 以得到辅酶 Ⅱ （NADPH），所以 G6PD 缺陷的人群对疟疾不敏感；一种由红细胞（膜）带 3 蛋白（Band Ⅲ）改变而引起的卵圆形红细胞增多症，减少了红细胞膜的柔韧性，能抵抗疟原虫的入侵；在血红蛋白水平，其 β 链可以在第 6、26 或 57 位的氨基酸被置换而形成相应的异常血红蛋白（血症）即 C 型、E 型和 S 型血红蛋白；地中海贫血的异常血红蛋白可在其 β 链或 α 链相应的编码表达上有一个或多个碱基的改变或删节，造成血红蛋白质与量的异常改变。所有的异常血红蛋白血症都不利于疟原虫在红细胞内的寄生、存活。在许多疟疾流行区的人群中以上异常基因频率相当高。

致病机制 红内期疟原虫所致的感染红细胞的形态与结构的改变，周期性同步化的红细胞破坏与其在相应器官组织内沉淀和所引起的生理/免疫/炎性损伤是疟疾的病理基础。

红内期疟原虫寄生在由其虫体诱导的由宿主红细胞膜所形成的纳虫泡内，其虫体活泼、代谢活跃。在感染红细胞膜上还可测到相应的各期虫体蛋白（抗原），引起感染红细胞膜结构与功能的改变，如间日疟、卵形疟感染红细胞上可形成许多薛氏点（Schüffner dot）；尤其是在恶性疟原虫感染的红细胞表面形成的众多小结节，与毛细血管内皮细胞有亲合力，可粘堵重要脏器的毛细血管床，缺血缺氧后可致相应器官组织功能障碍，其中以中枢神经系统最敏感，即恶性脑疟。

周期性发作的疟疾病程可以很长，感染红细胞与每个周期可释放的 $2^3 \sim 2^5$ 个子代裂殖子及其裂殖体代谢产物释放在血中，可产生多克隆的抗疟抗体和脾大、脾功能亢进，但保护性抗原、抗体的水平并不高。

诊断　在吉姆萨染色的疟疾患者血涂片中可以查见疟原虫，特征为：在红细胞内寄生；有染成紫红色的核与浅蓝色的胞质；胞质内可见棕黄或棕黑色的疟色素颗粒；感染红细胞可有形态的改变。

红细胞内寄生的疟原虫进行裂体增殖或配子生殖可以其各个不同发育期的形态特征予以区分为：裂殖子、滋养体、裂殖体和大、小配子体。在恶性疟疾周围血的血涂片中只能找见早期滋养体和具有特征性的腊肠样的配子体。这些都可作为疟疾诊断与鉴别诊断依据。

治疗　疟疾必须及时治疗，对已出现与可能出现的严重并发症予正确处置。无并发症能口服的患者一般口服抗疟药。注射用药只用于恶心、呕吐、神志不清等重症与出现并发症的患者。待选抗疟药物（参照发病地域的用药指导）：氯喹、奎宁、甲氟喹与本芴醇、磺胺/乙胺嘧啶、青蒿素（类）和伯氨喹。并发症包括高热、抽搐、昏迷、贫血、低血糖、代谢性酸中毒、血红蛋白尿、急性肾衰竭和急性肺水肿。恶性疟地方性流行区：低龄幼儿（6月龄至2岁）的贫血；大龄幼儿（3～4岁）的脑疟；孕早期的胎盘阻塞病死率极高，应予以及时有效的防治。

流行病学　疟疾是严重危害人类的寄生原虫病，在新型冠状病毒肺炎全球大流行形势下，疟疾防控受到严重影响，2020年全球疟疾流行进一步加剧。2021年世界疟疾报告统计，仍有40%的人口生活在疟疾流行区，约有2.41亿病例，62.7多万人病死，全球5岁以下儿童死亡总人数的

7.8%由疟疾导致。人疟原虫对按蚊的宿主特异性强，按蚊与其孳生地（温度、湿度与水域）分布、疟原虫孢子增殖对温度-时间的依赖性决定了疟疾的地区性、季节性流行分布。19℃以下恶性疟子孢子不能发育，16℃以下间日疟子孢子不能发育，所以间日疟比恶性疟分布广。疟疾流行区以其流行态势可分为地方性流行和流行两种，其主要特点不同（表1）。

防制　流行病学监测；控制传染源，及时诊断，有效治疗，药帐隔离；干预传播，控制孳生地，驱蚊、灭蚊；保护易感人群，驱避蚊子叮咬，药帐，预防用药。

（王　恒）

èxìng nüèyuánchóng

恶性疟原虫 [*Plasmodium falciparum* (Wetch, 1897) Schaudinn, 1902]

隶属顶复门，真球虫目，疟原虫科，疟原虫属。6万～4万年前从猴恶性疟中分化而来的。在感染人类的5种疟原虫中是致死率最高的疟原虫，仅寄生于人体，通过雌性按蚊进行传播，能够引起恶性疟疾。该虫主要分布在非洲地区，在东南亚和南美洲也有分布。

形态　疟原虫在红细胞内的生长、发育和繁殖过程中形态变化较大，一般分为滋养体、裂殖体和配子体三个阶段。滋养体是疟原虫入侵红细胞后开始摄取营养和生长发育的阶段，早期滋养体细胞核较小，胞质少，在显微镜下呈环状，又称环状体。随着

疟原虫发育，虫体长大，胞质中出现疟色素。疟原虫在红细胞内摄入血红蛋白到其食物泡中消化成小肽片段供营养所需，并将亚铁血红素转换成无毒性的结晶体，称为疟色素。大滋养体继续发育，细胞核分裂，成为裂殖体。随着细胞核分裂，胞质也出现分裂，每个核被部分胞质包裹，形成裂殖子。成熟裂殖体最终导致红细胞破裂，裂殖子被释放进入血液中，继续侵入新的红细胞。部分裂殖子侵入红细胞后不再分裂，最终发育成新月形或腊肠形的配子体，是传播阶段。

生活史　疟原虫完整的生活周期需要人和雌性按蚊两个不同的宿主（图1）。雌性按蚊叮咬人体时，子孢子被释放进入人体血液，首先进入肝细胞，裂殖子成熟后肝细胞破裂，释放裂殖子进入血液循环，少部分被巨噬细胞吞噬，部分侵入红细胞内继续发育。在红细胞内，裂殖子首先发育成环状体，经十几个小时发育后成为滋养体，隐匿于微血管、血窦和血流缓慢处，避免脾的截留，滋养体在此处进一步发育成裂殖体，每个裂殖体产生10～36个裂殖子。裂殖体成熟导致红细胞破裂，释放的裂殖子再次侵入其他红细胞，形成一个循环，称为红细胞内期（简称红内期）。红内期是无性生殖期，也是引起临床症状的主要原因。部分裂殖子在红细胞内发育成雌性或雄性配子体，成熟后出现于外周血中，

表1　疟疾地方性流行和流行的区别

疟疾	感染率		人群中		按蚊阳性率（传播强度）
	儿童	成人	血清抗体	脾大率	
地方性流行	+++	+	++	+++	++
流行	++	++	+	+	+

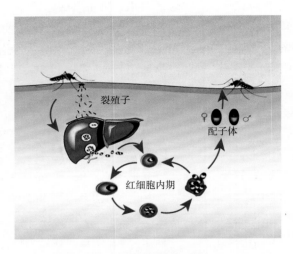

图1　疟原虫的生活史

再次被按蚊叮咬后在蚊体内进行交配繁殖，最终发育成子孢子集中于按蚊唾液腺内，等待下次传播。

致病机制和临床表现　恶性疟原虫的平均潜伏期是10~14天。当患者血液内原虫感染率高于一定的阈值（100个疟原虫/微升）时，就会出现疟疾症状。红细胞破裂释放的红细胞碎片、裂殖子、疟色素及其他代谢产物刺激机体引发寒战、高热等症状。除疟原虫本身对机体的损伤外，机体对疟原虫的免疫反应以及产生的多种细胞因子对机体也会产生损害，导致一系列临床症状的出现。

贫血及脾大　恶性疟原虫能侵犯不同发育阶段的红细胞，且感染密度较高，导致贫血状况更为严重。患者的贫血程度常超过疟原虫直接破坏红细胞的程度。贫血的原因除疟原虫直接破坏红细胞外，还有以下原因：①脾功能亢进。为清除疟原虫、代谢物和红细胞碎片，单核/巨噬细胞增生活跃，患者常出现脾大、脾功能亢进，吞噬正常红细胞。②免疫病理损害。疟原虫寄生于红细胞，刺激机体产生自身抗体，导致红细胞溶解。③骨髓造血功能受到抑制。疟原虫感染导致严重的骨髓抑制和红细胞生成障碍。

脑水肿　恶性疟原虫可寄生在脑部毛细血管内的红细胞中，其感染红细胞的表面有黏性凸起，可黏附于毛细血管的内皮细胞上，且能够互相黏附凝聚，导致局部毛细血管阻塞及细胞缺氧，引起严重的水肿及脑细胞损伤，可伴发弥散性血管内凝血。

溶血性尿毒综合征　又称黑尿热（blackwater fever），主要见于恶性疟原虫严重感染，一般在尿量减少、呈酱油色时才被发现，由血红蛋白和抗原/抗体复合物等大分子物质堵塞肾小球基底膜并引起急性免疫变态反应所致，患者常因肝肾衰竭而有生命危险。

典型的疟疾发作可分为寒战期、高热期和发汗期三个阶段，但恶性疟原虫感染发热不规律，常无明显的间歇发作现象。部分患者以发热合并呼吸系统症状、发热合并消化系统症状或合并神经系统症状为主要表现，易出现误诊。

重症疟疾　细胞黏附是导致重症疟疾的重要原因之一。细胞黏附由 *Var* 基因家族编码的恶性疟原虫膜表面蛋白1（PfEMP1）介导，PfEMP1被转运到红细胞表面，红细胞表面形成突起，能够与不同的内皮细胞受体结合。感染细胞通过PfEMP1与数个未感染红细胞黏附形成玫瑰花环，阻塞毛细血管，引起器官功能障碍，如发生在脑部则会引起恶性脑疟，如发生在肺部则可能导致呼吸衰竭。

重症疟疾主要由恶性疟原虫所致，以脑型疟较多见。世界卫生组织（WHO）将疟原虫检测阳性且出现下列之一临床表现者，判定为重症疟疾：①意识受损。成人格拉斯哥昏迷评分<11分，儿童布兰太尔昏迷评分<3分。②虚脱。全身无力，无法坐、站或行走。③多次抽搐。24小时内发作两次以上。④酸中毒。碳酸氢根盐<15mmol/L或静脉血浆乳酸 ≥ 5mmol/L。⑤低血糖。血糖<2.2mmol/L。⑥严重贫血。12岁以下儿童血红蛋白≤50g/L，红细胞比容 ≤ 15%；成人血红蛋白<70g/L，红细胞比容<20%。⑦肾功能损害。血浆或血清肌酐 > 265μmol/L或血尿素氮 > 20mmol/L。⑧黄疸。血浆或血清总胆红素>50μmol/L。⑨肺水肿或急性呼吸窘迫综合征。静息状态下指脉氧饱和度 < 92%，呼吸频率>30次/分。⑩显著出血。包括鼻出血、牙龈或静脉穿刺部位的反复或长期出血，呕血。⑪休克：代偿性休克定义为毛细血管重新充血 ≥ 3秒，但无低血压。失代偿性休克定义为儿童收缩压<70mmHg（1mmHg = 0.133kPa）或成人 < 80mmHg 伴灌注受损表现。⑫高原虫血症：恶性疟原虫血症 > 10%。由于中国已消除疟疾，人群对疟原虫免疫力极低，根据中国《疟疾诊疗指南》，患者原虫密度>5%即可导致重症疟疾，因此，将WHO上述指标的第12项高原虫血症>10%调低为>5%，对患者出现急性血小板下降（<50×10^9/L）、血铁蛋白显著增高者需警惕发展至重症可能。

孕中期或晚期的孕妇更可能

患上严重疟疾，并伴有低血糖和肺水肿等并发症。与成年人相比，儿童易出现非特异性症状和胃肠道症状，如发热、不适、恶心、呕吐、腹部疼挛和嗜睡，且更易出现肝脾大和严重贫血。在重症疟疾病例中，表现为更频繁的癫痫发作（60%~80%）、低血糖和伴随的败血症，肺水肿和肾衰竭发生较少。

诊断　任何近期有疟疾流行地区旅行史的发热患者应怀疑疟原虫感染，并尽快进行诊断。标准方法仍是将外周血制备厚、薄血涂片进行显微油镜下检查疟原虫，该法不仅能确定疟原虫感染和进行虫种鉴别诊断，还能判断原虫密度，协助重症疟疾救治。疟原虫抗原快速诊断检测（RDT）利用试纸进行检测，简便快速。不同试剂盒的灵敏度和特异度有较大差异，以富组氨酸蛋白 II/富组氨酸蛋白 III（HRP II/HRP III）为靶抗原的试纸条对恶性疟原虫检测灵敏度和特异度较高，但不能检测其他疟原虫虫种；以乳酸脱氢酶为靶抗原的试纸条可区分是否是恶性疟原虫，但不能鉴别间日疟原虫、卵形疟原虫和三日疟原虫，且对低原虫密度的检测灵敏度稍差。基于聚合酶链反应（PCR）的分子诊断技术及宏基因组检测能进行虫种鉴别诊断，并可进行抗药相关基因的检测，特异度和灵敏度都较高。

治疗　包括病因治疗（选用抗疟药物迅速杀灭疟原虫）、对症治疗（针对各种症状和并发症）和必要的支持疗法（保持酸碱平衡和重要脏器功能）。常用的治疗恶性疟的药物有青蒿素类药物、氯喹、甲氟喹、奎宁和哌喹等，主要杀灭红内期疟原虫，控制或抑制疟疾症状发作。

青蒿素　是以屠呦呦为代表的中国科技工作者从黄花蒿中提取的含有过氧桥基团的倍半萜内酯药物。青蒿素及其衍生物是当前最安全有效的抗疟药物。青蒿素的重要衍生物包括双氢青蒿素、青蒿琥酯及蒿甲醚。青蒿素及其衍生物在体内均代谢为双氢青蒿素。青蒿琥酯是双氢青蒿素的半琥珀酸酯衍生物，水溶性较好，可用于静脉给药；蒿甲醚是双氢青蒿素的甲醚化衍生物，脂溶性较好，可以用于肌内注射。青蒿素类药物对红细胞内各种时期疟原虫均有杀灭作用，对早期配子体期也有效，但对晚期配子体期效果不显著。对子孢子及肝期疟原虫无效。青蒿素和双氢青蒿素主要口服给药；青蒿琥酯可用于静脉注射、口服、肌内注射和直肠给药；蒿甲醚可用于口服和肌内注射给药。

为避免疟原虫对青蒿素类药物产生抗性，WHO 推荐青蒿素联合疗法治疗疟疾。青蒿素类单方用药主要用于初始性治疗重症疟疾。青蒿琥酯静脉注射或肌内注射用以重症疟疾的初始治疗，若青蒿琥酯不可得，则肌内注射蒿甲醚；重症疟疾转诊前直肠给予青蒿琥酯治疗，或青蒿琥酯不可得，则直肠给予蒿甲醚。青蒿琥酯-阿莫地喹、青蒿琥酯-甲氟喹、青蒿琥酯-磺胺多辛-乙胺嘧啶、蒿甲醚-本芴醇以及双氢青蒿素-哌喹用以治疗恶性疟原虫引起的急性轻症疟疾。由于蒿甲醚-本芴醇、青蒿琥酯-甲氟喹和青蒿琥酯-磺胺多辛-乙胺嘧啶在中国尚未注册，《抗疟药物使用规范》推荐双氢青蒿素/磷酸哌喹片、青蒿琥酯/阿莫地喹片和青蒿素/哌喹片治疗非重症恶性疟。青蒿素类药物的抗疟机制尚不明确，过氧

桥是该类化合物主要的活性基团。

奎宁　是最早被发现的抗疟药，又称为金鸡纳霜，是从南美洲安第斯山区的金鸡纳树皮中提取的喹啉类生物碱。在 19 世纪中叶之前，奎宁是主要的抗疟药。现奎宁是治疗疟疾的二线药物，在缺乏青蒿素类药物时作为替代品，与克林霉素、四环素或多西霉素合用治疗疟疾，以及与克林霉素合用于妊娠早期恶性疟患者。

氯喹　是人工合成的 4-氨基喹啉类药物，自 1945 年起作为预防和治疗疟疾的一线药物。20 世纪 50 年代恶性疟原虫产生对该药的抗性，并很快扩散至大部分疫区，不再作为治疗恶性疟的首选药物，只能在无抗性的疫区使用。

磺胺多辛和乙胺嘧啶　通常联合用药。磺胺多辛是磺胺类抗生素，能够抑制二氢蝶酸合成酶从而抑制细菌和原虫叶酸合成。乙胺嘧啶能够抑制二氢叶酸还原酶从而抑制原虫叶酸合成。二者联合用药，给予流行区妊娠期早期和中期孕妇及婴儿，以间歇性预防疟疾感染；联合阿莫地喹可用于季节性预防流行区儿童感染疟疾；联合青蒿琥酯可治疗轻症疟疾。很多地区的恶性疟原虫及部分地区间日疟原虫已产生对其的抗性，本药仅限在无抗性的地区使用。

耐药性　恶性疟原虫编码食物泡膜转运蛋白的基因（*Pfcrt* 和 *Pvcrt*）发生突变，产生对氯喹的抗性。疟原虫对磺胺多辛产生抗性的分子机制是编码二氢叶酸还原酶的基因发生了突变；对乙胺嘧啶产生抗性的分子机制是编码二氢蝶酸合成酶的基因发生了突变。东南亚部分地区的恶性疟原虫已产生了对青蒿素类药物的抗药性，主要表现为原虫清除时间延

长，位于 13 号染色体的基因 *K13* 与青蒿素抗性相关。但青蒿素类药物依然是十分有效的抗疟药。

流行病学 恶性疟原虫主要分布在非洲，在亚洲和南美洲也有分布，但并非主要的虫种。

（王增蕾）

jiānrì nüèyuánchóng

间日疟原虫 [*Plasmodium vivax* （Grassi and Feletti, 1890）Labb'e, 1899] 隶属顶复门，真球虫目，疟原虫科，疟原虫属。是导致全球疟疾流行的第二大病因，也是非洲以外疟疾流行的主要成因，每年导致 1800 ~ 8000 例感染，其中超过 70% 发生于亚洲和南美洲地区。间日疟原虫感染较少引起生命危险，但仍会对人群健康产生重要影响。与卵形疟原虫相似，间日疟原虫可在肝形成休眠子，能够导致复发，是控制和根除疟疾的重要挑战。间日疟原虫基因组大小约为 29Mb，编码 6642 个基因。

形态 间日疟原虫的环状体较大，约为红细胞直径的 1/3，感染红细胞中常见 1 个环状体；滋养体较大，形状不规则，有明显的伪足，空泡明显，疟色素呈棕黄色、小杆状，较分散；裂殖体较大，核开始分裂时有伪足，逐渐呈圆形，疟色素粗大且开始集中，成熟裂殖体中有 12 ~ 24 个裂殖子；雌性配子体呈卵圆形，体大核小，疟色素粗糙而弥散；雄性配子体呈致密球状，核大且居中，疟色素颗粒丰富且分散。

生活史 间日疟原虫主要感染网织红细胞。其生活史与其他疟原虫相似，与恶性疟原虫不同的是，当子孢子被雌性按蚊释放进入人体血液并侵入肝细胞后分为两种不同的遗传学类型，即速发型子孢子和迟发型子孢子。当子孢子进入肝细胞后，速发型子孢子继续进行肝细胞内增殖，并进入血液循环进行红细胞内期增殖。而迟发型子孢子则进入休眠期，在数月甚至 1 年后才进行继续发育增殖，导致疟疾复发。处于休眠期的子孢子被称为休眠子，5 种感染人类的疟原虫中，只有间日疟原虫和卵形疟原虫形成休眠子。一般间日疟原虫热带株复发间隔时间较短，常出现在临床治愈后 1 ~ 2 个月；间日疟原虫温带株复发间隔时间较长，可达 8 ~ 10 个月甚至超过 1 年。

致病机制和临床表现 由于间日疟原虫主要感染网织红细胞，在患者体内虫血密度比较低，感染后的症状相对恶性疟原虫较轻，表现为发热、贫血、腹泻、腹痛、恶心呕吐、头痛和肌肉酸痛等症状，为普通型疟疾。间日疟的致死率较低，婴幼儿感染的症状相对更严重。在间日疟流行地区，反复感染间日疟使患者获得免疫，年龄较大的儿童和成人常为无症状感染。

诊断 诊断的标准方法是将外周血制备厚、薄血涂片进行显微油镜下检查疟原虫。由于间日疟原虫主要感染网织红细胞，感染者体内的原虫感染虫血率通常较低。吉姆萨染色后，外周血可见所有时期的间日疟原虫。环状体的形状较不规则，大滋养体期具有明显的伪足，被感染的网织红细胞有薛氏点（Schüffner dot）。与卵形疟原虫相比，该虫成熟裂殖体中的裂殖子数量较多，雌雄配子体形态相似，但体大。疟原虫抗原快速诊断检测（RDT）只能区分恶性疟原虫，无法区分其他虫种感染，因此无法鉴别。基于聚合酶链反应（PCR）的分子诊断技术可进行鉴别诊断。携带休眠子的感染者呈无症状表现，尚无可靠方法诊断。

治疗 首要治疗药物是磷酸氯喹，由于间日疟原虫存在肝内休眠子或迟发型子孢子，能够导致疟疾复发，因此患者的抗疟治疗除采用抗红内期疟原虫药物外还需要加服抗肝内期疟原虫的药物伯氨喹。但伯氨喹能引起葡萄糖-6-磷酸脱氢酶（G6PD）缺乏的患者出现严重的溶血，因此，世界卫生组织建议所有间日疟原虫患者在接受伯氨喹治疗之前都要进行 G6PD 缺乏症检测。若间日疟原虫与恶性疟原虫混合感染，则采用青蒿素联合疗法+伯氨喹方案进行治疗。

流行病学 间日疟原虫主要在东南亚、南美洲、东地中海地区以及东非的埃塞俄比亚等地流行。在非洲的大多数地区，由于人群红细胞表面达菲抗原受体阴性，使得间日疟原虫无法感染。

（王增蕾）

sānrì nüèyuánchóng

三日疟原虫 [*Plasmodium malariae* （Laveran, 1881）Grassi and Feletti, 1890] 隶属顶复门，真球虫目，疟原虫科，疟原虫属。是生长周期为 72 小时的疟原虫。1885 年，意大利医师、细胞学家卡米洛·高尔基（Camillo Golgi, 1843 ~ 1926 年）发现疟疾的发热周期有 48 小时和 72 小时，认为可能有不同的疟原虫感染导致。1890 年，格拉西（Grassi）和费莱蒂（Feletti）首次发现该虫。在青霉素用于梅毒治疗之前，该虫曾用于治疗达菲阴性血型（对间日疟不易感）的梅毒患者。三日疟原虫的基因组与巴西猴疟原虫几乎相同，代表了疟原虫从人类向低等灵长类动物宿主转变的结果。该虫在血液中的感染密

度较低，可在人体中潜伏很长时间，主要引起普通型疟疾，重症疟疾比例较低，主要并发症为贫血。

形态　该虫的环状体较粗大，约为红细胞直径的1/3；滋养体较小，呈带状或提篮装，无伪足，空泡不明显，疟色素呈深褐色粗大颗粒状，常分布于虫体边缘；裂殖体中裂殖子的数量较少，为6~14个，平均8个；成熟的雌配子体较大，充盈宿主细胞，雄配子体较小，数量一般超过雌配子体。

生活史　与其他疟原虫相似，但生活周期较长，为72小时左右。子孢子进入人体后在肝细胞中发育成裂殖体，肝期发育约15天，裂殖体破裂后裂殖子侵入红细胞，在红细胞中进行无性繁殖。该虫倾向在较老的红细胞中发育。

致病机制和临床表现　三日疟原虫的潜伏期较长，为27~40天。感染多为低寄生虫血症，表现为无症状或普通型疟疾，导致的重症疟疾约占2%，其中严重贫血是最常见的并发症，其次是肺部并发症和肾损伤，病死率约0.17%。

诊断　显微镜下检查吉姆萨染色的外周血涂片是常规诊断手段。该虫与诺氏疟原虫的形态较难区分，在东南亚地区，诺氏疟原虫感染常被误诊为该虫感染，可采用分子生物学手段，如聚合酶链反应（PCR）进行鉴别诊断。

治疗　氯喹是治疗普通型单纯三日疟的首选药物，静脉注射青蒿琥酯是治疗重症疟疾的首选药物。该虫已经出现了对氯喹的耐药性，应采用青蒿素联合疗法治疗感染耐药虫株的患者。在非洲流行区，该虫常与恶性疟原虫混合感染，因此治疗策略应主要针对恶性疟原虫。

流行病学　三日疟原虫与恶性疟原虫类似，广泛分布于撒哈拉以南非洲、东南亚大部分地区、印度尼西亚以及西太平洋的许多岛屿，在南美洲亚马孙河流域也有分布。

（王增蕾）

luǎnxíng nüèyuánchóng

卵形疟原虫（*Plasmodium ovale* Stephens，1922）

隶属顶复门，真球虫目，疟原虫科，疟原虫属。首次由斯蒂芬斯（Stephens JWW）于1922年从东非返回英国的一名士兵身上发现，被感染红细胞呈卵圆形，并于1922年发表的论文中命名该虫为卵形疟原虫。2010年，萨瑟兰（Sutherland）报道卵形疟原虫包含柯氏亚种和沃氏亚种，形态学极相似无法鉴别。该虫主要感染年轻的网织红细胞，通常表现为无症状或轻症，但存在肝期休眠子，能够导致疟疾复发。柯氏亚种的平均复发时间为85天，沃氏亚种的平均复发时间为40天。

形态和生活史　卵形疟原虫环状体染色较致密，每个感染红细胞中通常只有一个环状体；滋养体较三日疟大，无伪足，空泡不明显，疟色素似间日疟但较细小，有薛氏点；裂殖体中等大小，疟色素粗大、瓣状，裂殖体中有4~16个裂殖子；配子体呈卵圆形，充盈整个红细胞，边缘呈锯齿状卵形。疟原虫的生活史跟其他疟原虫类似，在人体中包括肝期和红细胞期发育阶段，肝期发育时间约9天。与间日疟原虫相同，卵形疟原虫也具有休眠期，部分子孢子进入肝后不再继续发育，形成休眠子并隐匿于肝中，在最初感染后数周、数月甚至数年重新激活，导致疟疾复发。

致病机制和临床表现　卵形疟原虫感染潜伏期约14天，主要引起普通型疟疾，患者通常表现为头痛、发热、周身不适、肌肉酸痛、疲劳、咳嗽、食欲减退、腹痛、腹泻和关节痛，恶心、呕吐和直立性低血压也常见。感染导致约3%重症疟疾，症状包括血流动力学不稳定、肺水肿、溶血、严重贫血、凝血病、低血糖、代谢性酸中毒、肾衰竭、肝功能障碍、精神状态改变、局灶性神经功能缺损和癫痫发作，可能表现为面色苍白、黄疸和肝脾大。重症疟疾的判断标准包括寄生虫血症（4%~10%）、贫血、血小板减少、凝血病、转氨酶升高、肌酐升高、酸中毒和低血糖。

诊断　主要方法是显微镜下检查吉姆萨染色外周血涂片，快速诊断测试（RDT）灵敏度较低，难与三日疟感染鉴别。聚合酶链反应（PCR）可用于鉴别诊断及低虫血浓度时的诊断。

治疗　普通型单纯卵形疟疾可用氯喹进行治疗，在28天氯喹治疗失败率超过10%的地区应采用青蒿素联合疗法进行治疗。如混合恶性疟原虫感染，则应采用针对恶性疟原虫的治疗方案。此外，因该虫存在肝期休眠子，治疗时应在确认葡萄糖-6-磷酸脱氢酶（G6PD）正常后配合使用伯氨喹杀死肝期休眠子，防止疟疾复发。

流行病学　卵形疟原虫主要分布于西非和东南亚地区，柯氏亚种和沃氏亚种的分布相似。

（王增蕾）

Nuòshì nüèyuánchóng

诺氏疟原虫（*Plasmodium knowlesi* Sinton et Mulligen，1932）

隶属顶复门，真球虫目，疟原虫科，疟原虫属。一种人兽共感染疟原虫。于1931年首次从长尾猕猴中发现，呈无症状或低疟原虫血率，但能造成印度恒河猴致命感染。1965年，首例自然条件下因蚊虫叮咬感染人的病例被报道。早期认为人类感染诺氏疟原虫较罕见，该虫感染常被误诊为三日疟原虫感染。2004年，马来西亚砂拉越（Negeri Sarawak）州的加帛（Kapit）医院报道了大量诺氏疟原虫感染，经巢式聚合酶链反应（PCR）检测发现有58%的患者感染了该虫。此后，在马来西亚其他地区以及泰国、新加坡、菲律宾、越南和印度尼西亚等地均发现了人感染诺氏疟原虫的病例，自2008年起，其被认为是第五种人类疟原虫。

形态和生活史　该虫由雌性白踝按蚊传播，主要由猴传染至人，尚未发现在人与人之间传播。生活周期为24小时，是5种人疟原虫中增殖最快的虫种，生活史与其他疟原虫类似。

致病机制和临床表现　诺氏疟原虫感染后的潜伏期为9~12天。感染症状与恶性疟和间日疟相似，主要有高热、寒战和发汗，头痛、肌痛、关节痛、周身不适和食欲减退也是常见症状。由于该虫生活周期很短，感染能导致非常高的疟原虫血症，可引发其他与恶性疟原虫相似的严重并发症，包括急性呼吸窘迫综合征、低血压、急性肾衰竭、肝功能障碍、低血糖和代谢性酸中毒，罕见并发症包括脾破裂和自发性肺出血。

诊断　常规疟疾诊断方法是通过显微镜检吉姆萨染色的血片来区分不同的疟原虫种类，但该法不适用于诺氏疟原虫检测。环状体期的诺氏疟原虫易被诊断为恶性疟原虫，滋养体、裂殖体和配子体阶段的形态与三日疟原虫易混淆。巢式聚合酶链反应（PCR）能鉴定该虫感染，环介导等温扩增（LAMP）和实时PCR也能检测。此外，由于该虫感染能导致很高的虫血率，而三日疟感染通常虫血率较低，如患者虫血率高且有东南亚国家森林或森林边缘地区旅行史，应强烈怀疑诺氏疟原虫感染。

治疗　普通型诺氏疟可用氯喹进行治疗，尚未发现氯喹耐药性。根据世界卫生组织（WHO）第3版《疟疾治疗指南》，重症诺氏疟按严重恶性疟进行管理，可静脉注射青蒿琥酯，患者能够口服药物后可使用青蒿素联合疗法进行治疗。

流行病学　诺氏疟原虫主要分布于马来西亚，2010~2018年共报道了18 000多例病例；东南亚其他地区也有分布，从事与森林相关的工作或旅经森林或森林周边地区的人感染风险较高。

防制　前往东南亚森林周边地区时，须加强防护，穿长袖衣裤，使用驱蚊剂，尽量避免蚊虫活动频繁的时段进行户外活动。

（王增蕾）

bābèichóng

巴贝虫（*Babesia spp.* Babes, 1888）

隶属梨形虫目，巴贝虫科，巴贝虫属。主要通过蜱叮咬感染宿主，侵入宿主红细胞进行无性繁殖，可引起人兽共患的巴贝虫病，类似疟疾。1888年，罗马尼亚生物学家维克多·巴贝什（Victor Babes）在病牛体内首次发现该虫；1893年，美国学者史密斯（Smith）和基尔伯恩（Kilborne）发现巴贝虫感染是由吸血的蜱类进行传播；1957年，首例人体巴贝虫感染被报道。巴贝虫是动物血液系统常见寄生虫之一，寄生宿主广泛，包括多种哺乳动物及鸟类。已报道的巴贝虫有一百多种，可感染人体的巴贝虫包括田鼠巴贝虫、邓肯巴贝虫、分歧巴贝虫及一些与分歧巴贝虫亲缘关系接近的虫种如猎户巴贝虫。免疫功能正常者感染巴贝虫常无明显症状或表现为轻度流感症状，病程多为自限性。部分患者出现类疟疾症状。免疫功能不健全者、脾切除者、老年人或与莱姆病等合并感染者可发生严重感染甚至危及生命。如临床发热及血液异常患者曾暴露于硬蜱环境中，应排查巴贝虫病。

形态　巴贝虫寄生于红细胞中，一个红细胞内可寄生多个虫体。不同种类虫体大小有差异，田鼠巴贝虫和邓肯巴贝虫长1~2μm，分歧巴贝虫长3~4μm。虫体呈环形、圆形、卵圆形、梨形和阿米巴形等，其中梨形较为典型。该虫在红细胞内单个或成对排列，以双梨型（尖端相互靠近，钝端互成角度）与四联型（4个尖端靠近，排列成十字小体，又称马耳他十字型）为特征形态，常用于鉴别诊断。

生活史　巴贝虫经蜱传播，侵入人体红细胞发育成滋养体，滋养体通过无性的二分裂与出芽增殖形成裂殖子，红细胞破裂后逸出的虫体再次侵入新的红细胞，重复增殖。个别滋养体会分化形成雌性或雄性配子体，当蜱吸血时在其体内发育成合子，合子变形为动合子，侵入唾液腺经孢子增殖形成子孢子，再次吸血时传播给下一个宿主。

致病机制　巴贝虫感染的病理生理学与寄生虫血症的发展直接相关，多数病例外周血虫感染率为0.5%~5%，重症感染者虫血感染率可高达 70%。临床表现一般由炎症因子过量产生引起，包括发热、出汗、寒战、头痛、肌痛、恶心、呕吐、腹泻和肤色苍白。而非感染性原因导致的红细胞裂解无上述表现，说明巴贝虫裂殖子释放是促炎症级联反应的触发因素。

临床表现 由巴贝虫感染引起的重症包括高热、血尿、黄疸、严重贫血、肺水肿、肾衰竭和昏迷等。肺部疾病是重症巴贝虫病最常见的并发症，高达 20% 的患者出现非心源性肺水肿。炎症因子参与介导了巴贝虫感染的肺部并发症。肺及其他器官衰竭可能是由血管淤滞所致。

田鼠巴贝虫感染 流行病学调查发现，1/4 成人及约一半儿童感染田鼠巴贝虫表现为亚临床型，血清学阳性但无临床症状。出现临床症状的患者多表现为轻症或中症，一般持续 1 周，逐渐出现不适、食欲减退、疲劳、发热（体温可达 40℃）、出汗和肌痛，还可有恶心、呕吐、头痛、寒战、情绪不稳、抑郁、血红蛋白尿和感觉过敏等症状。实验室检查可见贫血、血小板减少和白细胞减少。感染前健康状态较好的患者血液涂片中，寄生虫血感染率一般在几乎无法检出至 5% 之间，而无脾或免疫功能低下患者可达 70% 甚至更高。症状严重者还可出现血清乳酸脱氢酶、胆红素和转氨酶水平升高。入院患者田鼠巴贝虫病的病死率为 6% ~ 9%，免疫功能低下者包括输血性感染患者的病死率可高达 20%。重症巴贝虫病通常只见于无脾、患有恶性疾病、合并感染人类免疫缺陷病毒（HIV）、器官移植、免疫抑制治疗的患者，或年龄小于 2 个月或大于 50 岁的人群中。

约 1/3 无脾巴贝虫病患者，虽感染前无自身免疫病史，感染后可能出现温抗体型自身免疫性溶血性贫血，需进行免疫抑制治疗。

分歧巴贝虫感染 由该虫引起的巴贝虫病主要发生于免疫功能低下患者，往往较为严重。多数感染者为脾切除患者，约 1/3 可死亡。患者多出现急性发作，包括血红蛋白尿、持续非周期性高热（体温可达 40 ~ 41℃）、寒战、大量出汗、头痛、肌痛及腰腹疼痛，可有呕吐和腹泻；迅速发展为肺、肾或肝衰竭。部分患者因多器官衰竭而昏迷，最终死亡。邓肯巴贝虫、猎户巴贝虫感染的免疫功能低下患者常出现与该病相似的严重病情。

诊断 需依据流行病学和临床表现，结合实验室检查进行确认。在巴贝虫病流行区生活或旅行的患者，或 6 个月内接受过输血且临床表现与巴贝虫病一致的患者，应排查该病。

实验室检查 通过吉姆萨染色血液涂片检查红细胞内是否存在巴贝虫进行诊断。免疫功能低下者薄血涂片中，每个油镜视野内一般可见 1 个以上感染红细胞，可快速诊断。田鼠巴贝虫病的诊断需对涂片进行 10 分钟镜检或计数 200 个白细胞（白细胞未被感染，仅作为计数标记），每天两次重复涂片镜检。疟疾诊断所用的标准染色法（吉姆萨、瑞氏）是该病诊断的首选染色方法。巴贝虫染色清晰，细胞质颜色较浅，可能被误认为早期疟原虫滋养体。梨形寄生虫成对排列成 V 形，提示可能为分歧巴贝虫或类分歧巴贝虫感染。所有巴贝虫种类均可见大小不等的环状体，经常可见单个红细胞中寄生多个巴贝虫及胞外寄生虫团块。四联型或马耳

他十字型最具特点，具有鉴别诊断意义，但田鼠巴贝虫病中很少见到，在邓肯巴贝虫或 CA 型巴贝虫感染中更为常见。

聚合酶链反应（PCR） 能准确进行巴贝虫病检测，在虫血率很低的情况下甚至比血液涂片更敏感。实时 PCR 可进行快速诊断鉴别，且灵敏度较显微镜高。

血清学检测 有助于确诊田鼠巴贝虫感染。间接免疫荧光抗体试验（IFAT）具有敏感性和特异性，是有效的血清学方法。同时对急性期和恢复期血清样本进行分析可最有效确诊田鼠巴贝虫感染。检测到巴贝虫特异性 IgM 的存在则表明患者有急性感染，但部分患者寄生虫血症很低镜下难以发现。

其他 人类巴贝虫病传播媒介是蜱。蜱也是传播莱姆病、人粒细胞无形体病、疏螺旋体感染、类鼠埃立克体感染和蜱传脑炎病毒的媒介，因此巴贝虫病患者均应考虑合并其他感染。同时感染莱姆病和巴贝虫病急性期的患者与只感染莱姆病的患者相比病情更严重和持久。

治疗 在健康个体中偶然发现巴贝虫感染（如人工全血细胞计数中或在献血中心例行主动筛查）不需治疗。

轻度至中度田鼠巴贝虫感染 通常发生于免疫功能正常人群，应联合使用阿托伐醌和阿奇霉素进行治疗。对于免疫功能低下的患者，阿奇霉素剂量应增至每日口服 600 ~ 1000mg，连续服用 7~10 天。接受阿托伐醌和阿奇霉素治疗与接受克林霉素和奎宁治疗均能有效地清除血中原虫，且不良反应更少。

重症巴贝虫病 通常发生于免疫功能低下者，包括早产儿、

50 岁以上的人群、无脾个体、恶性肿瘤患者、HIV 感染者或服用免疫抑制剂的患者。对于重症巴贝虫病，建议使用阿托伐醌和阿奇霉素联合用药，疗程为 7 ~ 10 天；也可联合克林霉素和奎宁治疗。

高危患者、因不良反应（如严重耳鸣和胃肠不适）对奎宁不耐受患者或出现罕见的对阿托伐醌和阿奇霉素耐药，可能偶见治疗失败。部分免疫功能低下患者应延长治疗时间以清除血液中的寄生虫，包括患有 B 细胞淋巴瘤或接受利妥昔单抗治疗其他疾病、恶性肿瘤无脾、器官或干细胞移植以及 HIV/AIDS 患者。这些患者应使用联合疗法，包括两种或两种以上下列药物：青蒿素、阿托伐醌、阿奇霉素、克林霉素、多西环素、阿托伐醌-氯胍、喷他脒、奎宁和甲氧苄氨嘧啶-磺胺甲基异噁唑（复方新诺明）；一旦确定有效的治疗组合，应连续用药至少 6 周，并在血液涂片无巴贝虫或血液样本的 PCR 阴性后继续用药 2 周。还有部分药物对田鼠巴贝虫有效（如罗苯嘧啶、伯氨喹、青蒿琥酯和类喹诺酮），但尚待临床试验证实。

对于原虫感染率超过 10%、有严重溶血迹象或器官损害的重症患者，应考虑进行血液置换。特别严重者除使用阿托伐醌和阿奇霉素治疗外，还应进行部分或全部血液置换（1 ~ 3 倍血容量）。单采有助于减少导致病理症状的血液循环因子（如寄生虫释放的炎症产物）。

流行病学　巴贝虫病在全球主要有三种流行病学模式。①第 1 种：感染啮齿动物的田鼠巴贝虫，分布于泛北极区。田鼠巴贝虫与莱姆病的传播媒介相同，均为鹿蜱（又称丹明尼硬蜱），这种蜱也被认为是肩突硬蜱的北方种群。巴贝虫病和莱姆病并发较常见，免疫正常和免疫功能低下的个体均有患病风险。②第 2 种：由分歧巴贝虫、类分歧巴贝虫或亚洲和欧洲已报道的密切相关物种（如猎户巴贝虫）引起的巴贝虫病。③第 3 种：由多种巴贝虫感染引起的零星病例，包括美国西部的邓肯巴贝虫（WA-1）和 CA 型巴贝虫、韩国类莫氏巴贝虫（KO-1）以及中国、哥伦比亚、埃及、印度、墨西哥、莫桑比克和南非的未经鉴定或特征不明的巴贝虫。已知的人兽共患蜱媒具有明显的季节活动期（5 ~ 8 月），多数病例在此期间发生，但该病可出现在全年任何时候。此外，巴贝虫还可经输血或胎盘传播。

防制　巴贝虫病预防主要需减少蜱叮咬风险。免疫功能低下者尤其应注意个人防护，避免在 5 ~ 7 月前往巴贝虫病流行区域。在衣物上喷洒驱虫剂，如避蚊胺或氯菊酯能较大程度减少蜱虫附着，可在鞋、袜和裤腿处喷洒防虫。着浅色长裤并把裤腿扎进袜内也有助于防止蜱虫附着。应每日检查身体是否有蜱附着，最好的方式是淋浴时触检涂抹皂液的滑腻皮肤上是否有新的肿块。如皮肤有蜱虫附着，应通过简单牵引迅速去除，最好使用镊子进行操作。与莱姆病传播相似，蜱必须至少附着于皮肤 36 ~ 48 小时才能摄入足够的巴贝虫子孢子。

社区预防应重点关注蜱媒感染风险的公共教育、减少蜱的栖息地（清除灌木丛和庭院周围的景观植物）或减少蜱的繁殖宿主。筛查献血者的田鼠巴贝虫抗体和 DNA 可以降低输血相关的巴贝虫病风险。

重症巴贝虫病会导致患者死亡，治愈患者尚未报道其他长期后遗症。多数患者接受完整治疗结束 3 个月内 PCR 检测不到田鼠巴贝虫。啮齿类动物模型研究发现，巴贝虫感染并不能提供保护性免疫，虽然其后再感染的持续时间和强度有所减少或降低。巴贝虫病重复感染主要发生于免疫功能低下的个体。

（王增蕾）

biānmáochóng

鞭毛虫（flagellate）　肉足鞭毛门内生活史中主要以鞭毛为运动细胞器的一类原生动物。有性生殖如果存在，则为配子生殖；无性生殖主要为纵向二分裂。根据色素体的有无、光合自养（为主）或动物性（异养）生活方式而分为植鞭类和动鞭类两大亚群。

形态　鞭毛虫为单细胞生物，虫体呈圆形、椭圆形或梨形，大小从十几到几十微米不等，鞭毛虫亚门的原虫有 1 根或数根鞭毛作为运动等功能器官，虫体内具有叶绿素的为自养性的植鞭毛体；在环境中以获取其他生物提供的有机物为营养和能量来源的为异养性动鞭毛体。

生理　在人体常见的动鞭毛虫里，毛滴虫、双滴虫和内滴虫都是多鞭毛虫的单栖寄生虫，具细胞器，组成简单，无线粒体，以耐气耐氧体形式进行糖原酵解和底物水平的磷酸化获取能量，产生乙醇、乙酸等不完全代谢产物。动基体目的鞭毛虫、利什曼原虫和锥虫为由线粒体装备的单根型鞭毛虫，在人等哺乳动物和吸血虫媒体内异栖寄生，其细胞器的组成和生活史较复杂，具有发达的线粒体及其线粒体 DNA（kDNA），即动基体为其结构特点并呈现多形态性，以适应不同的异栖寄生环境。例如，血期布氏锥虫，在充裕的葡萄糖和 O_2 供应下，在糖体内的酵解仅至于丙酮酸，未见线粒体的活性；而虫媒体内的锥虫却能以血期 1/10 的 O_2 和葡萄糖的供量，在糖酵解后，由线粒体继续氧化磷酸化和电子转移，完成完整的葡萄糖能量代谢。

致病机制 多鞭毛、单栖寄生的鞭毛虫须寄生在人或其他哺乳动物的腔隙（性器官）内，以滋养体，包囊进行接触或粪口感染与传播，随人群作世界性流行分布。动基体目的鞭毛虫异栖寄生随虫媒作地区性、季节性流行分布。

鞭毛虫多态性 动基体目鞭毛虫为适应异栖寄生的各种环境，有比单栖寄生的毛滴虫和双滴目鞭毛虫更为复杂的的虫体结构和功能表现。动基体目的鞭毛虫以鞭毛、毛基体、鞭毛袋和动基体 4 种细胞器聚集体（动基体聚集体）在虫体的不同位置而呈现形态的多样性、功能的多（形）态性以适应不同的寄生环境。在哺乳动物巨噬细胞内寄生的利什曼原虫，在巨噬细胞的吞噬溶酶体内寄生、增殖。虫体能由质子泵外泄 H^+，减少酸性损害。寄生巨噬细胞内的无鞭毛体随血进入白蛉消化道后先后寄生在血内（前循环型）围食膜内、肠腔内和前肠口器内（后循环型）等多期前鞭毛体。分别具有溶围食膜的几丁质酶活性，脂磷酸聚糖（LPG）的抗消化活性和能促进巨噬细胞吞噬作用的补体结合活性，使口器内的虫体具有感染性的后循环型前鞭毛体。呈现虫体在形态、结构、功能与生态间的多态性和适应性。

布氏锥虫在结构、功能、代谢各方面有明显的多态性，其在哺乳动物体液内和采采蝇消化道内异栖寄生，形态上除了在采采蝇唾液腺内出现一段（动基体聚集体位于）核前的鞭毛体即上鞭毛体外，其他各期都是核后鞭毛体（即锥体），但只有采采蝇唾腺内的后循环型虫体可感染人与其他动物宿主。血期锥虫线粒体的功能不发达，仅依靠虫体内的糖体（α-甘油磷脂氧化酶体）进行糖原酵解获取能量。血期锥虫克隆化过程中表面糖蛋白有变异现象，以抵御宿主周期性的免疫溶虫作用。布氏锥虫约有 1000 个基因，其中约 20% 基因编码可变的表面糖蛋白，每个血期虫体群，克隆只表达一种表面糖蛋白，当旧克隆在 5~7 天内被宿主免疫溶虫后，就有新克隆出现和表达，在临床上出现波次性、周期性的原虫血症，并伴有巨球蛋白血症和多克隆 B 细胞激活，成为一个至关重要的病理机制。血液末期的粗短型虫体其线粒体功能发达，才对虫媒具有感染性。在虫媒期，发达的线粒体延续糖体内酵解后的三羧酸循环、氧化磷酸化和电子转移。刚随血进入虫媒的虫体由蛋白酶水解移去糖被并抵抗虫胃消化。唾腺内的上鞭毛体，其动基体后移，线粒体结构和功能回缩，而表面糖蛋白重新回复变异表达并发育为对人与动物有感染性的后循环型锥鞭毛体。

（刘宝丰）

Lánshì Jiǎdìbiānmáochóng

蓝氏贾第鞭毛虫 （ *Giardia lamblia* Leeuwenhoek，1681）

隶属肉足鞭毛门，双滴虫目，六鞭毛科，贾第虫属。又称十二指肠贾第鞭毛虫、肠贾第鞭毛虫。是一种分布广泛、寄生于人和某些哺乳动物小肠内的原虫，引起以腹泻和消化不良为主要症状的蓝氏贾第鞭毛虫病（简称贾第虫病），偶可侵犯胆道系统导致炎性病变。它是中国及世界其他地区最常见的肠道感染性寄生虫，能导致腹泻和散发性地方病的暴发。由于其可与艾滋病合并感染，更加引起人们的重视。1681 年，荷兰人安东尼·菲利普斯·范·列文虎克（Antonie Philips van Leeuwenhoek，1632~1723 年）首次在自己腹泻的粪便内发现该虫滋养体。

形态和生活史 蓝氏贾第鞭毛虫生活史简单，包括滋养体和包囊两个阶段。滋养体为致病阶段，长 9~21μm，宽 5~15μm，厚 2~4μm，寄生于小肠并引发临床症状。滋养体具有 4 对鞭毛、1 对细胞核和 1 个腹部吸盘，并通过吸盘附着于肠道上皮细胞。虫体背部呈梨形，两侧对称，具有两个特征显著的细胞核，染色后细胞核清晰可见。滋养体可在小肠下部发育成对环境有抵抗力的包囊，排出体外。粪便中检出可溶性囊壁蛋白是进行粪便抗原检测的基础。包囊为传染阶段，排泄出的包囊为椭圆形，长 8~12μm，宽 7~10μm，发育成熟且有传染性。包囊被摄入后，在胃肠道经胃酸和蛋白酶的作用，而后在小肠脱囊，每个包囊产生两个滋养体，随后迅速以二分裂方式进行繁殖。在体外，生长较快虫株的滋养体数量每 6 小时可翻一番。

不同贾第虫虽外观形态相同，但基因不同。根据其遗传背景可分为 8 个亚型，人类及部分动物通常会被 A 或 B 亚型感染。这两个亚型的遗传和生物学特征均不相同，可能分属两个不同种。

生理 贾第虫适应性较好，具有两个功能相同的细胞核，缺少线粒体和过氧化物酶体，新陈代谢简单，依赖宿主摄取嘌呤、嘧啶、半胱氨酸和胆固醇等营养物质。例如，WB 虫株属 A 亚型，基因组短凑（11.7Mb），且具有异常短的启动子，其刚性细胞骨架由独特的结构蛋白和糖类组成。

免疫 贾第虫是唯一具有抗原变异的肠道寄生虫，有约 250 个变异特异性蛋白（VSP）。在患者体内，表达特异 VSP 的滋养体具有免疫和生物选择性。由于 VSP 抗体对其具有抑制性或毒性作用，滋养体表达的 VSP 必须与宿主的肠道环境相容才不会被宿主的免疫系统识别。虽然所有 VSP 都可进行转录，但大部分转录物均被 RNA 干扰机制所清除，仅存留一个转录物，从而使得仅有单一 VSP 表面蛋白表达。其中蛋白选择和转换的发生机制尚不清楚。

致病机制 蓝氏贾第鞭毛虫是一种严格意义上的腔内寄生虫，通过黏附或吸盘附着于上皮细胞，但并不侵袭或者极少侵袭上皮细胞。患者肠内滋养体的数量众多，可覆盖大部分上皮表层，破坏上皮刷状缘并导致患者出现双糖酶缺乏症。研究表明，在人体内和体外可发生上皮细胞屏障功能障碍。尽管贾第虫分泌的蛋白或表面蛋白可能对细胞有害或刺激机体产生免疫反应，但尚无证据表明其能够产生典型的肠毒素。持续性贾第虫病的患者经治疗后，约半数小肠活检标本表现有炎症反应，表明慢性炎症反应是持续性贾第虫病的病因之一。

临床表现 贾第虫病的表现、病程和持续时间具有个体差异，感染可表现为自限性或持续性、无症状或有症状。一般临床表现较细菌性腹泻轻。急性感染症状通常发生在旅行者中或暴发疫情

时，特征为腹泻、恶心、食欲减退、脱水、胃肠气胀、嗳气、恶臭粪便、腹部绞痛和体重减轻。吸收不良在慢性感染中更为常见。发热及呕吐不常见。粪便中的血液、黏液和中性粒细胞并非小肠感染的常见特征，应辅以其他诊断。脱水虽不常见，但可导致严重后果，需要住院治疗。

贾第虫病急性症状可自行消退、减轻或转为慢性期，慢性期病程可延长并持续数周至数月。长期持续症状提示需行寄生虫相关检查。极少数情况下，吸收不良和体重下降可类似口炎性腹泻并导致严重后果。

贾第虫病潜伏期为 1~2 周。利用接种包囊进行人体试验发现，接种 6~15 天（平均 9 天）后可在粪便中检出包囊。感染试验表明，贾第虫抗原可在包囊排出前 1 天检测到。在一次有记录的食源性疾病暴发中暴发，74% 的人发病，潜伏期为 2~19 天，症状高峰出现在第 5~6 天，总体症状平均持续了 18 天。

在高流行地区，2~3 岁的幼儿几乎普遍感染，且流行率在整体儿童中较高，通常超过 20%。贾第虫与持续性腹泻（≥14 天）相关，研究表明慢性贾第虫感染与患儿发育迟缓有关。贾第虫感染导致持续性腹泻是患儿发生营养不良的重要原因。相比之下，从未感染贾第虫的人到疾病高流行地区旅游或工作可频繁出现贾第虫病症状。

贾第虫感染在多数免疫功能不全或选择性 IgA 缺陷患者中并不严重或常见。HIV 患者合并感染贾第虫后常规治疗一般有效，但部分患者会出现复发或重复感染，难以治愈。

贾第虫感染过程中宿主和寄

生虫之间相互作用较为复杂。能够感染人类的两个贾第虫亚型（A 和 B）遗传学差异较大，B 亚型较 A 亚型更具有生物多样性，因此其传染性、抗原性和毒性方面也有所不同。此外，人类宿主对该病的易感性及对感染的反应或耐受性具有个体差异。在该病流行较重的不发达地区，儿童中多数呈无症状感染；而在散发性感染地区，因水源污染而导致的贾第虫病暴发的感染率和发病率较高。此外，贾第虫感染还可导致部分患者吸收不良、体重减轻和营养缺乏，而在其他情况下对营养参数几乎没有影响。

诊断 主要包括病原检测、免疫学检测和分子生物学检测。

病原检测 主要在显微镜下检测粪便样本中贾第虫包囊和滋养体。急性期取新鲜粪便样本做生理盐水涂片镜检滋养体。对于亚急性期或慢性期患者，可采用碘液直接涂片、硫酸锌浮聚或醛-醚浓集等方法检查包囊。由于患者每次排泄情况不同，包囊浓度具有差异，个别情况浓度会较低，因此利用单次粪便样本镜检包囊或寄生虫灵敏度仅有 50%~80%，应采集多次粪便样本进行检测。

免疫学检测 主要检测贾第虫特异性抗原。与显微镜检查相比，粪便抗原检测较标准，实验室差异较小。

分子生物学检测 多采用聚合酶链反应（PCR）扩增贾第虫特异性基因片段。分子生物学检测方法优于粪便抗原检测，这两种方法均不需要训练有素镜检操作人员。例行小肠活检或肠内滋养体检查是曾经诊断的"金标准"，但现已不常用。低密度感染检测可出现假阴性结果，需进行

重复检测。

其他检测 常具有非特异性，白细胞计数和肝功能检测结果一般正常。如腹泻和呕吐严重，可能出现电解质紊乱。粪便中可不出现白细胞、乳铁蛋白、血液和黏液。免疫球蛋白水平通常正常，但在易感的低丙种球蛋白血症患者体内异常低甚至无法检测。

治疗 替硝唑是治疗贾第虫病的有效药物之一，与甲硝唑和阿苯达唑同属硝基咪唑类药物；其他硝基咪唑类药物（如奥硝唑和塞克硝唑）虽尚未在中国被批准，对该病也具有疗效。

替硝唑 以单剂量给药，与甲硝唑相比其不良反应小且疗效好。成人口服剂量为 2g；儿童单次剂量为 50mg/kg，最大给药剂量为 2g。

甲硝唑 已用于治疗贾第虫病数十年，但并未被美国食品和药品管理局（FDA）批准用于此适应证。甲硝唑需要多次给药，成人每日 3 次，连续给药 5~7 天；儿童每日 3 次，连续给药 5~7 天。甲硝唑的胃肠道不良反应相对常见，服药期间禁止饮酒，否则可发生双硫仑样反应。

阿苯达唑 尚未被 FDA 批准用于治疗贾第虫病，可作为甲硝唑的替代药物，连续给药 5 天，不良反应较少，但该药的用药经验尚有限。

硝唑尼特 具有广泛的抗原虫、蠕虫及抗菌活性，已被 FDA 批准用于治疗贾第虫病。一般对 12 个月至 3 岁、4~11 岁以及 12 岁以上患者均连续治疗 3 天。该药可制成液体悬浮剂或片剂，更易给幼儿服用。该药应与食物同服，主要不良反应为胃肠道症状和头痛。

巴龙霉素 一种不可吸收的氨基糖苷类药物，可用于妊娠期特别是妊娠早期，以避免因服用硝基咪唑类药物可能导致胎儿发育不良等。成人和儿童均连续治疗 5~10 天。

奎纳克林和呋喃唑酮 对贾第虫也有效，但通常只在特殊情况下使用。这两种药物虽已经 FDA 批准，却并不常用。

患者一般在治疗后症状减轻。若停止治疗后数天至数周内症状复发，则预示治疗失败，需增加初始治疗药物的剂量或使用替代药物。硝基咪唑类药物耐药性越来越多，需使用联合疗法，奎纳克林和甲硝唑联合使用最为有效，甲硝唑+阿苯达唑效果也较好。

流行病学 贾第虫具有高度传染性，包囊可被大量排泄。包囊可以在冷水中存活数月，对氯化作用相对具有抵抗力，但对干燥和高温耐受力较隐孢子虫卵和蠕虫卵低。实验证实，10~100 个包囊足以引发感染，因此即使摄入少量污染的水或食物也会导致感染。

贾第虫感染在幼儿中最常见，在夏季和秋季频发。患者摄入污染的水或食物或通过人-人接触而引发贾第虫病。过去几十年里美国等发达国家曾发生大规模的疫情暴发，主要是由水库、湖泊和山溪等地表水源污染饮用水而引起的。随着水处理措施的改善，泳池或湖泊等水源污染是疾病暴发更常见的原因。此外，如摄入未经处理的地表水也有感染该病的风险。2011~2012 年，有 1%~2% 的贾第虫病病例与已知的疫情暴发有关。该病的总体发病率约为 0.006%，在欠发达地区更高。

人际传播是该病最普遍的感染方式，也是托幼机构儿童感染的主要方式。此外，除因患儿导致的家庭传播外，还可因口-肛性接触行为传播。在低收入、高流行地区，几乎所有儿童 2~3 岁时均被感染贾第虫，成人既往感染可产生一定免疫力，而儿童重复感染较常见。长期前往南亚等地区旅游会增加患贾第虫病的风险，因此对发生间歇性或持续性腹泻的回程旅客应排查贾第虫病。

防制 贾第虫病可通过强化个人卫生、严格污水处理以去除或杀死水源中的包囊及严防食物和水源污染进行预防。贾第虫包囊相对不稳定，但对热敏感，并可被 0.2~1μm 的滤水装置过滤除去。加热至沸腾是最优选择，通过加热也可使粪便中其他病原体灭活。包囊对氯气具有一定抵抗能力，商业饮用水处理时的氯气浓度、水温、浊度和 pH 值不足以杀死自来水中的包囊。室温条件下每升水中滴入 4 滴 5.25% 的漂白剂混合静置 1 小时可杀死包囊，如温度较低则可能无法完全杀灭。

（王增蕾）

yīndào máodīchóng

阴道毛滴虫（*Trichomonas vaginalis* Donné，1836） 隶属副基体纲，毛滴虫目，毛滴虫科，毛滴虫属。由法国科学家阿尔弗雷德·弗朗索瓦·多内（Alfred François Donné，1801~1878 年）于 1836 年首次在女性阴道分泌物中发现，次年予以命名。阴道毛滴虫是流行率最高的致病性原虫，全球每年有约 1.56 亿人感染。女性感染阴道毛滴虫可导致阴道炎、尿道炎甚至宫颈炎，男性感染阴道毛滴虫多为无症状，也可引起轻度尿道炎和前列腺炎。由该虫引起的疾病统称为阴道毛滴虫病，该病自 1957 年起被定义为性传播疾病，是最流行的非病毒性性传播疾病。阴道毛滴虫感染与宫颈癌、不良妊娠、前列腺癌等相关，并可能增加人类免疫缺陷病毒（HIV）感染率。

阴道毛滴虫是一种早期分化的原生生物之一，其分化早于某些具有线粒体的原生生物，亚单位 rRNA 的分析结果支持该论点。与其他真核生物不同的是阴道毛滴虫缺乏线粒体，代之以氢化酶体。在进化关系上，与口腔毛滴虫相比，阴道毛滴虫与鸟类滴虫亲缘关系更为接近，因此可能来源于鸟类。

形态 阴道毛滴虫滋养体，活体呈无色透明状，有折光性，体态多变，活动力强。固定染色后则呈椭圆形或梨形，长 10～20μm，宽 10～15μm，有 4 条前鞭毛和 1 条后鞭毛，外侧前 1/2 处有波动膜，后鞭毛向后延伸形成波动膜外缘。虫体借助鞭毛的摆动前进，并以波动膜的波动作旋转式运动。有 1 个椭圆形的泡状细胞核位于虫体前端 1/3 处，核上缘有 5 颗排列成环状的基体复合物，5 根鞭毛即由此发出。1 根刚性的轴柱由前向后纵贯虫体并于后端伸出体外，轴柱由一束微管构成，具有黏附功能并能够进行有丝分裂。胞质内有深染的颗粒状物质，为本虫特有的氢化酶体。阴道毛滴虫基因组较大，为单倍体，标准株 G3 株基因组长 176 441 227bp，由约 6 万个蛋白编码基因组成 6 条染色体。

阴道毛滴虫为微需氧真核生物，主要寄生于相对比较缺氧的阴道或其他腔道内。它虽然缺乏线粒体，但具有氢化酶体，以氢离子为电子受体完成糖的酵解代谢而获取能量。在氢化酶体内存在线粒体载体蛋白家族（AAC）。氢化酶体的 AAC 靶膜信号与线粒体载体蛋白的相似。两者最大的

不同是，氢化酶体缺乏细胞色素和线粒体呼吸链所具备的各种酶类，也不含 DNA。

生活史 简单，只有滋养体而无包囊期，胞外生长，人类是已知的唯一宿主。滋养体主要寄居在女性阴道，以后穹隆多见，也可侵入尿道、膀胱、子宫和尿道旁腺等器官；也可引起男性感染，常见部位为尿道或前列腺，还可侵及睾丸、附睾或包皮下组织。虫体主要以纵二分裂增殖为主。滋养体可在厌氧或有氧条件下生长，能够吞噬细菌、尿道上皮细胞及红细胞，自身可被巨噬细胞吞噬，很容易死于干燥。滋养体既是该虫的繁殖阶段，又是感染阶段。该虫主要通过性交方式在人群中传播。

阴道毛滴虫最适宜的生存和繁殖温度为 32～35℃，但在 25～42℃ 均可生长繁殖。室温下（22～25℃）可存活 120～154 小时，50℃ 数分钟即可死亡。虫体抗低温的能力也很强，在 -10℃ 可存活 7 小时。该虫适宜在略呈酸性环境（pH 5.2～6.6）中生长、存活，但在 pH5.0 以下或 pH7.5 时生长受到抑制或死亡。

虫体主要通过表膜渗透或胞吞作用获取营养，还可借助伪足将黏附于表膜之外的固体食物摄入体内。研究表明，阴道毛滴虫对 32 种糖及相关化合物有发酵作用，主要依靠糖代谢获取能量，通过降解葡萄糖产生乳酸、醋酸、氧分子和三磷酸腺苷（ATP）。苹果酸也是其能量来源。在细胞质中，葡萄糖通过糖酵解形成丙酮酸，而后通过被动转运进入氢化酶体。在氢化酶体内，丙酮酸：铁氧还蛋白氧化还原酶（FROR）通过铁氧化还原蛋白（Fdx）氧化丙酮酸产生乙酰辅酶 A。被还原

的 Fdx 又被氢化酶氧化，后者利用从 Fdx 得来的电子产生 H_2。另一种产能方式是在氢化酶体内通过苹果酸脱氢酶（MDH）和烟酰胺腺嘌呤二核苷酸：铁氧还蛋白氧化还原酶（NADH：FOR）代谢苹果酸获得能量。

致病机制 阴道毛滴虫主要侵犯生殖道内的鳞状上皮细胞，引起滴虫病，潜伏期为 4～28 天。女性感染阴道毛滴虫可导致阴道炎、尿道炎甚至子宫颈炎，男性感染阴道毛滴虫多为无症状，也可以引起轻度尿道炎和前列腺炎。在女性中感染可持续数月甚至数年，在男性中感染持续时间较短。此外，阴道毛滴虫感染还与轻至重度生育健康问题、癌症和生殖器疱疹病毒 HSV-2 感染上升有关，其能使 HIV 的感染风险提高 1.5～2 倍。

健康女性阴道内环境，因乳酸杆菌的作用而呈酸性（pH 3.9～4.4），借此抑制虫体和/或细菌生长繁殖，此即阴道的"自净作用"。然而在滴虫寄生时，虫体消耗了阴道内的糖原，妨碍了乳酸杆菌酵解作用，降低了乳酸浓度，使阴道内 pH 值由原来的酸性转为中性或碱性，从而破坏了"阴道自净作用"，如此滴虫得以大量繁殖并导致继发性细菌感染，造成阴道黏膜的炎症病变。

阴道毛滴虫与上皮细胞表面的细胞黏附作用是其产生致病性的关键。当阴道毛滴虫经传播接触阴道上皮细胞时，细胞形态发生变化，由卵圆形变成阿米巴样以增加与阴道上皮细胞表面黏附面积。黏附过程主要由黏附素和胱天蛋白酶（caspase）介导完成。其中，黏附素是铁依赖性表面黏附蛋白，主要包括 AP120、AP65、AP51、AP33 和 AP23，其中 AP65

是最重要的蛋白。在铁存在时，除 AP51 外其他蛋白的编码基因均发生上调，因此铁对该虫的生长和毒力尤为重要。黏附素以非活性状态存在于虫体表面，当虫体形态变为阿米巴样，在 caspase 帮助下激活黏附素从而介导与上皮细胞的黏附作用。虫体黏附到阴道上皮细胞后会招募其他滴虫细胞呈阿米巴样堆聚在上皮细胞表面。脂磷酸聚糖是介导黏附的另一重要因子，是虫膜表面表达最高的蛋白，能与位于人上皮细胞表面的半乳糖凝集素 1（galectin-1）结合。此外，虫体表面表达的甘油醛-3-磷酸脱氢酶（GAPDH）也参与了生物黏附过程。阴道毛滴虫与上皮细胞表面黏附后可导致宿主细胞裂解，侵蚀阴道上皮表层，引发炎症反应。

滴虫代谢过程是引起细胞毒性的另一因素。在代谢过程中，滴虫需通过反向协同运输体系从环境中摄入精胺，同时释放腐胺。腐胺能够增强 caspase-3，从而诱导宿主细胞凋亡。

在男性感染者中，阴道毛滴虫感染与前列腺癌发生有关，其机制可能源于宿主出现炎症反应使炎症因子产生增加，引发前列腺细胞恶性化。研究发现滴虫感染还可引起培养中的前列腺上皮细胞原癌基因 PIM1 表达增加。另有研究表明，阴道毛滴虫可以产生一种新颖蛋白称为阴道毛滴虫巨噬细胞迁移抑制因子（TvMIF），其与人巨噬细胞迁移抑制因子（HuMIF）有 47% 序列相同。TvMIF 能抑制巨噬细胞迁移，引起炎症，并激活 ERK、Atk 和 Bcl-2 关联死亡启动子磷酸化，抑制凋亡并引起细胞分化。此外，体外 TvMIF 能促进良性或恶性前列腺细胞生长和入侵。

临床表现 滴虫性阴道炎典型病理改变为阴道壁黏膜充血、水肿，上皮细胞变性脱落，白细胞浸润等。表皮下层有淋巴细胞和浆细胞浸润和明显的坏死区，病灶内可见虫体。轻度感染的阴道黏膜无异常。

女性感染后可发展为滴虫性阴道炎或带虫者，半数以上无临床症状或症状不明显，约 1/3 无症状感染者在感染半年内出现临床症状。具有临床症状的女性感染者病程可持续长达 3~5 年，常见白带增多、外阴红斑、异味、外阴瘙痒或刺激痛、性交痛、腹痛及排尿困难。月经期间症状可能会加重。阴道内镜检查可见阴道分泌物呈水性，或呈浓稠灰黄色或绿色，量多，泡沫状；部分患者镜下可见阴道壁出现点状出血和宫颈外红斑，约半数患者镜下可见草莓状宫颈，这是该病的典型特征。阴道 pH 值大于 4.5。中性粒细胞增多。合并细菌感染时，白带呈脓液状或粉红色黏液状。感染累及尿道，患者出现尿频、尿急、尿痛等症状，少数可致膀胱炎。宫颈肿瘤的发生也可与该虫感染有关。妊娠期感染可导致婴儿早产或体重减轻，且妊娠中期治疗仍不能避免婴儿早产。经阴道分娩的婴儿可被感染，主要见于生殖器、鼻咽部和眼结膜，个别病例出现阴道毛滴虫肺炎。

男性感染者多表现为无症状带虫状态，在尿液或精液中能查见虫体，但可导致配偶连续重复感染。部分男性患者出现轻度尿道炎、前列腺炎及精子活力减退，引起附睾炎罕见。前列腺感染可发展为慢性长期感染。有研究认为该虫感染与前列腺癌发生有关，可使前列腺癌发生概率上升 23%~40%。体外研究显示，阴道

毛滴虫可吞噬精子。此外，因感染分泌物增多影响精子活力，而导致男性不育症。

虫体分泌的外源黏附分子和多种表面抗原分子，在阴道毛滴虫与宿主细胞黏附和破坏过程中起重要作用。这些分子的表达在虫体与宿主细胞黏附期间显示正调节。有证据表明，针对这些分子的特异性抗体具有保护靶细胞免于滴虫介导的细胞毒性，提示抗黏附免疫反应在抵抗滴虫的致病作用中起保护作用。虽然有证据表明接受免疫接种的实验室动物可以获得免疫保护，但人体的自然感染却不能产生较强的保护性免疫。

诊断 采用病原学检查和分子生物学方法进行诊断。

病原学检查 主要包括 3 种方法。①悬滴法：取阴道后穹隆分泌物、尿液沉淀物或前列腺分泌物，混悬于生理盐水中涂成悬滴薄片于显微镜下查找阴道毛滴虫。冬季送检应注意标本保温。本法简单简单易行，多用于门诊或人群普查。最常用的湿涂片法的灵敏度为 60%~70%，且需立即检查湿片以获得最准确的诊断结果。②培养法：将上述标本以 Diamond TYI-S-33 培养基或肝浸液于 37℃ 培养 48 小时。本法灵敏度较悬滴法高，对于临床可疑而悬滴法结果阴性者，可行滴虫培养确诊。③涂片染色法：将涂成薄片的标本，用瑞氏或姬氏染色镜检。此法同时可观察阴道微生物相和清洁度，但较悬滴法复杂。本法灵敏度约为 57%。

分子生物学方法 包括两种方法。①聚合酶链反应（PCR）：采用标准 PCR 技术或实时荧光定量 PCR 探针技术针对阴道毛滴虫特异的 18S rRNA 基因或 β 微管蛋

白基因进行检测，其灵敏度为96%~100%。②核酸扩增检测（NAAT）：由于阴道毛滴虫基因组中包含保守重复的DNA序列，具有较高的拷贝数，因此可采用NAAT技术针对这些多拷贝的DNA序列进行检测，灵敏度和特异度均较高。

治疗 口服硝基咪唑类药物，包括甲硝唑和替硝唑。奥硝唑和塞克硝唑也可用于治疗。对患者的性伴侣应同时进行治疗，选择甲硝唑或替硝唑，治愈前避免无保护性接触。

硝基咪唑类药物主要不良反应包括恶心、头痛、头晕、皮肤瘙痒、不适、疲乏感、口渴、尿频、水样阴道分泌物、阴道流血及阴道瘙痒。替硝唑和甲硝唑都有双硫仑样反应，因此患者服用甲硝唑48小时或替硝唑72小时内应禁酒，否则出现严重的恶心、呕吐和面部潮红。妊娠期用药需遵循药物说明书，妊娠早期应避免使用硝基咪唑类药物。哺乳期女性单次口服甲硝唑12~24小时内避免哺乳，单次口服替硝唑3天内避免哺乳。

单剂量治疗能够确保患者依从性，而7天疗法对滴虫的清除效果更好。HIV阳性合并感染阴道毛滴虫患者应接受甲硝唑7天疗法，以避免单剂量治疗引起的复发。

此外，还可选择非硝基咪唑类药物进行治疗。可选用0.5%~1%乳酸或醋酸冲洗阴道，再将甲硝唑泡腾片或滴维净片塞入后穹隆的方法；也可用双唑泰栓塞入后穹隆法。局部治疗可控制症状，但不能根治，应与口服同时进行。硝呋太尔可用于治疗复发性滴虫性阴道炎。

甲硝唑用于治疗时应关注耐药性的发生和传播，耐药机制尚不明确，可能与甲硝唑激活酶类尤其是FROR和Fdx的下调有关；还可能因为氢化酶体中O_2浓度较高，不能被清除的氧会作为强氧化剂，再氧化甲硝唑还原产生的硝基阴离子，或与甲硝唑竞争转移的电子，从而降低甲硝唑活性。

流行病学 阴道毛滴虫呈世界性分布，在卫生条件较差的欠发达地区分布更为广泛。

（王增蕾）

kǒuqiāng máodīchóng
口腔毛滴虫 （Trichomonas tenax Muller，1773）

隶属动鞭纲，毛滴虫目，毛滴虫科，毛滴虫属。寄居于牙龈脓溢袋、龋病的蛀穴和扁桃体隐窝，为口腔共栖原虫。

生活史仅有滋养体期，外形与阴道毛滴虫相似，呈梨状，体长为6~10μm，有4根前鞭毛和1根无游离端的后边毛，波动膜略长于阴道毛滴虫的波动膜。有1个卵圆形或椭圆形的细胞核，位于体前中央部，核内深染的染色质粒丰富。1根纤细的轴柱由前向后伸出体外。口腔毛滴虫在口腔内以食物残渣、上皮细胞和细菌为食，以二分裂法进行繁殖。

采用牙龈刮拭物做生理盐水涂片镜检或做培养可诊断。无须治疗，平时注意口腔卫生，虫体可被清除。滋养体对外环境抵抗力较大，在室温下可生存3~6天，借飞沫或污染的食物、餐具间接传播。

口腔毛滴虫是否有致病力尚无定论。有学者认为口腔毛滴虫为口腔共栖性原虫，但另有学者认为与牙周炎、牙龈炎和龋病等口腔疾病发病有关。也曾有吸入后引起支气管炎和肺炎的报道。

（卜玲毅）

rén máodīchóng
人毛滴虫 ［Pentatrichomonas hominis （Daraine，1860） Kofoid，1920］

隶属动鞭纲，毛滴虫目，毛滴虫科，毛滴虫属。多见寄生于盲肠、结肠，是非致病的肠道寄生的鞭毛虫。于全世界分布。

人毛滴虫主要寄生于大肠的盲肠区，生活史只有滋养体期，虫体呈梨形，大小为7.7μm×5.3μm，形似阴道毛滴虫，具有前鞭毛4根，后鞭毛1根与波动膜外缘相连，游离于虫体后端，波动膜与虫体等长。细胞核一个，位于虫体前端，靠近前鞭毛的起始处，核内散在的染色质粒分布不均匀。1根纤细的轴柱由前向后贯穿整个虫体。胞质内含有食物泡和细菌。

虫体以纵二分裂法繁殖，靠鞭毛和波动膜运动，对外界具有一定抵抗力，在体外可存活7~8天，滋养体为感染期，人因食入被其滋养体污染的食物或饮水而感染。粪便中查到该虫提示食物或水源受到粪便的污染。

（卜玲毅）

cháng nèidīchóng
肠内滴虫 （Retortamonas intestinalis Wenyon & Oconnor，1917）

隶属动鞭纲，毛滴虫目，毛滴虫科，毛滴虫属。寄生在人体肠道内的一种非致病鞭毛虫。

肠内滴虫有滋养体和包囊两种形态。滋养体细小，呈椭圆形，长4~9μm，宽3~4μm，运动呈跳跃状，细胞质内有细胞粒和小泡，前端有一裂隙状细胞口和1对毛基体。从毛基体分出两根鞭毛。由基体前方伸出的鞭毛细长，另一根鞭毛则由侧面伸出。细胞核呈圆形，较小，核仁位于正中，细胞核位于细胞口的前方。包囊略呈梨形，囊壁双层，长 4～7μm，宽 3～4μm，单核，核仁居中，在核周有时可见形似纤维丝状的构造。滋养体和包囊都随粪便排出体外。

人由于食入含有包囊的食物或水而被感染，肠内滴虫寄生于人体大肠内。包囊在肠道内脱囊后发育成滋养体，滋养体以纵二分裂方式增殖，包囊未见核分裂，肠内滴虫不致病，但临床上多伴有腹泻。诊断以粪便中查到滋养体和包囊为依据。该虫在中国、美国、巴西、埃及、马来西亚和菲律宾都有发现。

(卜玲毅)

Zhōnghuá nèidīchóng
中华内滴虫（Retortamonas sinensis Faust & Wassell，1921）

隶属动鞭纲，毛滴虫目，毛滴虫科，毛滴虫属。是寄生在人体大肠内的一种鞭毛虫。该虫首次在中国武昌发现，后来在广州、北京等地亦有发现。

中华内滴虫有滋养体和包囊两个时期。滋养体大小 13.4μm×5.2μm，但形态变化较大。当虫体活跃时呈椭圆形，末端略扭转且稍尖，长度可达 20μm，静止时长 10μm，宽度为 7μm，且有一大而明显的胞口。包囊呈长椭圆形，内有单核，大小 6μm×3μm。中华内滴虫与肠内滴虫滋养体的区别在于中华内滴虫的两根鞭毛长度相等，粗细相似，核较小，运动为连续性。而肠内滴虫的两根鞭毛长度不等，而且核较大，运动呈跳跃式。

中华内滴虫主要以滋养体形态寄生于人体肠道，是否致病尚无定论。通常在免疫力低下人群易检测到。

(卜玲毅)

Màishìchún biānmáochóng
迈氏唇鞭毛虫（Chilomastix mesnili Wenyon 1910，Alexeieff，1912）

隶属曲滴纲，曲滴目，曲滴虫科，唇鞭毛虫属。一种非致病性肠道鞭毛虫。

迈氏唇鞭毛虫的生活史分滋养体和包囊两个时期。滋养体呈梨形，长 6～24μm，宽 3～10μm，前端钝圆，尾端尖细，其前端有 4 根鞭毛，一根鞭毛很长，从动基体发出，一根鞭毛非常短小，弯曲地向后延伸入胞口。靠近虫体前端有 1 个泡状细胞核，核仁大而不规则，有时在核膜周围可见染色质颗粒，还可见由纤丝包绕的胞口（口陷）。在湿玻片标本中，极易观察到鞭毛和沿虫体长轴走向的螺旋状沟槽，借助鞭毛的摆动虫体呈定向运动。

包囊呈梨状或柠檬状，长 6～10μm，宽 4～6μm，大部分囊壁较薄，但前端颇厚，1 个核，囊内含短鞭毛、细胞纤维、动基体和基因丝等细胞器。

滋养体寄居于肠道回盲部，经纵二分裂法进行繁殖，在肠道环境不利时分泌囊壁形成包囊，随粪便排出体外。吞食被包囊污染的食物和饮水是被该虫感染的主要原因。感染的确诊主要依靠在粪便标本内查得该虫滋养体和/或包囊，粪便中查到该虫提示食物或水源受到粪便的污染，也就不排除其他寄生虫的感染。

(卜玲毅)

Lìshímàn yuánchóng
利什曼原虫（Leishmania spp.）

隶属动鞭纲，动基体目，锥体亚目，锥体科，利什曼属。为组织内鞭毛虫，白蛉或罗蛉是其传播媒介。引起的利什曼病是人兽共患寄生虫病，30 种利什曼原虫可以感染哺乳动物，其中的 21 种可以感染人类，包括杜氏利什曼原虫复合种团的 3 个虫种（杜氏利什曼原虫、婴儿利什曼原虫和恰氏利什曼原虫）、墨西哥利什曼原虫复合种团的 3 个主要虫种（墨西哥利什曼原虫、亚马逊利什曼原虫和委内瑞拉利什曼原虫）、热带利什曼原虫、硕大利什曼原虫、埃塞俄比亚利什曼原虫以及 4 个维安尼亚亚属虫种。

形态 各虫种在形态上不能区别，可通过同工酶分析、分子生物学、单克隆抗体等方法鉴别。

生活史 利什曼原虫包括无鞭毛体和前鞭毛体两个生活史阶段，分别寄生于脊椎动物和无脊椎动物两个宿主体内。寄生于人、犬等哺乳动物宿主单核巨噬细胞内的为无鞭毛体，是近卵圆形的小体，有细胞核和动基体。鞭毛很短，在鞭毛袋内，不伸出体外。白蛉吸血时，单核/巨噬细胞内的无鞭毛体进入白蛉消化道内，变成细滴形的前鞭毛体，虫体狭长呈锥形，核位于虫体中部。动基体移至虫体的前端，离核较远。有一根能活动的鞭毛自前部顶端伸出，游离于体外。

免疫 不同种的利什曼原虫可引起宿主不同的免疫反应。例如，人体对硕大利什曼原虫产生的免疫应答表现为既能消除寄生虫，又能完全抵抗再感染，称消除性免疫，临床表现为有迅速自愈倾向。人体对杜氏利什曼原虫则产生非消除性免疫，临床上极少自愈。这与免疫逃避有一定关系，杜氏利什曼原虫可引起多克隆 B 细胞激活，产生高球蛋白血症，或其抗原与抗体结合形成免疫复合物，均能抑制宿主的免疫应答。

杜氏利什曼原虫感染不仅伴随有特异性细胞免疫反应的抑制，

还可导致机体对除该原虫以外其他抗原产生细胞免疫和体液免疫能力的降低，即非特异性抑制。例如，患者对伤寒甲、乙菌苗的免疫应答显著下降。免疫力低下的原因，与原虫繁殖快速、产生的抗原过多及机体处于免疫无反应状态有关。

细胞免疫 内脏利什曼病患者一般不能自愈，虽然体内抗体可达高水平，但病情却继续恶化。此时患者的延迟性皮肤过敏反应呈阴性，T 细胞数量及转化能力均比正常人低，表明在发病期细胞免疫呈抑制状态。患者经治愈后，延迟性皮肤过敏反应又逐渐转为阳性，且持续多年甚至终生，说明治愈后特异性的细胞免疫逐步趋于正常。大量临床资料也证明，内脏利什曼病患者一般治愈后未见再次感染。从患者细胞免疫功能状态与获得性免疫一致的情况而言，内脏利什曼病患者的细胞免疫在获得性免疫中起着主导作用。有研究表明抗原特异性 CD4$^+$ T 细胞在保护性免疫的建立方面起着主要作用。CD4$^+$ T 细胞中的 Th1 型细胞释放的细胞因子 IL-1、IL-2、IL-3 和 IFN-γ 等可增强巨噬细胞杀死利什曼原虫作用，而 Th2 型细胞释放的细胞因子则无类似作用。不仅 CD4$^+$ T 细胞，甚至中性粒细胞、单核细胞、自然杀伤（NK）细胞和树突状细胞，以及认为无免疫作用的角化细胞对利什曼原虫也有重要的免疫反应。

体液免疫 内脏利什曼病患者血清中的免疫球蛋白增加和特异性抗体出现最为明显，黏膜皮肤利什曼病次之，皮肤利什曼病患者的抗体水平大都很低。利什曼原虫不断繁殖，抗原刺激淋巴细胞，激活多克隆 B 细胞使浆细胞大量增生，分泌 IgG 和特异性抗体。利什曼病的抗体在宿主杀伤原虫的过程中起一定的作用，但对所致疾病并无控制和保护作用。患者经特效药物治疗后，痊愈率较高，一般不会再次感染，可获得终生免疫。

热带利什曼原虫与硕大利什曼原虫所致皮肤利什曼病，患者病愈后都可以获得稳定的抵抗同种原虫再感染的能力。这种免疫力一般与迟发型超敏反应同时出现。可见细胞免疫在获得性免疫中起主要作用。感染硕大利什曼原虫后，能防御热带利什曼原虫的感染；而感染热带利什曼原虫后则不能抵抗硕大利什曼原虫的感染。

致病 寄生于人体的利什曼原虫生活史和形态基本相同，但引起人利什曼原虫病的有 3 种：寄生于内脏巨噬细胞内引起内脏利什曼病的有杜氏利什曼原虫、婴儿利什曼原虫和恰氏利什曼原虫；寄生于皮肤巨噬细胞内引起皮肤利什曼病的有热带利什曼原虫、硕大利什曼原虫、埃塞俄比亚利什曼原虫和墨西哥利什曼原虫；引起黏膜皮肤利什曼病的为巴西利什曼原虫等。中国的黑热病是由杜氏利什曼原虫引起的。

流行病学 利什曼病广泛分布在亚、非、欧、拉美等洲的热带和亚热带地区，在近 88 个国家里每年有近百万的人感染利什曼病。世界上超过 90% 的内脏利什曼病例在孟加拉、巴西、印度、尼泊尔和苏丹，90% 的皮肤利什曼病病例在阿富汗、巴西、伊朗、秘鲁、沙特阿拉伯和叙利亚，90% 的黏膜皮肤利什曼病病例在玻利维亚、巴西和秘鲁。

在一些丘陵山区、森林、荒漠地带，利什曼原虫在野生动物和白蛉之间传播，人只是在进入这些地区时才会感染，所以人利什曼病具有自然疫源性的特点，防治难度非常大。已有 35 个以上的国家报道有人类免疫缺陷病毒（HIV）和利什曼原虫同时感染的病例，在欧洲南部 70% 的成人内脏利什曼病患者同时感染 HIV。有 1/3 的艾滋病患者死于第一次内脏利什曼病的发作。在内脏利什曼病流行区，多数是无症状的感染者。但同时感染 HIV 会使患者发展成活动性内脏利什曼病的危险性提高 100~2320 倍，增加内脏利什曼病的防治难度。

（卜玲毅）

Dùshì Lìshímàn yuánchóng

杜氏利什曼原虫 [*Leishmania donovani* （Laveran & Mesnil, 1903）Ross, 1903] 隶属动鞭纲，动基体目，锥体亚目，锥体科，利什曼属，为内脏利什曼病（VL）的病原体。杜氏利什曼原虫的无鞭毛体主要寄生在肝、脾、骨髓、淋巴结等器官的巨噬细胞内，常引起全身症状，如发热、肝脾大、贫血和鼻出血等。在印度，患者皮肤上常有暗的色素沉着，并有发热，故又称黑热病（Kala-azar），其致病力较强，很少能够自愈，如果治疗不及时常因并发症而死亡。

形态 包括无鞭毛体和前鞭毛体。

无鞭毛体 寄生于人和其他哺乳动物单核巨噬细胞内的无鞭毛体，又称利杜体（Leishman-Donovan body）。虫体很小，卵圆形，大小为（2.9~5.7）μm×（1.8~4.0）μm；圆形虫体直径为 2.4~5.2μm，常见于巨噬细胞内。经瑞氏染色后虫体细胞质呈淡蓝色或深蓝色，内有一个较大的圆形核，呈红色或淡紫色。动基体位于核旁，着色较深，细小，杆状。基体靠近动基体，在光镜下不易区分开。

前鞭毛体　寄生于白蛉消化道。成熟的虫体呈梭形，大小为（14.3~20）μm×（1.5.~1.8）μm，核位于虫体中部，动基体在前部。基体在动基体之前，由此发出一根鞭毛游离于虫体外。前鞭毛体运动活泼，鞭毛不停地摆动。在培养基内常以虫体前端聚集成团，排列成菊花状。有时也可见到粗短形前鞭毛体，这与发育程度不同有关。

生活史　包括在白蛉和人（或哺乳动物）体内两个发育时期。

在白蛉体内发育　当雌性白蛉（传播媒介）叮刺患者或被感染的动物时，含无鞭毛体的巨噬细胞被吸入白蛉的胃内，经过24小时，无鞭毛体发育为早期前鞭毛体，此时虫体呈卵圆形，鞭毛也开始伸出虫体外。第3~4天开始出现大量成熟前鞭毛体，活动力明显加强，并以纵二分裂法繁殖。在虫体数量急速增加的同时，虫体逐渐向白蛉前胃、食道和咽部移动。一周后具感染力的前鞭毛体大量聚集在白蛉的口腔和喙内。当白蛉叮刺健康人时，前鞭毛体随白蛉唾液进入人体内。

在人体内发育　感染有前鞭毛体的雌性白蛉叮咬人体或哺乳动物时，前鞭毛体随白蛉分泌的唾液进入宿主体内。一部分前鞭毛体被中性粒细胞吞噬消灭，一部分则被内脏的巨噬细胞吞噬。前鞭毛体进入巨噬细胞后逐渐变圆，失去其鞭毛的体外部分，向无鞭毛体期转化。无鞭毛体在巨噬细胞的纳虫空泡内不但可以存活，而且进行二分裂繁殖，最终导致巨噬细胞死亡破裂。游离的无鞭毛体又进入其他巨噬细胞，重复上述繁殖过程。

致病机制　杜氏利什曼原虫无鞭毛体在巨噬细胞内繁殖，使巨噬细胞大量破坏和增生。巨噬细胞增生主要见于脾、肝、淋巴结和骨髓等，浆细胞也大量增生。细胞增生是脾、肝、淋巴结肿大的基本原因，其中脾大最常见，出现率在95%以上，后期则因为网状纤维结缔组织增生而变硬。患者血浆内白蛋白量减少、球蛋白量增加，出现白蛋白/球蛋白比例倒置。由于脾功能亢进，血细胞在脾内遭到大量破坏，导致血液中红细胞、白细胞及血小板都减少。此外，免疫溶血也是产生贫血的重要原因。研究表明：患者的红细胞表面附有利什曼原虫抗原；杜氏利什曼原虫的代谢产物中有1~2种抗原与人红细胞抗原相同。因而，机体产生的抗利什曼原虫抗体有可能直接与红细胞膜结合，在补体参与下破坏红细胞。由于血小板减少，患者常发生鼻出血、牙龈出血等症状。蛋白尿及血尿的出现，则是由于患者发生肾小球淀粉样变性以及肾小球内有免疫复合物的沉积所致。

临床表现　人体感染杜氏利什曼原虫后，经3~5个月或更长的潜伏期，即可出现症状及体征。典型的病程是最初的低热、乏力，随后出现消瘦、贫血和肝脾大，最终在2~3年内死亡。部分病例有急性发作的症状：寒战、高热（40℃）、呕吐、水肿尤其是颜面水肿、黏膜出血、呼吸困难和腹泻，6~12个月就可能死亡。

患黑热病时出现免疫缺陷，易并发各种感染性疾病，是造成黑热病患者死亡的主要原因。患者治愈后，这种容易并发感染的现象消失。在印度有相当比例的患者可自愈。在获得性免疫缺陷综合征（艾滋病）和黑热病同感染的区域，内脏利什曼病成为主要的机会致病感染。

黑热病的严重并发症有以下几种。①走马疳：又称坏死性口腔炎，患者口腔黏膜及其附近组织出现快速坏死，常由牙龈与颊黏膜开始，迅速波及鼻、上腭、下颌、眼眶及咽部，甚至可能穿孔，由于抗生素的广泛应用，这类并发症已少见。②急性粒细胞缺乏症：它的出现与黑热病病程长短、严重程度、肝脾大程度或已经存在的贫血和白细胞减少程度均不呈平行关系。如果治疗不及时，多在两周内死亡。③肺炎：多见于儿童患者。临床表现同于其他肺炎，但起病凶猛，发热可达41℃，呼吸困难、发绀、循环衰竭、昏迷和惊厥皆不少见。

在中国，黑热病有下列特殊临床表现。①皮肤型黑热病（PKDL）：该型黑热病更常见于印度、苏丹。在中国大多分布于平原地区。皮肤损害与内脏病变可同时并发，也有部分患者发生在内脏病变消失多年之后，还有少数既无内脏感染又无黑热病病史的原发患者。皮肤损伤除少数为褪色型外，多数为结节型，结节呈大小不等的肉芽肿，或呈暗色丘疹状，常见于面部及颈部，在结节内可查到无鞭毛体。皮肤型黑热病易与瘤型麻风混淆。②淋巴结型黑热病：大多数病例无黑热病病史，临床表现为局部淋巴结肿大，大小不一，位置较表浅，无压痛，无红肿，嗜酸性粒细胞增多为该型特征之一。淋巴结活检可在类上皮细胞内查见无鞭毛体。

诊断　采用病原学、免疫学

和分子生物学方法进行诊断。

病原学检查 常用的方法有以下几种：

穿刺检查 ①涂片法：以骨髓穿刺物作涂片染色，镜检。该法最常用，原虫检出率高。淋巴结穿刺应选取表浅、肿大的淋巴结，检出率较低，但最安全且简便易行。脾穿刺检出率较高，可达 90.6%~99.3%，但不安全，少用。②培养法：将上述穿刺物接种于 NNN 培养基，置 22~25℃温箱内培养 1 周，若培养物中可见运动活泼的前鞭毛体，则判为阳性结果。该法比涂片法敏感，但操作及培养过程应严格注意无菌。③动物接种法：穿刺物接种于易感动物（如地鼠、BALB/c 小鼠等），1~2 个月后取肝、脾作切片或涂片，染色镜检。

皮肤活组织检查 在皮肤结节处用消毒针头刺破皮肤，取少许组织液，或用手术刀刮取少许组织作涂片，染色镜检。

免疫学方法 ①检测血清抗体方法：包括酶联免疫吸附试验（ELISA）、间接血凝试验（IHA）、对流免疫电泳（CIE）、间接荧光试验（IF）和直接凝集试验等，阳性率高，假阳性率也较高。采用分子生物学方法获得纯抗原，可降低假阳性率。②检测血清循环抗原：单克隆抗体抗原斑点试验（McAb-AST）用于诊断黑热病，阳性率高，灵敏度、特异度和重复性均较好，仅需微量血清即可，还可用于疗效评价。

分子生物学方法 采用聚合酶链反应（PCR）及 DNA 探针技术诊断黑热病，可有较好效果，灵敏度和特异度高，但操作较复杂。

治疗 注射低毒高效的葡萄糖酸锑钠，疗效可达 97.4%。抗锑患者采用戊烷脒、二脒替、羟脒替。经多种药物治疗无效，而脾高度增大并有脾功能亢进者，可考虑脾切除。

流行病学 杜氏利什曼原虫病属人兽共患疾病，除在人与人之间传播外，也可在动物与人，动物与动物之间传播。该病分布很广，亚、欧、非、拉美等洲均有流行，主要流行于中国、印度、孟加拉国、尼泊尔及地中海沿岸国家和地区。

根据传染源的不同，黑热病在流行病学上可分为三种不同的类型，即人源型、犬源型和自然疫源型；分别以印度、地中海盆地和中亚细亚荒漠内的黑热病为典型代表。中国由于幅员辽阔，黑热病的流行范围广，包括平原、山丘和荒漠等不同类型地区，这三种黑热病都能见到。它们在流行历史、寄生虫与宿主的关系以及免疫等方面，有着明显的差别，在流行病学上也各有其特点。①人源型：又称平原型，多见于平原地区，分布在黄淮地区的苏北、皖北、鲁南、豫东以及冀南、鄂北、陕西关中和新疆的喀什等地，主要是人感染的疾病，可发生皮肤型黑热病，犬类很少感染，患者为主要传染源，常出现大的流行。患者以年龄较大的儿童和青壮年占多数，婴儿极少感染，成人得病的比较多见。传播媒介为家栖型中华白蛉和新疆的长管白蛉。②犬源型：又称山丘型，多见于西北、华北和东北的丘陵山区，分布在甘肃、青海、宁夏、川北、陕北、冀东北、辽宁和北京市郊各县，主要是犬的疾病，人的感染大都来自病犬（储存宿主），患者散在，一般不会形成大的流行。多数是 10 岁以下的儿童，婴儿发病较高，成人很少感

染。传播媒介为近野栖或野栖型中华白蛉。③自然疫源型：分布在新疆和内蒙古的某些荒漠地区，又称荒漠型。主要是某些野生动物的疾病，在荒漠附近的居民点以及因开垦或从事其他活动而进入这些地区的人群中发生黑热病。患者几乎全是幼儿，来自外地的成人如被感染，可发生淋巴结型黑热病。传播媒介为野栖蛉种，主要是吴氏白蛉，亚历山大白蛉次之。

有些地区，还能见到由荒漠型发展到犬源型或从犬源型过渡到人源型的各种中间类型。在犬源型黑热病流行的西北等山丘地区，很可能有自然疫源的同时存在，犬的感染可不断地来自某些野生动物中的保虫宿主。

经过大规模的防治，20 世纪 50 年代末中国宣布基本消灭内脏利什曼病，但在新疆、甘肃、四川、陕西、山西和内蒙古等省（区）仍有反复流行。20 世纪 90 年代，以上 6 省（区）尚有 43 个县有内脏利什曼病病例报道，10 年累计报道病例数达 2629 例。2004 年以来每年新发生的内脏利什曼病在 400 例左右，主要区域仍是新疆、甘肃和四川等省（区），占全国新发病例的 90% 以上。由于防治力度降低和人口流动加剧，部分区域内脏利什曼病疫情呈上升趋势，流行范围较 20 世纪 90 年代有扩大的态势，在一些地区死灰复燃，再度流行。

防制 内脏利什曼病的防制是一项长期而艰巨的任务，由于该病有隐性感染和复杂传染源的存在，即使在疫情得到控制后，仍需加强监测，对部分出现病例的地区开展综合防制措施，除对现症患者积极治疗外，需开展杀虫剂滞留喷洒等媒介控制措施，

以控制疫情。应长期坚持内脏利什曼病防治工作，彻底消除其危害。

（卜玲毅）

yīng'ér Lìshímàn yuánchóng

婴儿利什曼原虫（*Leishmania infantum* Nicolle，1908）

隶属动鞭纲，动基体目，锥体亚目，锥体科，利什曼属。早在 1908 年，尼科尔（Nicolle）鉴于地中海沿岸黑热病的特殊性，认为其病原体不同于杜氏利什曼原虫，称为婴儿利什曼原虫。后经分子生物学技术证实，来自地中海地区动物源性内脏利什曼病的病原体是典型的婴儿利什曼原虫，不同于来自印度内脏利什曼病的病原体杜氏利什曼原虫。早些年认为流行于拉丁美洲的内脏利什曼病的病原体是恰氏利什曼原虫，现在分类上也证实是婴儿利什曼原虫。

婴儿利什曼原虫在地中海盆地、中国的部分地区和拉丁美洲（该地区曾称其为恰氏利什曼虫）流行。白蛉属和罗蛉属是其传播媒介。婴儿利什曼原虫的毒性比杜氏利什曼原虫弱，犬尤其是宠物犬是主要的保虫宿主。

婴儿利什曼原虫引起的症状、诊断和治疗与杜氏利什曼原虫相似，二者可通过分子生物学的方法鉴别。婴儿利什曼原虫主要引起动物利什曼原虫病，人是偶然宿主，常引起人的无症状感染。

（卜玲毅）

rèdài Lìshímàn yuánchóng

热带利什曼原虫［*Leishmania tropica*（Wright，1903）Luhe，1906］

隶属动鞭纲，动基体目，锥体亚目，锥体科，利什曼属。引起皮肤利什曼病，又称为东方疖，表现为原发性皮肤溃疡，一般不产生内脏病变。主要流行于中东和北非一些国家，俄罗斯南部和中亚地区也有发生；中国新疆也有病例报道。

形态和生活史　热带利什曼原虫与杜氏利什曼原虫在形态上难以鉴别。热带利什曼原虫形态较小，平均 $3.33\mu m \times 1.99\mu m$；生活史与杜氏利什曼原虫相同，也需通过两个不同的宿主——白蛉及哺乳动物宿主才能完成发育，但白蛉的种类不同。

致病机制和临床表现　热带利什曼原虫所致皮肤利什曼病称干性东方疖，常发生于面部或上下肢。潜伏期长，通常 2～8 个月，有时长达 1～2 年。在白蛉叮刺处的皮肤上出现丘疹，丘疹小，直径 1～3mm。以后逐渐形成表面有干痂覆盖的溃疡，并逐渐扩大，其边缘有一隆起的硬结区；有时数个溃疡可融合成巨大溃疡。在有继发性细菌感染时出现发冷、发热等全身症状。无合并症者可在 2～12 个月内愈合，遗留一个下陷的瘢痕。传染源为患者。东方疖一般能自愈。热带利什曼原虫可引起内脏利什曼病的特殊临床表现，如脾大和淋巴结炎。

诊断　主要为病原体检查，从溃疡硬结区穿刺取材作涂片染色镜检或组织切片检查。也可将待检组织置 NNN 培养基中，培养 5～7 天查前鞭毛体。

治疗　药物治疗采用治疗内脏利什曼病的五价锑剂，对皮肤利什曼病也有效。

流行病学　热带利什曼原虫流行分布于东半球。在亚洲主要流行于以色列、约旦、亚美尼亚、阿塞拜疆、土库曼斯坦、乌兹别克斯坦、叙利亚、阿富汗及印度。在非洲主要流行于阿尔及利亚、摩洛哥及突尼斯等。在欧洲见于保加利亚、希腊、意大利、葡萄牙、西班牙及法国南部。

热带利什曼原虫病常发生在人口密集的城市地区，传染源为患者，犬虽可作为保虫宿主，但流行病学意义不大。热带利什曼原虫的传播媒介在欧洲主要是佩氏白蛉，在中东是静食白蛉，在印度及阿富汗等地则为银足白蛉。

防制　主要包括：治疗患者，灭鼠、灭蛉和防白蛉叮咬。

（卜玲毅）

shuòdà Lìshímàn yuánchóng

硕大利什曼原虫（*Leishmania major* Yakimoff & Schokhor，1914）

隶属动鞭纲，动基体目，锥体亚目，锥体科，利什曼属。与热带利什曼病相似，同样引起皮肤利什曼病（CL）。

硕大利什曼原虫稍大，平均 $4.48\mu m \times 3.33\mu m$。生活史与杜氏利什曼原虫相同，只是通过不同种类白蛉传播。硕大利什曼原虫所致 CL 潜伏期短，通常 1～4 周。溃疡多见于下肢。丘疹较大，直径 5～10mm，呈急性炎症样，鲜红色，发展快。1～3 周即从中心溃破，有浆液或浆液血性渗出，故称为湿性东方疖。愈合快，整个病程 3～6 个月。该病的诊断与治疗见热带利什曼原虫。

硕大利什曼原虫主要分布于亚洲的叙利亚、约旦、以色列、土库曼斯坦、哈萨克斯坦及乌兹别克斯坦等；在非洲见于阿尔及利亚、埃及、突尼斯、撒哈拉沙漠地区、苏丹、乍得、尼日尔、尼日利亚、布基纳法索、马里及塞内加尔等。硕大利什曼原虫病通常在人口稀少的农村地区，重要的保虫宿主是野生鼠类，在夏秋季较多，容易产生暴发流行。硕大利什曼原虫重要的传播媒介在欧亚流行区及苏丹为静食白蛉，而高加索白蛉主要是动物之间的传播媒介。在西非，传播媒介可能是迪博克白蛉。

(卜玲毅)

Mòxīgē Lìshímàn yuánchóng

墨西哥利什曼原虫 ［*Leishmania mexicana*（Biagi，1953）Garnham，1962］

隶属动鞭纲，动基体目，锥体亚目，锥体科，利什曼属。早期学者们认为美洲皮肤利什曼病均由巴西利什曼原虫引起。后来比亚吉（Biagi）发现墨西哥南部胶工溃疡的病原在致病方面不同于巴西利什曼原虫，前者不侵犯黏膜，常可损及耳部等，遂命名为热带利什曼原虫墨西哥亚种。加纳姆（Garnham）经研究，把它提升为种并定名为墨西哥利什曼原虫。

墨西哥利什曼原虫的形态和生活史均与杜氏利什曼原虫近似，但无鞭毛体的体形较大，前鞭毛体在白蛉体内只在中胃与前胃发育繁殖。接种于仓鼠，可在其皮肤内迅速繁殖，使皮肤发生巨噬细胞瘤（即组织细胞瘤）。组织中圆细胞很少，原虫很多。在NNN培养基内原虫繁殖茂盛，容易传代。

致病：墨西哥利什曼原虫在正常情况下感染森林的哺乳动物，人进入森林可受感染。皮肤病变开始为结节状，然后破溃。溃疡与东方疖相似，也可以自愈。但有的病例，特别是当感染部位在耳轮（约40%患者）时，皮肤损伤变为持续性，形成典型的胶工溃疡。患者耳部软骨可被破坏，致耳轮残缺。该虫不侵犯黏膜，亦不侵犯内脏。患者病愈后获得免疫力可抵抗同种利什曼原虫的再感染，但不能保护患者对巴西利什曼原虫的感染。

诊断：首先了解患者有无接触史，确诊需病原体检查，从溃疡边缘或基底部取材作涂片吉姆萨染色镜检。也可在无菌条件下，将待检组织置NNN培养基中培养5~7天查前鞭毛体。

流行病学：墨西哥利什曼见于中美洲北部、墨西哥、美国的得克萨斯州、多米尼加共和国和特立尼达岛。每年有几千人感染，尤其是从事农业和森林工作人员。该虫的传染源是野生动物。保虫宿主为森林啮齿类动物。传播媒介为奥尔麦克罗蛉。

防制工作包括治疗患者（见热带利什曼原虫），灭蛉和注意个人防护，防罗蛉叮咬。

(卜玲毅)

Āisài'ébǐyà Lìshímàn yuánchóng

埃塞俄比亚利什曼原虫（*Leishmania aethiopica* Bray，1973）

隶属动鞭纲，动基体目，锥体亚目，锥体科，利什曼属。引起皮肤利什曼原虫病，与硕大利什曼原虫和热带利什曼原虫同属于旧世界利什曼虫种。埃塞俄比亚利什曼原虫除了引起局部的皮肤病变，还可经淋巴或血液播散到全身皮肤，在皮肤上形成许多结节，称为弥散型皮肤利什曼病（DCL）。主要流行在埃塞俄比亚和肯尼亚的高原地区，石蹄兔是其保虫宿主，传播媒介是长足白蛉和佩迪符白蛉。

(卜玲毅)

Bāxī Lìshímàn yuánchóng

巴西利什曼原虫（*Leishmania braziliensis* Vianna，1911）

隶属动鞭纲，动基体目，锥体亚目，锥体科，利什曼属。为美洲黏膜皮肤利什曼病的病原体。广泛分布在中、南美洲，尤其巴西。

形态　巴西利什曼原虫在形态上虽与其他利什曼原虫相同，难以鉴别，但还有不同特点：该虫能抵抗胆汁的溶解作用，而其

他利什曼原虫迅速被胆汁溶解；在白蛉消化道中除可在中胃及前胃繁殖外，尚可在后胃（幽门）及后肠三角区（回肠）繁殖；当接种于仓鼠皮肤内，发育繁殖缓慢，仅产生皮肤小结节或溃疡，病变处原虫少；在NNN培养基内前鞭毛体繁殖缓慢。

生活史　与其他利什曼原虫相似。

致病机制和临床表现　巴西利什曼原虫引起皮肤损伤程度的轻重与受白蛉叮咬时白蛉分泌的唾液有一定关系。该虫所致黏膜皮肤利什曼病，一般情况下潜伏期短，可短至15天，病变开始为无痛的小结节，奇痒，1~4周再破溃形成圆形浅溃疡，有明显的边缘。溃疡最常见于腿部，其次为足、前臂、头、臀、肘、躯干和鼻黏膜，溃疡一般在6~15个月愈合。在委内瑞拉和巴拉圭，巴西利什曼原虫引起的是扁平的有渗出的开放溃疡面，称为森林莓疹，巴西的南部地区树懒和食蚁兽是森林莓疹主要的保虫宿主。

也有部分患者体内的巴西利什曼原虫可经淋巴或血流侵入鼻咽部、口腔黏膜，引起黏膜病变。坏死和继发的细菌感染也常出现。溃疡可涉及唇、腭、咽，导致严重的变形，形成骆驼鼻或鹦鹉喙样的面部损坏。严重者鼻中隔甚至喉和气管的软骨也有损伤，导致失声。这种病变会持续数年，继发感染和呼吸系统的并发症是患者死亡原因。

患者病愈后可抵抗同种原虫的再感染，也可抵抗墨西哥利什曼原虫的感染。

诊断　自皮肤、黏膜病变处查获病原体可确诊。早期易于查见原虫，但晚期则不易查获。用培养法有时可获阳性结果。培养

时，NNN 培养基内的兔血应改为仓鼠或其他鼠血，因兔血可妨碍巴西利什曼原虫的繁殖。

治疗　多采用五价锑及芳香双脒剂治疗，复发常见。对发生转移的黏膜皮肤利什曼病比较难治，可使用两性霉素 B。继发感染以抗生素治疗。

流行病学　巴西利什曼原虫广泛分布于中南美洲的巴西、秘鲁东部、玻利维亚、委内瑞拉、巴拉圭、哥伦比亚、圭亚那和巴拿马等国家。在巴西，1/3 的患者是儿童。巴西利什曼原虫的保虫宿主为森林啮齿类动物，传播媒介为罗蛉。

防制　一方面治疗患者；另一方面主要是防蛉叮刺，进入森林、峡谷时，皮肤尽可能不裸露，裸露处涂擦驱避剂。

（卜玲毅）

jiécháng xiǎodài xiānmáochóng
结肠小袋纤毛虫（*Balantidium coli* Malmsten，1857）

隶属动基裂纲，毛口目，小袋科，小袋属。唯一寄生于人体的纤毛虫，也是寄生在人体内最大的原虫。该虫寄生在人的结肠内，可侵犯肠黏膜引起结肠小袋纤毛虫病（痢疾）。是人兽共患寄生虫病，猪是该病最重要的传染源。

形态　包括滋养体和包囊，新鲜活体滋养体和包囊呈淡黄或淡绿色。

滋养体　呈椭球形，大小为（30～150）μm×（25～120）μm。虫体被有纵向排列的纤毛带和纤毛，借以运动。虫体前端有胞口和胞咽，颗粒食物借胞口周边纤毛的运动进入虫体，并形成食物泡，消化后的残渣经三角形胞肛排出体外。

苏木素染色后可见一个肾形的大核和一个位于肾形核凹陷处的小核。虫体中、后部各有一个伸缩泡用以排泄出过多的水分来调节渗透压。

包囊　呈球形或卵圆形，直径 40～60μm，囊壁厚而透明，染色后在包囊内能见胞口大核，常见纤毛和伸缩泡。

生活史　包括滋养体和包囊两个阶段。包囊是传播和感染阶段，随着被污染的食物或饮水经口感染宿主，在小肠内脱囊逸出滋养体。随后滋养体移行到结肠内寄生，以淀粉、细菌及肠壁脱落的细胞为食，以横二分裂进行繁殖。也可接合生殖，两个滋养体彼此可在体前部进行一过性的接合，并进行核物质的交换，分离后没有虫体的增殖。肠腔内的滋养体通常在大肠的末端形成包囊，肠内容物的脱水引发滋养体分泌囊液形成包囊，包囊随粪便排出体外。包囊在体外不再进行分裂增殖。

致病机制和临床表现　滋养体寄生于大肠（结肠和盲肠）引起消化道症状，患者出现腹痛、腹泻和黏液血便，并常有脱水及营养不良等。有人可排出虫体而无临床症状成为带虫者。滋养体分泌蛋白质水解酶和透明质酸酶消化肠黏膜，并借助虫体运动侵犯黏膜下层，引起多发性溃疡和坏死，病理变化与阿米巴痢疾相似。结肠溃疡面有嗜酸性粒细胞浸润，可发生出血和继发的细菌感染。严重的病例可以出现大面积结肠黏膜的破坏和脱落，也可发生大肠或阑尾的穿孔，甚至导致死亡。滋养体偶尔可经淋巴管侵袭肠以外的组织，如肝、肺或泌尿生殖器官等组织。

诊断　采用粪便直接涂片法或内镜镜检组织检查滋养体可确诊。检测到包囊的时候少。因间

歇性排出并在结肠外很快被破坏，故新鲜标本需反复送检可提高检出率。必要时用阿米巴培养基进行培养检测。

治疗　可使用甲硝唑或黄连素和四环素等药物治疗。

流行病学　结肠小袋纤毛虫病流行于热带和亚热带地区，如中南美洲、西太平洋地区、中国和中亚、西亚地区。拉丁美洲、菲律宾、巴布亚新几内亚和中东的一些地区发病率高。中国云南、广西、广东、福建、四川、湖北、河南、河北、山东、山西、陕西、吉林、辽宁、台湾等省（自治区）都有病例报道。结肠小袋纤毛虫病是人猪共患粪口传播的寄生虫病，在猪的感染普遍，是人结肠小袋纤毛虫病的重要传染源，而人体的感染率比较低，呈散在发生。人体感染主要是通过食入被包囊污染的食物或饮水。滋养体和包囊对外界环境有一定的抵抗力，是造成该病流行的一个重要因素。

防制　结肠小袋纤毛虫病的人畜感染率不高，治防结合，做好（人、猪）粪便管理，避免污染食物和水源，注意个人与饮食卫生，应加强卫生科普教育。

（卜玲毅）

zhuīchóng
锥虫（*Trypanosoma spp.*）

隶属动鞭毛虫纲，动基体目，锥虫亚目，锥虫科的单鞭毛虫。锥虫是一种血鞭毛原虫，有 20 多种寄生于鱼类、两栖类、爬虫类、鸟类、哺乳类的血液或组织细胞内，是人兽共患的寄生虫病。寄生人体的锥虫有四种：冈比亚布氏锥虫、罗得西亚布氏锥虫、枯氏锥虫和蓝氏锥虫。在中国没有人锥虫病的流行。锥虫按虫媒的特异性、流行分布、虫种、生活史和感染途径可分为两大类，即通过

虫媒舌蝇（又称采采蝇）唾液传播的涎源性非洲布氏锥虫与通过虫媒锥蝽粪便传播的粪源性美洲枯氏锥虫。

冈比亚布氏锥虫与罗得西亚布氏锥虫是涎源性锥虫，引起非洲锥虫病（又称非洲睡眠病）。冈比亚布氏锥虫分布于西非和中非靠近河边的环境中，由河栖型的舌蝇传播，引起慢性西非睡眠病；而罗得西亚布氏锥虫分布于东非的大草原上，由草栖性舌蝇传播，引起急性东非睡眠病。枯氏锥虫由虫媒锥蝽作粪源性传播，是恰加斯病（Chagas disease）的病原体，主要分布于南美洲和中美洲，故又称美洲锥虫病。

（卜玲毅）

Gāngbǐyà Bùshì zhuīchóng

冈比亚布氏锥虫（*Trypanosoma brucei gambiense* Dutton, 1902）

隶属肉足鞭毛门，动鞭纲，动基体目，锥体亚目，锥体科，锥虫属。引起非洲锥虫病（又称非洲睡眠病）的病原体。

形态　在人体内寄生的形式为锥鞭毛体，具有多形性，可分为细长型、中间型和粗短型。细长型长 $20 \sim 40\mu m$，游离鞭毛可长达 $6\mu m$，动基体位于虫体后端，为一盘形的核外线粒体 DNA 结构；粗短型长 $15 \sim 25\mu m$，宽 $3.5\mu m$，游离鞭毛短于 $1\mu m$，或鞭毛不游离，动基体位于虫体近后端。鞭毛起自基体，从后端伸出虫体沿边缘向前，在虫体前端游离，与虫体表膜相连形成明显的波动膜。

生活史　锥鞭毛体早期存在于患者的血液、淋巴液内，晚期可侵入脑脊液。在 3 型锥鞭毛体中，仅粗短型对舌蝇具有感染性。雄或雌舌蝇吸入含锥鞭毛体的血液，在中肠内粗短型锥鞭毛体进行繁殖，并转变为细长的锥鞭毛体，以二分裂法增殖。随后锥鞭毛体离开中肠进入唾液腺，附着于细胞上转变为上鞭毛体，经二分裂增殖最后转变为循环后期锥鞭毛体，其外形短粗，大小 $15\mu m \times 2.5\mu m$，无鞭毛，只有循环后期锥鞭毛体对人才具有感染性。当舌蝇刺吸入血时，循环后期锥鞭毛体随唾液进入人的皮下组织，转变为细长型锥鞭毛体经二分裂繁殖后进入血液。锥虫的整个生活史过程中均是细胞外寄生繁殖。

免疫　抗原可分为两类：一类是虫体的体内抗原，如各种酶、核蛋白质和结构蛋白质，可用于免疫诊断，与保护性免疫无关；另一类是变异体表面糖蛋白（VSG），原存在于粗短型锥鞭毛体表面，在中肠期脱落。VSG 是表被的主要成分，分子量约 55kD，它间隔一定时间即可发生变异。由于抗原变异，血中特异性抗体也随之改变，这种特性使锥虫能逃避宿主的免疫作用，而在宿主体内长时间寄生。

宿主感染以后，由变异体抗原诱导产生具有保护作用的特异性抗体，抗体属 IgM 和 IgG，二者能凝集血中锥鞭毛体，IgG 能凝集组织液中锥鞭毛体，在补体参与下，使锥鞭毛体溶解。这种含有特异抗体的血清转移给新宿主，具有对同株攻击感染的保护作用。此外，在抗体的介导下，巨噬细胞能吞噬并在细胞内破坏锥虫。

锥鞭毛体能使宿主引起免疫抑制，可以降低宿主对锥虫及其他病原体的免疫反应，包括体液和细胞免疫，从而使宿主易于发生继发感染。

致病机制　锥鞭毛体在人体内寄生在血液、淋巴和全身各器官组织的细胞间质液中，特别是聚集在淋巴结和脑的细胞间隙，不侵袭和寄生在细胞内。舌蝇叮咬后，锥虫侵入人体后的基本过程包括：在局部增殖所引起的局部初发反应期（锥虫下疳期），在体内散播的血淋巴期以及侵入中枢神经系统的脑膜脑炎期。冈比亚布氏锥虫病呈慢性过程，病程数月至数年。

下疳期　循环后期锥鞭毛体在叮咬处的皮下组织局部增殖，引起由淋巴细胞、少数嗜酸性粒细胞和巨噬细胞的浸润，约在感染后第 6 天出现结节局部红肿，有痛感，称锥虫下疳，一般 1~2 周消退。锥虫下疳在白种人比黑种人更易发现。

血淋巴期　随后锥虫进入血液和组织间淋巴液后，快速繁殖，出现锥虫血症并侵犯全身所有的器官。因淋巴结中的淋巴细胞、浆细胞和巨噬细胞增生，而出现全身淋巴结普遍肿大，颈后部、颌下、腹股沟淋巴结肿大最为明显。颈部后三角部淋巴结肿大[温特博特姆（Winterbottom）征]，是冈比亚布氏锥虫病的特征性表现。同时伴有发热、头痛、关节痛和肢体痛等症状。可出现深部感觉过敏，脾充血肿大。有的患者可发生心肌炎、心外膜炎及心包积液。随着原虫血症密度的降低症状也逐渐减轻。

脑膜脑炎期　可在发病后几个月或数年后才出现锥虫侵入中枢神经系统的症状。此时，锥虫与宿主产生的免疫反应引发弥漫性脑膜脑炎，脑皮质充血和水肿，神经元变性，胶质细胞增生。临床表现主要为个性改变、冷漠无欲，随后出现异常反射和深部感觉过敏[克朗德尔征（Kerandel sign）]、共济失调、震颤、痉挛、嗜睡直至昏睡，甚至死亡。

诊断 可采用病原学、血清学和分子生物学方法进行诊断。

病原学检查 取患者血液涂片染色镜检。当血中虫数多时，锥鞭毛体以细长型为主，血中虫数因宿主免疫反应而下降时，则以粗短型居多。淋巴液、脑脊液、骨髓穿刺液及淋巴结穿刺物也可涂片检查。在检查前也可将标本浓缩后再染色检查。此外，动物接种也是一种有效的检查方法。

血清学方法 常用酶联免疫吸附试验（ELISA）、间接荧光抗体试验和间接血凝试验。

分子生物学方法 近年来将PCR及DNA探针技术应用于锥虫病诊断，特异度、灵敏度均较高。

治疗 苏拉明和戊烷脒是治疗非洲睡眠病血淋巴期的药物。硫肿密胺是有机砷剂，可通过血脑屏障，是治疗该病中枢神经系统受累期的唯一用药。

流行病学 冈比亚布氏锥虫分布于西非和中非。赖于农业、渔业、畜牧业或狩猎业的农村人群因为接触舌蝇的机会最多而感染此病。在昏睡病报道的病例中，冈比亚布氏锥虫引起的病例占95%。

冈比亚锥虫病的主要传染源为患者，主要传播媒介为须舌蝇等，在沿河边的植物或森林的稠密植物地带孳生，嗜吸人血，也有动物宿主。

防制 主要措施包括发现、治疗患者和消灭舌蝇。改变媒介昆虫孳生环境，如清除灌木林、喷洒杀虫剂等措施。

（卜玲毅）

Luódéxīyà Bùshì zhuīchóng

罗得西亚布氏锥虫（Trypanosoma brucei rhodesiense Stephens and Fantham，1910） 隶属肉足鞭毛门，动鞭纲，动基体目，锥体亚目，锥体科，锥虫属。与冈比亚布氏锥虫同为非洲锥虫的重要虫种，除一些细微差别外，二者在形态、生活史、致病及临床表现方面有共同特征。

在致病特点上，罗得西亚布氏锥虫感染更多见锥虫下疳，且与冈比亚布氏锥虫所致锥虫病的病程不同，罗得西亚布氏锥虫病呈急性过程，病程3~9个月，有些患者在中枢神经系统未受侵犯即死亡；冈比亚布氏锥虫病呈慢性过程，病程数月至数年。

非洲锥虫分布于撒哈拉沙漠以南非洲中部的36个国家，其中罗得西亚布氏锥虫主要分布于东非和南非。罗得西亚锥虫病的传染源为动物和人，主要传播媒介为刺舌蝇等，孳生在东非热带草原和湖岸的低矮森林地带和灌木丛地带，嗜吸动物血，在动物中传播锥虫，人因进入这些地区而感染。

（卜玲毅）

Kūshì zhuīchóng

枯氏锥虫（Trypanosoma cruzi Chagas，1909） 隶属肉足鞭毛门，动鞭纲，动基体目，锥体亚目，锥体科，锥虫属。由吸血昆虫锥蝽传播，是恰加斯（Chagas）病的病原体，主要分布于南美洲和中美洲，故恰加斯病又称美洲锥虫病。

形态 包括无鞭毛体、上鞭毛体和锥鞭毛体。①无鞭毛体：人体细胞内寄生，球形或卵圆形，直径 2.4~6.5μm，有核和动基体，无鞭毛或者有很短的鞭毛。②上鞭毛体：存在于锥蝽的消化道内，纺锤形，长 20~40μm，动基体在核的前方，游离鞭毛自核的前方发出。③锥鞭毛体：存在于血液或锥蝽的后肠内（循环后期锥鞭毛体），大小为（11.7~30.4）μm ×（0.7~5.9）μm。游离鞭毛自虫体的后方发出，有波动膜。在血液内，外形弯曲如新月状，侵入细胞或叮咬吸血时侵入锥蝽消化道。

生活史 包括无鞭毛体、上鞭毛体和锥鞭毛体三种不同的发育时期。枯氏锥虫在吸血昆虫锥蝽与人（或其他哺乳动物）寄生，人兽共患。当锥蝽从哺乳动物如人吸入含有锥鞭毛体的血液，数小时后，锥鞭毛体在前肠内失去游离鞭毛转变为无鞭毛体，在细胞内以二分裂增殖。然后再转变为球鞭毛体进入中肠，发育为上鞭毛体。上鞭毛体以二分裂法繁殖，在吸血后3~4天上鞭毛体出现于直肠，并附着于上皮细胞上。5天后，上鞭毛体变粗短，发育为具有感染性的循环后期锥鞭毛体，并随锥蝽的粪便排出。

当受感染的锥蝽吸血时，锥蝽粪便中的循环后期锥鞭毛体经皮肤伤口或黏膜进入人体。血液内的循环后期锥鞭毛体侵入组织细胞内转变为无鞭毛体，进行二分裂增殖，形成内含无鞭毛体的假囊，约5天后一部分无鞭毛体转变为小而活动的锥鞭毛体，并破假囊而出进入血液，再侵入新的组织细胞转变成无鞭毛体进行繁殖，血液中的锥鞭毛体不进行繁殖。此外，还可通过输血、器官移植、母乳、胎盘或实验室操作意外而感染。

致病机制 枯氏锥虫潜伏期为1~3周，其间锥蝽播入感染性后循环锥鞭毛体、无鞭毛体在细胞内繁殖，所产生的锥鞭毛体在细胞之间传播，并出现于血液中，虫体侵入机体几乎所有的组织，但侵入肌细胞和神经元的更多。细胞内的无鞭毛体增殖形成的假包囊破裂时，会伴随局部的附近神经元（尤其是神经节细胞）变性和坏死的急性炎症反应，这种神经元变性是恰加斯病最重要的病理改变。

临床表现　包括急性期和慢性期。

急性期　急性发病常见于5岁以下的儿童，约10%的患儿在急性期死亡。锥虫侵入部位皮下结缔组织的急性炎症，造成局部出现结节红肿，称为恰加斯肿（Chagoma）；锥虫侵入眼结膜，可致一侧眼眶周围水肿和结膜炎，多伴有邻近淋巴结炎，称为罗曼娜征（Romana sign）。这两种体征的特点都有淋巴细胞、单核细胞浸润和肉芽肿。当假囊破裂释放出的虫体形成原虫血症时，则引起临床上的发热、倦怠、全身的淋巴结肿大、肝脾大和心肌炎等症状。该期持续4~5周，大多数患者自急性期缓解，病程进入隐匿期，有些则转为慢性期。

慢性期　常见成年人患者，可在感染后10~20年出现，因虫体使中枢神经和外周神经功能紊乱引起者可持续多年。以心脏病变最常见，约30%的患者出现心脏病变。心脏功能不全是因神经节的破坏导致肌肉张力丧失所致，可出现心律失常、心悸、胸痛、水肿、眩晕、晕厥及呼吸困难等症状。约10%的患者出现消化道、神经系统或混合病变。由于食管和结肠的自主神经节被破坏，使肌张力丧失，导致器官错乱的蠕动和逐渐的蠕动无力，最终形成巨食管和巨结肠，患者进食时会吞咽困难并出现严重便秘。

诊断　枯氏锥虫在急性期时，血液中锥鞭毛体数量多，可以采用厚薄外周血涂片，也可用浓集法检查锥鞭毛体。在隐匿期或慢性期，患者的血液和组织液内很难找到锥虫，可用免疫学方法诊断，但与利什曼病会有交叉反应，需仔细鉴别。分子生物学的聚合酶链反应（PCR）及DNA探针技术，对于检测虫数极低的血标本有很高的检出率。

治疗　硝基咪唑和硝基呋喃对急性期有一定效果，能降低虫血率、减轻临床症状，并可减低病死率。慢性期较少用药物进行病原治疗。巨食管和巨结肠需要手术治疗。如果在感染后的急性期很快开始治疗，恰加斯病可以治愈。

流行病学　枯氏锥虫主要分布于中美洲和南美洲国家，尤以拉丁美洲的偏远贫穷地区多见，但现已传播到其他各大洲。慢性美洲锥虫病是一些拉丁美洲国家的主要健康问题，治疗费用仍然十分可观。估计全世界有700万~800万人被感染，高危人群多达2500万人以上，80%为幼年感染。中国非该病流行区。

美洲锥虫病主要通过感染枯氏锥虫的锥蝽粪便传播，也可偶然通过被污染的食物、输血、垂直传播、器官移植或实验室等方式造成感染。感染枯氏锥虫的患者是该病的主要传染源，犬、猫、南美犰狳、蝙蝠、雪貂、狐、负鼠、食蚁兽、松鼠和猴等可作为保虫宿主。

锥蝽为美洲锥虫病的传播媒介，隶属猎蝽科、锥猎蝽亚科，包括15~17属130余种。可栖息于人房间内，多夜间吸血。大全圆蝽、骚扰锥蝽和长红猎蝽是美洲热带地区的主要传播媒介。

枯氏锥虫在多种哺乳动物寄生，在森林的野生动物之间通过锥蝽传播。从野生动物传播到家养动物，再传播到人，而后在人群中流行。人群普遍易感，病死率高，儿童感染更为常见和严重。

防制　主要措施包括发现、治疗患者和消灭锥蝽。改善居住条件和房屋结构，以防锥蝽在室内孳生与栖息。对房屋和周围地区滞留喷洒杀虫剂可杀灭室内锥蝽；尽量消灭动物储存宿主；个人预防措施，如蚊帐；食物制备、运输、储存和食用方面的良好卫生措施；血液筛检对预防通过输血和器官移植感染是至关重要的。

（卜玲毅）

Lánshì zhuīchóng
蓝氏锥虫（*Trypanosoma rangeli* Tejera，1920）

隶属肉足鞭毛门，动鞭纲，动基体目，锥体亚目，锥体科，锥虫属。锥鞭毛体长26~36μm，比枯氏锥虫大，波动膜大并有许多弯曲，核位于前中部，动基体位于后部。在锥蝽的消化道内，锥鞭毛体在中肠内转变为上鞭毛体。上鞭毛体进行繁殖，而后进入后肠，最后成为循环后期锥鞭毛体。后期锥鞭毛体具传染性，随粪便排出，通过污染方式感染宿主，锥虫在患者血液中进行二分裂繁殖，没有细胞内繁殖，无论在人体内和其他动物体内都没有致病作用。

蓝氏锥虫分布于中美洲和南美洲，在人、犬、猫和猴等动物体内寄生，锥蝽为传播媒介。因为与枯氏锥虫在地理上的重叠分布，当蓝氏锥虫感染或蓝氏锥虫与枯氏锥虫混合感染时会造成诊断困难，可通过DNA探针或聚合酶链反应（PCR）技术鉴别诊断。

（卜玲毅）

rén yánángyuánchóng
人芽囊原虫（*Blastocystis hominis* Brumpt，1912）

隶属肉足鞭毛门，动鞭纲，裂核目，芽囊虫新亚目。常见的人类肠道寄生原虫之一，主要分布在热带和亚热带地区，发展中国家感染率明显高于发达国家。曾被误认为是一种对人体无害的肠道原虫，大量证据表明，该虫是寄生在高等灵长类和人类肠道内可致病的原虫。

形态 人芽囊原虫形态多样，在体外培养时可见空泡型、颗粒型、阿米巴型、复分裂型和包囊型。①空泡型：光镜下碘染的空泡型虫体呈圆形或卵圆形，直径 $4\sim15\mu m$，虫体中央有一透亮的空泡，核呈月牙形或块状，数目 $1\sim4$ 个，常见于感染者粪便中。②颗粒型：由空泡型发育而成，虫体中心内充满圆形颗粒状物质，只有在培养基中血清含量高时可见此型。③阿米巴型：外形多变，有伪足突起，胞质中含细菌或颗粒状物质，虫体可作缓慢移动，此型主要见于培养物中，偶见于腹泻患者的水样便中。④复分裂型：虫体内含多个核，核与核之间有胞质相连，一个虫体可分隔成 $3\sim4$ 个或更多个小泡状结构。⑤包囊型：圆形或卵圆形，直径 $2\sim5\mu m$，胞质中有大小不一的糖原泡，有薄壁包囊和厚壁包囊两种。

生活史 尚不完全清楚，可能的生活史为：在人粪便中出现的厚壁包囊是传播阶段，人主要是通过污染的食物和水经粪口途径感染。包囊感染消化道的上皮细胞并进行复分裂增殖，空泡型虫体发育成颗粒型虫体和阿米巴型虫体。颗粒型虫体发育成包囊前体，最终发育成薄壁包囊，提示有自体重复感染的可能性。阿米巴型虫体发育成包囊前体，最终经过孢子增殖发育成厚壁包囊，从粪便中排出体外。阿米巴型是致病型虫体。该虫广泛寄生于人和其他灵长类动物，以及犬、猪、猫和鼠等动物体内，主要寄生在回盲部。

致病机制 人芽囊原虫是否具有致病性存在争议，一般认为此虫致病力弱，感染后是否发病与虫体数量、宿主的免疫力等情况有关。发病机制尚未明确，人芽囊原虫可能侵入肠黏膜上皮。

临床表现 轻重不一，带虫者可高达 44.12%。严重感染者可有消化道症状，如腹泻、腹胀、食欲减退、恶心和呕吐，甚至出现寒战、发热等全身症状。研究发现，该虫与过敏性肠综合征关系密切。免疫功能正常的患者多数为自限性，不治疗也能自愈。艾滋病患者容易感染人芽囊原虫，而且症状严重，治疗困难。

诊断 从粪便中检获虫体可确诊，常用方法有生理盐水直接涂片和碘液染色法、固定染色法（如吉姆萨或瑞氏染色法）以及培养法。有时由于水的混入等可以破坏虫体而造成假阴性，应与溶组织内阿米巴、哈门内阿米巴、微小内蜒阿米巴、微小隐孢子虫和真菌等相鉴别。

治疗 轻微症状者无须治疗，当大量寄生或出现严重症状时，可用甲硝唑，亦可用碘化奎宁治疗，对甲硝唑有抗性的虫株可用甲氧苄氨嘧啶-磺胺甲基异噁唑（复方新诺明）等药物。

流行病学 人芽囊原虫呈世界性分布，在东南亚、南美等国家尤为多见。凡粪便中排出人芽囊原虫包囊的患者、带虫者或保虫宿主都可成为传染源。粪便管理不当，使人芽囊原虫通过污染水源、食物及用具而传播。蜚蠊是重要传播媒介。

防制 应加强卫生宣传教育，注意个人卫生和饮食卫生；粪便无害化处理，保护水源，杀灭传播媒介昆虫；对饮食行业人员要定期检查并及时治疗。

（卜玲毅）

rúchóng

蠕虫（helminth） 一类能够借助肌肉的收缩做蠕动状运动的多细胞无脊椎动物。不属于生物分类学的概念，主要包括扁形动物门的吸虫和绦虫、线形动物门的线虫、棘头动物门的棘头虫、环节动物门的水蛭以及袋形动物门的铁线虫等。能够寄生于人体组织并导致一定的病理损害的蠕虫称医学蠕虫，各种吸虫、绦虫和线虫是较常见的医学蠕虫。由蠕虫引起的疾病统称为蠕虫病。

形态 成虫大多细长，与原虫类相比具有发育良好的组织器官，身体内部有消化、排泄和生殖系统等的分化。各类蠕虫相似的解剖学特征也反映了其相似的生理特点和功能。

吸虫成虫 大多为背腹扁平的细长叶状、双侧对称、虫体前后区别明显。不同类型的吸虫长度区别较大，可从 1 毫米到数厘米。吸虫的表皮层在形态和生理上都很复杂，缺少体腔，消化、生殖和排泄系统均埋藏于内部的实质组织中。吸虫有特征性的口吸盘和腹吸盘，用于黏附宿主组织。除了血吸虫是雌雄异体之外，其他吸虫均为雌雄同体。

绦虫成虫 呈细长而扁平的带状，身体分为许多节片，雌雄同体。不同种的虫体长度区别很大，从数毫米到数米不等，节片可能有数节到数千节。成虫按结构分为头节、颈部和链体三部分。头节上有附着器官，颈部是节段增殖区域，多节段绦虫的链体部分又按照生发及性器官成熟度的不同从前到后依次分为幼节、成节和孕节。绦虫缺乏体腔和消化道，意味着其只能通过表皮吸收营养，因此绦虫的体表常有微绒毛覆盖以促进吸收。不同绦虫的幼虫形态结构各不相同。

线虫成虫　呈细长的圆柱形，不分节，左右对称。不同种类线虫大小差异大，且成虫雌雄异体，雌雄比雄性大。其体壁由具有复杂化学结构的外角质层、薄层的皮下组织和肌肉组织构成。体壁和消化道之间的腔隙没有被覆上皮细胞，故称原体腔。原体腔内部有消化系统、生殖系统和神经系统。线虫卵没有卵盖，且内部可能是未分裂的或分裂中的卵细胞、也可能是幼虫胚胎或成形的幼虫。

生活史　主要包括卵、幼虫和成虫三阶段。其中寄生人体的吸虫都属于复殖目，这组吸虫的生活史比较复杂，需要经历世代交替，至少需要两个宿主，无性世代在淡水螺体内进行（中间宿主），有性世代在人或其他脊椎动物体内进行（终宿主）。大多数吸虫都会经历卵、毛蚴、胞蚴、雷蚴、尾蚴、囊蚴和成虫等阶段。绦虫成虫寄生于终宿主的肠道中。圆叶目和假叶目绦虫的生活史有很大的区别。圆叶目生活史中只需 1 个中间宿主，如猪和牛等，有的甚至不需要中间宿主。而假叶目的生活史类似吸虫，虫卵排出后需要在水中发育，并且需要 2 个中间宿主，通常第一中间宿主为剑水蚤，第二中间宿主为蛙和蝌蚪。而线虫的生活史相对比较简单，除了丝虫、旋毛虫、广州管圆线虫等以外其余大多数不需要中间宿主。吸虫、线虫和绦虫的成虫大多都会在终宿主体内产卵或排出含卵节片，这些虫卵大多通过宿主的排泄物或分泌物等传播。

分类　根据是否需要中间宿主，蠕虫可分为土源性蠕虫和生物源性蠕虫。土源性蠕虫的发育过程不需要中间宿主，称为直接发育型，感染性虫卵或幼虫直接进入人体发育，成虫多寄生于肠道。生物源性蠕虫的发育过程幼虫需要寄生在中间宿主上，称为间接发育型，成虫多寄生在组织内。

致病　寄生于宿主肠道的蠕虫成虫，对肠黏膜产生机械损伤和化学刺激，并掠夺宿主的营养，引起腹痛、腹泻等胃肠道反应和食欲减退、消化不良等症状，以及炎症和超敏反应等。而寄生在组织中的蠕虫幼虫通常导致更为严重的损害，如囊尾蚴、裂头蚴可寄生于眼、脑等，棘球蚴可寄生在肝、肺、脑和眼等，可引起一系列占位性病变和炎症反应，导致局部组织器官或者全身损害。有些蠕虫最主要的致病阶段并非成虫或幼虫，如血吸虫，其侵犯人体的各个阶段，如尾蚴、童虫、成虫和虫卵都会造成不同程度的损害，但以虫卵引起的虫卵肉芽肿不断破坏肝组织以及导致的慢性血吸虫病最为严重。此外，有些适宜宿主非人体的蠕虫还可于感染人体后，在人体皮肤或体内移行造成相应的组织器官损害，导致幼虫移行症。虫体还可寄生在常见部位以外的位置引起异位寄生而对人体造成损害。

（魏春燕　张　恒）

xīchóng

吸虫（trematode）　隶属扁形动物门、吸虫纲的一类外形扁平不分节的蠕虫。寄生于人体的吸虫均属于复殖目，又称复殖吸虫。

形态　有以下特点。

成虫　多数呈背腹扁平的叶状，少数呈纺锤形或长圆柱形，两侧对称，前后端区别明显。有些吸虫身体肥厚，其厚度可以和宽度一样大，有些种类为丝状或圆形，其宽度甚至可超过长度。虫体长度从 0.16mm 到几厘米不等，因虫种而异。除血吸虫外都是雌雄同体，血吸虫雄虫比雌虫粗短而结实。吸虫最显著的外部特征是具有口吸盘和腹吸盘，用于吸附宿主。腹吸盘后缘或前缘有生殖孔，排泄孔位于虫体末端。吸虫缺乏体腔，虫体由体壁和内部的实质组织构成，消化、排泄、生殖器官等直接嵌入特化的结缔组织或实质中（图1）。

虫卵　具有光滑坚硬的外壳，通常为黄棕色或棕色，长度可不足 $30\mu m$，亦可长至 $175\mu m$。大多数吸虫卵为椭圆形。除血吸虫外，其余吸虫卵几乎都有卵盖，毛蚴可从此处逸出。

体壁　吸虫的体壁组织结构复杂（图2），具有保护、感觉、

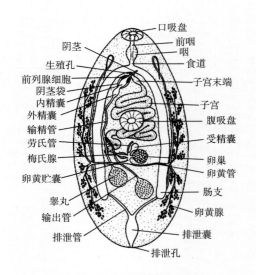

阴茎
生殖孔
前列腺细胞
阴茎袋
内精囊
外精囊
输精管
劳氏管
梅氏腺
卵黄贮囊
睾丸
输出管
排泄管

口吸盘
前咽
咽
食道
子宫末端
子宫
腹吸盘
受精囊
卵巢
卵黄管
肠支
卵黄腺
排泄囊
排泄孔

图 1　复殖吸虫成虫形态

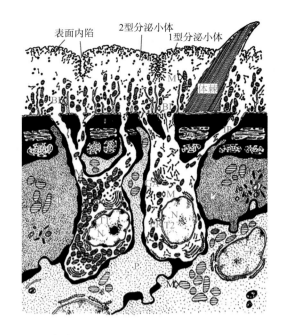

P. 实质细胞；T1. 1型体壁细胞体；T2. 2型体壁细胞体；GA. 高尔基复合体；I. 填隙物质（结缔组织）；IP. 连接过程；Mu. 肌肉；BI. 基质凹陷；N. 细胞核；ER. 粗面内质网；M. 线粒体。

图2　复殖吸虫成虫体壁结构

物质交换等多重生物学意义。体壁由体被和肌层构成，分为外质膜、远端细胞质和基质膜三层。外质膜还附有糖萼，糖萼可不断脱落、更新。含有细胞核的胞体位于肌层的下方，称近端细胞质，通过狭窄的通道与远端细胞质相连。远端细胞质是连续、坚韧、有代谢活性的合胞体，没有细胞膜分隔，可以防止宿主胃肠道中的消化酶对虫体的破坏。远端细胞质中有各种细胞器，如线粒体、分泌颗粒、囊泡，以及与神经系统相连的感觉器。近端细胞质中有细胞核、内质网、高尔基复合体、线粒体、分泌颗粒和各种囊泡，可以修复和维持体被远端细胞质的稳态和功能。吸虫无绦虫那样的深层肌肉组织，体壁肌层包括内纵肌和外环肌两层，像鞘一样包裹着身体的其余部分。通常虫体前部的肌肉更加强壮，吸

盘和咽分布有发达的放射状肌纤维。不同虫种的肌肉发育程度不同。体表可有各种凸起、皱褶、凹陷等，增加了表面积，还有纤毛、体棘和感觉乳头等，其具体的形态、大小、数量和分布因虫种而异。

神经系统　吸虫神经系统的结构是扁形动物典型的正交类型，纵向的神经索与横向的环状神经互相交错，整体呈梯形。咽部两侧各有一个神经节，相当于神经中枢。有几条神经从脑神经节向前发出，支配身体前部；而3对主干主要供应身体后部的背侧、外侧和腹侧，腹部神经通常最为发达。神经干发出丰富的神经末梢到达吸盘、咽、生殖器官和体壁感受器等处。吸虫体内有丰富的神经肽，5-羟色胺是主要的兴奋性神经递质，而乙酰胆碱是主要的神经肌肉兴奋传递的抑制剂。毛蚴和尾蚴的感觉器官比成虫更加多样，如各种纤毛化学感受器、感觉乳头、眼点等，这有利于其在水中进行自由运动，快速找到并入侵宿主。

消化系统　复殖吸虫的消化器官主要包括口、前咽、咽、食道和肠道，肠道常分为两条肠支，沿着虫体两侧延伸到末端，形成盲端。从口到食道又称为前肠。前肠表面的结构延续虫体表面的体被结构，最表层是具有代谢活

性的合胞体，可分泌多种消化酶。大多数吸虫通过这样的方式进行细胞外消化，但是有的虫种如肝片吸虫采取细胞外消化和细胞内消化相结合的形式。肠支表面被覆单层上皮，并有许多微绒毛增大吸收面积。未被吸收的食物残渣通过口排出体外。组织内寄生的吸虫可先通过口吸盘吸附宿主的组织，然后通过发达咽部的抽吸作用侵蚀宿主组织；寄生在消化道或膀胱内的吸虫也通过类似的方式进食，只是其食物来源可能更多的是消化道黏膜、黏液和消化道内容物等。个别吸虫没有咽部，取而代之的是肌肉发达的食道，起相似的作用。血吸虫以血管中的红细胞为食，没有咽部且食道不发达。除通过肠道消化并吸收营养物质外，吸虫还能通过体表直接吸收氨基酸和小分子糖类。

排泄系统　吸虫排泄系统的功能包括排出代谢废物和调节体内渗透压。复殖吸虫的排泄系统由焰细胞、毛细管、集合管和排泄囊组成，焰细胞和毛细管构成原肾单位。排泄系统的功能单位在虫体近端闭合，在远端通过排泄孔与外界相通。焰细胞中有一束纤毛，每根纤毛包含2根中央纤丝和9对外周纤丝，在显微镜下纤毛的运动酷似跳动的火焰。焰细胞的纤毛为系统中的流体提供动力，产生较高的过滤压，促使氨、尿素、尿酸等含氮废物等通过毛细管汇集到集合管、排泄囊，最终通过排泄孔排出体外。某些吸虫的集合管壁上有微绒毛，发挥重吸收和分泌的功能。代谢废物的清除除了通过排泄系统之外，还可以依靠体表的扩散和肠道上皮细胞的胞吐作用。

生殖系统　除血吸虫外，其

余吸虫都是雌雄同体，有的能够进行自体受精，个别物种可以进行孤雌生殖。雄性生殖系统的睾丸数量可有一个到几十个，但绝大多数有两个睾丸，形状为球形、椭球形、分叶状或高度分支等。每个睾丸连有输出小管，不同睾丸的输出小管汇合为输精管并最终开口于腹吸盘附近的生殖窦内的生殖孔。输精管会进入一个肌性的阴茎袋中，并扩张成为储精囊用于储存精子。之后管道再次缩小，形成射精管和阴茎。阴茎可以向内收入阴茎袋中，或者伸出用于交配，不同虫种的阴茎可能是光滑的，也可能有棘。某些虫种中，射精管可能被前列腺细胞包围，相应位置管道的肌肉扩张形成前列腺部。雌性生殖系统中只有一个卵巢，通常是圆形或卵圆形，但也可是叶状或分枝状。较短的输卵管连接卵巢，并且有近端括约肌控制卵子的通过。输卵管上有开口连接受精囊，这里是交配后精子储存的场所。还有劳氏管连接输卵管，通向背侧体壁，有的通向外界，有的成为盲端，也可发挥储存精子的作用。吸虫卵属于外黄卵，丰富的卵黄腺产生卵黄细胞，并通过卵黄管连接到输卵管。卵黄腺的解剖学分布在不同的虫种中具有特定的模式，是一个重要的分类学特征。在与卵黄管连接后，输卵管轻微扩张形成卵模，卵母细胞和卵黄细胞在此聚集，许多单细胞的梅氏腺围绕着卵模，并通过小导管将其产物堆积在卵的表面。卵模之后导管扩张形成子宫，并一直延伸到生殖窦中的雌性生殖孔。子宫可短而直，也可长而迂曲。子宫远端肌肉发达，称为子宫末段，虫卵可由此排出，同时也在交配时发挥阴道的功能。

生活史 复殖吸虫种类繁多，但基本发育过程大致相似（图3），包括成虫、卵、毛蚴、胞蚴、雷蚴、尾蚴、囊蚴和童虫等阶段，其中毛蚴和尾蚴是主动入侵宿主的阶段。有的虫种可能缺少其中的某些阶段，如血吸虫没有雷蚴和囊蚴；有的虫种可能包括多代胞蚴、雷蚴，以增加无性繁殖量。吸虫的生活史比较复杂，至少需要两个宿主，并且具有世代交替现象，无性世代在中间宿主软体动物内完成，有性世代大多在终宿主脊椎动物体内完成。

成虫在寄生部位产卵后，卵随着宿主的排泄物或分泌物到达体外，并在水中孵化出毛蚴。毛蚴能够在水中自由游动并存活数小时到数十小时，在此过程中毛蚴感染第一中间宿主淡水螺或河蚌等软体动物。在螺体内毛蚴依次发育为一代或多代的胞蚴、雷蚴，在这个过程中以胚团分裂的方式进行无性繁殖，最后释放出大量尾蚴入水，所有这些尾蚴的遗传物质都相同，因为它们来源于同一个克隆。一般1个虫卵孵出1个毛蚴，进入螺体内之后产生数十只胞蚴，最后能释放出成千上万的尾蚴。这种现象称为多胚繁殖。吸虫的感染阶段是囊蚴或尾蚴。只有一个中间宿主的吸虫如血吸虫，尾蚴即是感染阶段，能够穿破宿主皮肤直接进入宿主体内。而很多其他吸虫还需

要第二中间宿主，吸虫对于第二中间宿主的选择性较低，且不同种吸虫的第二中间宿主区别较大。尾蚴感染第二中间宿主后在其体内形成囊蚴，如果人和其他哺乳动物等终宿主食入含有活囊蚴的第二中间宿主，就会感染，囊蚴在肠道中脱囊成为童虫，并移行到适宜的寄生部位发育为成虫。幼虫能够沿着一定的移行途径发生迁移，主要是受到宿主体内理化环境的不断刺激，虫体能够识别这些信号。如果囊蚴在不适宜的宿主内脱囊，宿主不能提供幼虫发育为成虫的正常的生理信号，就会导致其发育迟缓甚至死亡，引起幼虫移行症或异位寄生。

生理 吸虫成虫的代谢特点都比较相似。

糖类 吸虫的主要能量来源是宿主体内的糖原、葡萄糖等，成虫营兼性厌氧的寄生生活，主要的能量代谢方式是糖酵解。在糖酵解进行到产生磷酸烯醇式丙酮酸（PEP）时，可产生丙酮酸并进一步产生乳酸、琥珀酸和苹

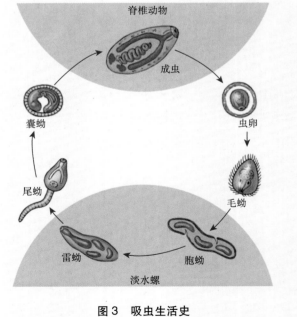

图3　吸虫生活史

果酸等，在此过程中利用底物水平磷酸化合成 ATP，或可以进一步以其他方式代谢 PEP。发酵的终产物有乳酸、乙酸、丙酸、异丁酸、2-甲基丙酸和琥珀酸等，不同虫种和不同的生长发育阶段均有区别，尤其是成虫体内的酶系统和幼体阶段有较大差别。有的幼虫还需进一步在线粒体中完成部分或全部三羧酸循环和氧化磷酸化等后续有氧呼吸步骤，以提供虫体快速生长发育所需的大量能量。吸虫的自由生活期和幼虫期体内存在依赖于细胞色素 C 氧化酶的经典电子传递链，但成虫中通常不存在。吸虫成虫无论是否完全氧化葡萄糖，都会分泌大量的短链酸。成虫的体壁还可吸收一些氨基酸和小分子糖类。复殖吸虫体内有大量糖原储存，根据物种的不同占干重的 9% ~ 30%，即使是根本不缺营养物质的组织内寄生吸虫也是如此。此外，血吸虫具有糖异生所需的所有酶。

脂质　不作为主要能源物质或储能物质，但对于吸虫膜结构的更新很重要。吸虫不能从头合成脂肪酸，所有的脂肪酸都来源于宿主，可以对宿主来源的脂肪酸进行修饰。类固醇在吸虫的代谢调节中起着至关重要的作用，而且宿主体内帮助吸虫生长发育的很多生理信号也都来自类固醇。此外，吸虫每天都会通过其排泄系统排出一定数量的脂质。

蛋白质　构成吸虫的物质基础，承担了其生长、发育和繁殖等各项生理活动。虫体表面和内部多种结构蛋白、游离蛋白和酶等物质保证了虫体的正常运转。吸虫用于合成蛋白质的氨基酸从宿主获得，可通过肠道消化宿主来源的蛋白质之后吸收，也可直接从体壁吸收宿主体内的氨基酸。不同虫种所需氨基酸有差异，如血吸虫对精氨酸的需求极高，其中雄虫对于脯氨酸的需求也较高，但雌虫只需要少量脯氨酸。吸虫的转氨能力有限，但 α-酮戊二酸-谷氨酸转氨酶反应比较活跃，氨、尿素、尿酸是吸虫体内含氮化合物降解的主要终产物。

吸虫的生活史中需要经历很多阶段，既有自生生活，又有寄生生活，有的还涉及宿主转换，每个时期的生活环境都有很大的差异。吸虫得以生存和繁殖有赖于其强大的适应能力。

致病机制　医学上根据吸虫入侵宿主的器官进行大致的分类，常见的有肝吸虫、肠吸虫、肺吸虫和血吸虫，不同类型的吸虫感染特定组织器官后造成对应的症状和体征。无论寄生于胃肠道还是组织内，均有相似的致病机制。童虫和成虫通过其口部、吸盘、体棘等对宿主的组织造成机械损伤，还可并发细菌感染，引起炎症反应和超敏反应等。此外，虫体的分泌物和排泄物，以及脱落的表皮等可形成免疫复合物，如果虫卵沉积在宿主体内，也可以和这些免疫复合物一起造成免疫损伤。根据感染的轻重程度（虫荷大小）、患者体质强弱，临床表现可有较大差别。一些吸虫轻度感染可无任何临床症状，多数寄生于消化道的吸虫可能仅造成间歇性腹痛、腹泻、消化不良和食欲减退等非特异性的胃肠道反应。

诊断　通过显微镜检查排泄物中的虫卵是最直接的诊断方法，但一般需多次采样，并且使用沉淀法、过滤法等先富集虫卵，再进行镜检。血清学检查和免疫学检查也能为诊断提供帮助，并且更适用于某些早期吸虫感染的患者检测或人群普查等。如果条件具备，还可采用特异度更高的聚合酶链反应（PCR）分子诊断。临床应该结合流行病学、病史和临床表现综合判断。大多数吸虫病属于食源性寄生虫病，如能通过问诊了解到患者生食或半生食鱼、虾、蟹等，以及饮生水、食用水生植物等，则有助于诊断。

治疗　有机三价锑是传统的抗血吸虫药物，能够抑制糖酵解中的关键酶磷酸果糖激酶（PFK），血吸虫的 PFK 比相应的宿主对锑剂更敏感。由于锑剂有严重的不良反应，现已被吡喹酮取代。吡喹酮对多种扁形动物都十分有效，其作用机制是破坏正常的膜结构，影响钙离子的渗透，造成虫体强直收缩或痉挛，以及抑制葡萄糖摄取导致内源性糖原耗竭，抑制能量代谢及合成代谢。吡喹酮还能直接破坏虫体表面的合胞体外被，迅速溶解肌层并暴露其体表抗原从而遭到宿主的免疫攻击。因此，吡喹酮可作为治疗吸虫病的首选药。

（魏春燕　张　恒）

huázhīgāoxīchóng

华支睾吸虫［*Clonorchis sinensis*（Cobbold，1875）Looss，1907］隶属扁形动物门，吸虫纲，复殖目，后睾科，支睾属。成虫寄生于人和多种哺乳动物的肝胆管内，俗称肝吸虫。感染该虫后，引起以肝胆疾病为主的人兽共患病，称华支睾吸虫病，又称肝吸虫病，主要分布在亚洲，中国有 27 个省（区、市）有该病流行。

1874 年，麦康奈尔（McConnel）首次在印度加尔各答一华侨的胆管内发现此虫，于 1875 年对该虫做了初步描述。同年，英国蠕虫学家科博尔德（Cobbold）定名为中国二口虫。1907 年，洛斯（Looss）根据该虫睾丸分支的形态特征建立了一个新属——支睾属，并更正为现名。1910 年，在生活史的研究中，日本学者小林晴治郎发现鲤科的淡水鱼类可作为该虫的第二中间宿主。1918年，日本学者武藤昌治发现纹沼螺可作为第一中间宿主。此后，纳法诺（Nafano，1925 年）、福斯特（Faust，1927 年）和徐锡藩（1936~1940 年）先后对其幼虫的发育和形态做了观察，基本阐明了该虫的生活史过程。中国首例华支睾吸虫患者是希恩利（Heanley）于 1908 年发现的。考古研究在湖北省江陵西汉古尸、战国楚墓古尸及荆门古尸体内查出华支睾吸虫卵，证明华支睾吸虫病在中国的流行至少已有 2300 多年的历史。

形态 包括成虫和虫卵形态（图1）。

成虫 虫体背腹扁平，前端略窄，后端钝圆，似葵花籽状。体灰白或微黄色，半透明，体表无棘，大小为（10～25）mm×（3～5）mm。前端稍窄具口吸盘，在前端约 1/5 的腹面有腹吸盘，口吸盘略大于腹吸盘。口位于口吸盘中央，后接一球形的咽，再经短的食道与肠支相接，肠支分为两支，沿虫体两侧直达后端，末端为盲端，不汇合。该虫为雌雄同体。雄性生殖器官有睾丸1对，前后排列于虫体后1/3，呈珊瑚状分枝。两睾丸各发出一条输出管，向前约在虫体中部汇合成很短的输精管，通入储精囊，经射精管开口于腹吸盘前缘的生殖腔。雌性生殖器官有卵巢1个，位于睾丸前方，边缘坐花瓣样分叶。前睾丸与卵巢之间有一较大的茄形受精囊。输卵管自卵巢开始，其远端为卵模，卵模周围为梅氏腺。劳氏管细长、弯曲，一端接受精囊和输卵管，另一端开口于虫体背面，通过扫描电镜和透射电镜观察，认为劳氏管可能是交配器官。子宫从卵模开始盘绕而上，达腹吸盘水平，然后开口于生殖腔，内部充满虫卵。卵黄腺为颗粒状，在虫体两侧，从受精囊的水平线向上伸展至近腹吸盘水平。左右两卵黄管在中间汇合形成一个细小的卵黄囊。排泄囊为一略带弯曲的长袋，前端到达受精囊处，并向左右发出两支集合管，排泄孔开口于虫体末端。

虫卵 黄褐色，形似芝麻。大小为（27~35）μm×（12~20）μm。前端较窄，有小盖，卵盖周围的卵壳增厚隆起形成肩峰；后端钝圆，有一结节样小突起，称小疣。卵内含有一结构不对称的毛蚴。

生活史 华支睾吸虫的终宿主是人。保虫宿主主要是猫科和犬科动物。第一中间宿主为淡水螺类如豆螺、纹沼螺和长角涵螺等，第二中间宿主为淡水鱼和虾。生活史包括成虫、虫卵、毛蚴、胞蚴、雷蚴、尾蚴和囊蚴等阶段（图2）。

成虫寄生在哺乳动物（人、犬、猫等）的胆道系统，主要在肝胆管内，偶见于胰管内。成虫产出的虫卵随胆汁进入小肠，混于粪便并随之排出体外。虫卵入水并被第一中间宿主淡水螺吞食后，毛蚴在螺的小肠或直肠内逸出，经胞蚴、雷蚴等无性增殖后，形成大量的尾蚴，尾蚴从螺体逸

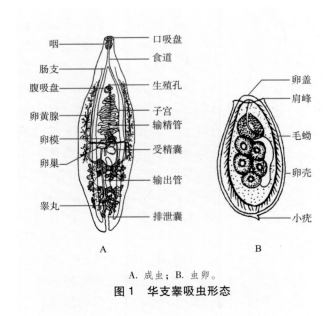

A. 成虫；B. 虫卵。

图1 华支睾吸虫形态

咽　口吸盘
肠支　食道
腹吸盘　生殖孔
卵黄腺　子宫
　　　　输精管
卵模　受精囊
卵巢
　　　　输出管
睾丸　排泄囊

A

卵盖
肩峰
毛蚴
卵壳
小疣

B

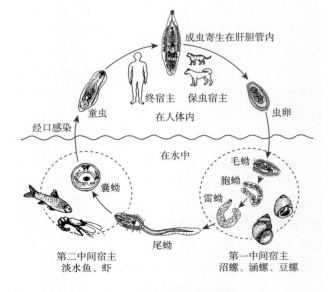

图2 华支睾吸虫生活史

成虫寄生在肝胆管内
终宿主　保虫宿主
在人体内
童虫　虫卵
经口感染
在水中
囊蚴　毛蚴
　　　胞蚴
　　　雷蚴
尾蚴
第二中间宿主　第一中间宿主
淡水鱼、虾　沼螺、涵螺、豆螺

出，在水中 12 小时内活动力最强。尾蚴在水中钻入第二中间宿主淡水鲤科鱼类或虾类，特别是在肌肉内，在水温 25℃ 时，经 30～40 天发育为囊蚴。囊蚴为华支睾吸虫的感染阶段，在鱼体内可存活 3 个月至 1 年。人或保虫宿主如猫、犬、猪、鼠等多种肉食或杂食动物因生食或半生食含有活囊蚴的淡水鱼或虾而感染，幼虫在十二指肠内破囊而出，称为童虫。童虫循胆汁逆流而行，经胆总管到达肝胆管内发育为成虫。在少数病例，童虫还可进入胰管。从感染囊蚴至成虫产卵在人体约需 1 个月，犬、猫需 20～30 天，鼠平均 21 天。华支睾吸虫每日产卵量 1600～4000 个，平均 2400 个。成虫寿命一般 20～30 年。

致病机制　成虫寄生的肝胆管病变程度与感染的轻重、寄生时间的长短有关。轻者仅感染几条至几十条，无肉眼可见病变；重者可感染数千条以上，虫体充满肝内外胆管，病变以肝内胆小管为主，尤以肝左叶为著。左肝胆管较粗且直，右肝胆管细而斜的解剖结构造成华支睾吸虫容易进入左肝胆管寄生。成虫主要寄生在肝胆管内，在胆总管、胆囊及胰管内亦可发现。

病理变化主要是由成虫吸附于管壁的机械性刺激、机械堵塞，以及虫体的排泄物、分泌物和代谢产物的化学性刺激所引起。病变多见于肝内的 Ⅱ 级胆小管。胆小管内虫体阻塞可导致胆汁淤积、发生阻塞性黄疸，胆小管出现囊状或圆柱状扩张，管壁上皮细胞脱落、增生，胆管壁增厚，管腔变窄。由于肝胆管周围结缔组织增生，还可引起邻近肝细胞坏死、萎缩及脂肪变，甚至纤维化。在

胆管阻塞和胆管上皮损伤的基础上，伴随虫体一起进入胆管的细菌，可在胆汁引流不畅时大量繁殖，继发细菌感染而引起胆管炎和胆囊炎。虫体碎片或虫卵可成为结石核心，形成胆管或胆囊内胆色素结石。虫体长期机械性损伤、毒素和代谢产物引起的化学性损伤可导致胆管壁上皮细胞脱落、增生，甚至恶变，形成胆管上皮细胞癌。

临床表现　华支睾吸虫病病情的轻重主要取决于感染程度、宿主的生理状态和营养状况以及反复感染情况。绝大多数患者为轻度感染，常无或仅有轻微的临床表现，如上腹饱胀，偶尔腹泻等。

急性华支睾吸虫病　一次性食入大量的华支睾吸虫囊蚴可致急性华支睾吸虫病。一般起病较急，常表现为上腹部疼痛、腹泻，3～4 天后出现寒战、高热、肝大等主要临床表现，类似急性胆囊炎的症状，伴有外周血嗜酸性粒细胞增多，部分患者可有黄疸，血清转氨酶升高。潜伏期 7～40 天，平均 30 天。

慢性华支睾吸虫病　反复多次小量感染或急性华支睾吸虫病未得到及时治疗，均可发展为慢性华支睾吸虫病。临床表现以食欲减退、腹胀、腹泻等消化道症状为主，肝大，以左叶肿大为多，常伴有乏力、神经衰弱等症状。患者多数合并胆囊炎，少数合并肝胆管炎、胆结石。晚期出现胆汁性肝硬化、腹水和脾大等并发症，可因肝性脑病、消化道出血而死亡。儿童重症病例可影响生长和智力发育，有的出现侏儒症。

诊断　华支睾吸虫感染者多数有生食或半生食淡水鱼、虾史。

临床上有诊断意义的是肝大，以左叶为显著，并可有肝区叩击痛或压痛。从粪便或十二指肠液内检出虫卵可确诊。粪检虫卵时可采用直接涂片法、沉淀法和醛醚离心沉淀法等，以后者最理想，检出率可在 90% 以上。从十二指肠引流液直接涂片检查，检出率可达 100%，但操作较复杂，仅于必要时采用。用成虫抗原作皮内实验、间接红细胞凝集试验和酶联免疫吸附试验等，与粪检虫卵的阳性符合率较高，但与其他吸虫如片形吸虫、并殖吸虫、血吸虫等有不同程度的交叉反应，故仅用于流行病学调查和作为临床诊断的参考。本病应与病毒性肝炎、肝片吸虫病和异形吸虫病等相鉴别。

治疗　常用药物是吡喹酮，该药具有疗效高、适应证广和不良反应轻等优点。阿苯达唑治疗也有较好疗效。

流行病学　华支睾吸虫病主要分布在亚洲国家，如中国、日本、朝鲜、韩国、越南和菲律宾等亚洲国家。在中国除青海、宁夏、甘肃、新疆、内蒙古及西藏等省、自治区未见报道外，其余省（自治区、市）以及香港特别行政区均有不同程度的流行，其中以广东珠江三角洲感染最为严重。其次是黑龙江、广西和吉林等地感染率较高，台湾、湖南等省区流行亦较严重。2015 年全国重要寄生虫流行现状数据调查显示，华支睾吸虫加权感染率为 0.47%，约为 598 万，比 2005 年调查数据减少约 50%。流行因素如下：

传染源　华支睾吸虫病患者、带虫者和保虫宿主均可作为传染源。人群感染率较高的地区，传染源以人为主；动物感染率较高

的地区，对人群感染构成潜在的威胁，特别是与人类接触密切的猫、犬、猪和鼠等。中国国内已报道的保虫宿主有 33 种。在一些流行区，猫和猪是主要传染源，猫的感染率几乎 100%，猪一般为 35.5%，鼠为 18.7%。虫卵随保虫宿主的粪便污染水体。

中间宿主　华支睾吸虫的第一中间宿主淡水螺常与第二中间宿主淡水鱼、虾共同孳生在同一水域，是其在水体中完成幼虫期发育的便利条件。可作为华支睾吸虫第一中间宿主的淡水螺类有 10 种左右，多为中小型螺蛳，栖息于沟渠、水塘中，环境适应力强，常见的有纹沼螺、长角涵螺和赤豆螺等。华支睾吸虫第二中间宿主为淡水鱼类和淡水虾，可作为第二中间宿主的淡水鱼分属 16 科、71 属、139 种，主要为鲤科鱼类。除养殖的草鱼、青鱼、鳊鱼、鳙鱼、鲮鱼和鲤鱼等，在一些流行区，小型野生鱼类如麦穗鱼等感染率也很高，常为儿童捕食。例如，在中国台湾日月潭地区麦穗鱼感染率高达 100%；在湖北流行区每克麦穗鱼鱼肉中的囊蚴可多达 6584 个。此外，细足米虾、巨掌沼虾和中华长臂虾等几种淡水虾也可作为华支睾吸虫第二中间宿主。

传播途径　华支睾吸虫的感染主要是通过食入含活囊蚴的生（或半生）鱼虾、加工鱼虾、捕鱼虾或饮生水等而引起。生食或半生食淡水鱼虾的方式有 3 种。①习食：广东、香港和台湾等地居民喜食"鱼生"或"鱼生粥"；安徽、江苏和山东等地居民有吃醉虾的习惯；沈阳、江苏、北京、山东和四川等地居民有喜吃未烤熟小鱼的嗜好；朝鲜族居民有以生小鱼佐酒的习俗。②嬉食：如儿童将捕获的野鱼在火上烧、烤而食。③误食：有些流行区捕鱼者习惯用口叼鱼、居民抓鱼后不洗手、炊事用具和器皿生熟不分，囊蚴可通过砧板、菜刀等食具污染食物。由于华支睾吸虫囊蚴对理化因素的抵抗力较强，如在醋中可活 2 小时，在酱油中能存活 5 小时，1mm 厚鱼肉在水温 60℃ 时需经 15 秒囊蚴才能被杀死。在较厚的鱼肉深部的囊蚴，于爆炒鱼片或炸鱼块时，可因时间太短而不被杀死，食后亦可感染。

防制　①加强卫生宣传教育：改变饮食习惯，注意饮食卫生，提高防病意识，不食生的或未熟透的淡水鱼、虾，处理生食与熟食的刀具、砧板要分开，把住"病从口入"关。②加强粪便管理，防止虫卵入水：不用未经处理的粪便施肥，加强农村改水改厕，严禁新鲜粪便入水；禁止在鱼塘上或坑塘边修建厕所，防止虫卵污染水域。③控制传染源，查治患者：开展流行病学调查，对流行区居民定期普查，及时诊断，积极治疗患者和带虫者，是控制华支睾吸虫病流行的重要措施之一。加强牲畜及宠物（如猫、犬等）的管理，以免其粪便污染水源。不用生鱼虾投喂犬、猫和猪等动物，对患病的保虫宿主进行驱虫治疗或捕杀。消灭鼠类和控制其他保虫宿主等。④消灭中间宿主：对养鱼池塘应及时清淤，用生石灰或杀虫药物灭螺，控制淡水螺等中间宿主。

(季旻珺)

hòugāoshǔ

后睾属（Opisthorchis Blanchard, 1895）

隶属后睾科、后睾亚科的吸虫。后睾属吸虫与支睾吸虫不同之处在于后睾属吸虫的睾丸呈裂瓣状，斜列于虫体后端，且限于两肠支之间；其排泄管呈 S 形穿过两个睾丸之间到达虫体末端。

该属吸虫主要寄生于禽类，也可寄生兽类，其中猫后睾吸虫和麝猫后睾吸虫还能寄生于人体。在中国已报道的后睾吸虫还有细颈后睾吸虫、长后睾吸虫、双生后睾吸虫、鸭后睾吸虫、武汉后睾吸虫、广州后睾吸虫和小体后睾吸虫等，其中除武汉后睾吸虫在爬行动物中华鳖胆囊中寄生外，其他后睾吸虫多寄生于家禽或鸟类的胆囊或胆管中，尚未发现寄生人体。

(季旻珺)

māo hòugāo xīchóng

猫后睾吸虫 [Opisthorchis felineus (Rivotla, 1884) Branchard, 1895]

隶属扁形动物门，吸虫纲，复殖目，后睾科，后睾属。最初由古尔特（Gurlt）于 1831 年在意大利猫体内发现，定名为 Distomun conus。1892 年，俄罗斯学者维诺格拉多夫（Winogradoff）首次在人体发现本虫，定名为 Distomum sibricum。直至 1895 年由布朗沙尔（Branchard）最后定名为猫后睾吸虫。

形态　与华支睾吸虫很相似。①成虫：大小为 (7~12) mm×(2~3) mm。前端狭细，后端钝圆，体表无棘。口吸盘与腹吸盘大小相近，直径约 0.25mm，腹吸盘位于虫体前 1/4 处。睾丸 2 个，呈浅裂状分叶，前后斜列于虫体后 1/4 处。卵巢 1 个，呈椭圆形。子宫位于卵巢与生殖孔之间。②虫卵：浅棕黄色，长椭圆形，大小 (26~30) μm× (11~15) μm，具卵盖，肩峰不明显，内含 1 个成熟毛蚴。

生活史　成虫寄生于猫、犬及人的肝胆管内，虫卵随胆汁进入小肠，经粪便排出体外，被第一中间宿主凸豆螺吞食后，在其消化道内孵出毛蚴。毛蚴穿过肠壁进入螺体腔，经过 1 个月左右发育为胞蚴，雷蚴自胞蚴逸出进入螺肝内，发育成尾蚴。螺蛳被感染后 2 个月就有成熟尾蚴自螺体逸出。尾蚴在水中遇到第二中间宿主如丁鱥等 20 余种淡水鱼类，吸附于鱼体表面，脱去尾部侵入鱼体，在其肌肉中经过 6 周发育为囊蚴。当终宿主生食或半生食含有猫后睾吸虫囊蚴的淡水鱼时，囊蚴经口感染，在消化液的作用下，后尾蚴脱囊而出，逆胆汁流动方向进入肝胆管寄生，经 3~4 周发育为成虫。

人主要因食用含有活囊蚴的鱼类而感染，由囊蚴侵入人体至粪便中检获虫卵约需 4 周。保虫宿主有猫、犬、狐、狼、狮、獾、猪、鼠、兔和海豹等动物。

致病机制　成虫寄生于胆道，可引起胆管上皮的炎症反应、腺样增生和脱落、纤维化，胆管扩张和胆汁淤滞，严重时可累及胆囊，并由于压迫性坏死而导致门脉周围性纤维化和肝硬化，甚至可发展为胆管癌和肝癌。

临床表现　病理变化及临床症状与人体感染的虫荷及感染期的长短有关，也与感染时宿主的免疫状态有一定关系。感染虫数较少时，寄生部位虽可导致胆道轻微堵塞，但不严重，肝受影响不大，无明显临床症状。感染虫数较多时，可引起肝大及脾充血，并伴有黄疸、胆管壁局部嗜酸性粒细胞浸润、胆囊炎等。长期重复感染可导致慢性肝炎、肝纤维化或肝硬化及腹水。胆囊内若有虫卵，可围绕虫卵形成胆结石。严重感染时，虫体甚至可侵入胰腺。

轻度感染者多无明显临床症状，感染较重者可出现腹痛、腹胀、腹泻或便秘、嗳气、恶心、呕吐胆汁、食欲减退、乏力和消瘦等。患者感染 2~6 周后嗜酸性粒细胞普遍增多。

诊断　应询问患者有无生食或半生食鱼的习惯或经历，从粪便或十二指肠液中检获虫卵可确诊。利用间接固相酶免疫试验测定抗猫后睾吸虫抗体 IgM 或利用聚合酶链反应（PCR）检测患者粪便 DNA 中虫卵内第二内转录间隔区（ITS2）序列。

治疗　可选用吡喹酮。对于急性期患者，还需根据患者过敏反应的症状，采取适宜的综合措施，包括应用抗组胺制剂等。

流行病学　猫后睾吸虫病主要流行于欧洲以及西伯利亚地区，如白俄罗斯、俄罗斯、乌克兰及德国等。在德国勃兰登堡州，鲤鱼囊蚴阳性率可达 70%；西伯利亚原住民的感染率高达 90%，在鄂毕河、额尔齐斯河流域，人群感染率为 0.7%。

防制　预防猫后睾吸虫病主要应抓住经口感染这一环节，做好卫生宣教工作，改变食生鱼肉或半生鱼肉的不良饮食习惯，及时清洗切生鱼的刀、砧板以防止囊蚴污染。治疗病猫、病犬，喂猫、犬的鱼类也应煮熟或作冷冻处理。

（季旻珺）

shèmāo hòugāo xīchóng

麝猫后睾吸虫（Opisthorchis viverrini Poirier，1886）

隶属扁形动物门，吸虫纲，复殖目，后睾科，后睾属。主要寄生于猫、犬等动物，人体感染主要见于泰国、老挝、越南和马来西亚，泰国报告的病例最多。1911 年，雷帕（Leiper）在泰国清迈一个监狱进行尸检时首次发现人体感染麝猫后睾吸虫，但误认为此虫是猫后睾吸虫。1955 年，萨杜（Sadun）提出泰国感染人体的是麝猫后睾吸虫而不是猫后睾吸虫。1965 年，怀科夫（Wykoff）证实了该虫的完整生活史。2007 年，有学者认为麝猫后睾吸虫至少包括两个种，即猫后睾吸虫与麝猫后睾吸虫。

形态　①成虫：形态与猫后睾吸虫相似。主要区别点在于麝猫后睾吸虫的卵巢与睾丸的位置较接近。②虫卵：卵圆形或灯泡状，黄褐色，较小，平均 27μm×15μm。人体感染麝猫后睾吸虫后每天平均排卵数为 3160 个/虫。

生活史　成虫寄生于人或猫、犬等的肝胆管内。虫卵随宿主粪便排出后，被第一中间宿主淡水沼螺所吞食，在其消化道内孵化为幼虫。幼虫期包括毛蚴、胞蚴、雷蚴及尾蚴。在螺体内从毛蚴发育至尾蚴需 6~8 周时间。现已证实至少 18 种淡水鱼可为第二中间宿主，常见的有无须鲃属等。尾蚴侵入鱼的组织在 6 周内发育为囊蚴，多位于鱼的肌肉内。囊蚴被终宿主食入，在十二指肠、空肠脱囊为后尾蚴，移行至胆管后，4 周内发育成熟。成虫寿命可达 20 年以上。人因为食用含有活囊蚴的鱼类而感染。保虫宿主有麝猫、猫、犬等动物。

致病机制和临床表现　麝猫后睾吸虫致病和诊断与猫后睾吸虫基本相同。该虫寄生人体可引起消化不良、腹泻、腹痛、腹胀、便秘和肝区疼痛等。慢性患者还可出现肝大和营养不良，少数可导致胆管炎、胆囊炎和胆管癌。重症患者肝大可至剑突下 2~3.5cm，次级胆管扩张并出现纤维化。麝猫后睾吸虫感染者的肝胆管主要病理改变包括炎症、表皮脱落、杯状细胞化生、腺瘤样增生及腺管纤维化等。

诊断 粪检发现虫卵可确诊。麝猫后睾吸虫和猫后睾吸虫的虫卵相似，难以区别。利用麝猫后睾吸虫的分泌排泄抗原、虫体/虫卵抗原进行检测具较高的抗体反应性。以聚合酶链反应（PCR）检测患者粪便，只需 0.75pg 麝猫后睾吸虫基因组 DNA 即可检出，此法灵敏度高，可用于疗效考核，且与异形科吸虫无交叉反应。

治疗 对粪检阳性患者进行吡喹酮治疗。治疗人体麝猫后睾吸虫病的常用药物为吡喹酮，其不良反应少，疗效好；治疗 30 天，粪检虫卵转阴率可达 100%。

流行病学 麝猫后睾吸虫病流行于泰国、老挝、越南和柬埔寨等东南亚国家。泰国的人群感染率较高；在东北部和北部地区的居民有取食 Koi-pla（当地人喜食的淡水鱼制成的生吃食物）的习惯，人群感染率更高。2003 年泰国和老挝的湄公河流域分别有 800 万和 200 万人口感染麝猫后睾吸虫。调查发现，流行区的淡水螺感染率常低于 1%，但淡水鱼的阳性率可高达 90%～95%。中国尚未有病例报道。

防制 对居民进行健康教育，改变其半生食或生食鱼类的饮食习惯。粪便经发酵等处理后才施用。其他见猫后睾吸虫。

（季旻珺）

xìjǐng hòugāo xīchóng
细颈后睾吸虫（*Opisthorchis tenuicollis* Rudolphi，1819） 隶属扁形动物门，吸虫纲，复殖目，后睾科，后睾属。成虫寄生于犬、猫、鸭等体内。卡梅诺基（Kamenoky）、普莱斯（Price）和埃斯门特（Ejsment）认为细颈后睾吸虫与猫后睾吸虫是同物异名，而布朗（Braun）、陈心陶和山口（Yamaguti）则认为是两个独立的虫种。在印度及中国浙江等地已发现该虫。

成虫呈长叶状，体表无棘，体长 7～8mm，宽 1.5～2mm。口吸盘呈圆形，直径为 0.19～0.28mm，腹吸盘呈扁圆形，大小为（0.25～0.31）mm×（0.33～0.37）mm。睾丸呈分叶状，前后斜列，前睾分 4 叶，后睾分 5 叶。卵巢圆形或分 3 瓣。位于睾丸前方虫体中央偏后。卵黄腺在虫体两侧，每侧由 8 组卵黄滤泡组成。自腹吸盘后方两侧开始分布至卵巢前缘两侧。子宫发达，盘曲于腹吸盘与卵巢之间，生殖孔开口于腹吸盘的前缘。受精囊呈袋状，排泄囊呈 S 形，位于两睾丸之间。虫卵呈椭圆形，大小为（27～31）μm×（13～15）μm。

细颈后睾吸虫的生活史与猫后睾吸虫相似。

（季旻珺）

máoxíng shuāngqiāng xīchóng
矛形双腔吸虫（*Dicrocoelium lanceatum* Stiles and Hassal，1896） 隶属扁形动物门，吸虫纲，斜睾目，双腔科，双腔属。俗称柳叶刀吸虫。成虫寄生于牛、羊、骆驼和鹿等反刍动物的肝胆管和胆囊内，引起双腔吸虫病，为畜牧业重点防治传染病之一。非洲、欧洲、亚洲均有人体感染的记载，中国在 20 世纪 30 年代有人体感染的病例报道。

形态 包括成虫和虫卵形态（图 1）。

成虫 扁平呈柳叶状，形薄而透明，外观呈矛形而得名。成虫体长 5～15mm，宽 1.5～2.5mm。腹吸盘约在体前端 1/5 处，大于口吸盘。睾丸两个，前后斜列于腹吸盘之后，近似圆形，稍有分叶。卵巢在后睾丸后，卵巢呈圆形或不规则形状。子宫弯曲，充满体后半部两肠支之间。卵黄腺呈细小的颗粒状，位于虫体中部两侧。

虫卵 呈椭圆形，暗褐色，卵壳厚，两侧稍不对称，一端有不太明显的卵盖，卵内含毛蚴。

生活史 牛、马、驴、骆马、骆驼、赤鹿、山羊、羚羊和绵羊等为矛形双腔吸虫常见的终宿主。第一中间宿主为陆地螺，第二中间宿主为蚂蚁。成虫寄生在终宿主的肝胆管和胆囊内，随后在肝胆管和胆囊内产卵，虫卵随胆汁的分泌进入肠道，进而随粪便排出体外。排出的成熟虫卵内已含有发育好的毛蚴。排出体外的虫卵被陆地螺吞食后，卵内毛蚴突破卵壳钻出，逐渐发育成胞蚴、子胞蚴，最终发育成尾蚴。随后尾蚴离开螺体，黏附于植物叶子或其他物体上，被第二中间宿主蚂蚁吞食，并在蚂蚁体内发育为

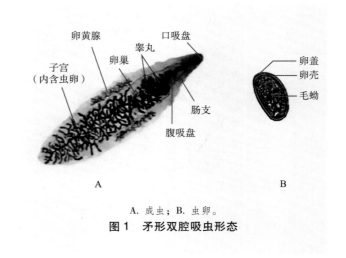

A. 成虫；B. 虫卵。
图 1 矛形双腔吸虫形态

囊蚴。当羊、牛等吃草时，将含有活囊蚴的蚂蚁吞食而造成感染。囊蚴内后尾蚴在消化液作用下脱囊而出形成童虫，童虫沿着十二指肠、胆总管逆行进入肝到达肝胆管或胆囊，经 72 ~ 85 天发育为成虫（图2）。

致病机制　矛形双腔吸虫寄生导致终宿主肝胆管内引起双腔吸虫病。在虫体机械运动刺激和代谢及排泄物的刺激作用下，胆管发生卡他性炎症、胆管扩张、内皮细胞脱落，黏膜面出现出血点或溃疡斑，管壁增生增厚，胆管周围结缔组织增生，胆管和胆囊内可见大量棕红色狭长虫体。胆囊和胆管内有大量虫体，也可造成胆汁流通不畅。病理解剖往往可见肝硬化、肿大、色泽淡黄，表面粗糙且出现瘢痕，胆管显露，特别在肝的边缘部更明显。

临床表现　轻度感染的病畜通常无症状，感染严重则呈慢性消耗性疾病的特点，主要表现为精神沉郁、食欲减退和渐进性消瘦；溶血性贫血，可视黏膜黄染，消化紊乱，腹泻、腹胀和嗜卧等。部分病畜体温升高，下颌、四肢等出现水肿，局部皮肤脱毛出现黄色肿块，体质虚弱，最后死亡。曾在部分病羊中观察到继发性肝源性感光过敏症，表现为在阳光明媚的上午放牧时，羊耳和头面部发生急性水肿，部分皮肤结痂、瘙痒。

诊断　主要通过粪检查虫卵。对病死家畜剖检查成虫也可确诊。

治疗　驱虫药物有佳灵三特（氯氰碘柳胺钠）、丙硫咪唑。

流行病学　矛形双腔吸虫呈现世界性分布，多呈地方性流行。在中国西北、东北、内蒙古和山西等地多见。

防制　①坚持定期驱虫控制传染源。②改善饲养管理条件，减少食入含活囊蚴牧草及饮水的风险。③及时清理圈舍粪便并集中堆积发酵，有效预防虫卵污染牧场和圈舍，以达到净化草场和圈舍的目的。由于该虫的中间宿主是生活在低洼潮湿草地的陆地螺类，因此在春夏季节放牧时，应尽量选择干燥开阔的草地放牧以减少该病的发生。

（魏春燕）

yí kuòpán xīchóng

胰阔盘吸虫（*Eurytrema pancreaticum* Janson，1889）　隶属扁形动物门，吸虫纲，复殖目，双腔科，阔盘属。成虫主要寄生于绵羊、山羊、牛、水牛、骆驼、河麂、猪、犬、猫和猕猴等哺乳动物的胰管中，也可寄生人体引起胰阔盘吸虫病。

形态　包括成虫、虫卵、毛蚴、母胞蚴、子胞蚴、尾蚴和囊蚴（图1）。

成虫　形状扁平，稍厚，外观呈长卵圆形。活体为红褐色或棕红色，固定后呈灰白色。大小为（6.46 ~ 14.50）mm×（3.80 ~ 6.07）mm。虫体前 1/3 处有 1 个腹吸盘，小于口吸盘。咽小，食道短，两肠支盲端伸不到虫体末尾，虫肠支分支处与腹吸盘之间有 1 个长管状阴茎囊，生殖孔也开口于此处，腹吸盘两侧有 2

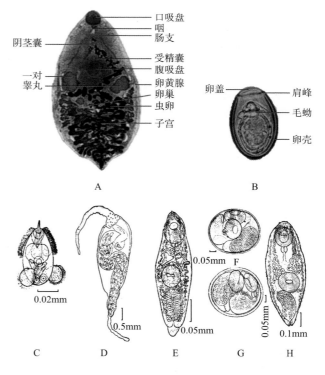

A

B

A. 成虫；B. 卵；C. 毛蚴；D. 子胞蚴；E. 尾蚴；
F. 囊蚴发育初期；G. 囊蚴发育中期；H. 成熟囊蚴。

图1　胰阔盘吸虫生活史各期形态

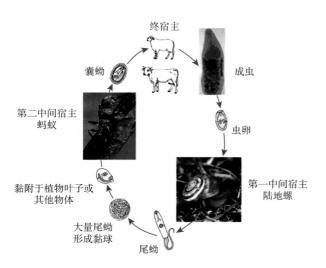

图2　矛形双腔吸虫生活史

个睾丸，分叶状，睾丸之后虫体中线附近有分叶的卵巢，卵巢附近有圆形的受精囊。虫体中部两侧有颗粒状的卵黄腺。虫体后半部有弯曲的子宫，子宫内充满虫卵。

虫卵 呈椭圆形，深咖啡色，卵壳厚，一端有卵盖。卵中有一毛蚴，可透过卵壳观察到毛蚴前端的锥刺、神经团及体后半部的两个椭圆形有颗粒的排泄囊泡。

毛蚴 体表有两列纤毛板，焰细胞分列在体两侧，其后有两个圆形的排泄囊，内含许多颗粒，排泄囊在显微镜下明显可见。

母胞蚴 最早期母胞蚴体内除含有数个胚细胞外还可见到排泄囊泡。母胞蚴逐渐发育长大，呈圆球状，挂在蜗牛肠外壁上。母胞蚴有许多不规则的隔室，中间充满许多胚细胞和大小不等的胚球。

子胞蚴 成熟的子胞蚴长 2.3~9.7mm，宽 0.5~1.9mm；前端吻部内容充实，长度达母胞蚴体全长的 1/3 左右，表面布有许多小乳突。其后端 2/3 分布有尾蚴，因此，吻基部两侧在镜下呈肩状突出，体形由此向体后逐渐削锐。

尾蚴 属于短尾型，体部长椭圆形，大小 (0.33~0.38) mm×(0.1~0.15) mm；体表光滑，在体后端具有几行小刺。尾球圆形，直径 0.030~0.043mm，其后缘有硬毛十余条。口吸盘直径为 0.06~0.07mm，位于次顶端，其背壁有一小锥刺插在小穴囊中。腹吸盘较口吸盘小，直径 0.055~0.06mm。咽紧接于口吸盘后方，直径 0.016~0.018mm；食道细长，两条肠管较短。中央穿刺腺有 4 对，排列在食道的两旁，其腺细胞较小；侧穿刺腺有 5 对，分布于腹吸盘的二侧，腺细胞较大；穿刺腺管有 4 束，在食道和口吸盘两旁对称蜿蜒向前，开口于锥刺囊的边缘。排泄囊腔管状，囊壁细胞长圆柱形。

囊蚴 发育初期呈冬瓜状，直径囊壁只有一层膜；发育中期近似球形，囊壁厚 7~9μm；成熟后呈椭圆形，长 0.36~0.48mm，最宽处 0.32~0.40mm，此时囊壁厚 18~23μm。囊中后尾蚴出现穿刺腺细胞和管道及排泄管。

生活史 胰阔盘吸虫的终宿主为山羊、绵羊、黄牛、水牛、骆驼、兔和河麂等，也可感染人。第一中间宿主为阔纹蜗牛、中华蜗牛和弧形小丽螺。第二中间宿主为红脊草螽、长瓣草螽和中华草螽。成虫寄生在终宿主胰管内，所产虫卵随动物粪便排出体外，虫卵在外界被第一中间宿主蜗牛吞食而在蜗牛肠管中孵出毛蚴。在蜗牛体内，毛蚴脱掉锥刺和纤毛，而后在体末端形成生殖细胞，7~16 天后生殖细胞增加至 8~9 个。随着进一步发育，体内逐渐形成许多隔，第 3 个月时，母胞蚴已是多瓣的囊体，囊内有许多子胞蚴。感染后 5~6 个月，子胞蚴完成发育。内含许多尾蚴。当蜗牛在草地上爬行时排出子胞蚴，第二中间宿主草螽吞食子胞蚴后，尾蚴在其胃中脱去尾，而后穿过胃壁，到达草螽的血腔或其他腔体的间隙中发育至囊蚴。当终宿主吃草时，即可能食入含有囊蚴的草螽而感染。囊蚴进入牛、羊体内后，一般需 80~100 天才能发育为成虫。整个生活史的完成在寒冷地区则需要 500~560 天。

致病机制 虫体寄生胰管后，由于虫体的机械刺激和毒素作用，可使羊胰管发生慢性增生性炎症和黏膜上皮渐进性坏死，导致管壁增厚，管腔缩小甚至闭塞，胰液排出受阻，因而发生消化障碍。光镜下可见淋巴细胞、嗜酸性粒细胞和异型细胞等聚集。轻度感染者症状不明显，严重感染者表现消瘦、毛色干枯、贫血、腹泻及粪便带黏液，颌下、颈部和胸部可出现水肿，最后出现恶病质而死亡。

剖检可见胰表面大多凹凸不平，色泽不均。整个胰腺由粉红色逐渐变灰白色，胰管内大量寄生虫体会引起管壁肥厚，管腔增大，使原来不太明显的胰管呈树枝状。胰管内经常有灰绿色结石，内含大量虫卵，胰管黏膜不平，有大量弥散性小结节和出血点。组织学检查可见黏膜上皮破坏，渐进性坏死病变，胰腺小叶结构破坏，功能发生紊乱，胰岛细胞由胰管扩张压迫呈萎缩状态。同时胰岛素分泌减少，继发胰岛萎缩，引起糖代谢紊乱。

诊断 粪检查虫卵而确诊。需注意粪便含有胰阔盘吸虫卵不一定发病。形态上胰阔盘吸虫卵与双腔吸虫卵很相似，要加以鉴别。

治疗 药物首选吡喹酮或六氯对二甲苯，同时辅以支持治疗，提供营养含量更高的饲料，保证家畜的抵抗力。

流行病学 胰阔盘吸虫在各个大洲均有分布，亚洲（中国北方、印度、日本、朝鲜、菲律宾和印度尼西亚各岛）、非洲和马达加斯加岛、拉丁美洲和欧洲（主要为俄罗斯）均有报道。在中国，牛、羊胰阔盘吸虫病在东北、内蒙古等牧区的流行尤其严重，一般感染率在 50%~80%。此外，福建、江西、江苏、河北、贵州、陕西等地也报道较多。主要流行季节为春、秋两季，尤以秋季为主。

防制 包括治疗病羊、杀灭中间宿主、划区放牧和培育无胰阔盘吸虫病羊 4 项综合措施。①治疗病羊：是防制的主要措施，它不仅可以治好病畜，复壮动物，而且还有减少病羊在草场上散播取卵，防止绵羊再感染的预防作用。②杀灭中间宿主：能切断感染途径防止疾病的发生，可采用飞机喷雾灭虫，或应用手提式超低容量喷雾器灭虫。③划区放牧：通常指根据流行病学调查把草原划分为清净区、不安全区和污染区三类。在牲畜感染季节要严格控制到污染区和不安全区放牧。④培育无胰阔吸虫病羊群：严格限制羔羊进入有第一中间宿主陆地螺的地区，使羊从小就消除感染胰阔盘吸虫的可能。

（魏春燕　周 加）

Bùshì jiāngpiàn xīchóng

布氏姜片吸虫（*Fasciolopsis buski* Lankester Odhner, 1857）

隶属扁形动物门，吸虫纲，复殖亚纲，复殖目，片形科，姜片吸虫属。俗称肠吸虫。成虫寄生于人、猪等终宿主的小肠，可导致姜片吸虫病，是寄生人体最大的吸虫。

形态 包括成虫和虫卵形态（图 1）。

成虫 雌雄同体，前窄后宽，大小（2～7.5）cm×（0.8～2）cm，厚度 0.5～3mm，体型宽扁，形似姜片。活虫呈肉红色，体表满布微细体棘。口吸盘位于虫体前端。腹吸盘紧靠口吸盘，呈漏斗状，大小约为口吸盘的 5 倍，肌肉发达。咽和食道短，在两个吸盘之间，其肠支分叉并沿虫体两侧延伸至尾端，呈波浪状弯曲，向后延至虫体末端，为盲端；睾丸高度分支，前后排列于虫体的后半部。阴茎袋呈长袋状。卵巢分支状，位于睾丸之前。子宫盘曲腹吸盘和卵巢之间。卵黄腺颇发达，分布于虫体的两侧。生殖孔位于腹吸盘的前缘。

虫卵 椭圆形，大小（130～140）μm×（80～85）μm，淡黄色，卵壳薄，卵盖不明显。卵内含 1 个卵细胞和若干卵黄细胞。整体外形与肝片吸虫卵极为相似，应注意鉴别。

生活史 布氏姜片吸虫的终宿主是人和猪，中间宿主为扁卷螺。菱角、荸荠、茭白、水浮莲、浮萍等水生植物为传播媒介。成虫寄生在终宿主小肠上段，严重感染时可扩展到胃和大肠。受精卵随终宿主粪便排出体外，需进入水体进一步发育。在水中适宜的温度（26～32℃）下经 3～7 周孵出毛蚴，毛蚴可主动入侵扁卷螺，并在扁卷螺淋巴隙内发育为胞蚴，经两代雷蚴后发育为大量尾蚴。尾蚴逸出，附着在菱角、荸荠、茭白等水生植物表面，分泌出成囊物质并脱去尾巴，发育为囊蚴。囊蚴的形成也可不依附在任何物体，而直接漂浮在水面。人或猪等生食含活囊蚴的水生植物或饮入含活囊蚴的生水而感染。在终宿主消化道内，囊蚴在消化液的作用下脱去囊壁，囊内后尾蚴逸出，十二指肠或空肠上段的黏膜上吸取营养，并经 1～3 个月发育为成虫。成虫寿命，在猪体内不超过 2 年，在人体内最长可达 4 年半。

致病机制 布氏姜片吸虫致病作用由成虫的机械性损伤和代谢产物所引起。大多数肠吸虫症患者不出现显著的症状。普通感染时，成虫主要附着在十二指肠和空肠的肠壁上；而在重度感染时可遍布整个肠道。附着于十二指肠和空肠黏膜的虫体因吸盘作用导致局部溃疡，引起炎症，是主要发病机制。姜片虫的吸盘肌肉发达，吸附力强，造成的肠机械性损伤较其他肠道吸虫明显，被吸附的小肠黏膜充血、水肿，黏液分泌增多，病变部位常见中性粒细胞、淋巴细胞和嗜酸性粒细胞浸润。虫体代谢产物可引起超敏反应，通常表现为水肿、腹水、贫血、虚脱和持续腹泻。在严重感染时，因虫体较大，还可覆盖肠壁，妨碍吸收与消化，导致低白蛋白血症或长期持续吸收不良。有时还会导致肠梗阻、蛋白质丢失性肠病和维生素吸收受损。

临床表现 主要有上腹部或右季肋下隐痛，常有消化不良性腹泻，上腹部肠鸣音亢进，多数

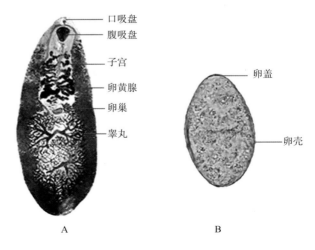

A. 成虫；B. 虫卵。

图 1　布氏姜片吸虫形态

伴有精神萎靡、倦怠无力等症状。严重感染的儿童可有低热、消瘦、贫血、水肿、腹水、发育障碍和智力减退等，甚至因衰竭而死亡。姜片虫成虫偶可寄生在胆道，患者可出现右上腹反复隐痛，伴低热腹胀。

诊断　粪便中检出布氏姜片吸虫虫卵即可确诊。偶尔因呕吐或通常服用轻泻药后排出成虫也可确诊。注意虫卵应与粪便中其他吸虫卵，如肝片形吸虫及棘口类吸虫卵进行鉴别。免疫学检测可用于感染早期的辅助诊断或人群普查。临床上，由布氏姜片吸虫引起的肠吸虫病应和细菌性肠炎、阿米巴原虫的消化道症状相鉴别。诊断时注意询问患者是否有生食或半生食水生植物或饮生水的流行病学史。

治疗　首选药物是吡喹酮，用量小，效果显著，无明显不良反应。治疗后 1 个月，再次进行粪检，检查是否存在虫卵。经彻底治疗后，2 ~ 4 个月内无临床症状复发，且粪便检查无虫卵，即为治愈。

流行病学　布氏姜片吸虫病主要流行于亚洲，分布于中国、越南和泰国，以及印度尼西亚、马来西亚和印度次大陆的部分地区，故布氏姜片吸虫又称亚洲大型肠吸虫。据估计，全球每年发生布氏姜片吸虫感染多达 1000 万例。中国除东北、内蒙古、新疆、西藏、青海、宁夏等省（自治区）外，其他省（自治区、市）均有布氏姜片吸虫感染病例的报道。该虫在发育过程中只需一个中间宿主，它们分布广泛，在中国大陆地区和台湾省已知的第一中间宿主即有 4 ~ 5 种，因此防治上不易根绝，而流行区居民多有生饮、生食的习惯，加上环境卫生政策

不良，导致排泄物污染环境，增加感染的风险。随着农业生产改革及养猪饲料和饲养条件的改变，中国各地人和猪姜片虫病流行情况发生明显变化，许多经济发展较快的地区感染率迅速下降。

防制　预防措施包括加强粪便管理，防止人、猪粪便通过各种途径污染水体；大力开展卫生宣教，倡导勿生食未经刷洗及沸水烫过的水生植物，如菱角、茭白等，勿饮生水、勿用被囊蚴污染的青饲料喂猪；在流行区开展人和猪的姜片虫病普查普治工作，对感染者进行及时治疗。还可选择适宜的杀灭扁卷螺的措施，通过控制中间宿主而抑制传播。

（魏春燕　周　加）

gān piànxíng xīchóng

肝片形吸虫（Fasciola hepatica Linn，1758）

隶属扁形动物门，吸虫纲，复殖亚纲，斜睾目，片形科，片形属。早在 1379 年，法国牧童让·德·布里（Jehan de Brie）就知羊多食了毛棘植物毛茛可感染肝片吸虫病。该虫主要寄生于牛、羊和其他哺乳动物肝胆管内。人亦可感染，引起人体肝片形吸虫病。该虫同时也是可寄生人体最大的肝吸虫。

形态　与布氏姜片吸虫的成虫和虫卵在形态、颜色和大小方面都十分相似。其成虫特点是成虫形似树叶，长 2.5 ~ 3.5cm，宽约 1cm，通体呈棕红色，固定

后颜色变为灰白色。前端呈圆锥形凸起，内含一个口吸盘，后端钝圆；腹吸盘不及姜片虫的发达，位于头锥基部水平；肠支有很多分支，呈树枝状；卵巢较小，分支细；睾丸高度分支，前后排列于体中部的卵巢之后；体表密布细小而锋利的棘刺，这是片形吸虫的一个普遍特征。虫卵椭圆形，大小（130 ~ 150）μm×（62 ~ 90）μm；卵壳薄，由于被胆汁染色而呈淡黄褐色；一端有卵盖；卵内有 1 个卵细胞和若干卵黄细胞（图 1）。

生活史　肝片形吸虫的终宿主为羊、牛和人，中间宿主为椎实螺属和琥珀螺属的螺类，其囊蚴的形成需要水生植物或水中其他物体。成虫寄生在终宿主肝胆管内，产出的虫卵随胆汁经胆总管流入肠腔，随粪便排出体外。在水中约 10 天、温度 22 ~ 26℃ 的条件下孵出具有纤毛的毛蚴。毛蚴寿命很短，可以凭借纤毛运动，需在几个小时内找到合适的宿主，只有侵入其中间宿主如椎实螺等才能继续完成其生活史。在螺体

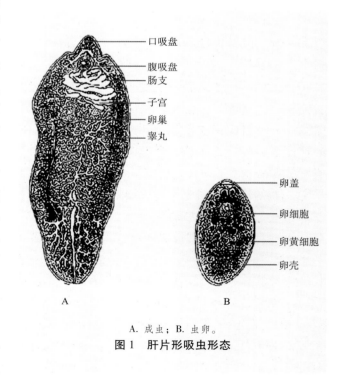

口吸盘
腹吸盘
肠支
子宫
卵巢
睾丸

卵盖
卵细胞
卵黄细胞
卵壳

A　　　　　　　　B

A. 成虫；B. 虫卵。

图 1　肝片形吸虫形态

内，毛蚴发育历经胞蚴、母雷蚴、子雷蚴阶段，1~2个月后发育为尾蚴。在螺体内，一只毛蚴感染可以产生600多只尾蚴。成熟的尾蚴逸出后进入水体，在水生植物或草叶上结囊，发育为囊蚴。囊蚴具有一定的抵抗能力，在低温高湿的适宜条件下囊蚴可以存活长达1年，但它们不能在干燥的条件下生存。羊、牛或人等终宿主食入含有活囊蚴的水生植物而感染。囊蚴进入终宿主消化道后，在消化液的作用下，囊壁被软化，囊内幼虫酶系统被激活，从而促进囊蚴脱囊，逸出后尾蚴。后尾蚴穿过肠壁经腹腔侵入肝并最终进入胆管，后尾蚴也可经肠系膜静脉或淋巴管进入胆管，经历3~4个月发育为成虫。在移行过程中，部分童虫可停留在其他脏器如肺、脑、眼眶和皮下等处异位寄生，造成损害。自囊蚴感染到发育为成虫产卵需10~11周，成虫每天可产卵2万~5万个。在人体内成虫寿命可达数年，有的甚至可达12~13年。在绵羊体内寄生的最长纪录为11年。

致病机制　肝片形吸虫在终宿主体内通过幼虫移行和在肝胆管内寄生致病。

幼虫移行　肝片形吸虫在肝实质的迁移过程中，由于其虫体体积较大，相比华支睾吸虫更容易导致严重的机械损伤，引起肝实质的损伤和出血等，如在感染早期，幼虫迁移过程中可导致低白蛋白血症。低白蛋白血症与肝损伤和白蛋白合成减少引起的血浆体积膨胀有关。除常规迁徙入肝内胆管的路径以外，有些幼虫可能直接穿透肝和膈肌，进入肺部。同时，由于人类并非肝片形吸虫的主要宿主，会引起较严重的免疫反应。在幼虫迁移的急性期，可表现有发热、右上象限疼痛、嗜酸性粒细胞增多和肝大。

肝胆管内寄生　寄生在胆管中的肝片形吸虫成虫，其吸盘和皮棘等引起的机械性刺激以及虫卵、代谢产物和排泄物均可对胆管黏膜造成损伤，引发炎症性改变，并易并发细菌感染，引起胆管炎，导致胆管上皮反应性增生，合并寄生虫虫体的阻塞加重胆道的梗阻。因此，宿主表现的症状逐渐发展为胆道梗阻、胆汁性肝硬化、梗阻性黄疸、胆石症和贫血。

临床表现　片形吸虫病的潜伏期从几天到几个月不等。患者的症状及其严重程度取决于感染的阶段以及宿主体内的寄生虫载量。

急性期　又称侵袭期。肝片形吸虫病急性期可持续数周至数月，相关症状包括消化不良、突发高热、右上象限疼痛、食欲减退、肝脾大、腹水、荨麻疹、呼吸道症状和黄疸等，症状的起始与后尾蚴侵袭肝实质相关。与幼虫迁移期相关的症状包括发热、上腹部和右上象限疼痛、肠道不适和荨麻疹。其他症状还有胃肠胀气、恶心、腹泻和干咳，也可能有肝脾大、腹水、胸部体征和黄疸。很多患者出现白细胞增多、嗜酸性粒细胞增多和轻至中度贫血，以及血清中IgG、IgM和IgE水平的异常升高。在此期，少数患者也可不表现出任何症状。

慢性期　又称阻塞期。此时，肝片形吸虫已经到达并停留于胆道内，症状通常较急性期轻微或不表现症状，但部分患者也会出现上腹和右上象限疼痛、腹泻、恶心、呕吐、肝大和黄疸等。有些患者在数月或数年内无明显不适，或稍有胃肠不适，而病变在

发展之中，有人将其称为潜隐期，通常在感染后4个月左右。大部分患者可因成虫在胆管中定居寄生并成熟、产卵后导致机械损伤，成虫、虫卵及代谢物的刺激进一步导致胆管上皮损伤和纤维化增生，引起门静脉系统或全胆道梗阻；胆囊也会发生类似的病理变化，甚至可能存在成虫寄生，成虫可再次侵入肝实质而形成脓肿。此时患者表现为胆道阻塞和胆管炎相关症状和体征，如急性胃痛、发热、瘙痒、黄疸、肝大和嗜酸性粒细胞增多。慢性期片形吸虫病逐渐破坏肝组织，长期则可产生胆汁性肝硬化、肝纤维化和贫血等。

异位寄生　幼虫穿透腹膜腔后可在其他部位形成异位病灶，包括肠壁、肺、心脏、大脑和皮肤，症状包括腹痛和皮下结节等，又称肝外肝片形吸虫病。

其他表现　在有生食山羊和绵羊肝习惯的地区，如黎巴嫩，成虫可能附着在咽黏膜上而导致窒息，称为哈尔佐恩（Halzoun）综合征。寄生于咽黏膜的成虫则可引起软腭、咽、喉、鼻窝和咽鼓管的水肿和充血。症状包括呼吸困难、吞咽困难、耳聋，甚至会导致窒息。

诊断　应综合临床表现和流行病学接触史进行诊断。

病原学检查　主要通过显微镜检查，在粪便中检出肝片形吸虫卵或十二指肠抽胆汁镜检虫卵是最佳方法。感染肝片形吸虫10周以后，粪便中即可检出黄褐色虫卵。需注意吸虫虫卵的日排出量和日内排出量分布均有较大变化，即虫卵在不同时间的粪便中分布不规律，单次粪便镜检可能得出不正确的结论。临床不少病例是经外科剖腹探查或进行胆管

手术发现虫体而确诊的。肝表面的白色条索状隆起及胆管增粗现象，提示有肝片形吸虫寄生的可能。

其他方法 ①血清学诊断：轻感染者可采用免疫荧光、酶联免疫吸附试验（ELISA）、免疫电泳和补体固定等血清学方法检测特异性抗体。ELISA 检测特异性抗体在感染后 2 周内均呈阳性，治疗后呈阴性。对于慢性肝片形吸虫病，可在患者粪便中检出片形吸虫抗原。②影像学诊断：超声、CT、内镜逆行胰胆管造影和经皮胆管造影等可能有助于诊断。慢性片形吸虫病可通过内镜、超声检查确诊，粪便镜检虫卵不能准确地反映肝中的寄生虫数量，也不能准确地反映寄生虫对宿主的损害程度；使用内镜、超声等技术可显示成年吸虫在胆管内的活动，连接组织扫描可显示寄生虫所形成的穴道和胆管的扩张。

治疗 首选口服三苯咪唑，该药对肝片形吸虫成虫、幼虫及虫卵均有较好的杀灭效果。替代药物为硫代醇。另外，对于出现毒血症的患者，采用泼尼松龙控制炎症。

流行病学 肝片形吸虫主要分布在温带和热带、亚热带高海拔较冷地区，其地理分布与其中间宿主螺类的分布密切相关。是否有适宜的螺类生存环境、温度和湿度是影响肝片形吸虫流行的 3 个最重要自然因素。其中温度和降雨对螺类宿主的空间和时间丰度以及虫卵和幼虫的发育速度均有影响。肝片形吸虫病在水分过剩的长期高年降雨量地区发生的风险最大，在雨季较短的地区风险则较低。寄生在水生植物上的囊蚴的数量与肝片形吸虫病发病时间和严重程度密切相关。在潮湿的沼泽地区，吃草的动物更容易受到感染，长而潮湿的季节与较高的肝片形吸虫感染率有关。在人肝片形吸虫病的分布中，饮食习惯是一个重要的影响因素。喜好生食水生植物的地区有更高的发病率。

防制 控制中间宿主椎实螺等螺类是预防肝片形吸虫病的重要措施，通过隔离螺类泛滥区域或用杀虫剂杀灭螺类的手段进行处理，硫酸铜（如硝基吗啉）是使用最广泛和有效的杀螺剂，应用杀螺剂不仅对肝片形吸虫病的控制有效，还可以减少其他许多重要吸虫的传播，如其他片形吸虫和血吸虫。在畜牧中，应当季节性地应用吸虫驱虫剂和及时防治以控制肝片形吸虫感染，4～8 月份是该虫发育最适宜的时期，可预防性使用驱虫药以减少虫卵对草场的污染。其他控制方法包括环境卫生控制，轮流放牧，避免混合放牧（幼小动物通常容易感染），规范处理人、羊及牛的粪便，避免生食豆瓣菜及其他水生植物，食用前洗净消毒等。

（魏春燕 郑雅菁）

jùpiànxíng xīchóng

巨片形吸虫（*Fasciola gigantica* Cobbold, 1855）

隶属扁形动物门，吸虫纲，复殖亚纲，棘孔目，裂口科，片形属。与肝片形吸虫亲缘关系近，成虫寄生于哺乳动物宿主的胆管系统，是一类畜主人次的人兽共患寄生虫，引起片形吸虫病。

形态 与肝片形吸虫与的成虫及虫卵形态相似（图 1）。

成虫 多呈叶状，但相比肝片形吸虫更偏向于茅尖状，长可达 7.5cm，通体灰褐色。虫体前端为圆锥形凸起的头锥体，内含一个口吸盘，分隔头锥体与虫体的部位为肩部，但相较于肝片形吸虫，其头锥体与肩部凸起的特征不明显；表面覆有角质层，角质层外侧有锋利的棘刺。巨片形吸虫和肝片形吸虫传统的分类方法是基于形态特征，但由于各自物种内大小及形态特征差异，以及中间形态的存在，仅根据这些特征很难区分二者。

虫卵 大而圆，大小（160～190）μm×（70～90）μm，卵壳被胆汁染色而呈黄褐色，卵内包含一毛蚴。虫卵很难与肝片形吸虫或布氏姜片吸虫的卵相鉴别，不过巨片形吸虫卵往往更大。

生活史 与肝片形吸虫的生活史模式类似，历经终宿主、中间宿主和水生植物媒介。巨片形吸虫终宿主主要为黄牛、水牛、骆驼、山羊、斑马和长颈鹿等食草动物。主要分布在非洲及太平洋一些岛屿。中间宿主为淡水螺，水生植物为传播媒介。需注意巨片形吸虫的第一中间宿主是水生

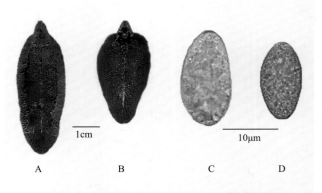

A、C. 巨片形吸虫成虫和虫卵；B、D. 肝片形吸虫成虫和虫卵。

图 1 巨片形吸虫和肝片形吸虫形态

螺，而肝片形吸虫的第一中间寄主螺类是两栖螺。成虫寄生在终宿主肝胆管中，虫卵随胆汁通过胆总管进入肠道，并随粪便排出体外。在水中虫卵孵出具有纤毛的毛蚴。孵出的毛蚴寿命很短，可以凭借纤毛运动，需要在几个小时内找到合适的宿主，侵入其第一中间宿主淡水螺。在螺体内，毛蚴发育历经胞蚴、母雷蚴、子雷蚴阶段，最终发育为尾蚴。成熟的尾蚴逸出，进入水体，在水生植物上结囊，成为囊蚴。从地理分布上可以看出，相比肝片形吸虫，巨片形吸虫的囊蚴在高温下存活时间更长，并且更加耐受干燥的环境。牛、骆驼等食草动物以及人类等终宿主食入带有活囊蚴的水生植物而感染。囊蚴进入终宿主体内后，在十二指肠处接触消化液，消化液软化囊壁并激活幼虫酶系统，从而促进囊蚴脱囊，幼虫逸出称为后尾蚴。后尾蚴循胆汁逆流入肝内胆管，或穿过肠壁，通过腹腔穿透肝实质直接入肝，到达肝内胆管寄生并发育为成虫（图2）。巨片形吸虫成虫可在受感染宿主的肝中存活多年。

致病机制 巨片形吸虫在终宿主体内主要通过幼虫迁移、成虫寄生两个阶段致病，致病机制与肝片形吸虫类似。病变的轻重程度与感染的虫数、移行途径、寄生部位及机体的免疫状况等因素有关。

幼虫迁移 童虫在体内窜扰移行可引起局部组织和腹膜的机械性损伤和炎症。随着童虫的发育长大，损害作用逐渐明显而广泛，严重者可致纤维蛋白性腹膜炎。侵入肝实质的童虫以肝细胞为食，可引起肝损伤和炎症，一般表现为损伤性肝炎，也可表现

为炎症、坏死及纤维化等渐进性病理改变，甚至出现肝萎缩。若损伤血管可致肝实质梗死和出血性损伤。童虫移行造成的肝损伤中充满肝细胞的残片、中性粒细胞、红细胞、淋巴细胞、嗜酸性粒细胞和巨噬细胞，周围有退变的肝细胞、巨噬细胞、嗜酸性粒细胞和单核细胞浸润。损伤较久处逐渐由巨噬细胞和成纤维细胞所取代。在这些肉芽组织中有胆小管增生。此外，肝中尚可有未到达胆管的未成熟虫体被包裹在纤维囊中。胆管上皮增生现象在虫体到达胆管前就已出现。

成虫寄生 成虫寄生肝内胆管通过机械刺激和代谢产物的毒素过敏作用可引起胆管炎、胆囊炎、慢性肝炎和贫血等。病理变化以慢性增生性改变为主，表现为胆管上皮增生、管壁增厚等。轻度感染时，胆管呈局限性扩大，重感染者则胆管的所有分支均可增厚。从肝表面可见白色条索状结构分布于肝组织中，有时增厚

和钙化的胆管可突出于肝表面。再加上结缔组织的增生使肝表面变得粗糙不平。这种病理变化以肝腹面尤为明显。胆管扩张多因虫体和胆汁阻塞所致。胆汁在胆管外积聚，有明显的肉芽肿反应和组织坏死，周围纤维组织增生，其中有多核巨细胞、淋巴细胞、嗜酸性粒细胞和浆细胞等高度浸润。可见胆管上皮增生和胆管周围纤维增生。小胆管因胆汁滞留而扩张部分肝细胞中可见到胆汁。在大胆管中可见上皮脱落及溃疡形成。胆管内及其周围有较多的肉芽组织增生。胆囊壁也有明显增厚并有淋巴细胞、浆细胞及嗜酸性粒细胞的高度浸润以及腺上皮增生。

除常规迁徙入肝内胆管的路径以外，幼虫穿透腹膜腔后可在其他部位形成异位病灶，如可直接穿透膈膜，进入肺部；一些幼虫在皮下迁徙时导致皮下结节的形成。同时，由于人类并非巨片形吸虫的主要宿主，引起免疫反

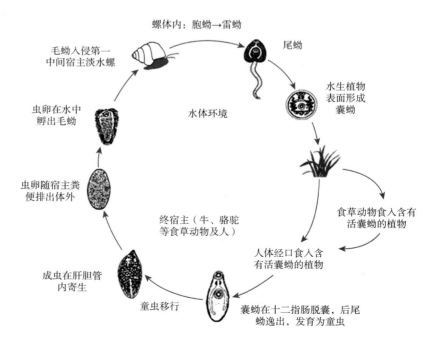

图2 巨片形吸虫生活史

应一般较严重。

临床表现 与肝片形吸虫感染类似，大多数感染者症状轻微或无症状（带虫者）。感染严重者则表现为严重的片形吸虫病。根据临床表现可将片形吸虫病分为急性期、潜隐期和慢性期三个阶段。临床上，由巨片形吸虫引起的片形吸虫病远少于由肝片形吸虫。

急性期 又称侵袭期。为童虫在体内移行阶段，通常发生在感染后 2~12 周。主要表现为突发高热、腹痛，常伴有腹胀、呕吐、腹泻或便秘等消化道症状、肝脾大、腹水和贫血等。

潜隐期 又称童虫胆管寄生期。急性期持续 2~4 个月后进入潜隐期，此时童虫进入胆管寄生但尚未发育成熟，急性期症状减退或消失。在数月或数年内无明显不适，或有胃肠道轻度不适。此期病变正逐渐向慢性期过渡。

慢性期 又称成虫阻塞期。为成虫长期寄生于肝内胆管，引起胆管炎、胆囊炎和胆管上皮增生等为主要病变基础的一系列临床表现，主要有乏力、右上腹疼痛或胆绞痛、恶心、厌食脂肪食物、贫血、黄疸和肝大并有轻微触痛等。多数患者出现嗜酸性粒细胞增高。

此外，童虫在体内移行可直接侵犯或随血液到达肝以外的其他组织器官，引起异位损害，又称肝外片形吸虫病。临床较常见于肺、支气管、胃、胰、腹膜、脑、眼和膀胱等部位。常在术后检获虫体而被确诊。

诊断 需考虑临床体征、接触病史等。最重要的诊断方法是粪便镜检虫卵或十二指肠抽胆汁镜检虫卵，但与肝片形吸虫感染相比，巨片形吸虫虫卵在粪便中数量较少，更难被发现，尤其是在轻微的感染（患者可能不表现出症状）中，虫卵可能数量极少，故经常需要多次粪便检查。巨片形吸虫卵、肝片形吸虫卵和布氏姜片吸虫卵在形态上很相似，且由于巨片形吸虫人类感染较少，在诊断时常被忽略，若有报道的病例也不能排除混淆的可能。

治疗 首选三苯咪唑或硫双二氯酚，其他药物有吡喹酮、阿苯达唑、三氯苯达唑和甲硝唑等。硫双二氯酚对成虫和童虫均有杀虫作用，疗效较好。吡喹酮对成虫作用明显。替代药物为硫代醇。阿苯达唑在体内外均有杀虫作用。三氯苯达唑对童虫作用更明显。

流行病学 与肝片形吸虫相比，巨片形吸虫更适应热带和水生环境，是非洲及太平洋一些岛屿的优势种，而肝片形吸虫分布于温带，是欧洲、美洲和大洋洲的优势种。除片形吸虫本身特性以外，其地理分布模式也在很大程度上取决于中间宿主螺类的分布模式。食草哺乳动物在摄入受感染的水生植物或饮用被囊蚴污染的水时发生感染，某些地区动物宿主的感染率相当高，如在中国，牛的感染率为 50%，山羊为 45%，水牛为 33%；在伊拉克水牛的感染率为 71%，牛为 27%；在泰国东北部，牛的感染率为 60%。在各种流行病学调查中，赞比亚的牛感染发生率约为 61%；在坦桑尼亚，传统饲养、大规模饲养和小规模饲养的奶牛群体中感染率分别为 63%、46.2% 和 28.4%。在动物感染相对不常见的特定地区也有人类感染的报道，包括伊拉克、夏威夷、乌干达、越南、津巴布韦、塔什干（乌兹别克斯坦）和泰国的一些地区。

防制 预防人体片形吸虫病的主要措施包括：查治患者、病畜，控制传染源；加强人、畜粪便管理和水源管理，切断传播途径；加强卫生宣传，改善不良饮食习惯，不饮生水，不生食水生植物。

（魏春燕）

yìxíng yìxíng xīchóng

异形异形吸虫 [*Heterophyes heterophyes* (von Siebold, 1852) Stiles and Hassal, 1900] 隶属扁形动物门，吸虫纲，复殖吸虫目，异形科，异形属。是一种小型吸虫，成虫寄生人体和其他以鱼为食的鸟类、哺乳动物的肠道，引起异形吸虫病。

形态 包括成虫和虫卵形态（图1）。

成虫 虫体微小，呈梨形。体长 1.0~1.7mm，宽 0.3~0.4mm，口吸盘较腹吸盘小，生殖吸盘位于腹吸盘的左下方。睾丸 2 个，位于肠支末端的内侧。储精囊弯曲，卵巢在睾丸之前紧接卵模，卵黄腺在虫体后部两侧各有 14 个。子宫很长，曲折盘旋，向前通入生殖吸盘。

虫卵 形态、大小与横川后殖吸虫和华支睾吸虫相似。较小，(27~30) μm×(15~17) μm，呈金褐色，有卵盖，肩部结构微小，对端有 1 个小棘，卵含有 1 个毛蚴。

生活史 异形异形吸虫的终宿主为人及其他以鱼为食的动物，如鸟类、猫、犬等。第一中间宿主为淡水螺，种类多，常见的有珠带拟蟹守螺和锥形小塔螺等。第二中间宿主为各类淡水鱼或半淡咸水鱼。成虫寄生在终宿主的小肠内，虫卵随粪便排出。虫卵被中间宿主螺类摄取后孵化出毛蚴，在螺体内经历胞蚴、雷蚴阶段最终发育为尾蚴并逸出，尾蚴

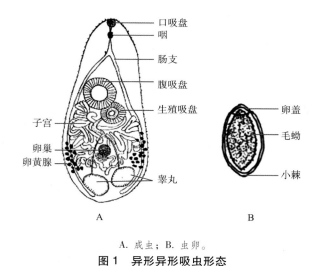

A. 成虫；B. 虫卵。

图 1　异形异形吸虫形态

在淡水鱼的鳞片下或肉中结囊成为囊蚴。囊蚴可在淡水鱼中存活 7 天左右，人等终宿主因食入含有囊蚴的鱼而感染，囊蚴在终宿主消化道内脱囊，并附着在小肠壁上发育为成虫（图 2）。通常自感染囊蚴后 2~3 周，终宿主粪便中可出现虫卵。

致病机制　通常成虫对肠道黏膜损伤较小，感染者仅有轻微的炎症反应。严重感染时可引起腹痛、黏液性腹泻和肠壁溃疡等消化道症状，并出现消瘦。成虫在小肠寄生时可钻入肠壁，虫体和虫卵通过血液到达其他器官引起病变，尤其是心脏和大脑。例如，心肌中发现成虫，脑、脊髓、肝、脾、肺与心肌有异形吸虫卵沉着。在菲律宾，有统计指出约 15% 的致命心脏病可由异形异形吸虫心肌炎导致。此外，成虫或虫卵也可进入大脑而引发神经系统相关症状。异形异形吸虫病的潜伏期约为 9 天。

诊断　显微镜检查粪便中是否存在虫卵可作为确诊依据，但由于该虫虫卵的形态、大小与横川后殖吸虫吸虫和华支睾吸虫相似，难于鉴别，因此应根据患者的病史、临床表现或粪便中检出成虫进行区分。

治疗　首选吡喹酮治疗。

流行病学　异形异形吸虫主要在埃及、中东和远东地区流行。希腊、印度、伊朗、意大利、以色列、日本、韩国、菲律宾、苏丹、中国、突尼斯和土耳其均有感染病例。以色列海岸的一种鲻属半淡咸水鱼可严重感染异形异形吸虫，每克鱼包含 2300~6000 个囊蚴。

防制　应注意改善卫生条件并进行正确的宣教，避免食入生的或半生的鱼。另外，淡水鱼养殖业的管理对于淡水鱼寄生的食源性吸虫的预防具有重要意义，如养殖采用的生态系统（垃圾饲养、传统养殖、野生养殖系统）、气候条件、水库内螺类的管理、人类排便和动物粪便对水体的污染等都应进行相应的管理。

（魏春燕　郑雅菁）

Héngchuān hòuzhí xīchóng

横川后殖吸虫（*Metagonimus yokogawai* Katsurada，1912）

隶属扁形动物门，吸虫纲，复殖亚纲，斜睾目，后睾亚目，异形科，后殖吸虫属。该物种由日本寄生虫学家桂田富士郎从日本和中国台湾的虫卵样本发现，该发现增加了一个新的吸虫属——后殖吸虫属；物种的种名源于在台湾香鱼体内发现虫卵的学者横川定。该虫是远东地区最常见的在人体内肠道吸虫，也是 3 种可引致横川吸虫病的寄生虫之一，另外两种是 *Metagonimus takahashi* 和 *Metagonimus miyatai*。

形态　包括成虫和虫卵形态（图 1）。

成虫　呈椭圆形，体型很小（略大于异形异形吸虫），长 1.0~2.5mm，宽 0.4~0.8mm，有

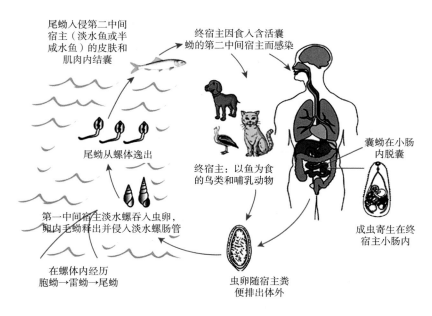

图 2　异形异形吸虫生活史

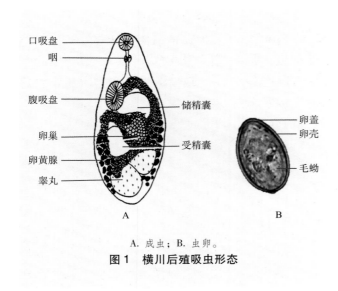

A. 成虫；B. 虫卵。

图 1　横川后殖吸虫形态

口吸盘和腹吸盘，其中腹吸盘偏转到中轴线的右侧，生殖孔附着在腹侧吸盘的外缘。两睾丸圆形或椭圆形，稍斜置于体后，输出管自前缘伸出，汇成输精管，储精囊呈曲颈瓶状，左右横置，射精管终末开口于腹吸盘前缘之生殖窦，后者与腹吸盘具肌质的复合壁。卵巢圆形，位于体后半部前沿之中线上，卵黄腺分布于虫体两侧。子宫盘曲于两肠支间。

虫卵　呈南瓜子形，大小为（26～28）μm×（15～17）μm，呈黄褐色，有卵盖，肩峰结构不明显，在卵盖一端有一微小凸起，内含发育良好、左右对称的毛蚴。

生活史　横川后殖吸虫的终宿主有人和犬、猫、大鼠等哺乳动物，也有普通鸬鹚、黑鸢等鱼食性（特别是针对淡水鱼）的哺乳动物和鸟类。成虫寄生在终宿主的小肠内，虫卵随宿主粪便排出体外，在水中虫卵被第一中间宿主短沟蜷属的螺类如放逸短沟蜷等摄入，在第一中间宿主体内，虫卵孵出毛蚴，经胞蚴、雷蚴的无性繁殖和发育后形成许多尾蚴后从螺体释出。尾蚴可在第二中间宿主（多种淡水鱼或咸水鱼）

的鳞片下或肌肉中结囊而发育为囊蚴。当终宿主食入含活囊蚴的鱼类而感染，囊蚴最终在终宿主体内附着在小肠壁上发育成熟，并在肠腔中产卵。

致病机制和临床表现　横川后殖吸虫感染的临床症状和病理变化与异形异形吸虫相似，症状和严重程度在很大程度上取决于宿主的寄生虫负荷量。一般临床症状轻微、病程较短，除非患者有严重感染或免疫功能低下。患者肠道的主要病理学表现为绒毛萎缩、隐窝增生，伴有不同程度的炎症反应。感染黏膜绒毛变钝、融合，绒毛尖水肿，绒毛间质充血、炎症细胞浸润，绒毛/隐窝高度比降低；患者临床表现为间歇性腹泻、恶心和腹痛，感染早期可能有嗜酸性粒细胞增多症。另外，如果虫卵渗入肠道毛细血管和淋巴管而进入循环系统，并被携带到心肌、大脑、脊髓和其他组织，可能会在异位形成损害或诱导肉芽肿反应，导致严重的后遗症，如癫痫发作、神经功能缺损和心脏功能不全等。

诊断　主要依据是便检查虫卵。由于横川后殖吸虫的虫卵在形态上与异形异形吸虫、华支睾吸虫有一定相似性质，因此需要根据临床表现、病史、治疗后或尸检剖验获取的成虫作出明确诊断。与异形异形吸虫相比，横川后殖吸虫更加倾向于钻入小肠黏膜，从而引起肠外损害。基于该现象，如果患者大便中有特征性

虫卵，同时表现肠外体征，则更有可能（但不能确定）是横川后殖吸虫。

治疗　首选吡喹酮治疗，治愈率可高达 95%～100%。

流行病学　横川后殖吸虫的宿主与异形异形吸虫相似，因此二者分布相似。该虫广泛分布于远东地区，被认为是远东地区最常见的引起人类疾病的肠道吸虫。在中国、印度尼西亚、以色列、日本、韩国、俄罗斯、西伯利亚、西班牙和巴尔干半岛均有感染病例。该虫的分布范围与其重要第二中间宿主香鱼在西方国家及东亚地区的河岸分布相同，同时也与温水性中小型淡水鱼类的分布范围重叠。日本、韩国和中国台湾省的患病率较高，日本报道的患病率为 2%～50%，尤其在盛产香鱼的日本岛根县高津川流域及盛产银鱼的茨城县霞浦周边，住民有非常高的感染率。

防制　与异形异形吸虫类似。改善卫生条件和进行正确的宣教等可大大降低感染该虫的风险。另外，淡水鱼养殖业的管理对于淡水鱼寄生的食源性吸虫的预防具有重要意义，如养殖采用的生态系统（如垃圾饲养、传统养殖、野生养殖系统）、气候条件、水库内螺类的管理、人类排便和动物粪便对水体的污染等都是应注意的问题。另外，还应加强宣传教育，防止病从口入，避免此类食源性寄生虫病的发生。

（魏春燕）

Dōngfāng cìgāo xīchóng

东方次睾吸虫（*Metorchis orientalis* Tanabe, 1920）　隶属扁形动物门，吸虫纲，复殖亚纲，斜睾目，后睾亚目，后睾科，次睾亚科，次睾属。主要寄生于家禽如鸡、鸭等和包括人在内的一

些哺乳动物的胆囊和胆管。于2001年被首次发现人体自然感染并对人体致病。东方次睾吸虫病仅在流行病学方面开展相关调查，对人体致病性研究、虫种的分类方法等仍较局限。一般认为该虫的生活史、致病作用、临床表现与华支睾吸虫极为相近，并多与华支睾吸虫混合感染，两种虫卵病原学形态极相似，难以鉴别，这也是该虫对人体感染和致病作用长期以来未被发现和重视的主要原因。

形态 包括成虫和虫卵形态（图1）。

成虫 呈长椭圆形。虫体硕厚，外形呈鞋样或花生果状。寄生于人体的虫体标本较小，大小为（2.21～2.87）mm×（0.75～0.93）mm；寄生鸭体内虫体较长，呈叶片状，前端窄小，后端钝圆，大小为（3.00～6.80）mm×（0.61～1.65）mm；寄生于猫体内的虫体大小为（3.80～4.00）mm×（0.92～0.94）mm。虫体皮表具有小棘，具有口吸盘、腹吸盘。2个睾丸大，呈块状分叶，前后排列于后端。子宫长而弯曲，延伸至腹吸盘前上方。

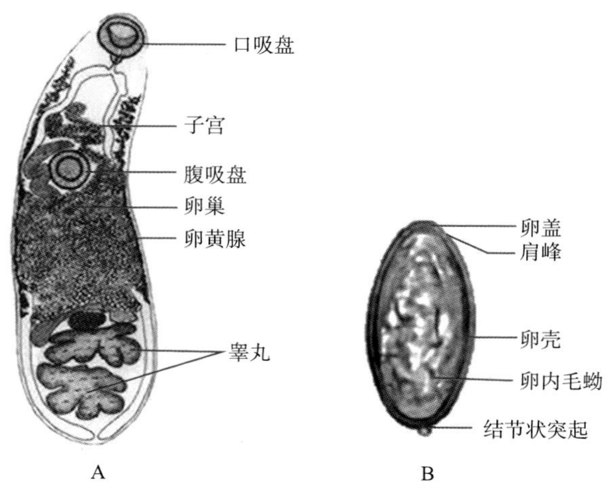

虫卵 呈卵圆形，黄褐色，大小为（28.9～32.3）μm×（14.4～17.0）μm，有卵盖，卵盖对端有一结节状凸起，卵内含一毛蚴。其囊蚴形态呈圆形或椭圆形，囊壁较厚，结构分为两层。大小为（147.0～176.8）μm×（126.0～186.2）μm，平均174.6μm×152.1μm，囊内有一卷曲幼虫，活动自如，排泄囊为棕黄色。

生活史 与华支睾吸虫的生活史非常相似。其终宿主种类更为广泛，主要有鸡、鸭（家鸭、野鸭）、鹅、孔雀、翠鸟和丹顶鹤等鸟禽类，以及人、犬、猫、小白鼠和豚鼠等哺乳动物。第一中间宿主为纹沼螺，东方次睾吸虫对于纹沼螺具有很高的专一性。第二中间宿主为多种淡水鱼，多为鲤科小鱼，以麦穗鱼和棒花鱼常见，此外还有黄鳝、泥鳅、青鳉、日本林蛙、美国青蛙和大蟾蜍中华亚种等。东方次睾吸虫寄生于哺乳动物和禽类的肝胆管和胆囊内，虫卵随胆汁进入肠道，通过粪便排出。经纹沼螺摄入后孵出毛蚴，在纹沼螺体内经无性繁殖最终发育为尾蚴，并从螺的肛孔逸出，一般上午9～12时是尾蚴逸出的高峰期。逸出的尾蚴可在水中存活12～36小时。尾蚴吸附并钻入第二中间宿主即淡水鱼的体内后结囊形成囊蚴，寄生于鱼的头部、鳃、鳞、肌肉和内脏等处。终宿主食入含活囊蚴的淡水鱼受到感染，在消化液和酶的作用下囊蚴脱囊，逸出幼虫称为后尾蚴。后尾蚴在宿主体内迁移并寄生，对宿主造成损害。

致病机制 东方次睾吸虫感染终宿主引起次睾吸虫病，寄生于胆囊和胆管系统的虫体，因其成虫、虫卵、代谢物等持续对上皮造成损伤和刺激，引起胆囊肿大、胆囊壁增厚、胆道堵塞等，主要病变是胆囊炎、胆管炎和肝局灶性坏死，肝内小胆管上皮细胞增生，胆汁淤积等。在家禽中常见腺瘤样增生病变，可能存在诱发胆囊腺上皮癌和肝癌的风险，寄生于人体的东方次睾吸虫是否也有如此严重的致病性尚不清楚。由于胆汁盐对迷走神经系统和心脏传导系统存在毒性，因此胆汁淤积可能导致心包和心肌纤维变性坏死等。

临床表现 东方次睾吸虫在人体致病的报道较少，已发现其可导致腹痛、食欲减退、乏力、嗜酸性粒细胞增多、肝区不适、肝功能减退和胆道梗阻相关症状等。

诊断 常用的诊断方案是显微镜检查粪便中是否存在虫卵。但其虫卵极易与华支睾吸虫相混淆而常被忽略，易误诊为华支睾吸虫感染。免疫学与分子生物学技术有助于诊断与辅助诊断。

流行病学 东方次睾吸虫与华支睾吸虫的流行区域有重叠，且常混合感染。2001年，中国学者林金祥首次报道了广东省平远县有人类自然感染东方次睾吸虫的病例，当地感染率在当时的调查结果为4.2%。在中国，除少数几个西部高寒缺水的省份以外，大部分地区都有该虫流行的报道。第一中间宿主纹沼螺的自然感染率为0.03%～1.07%，第二中间宿主如麦穗鱼在不同地区报道的感

A. 成虫；B. 虫卵。

图1 东方次睾吸虫形态

口吸盘
子宫
腹吸盘
卵巢
卵黄腺
睾丸

卵盖
肩峰
卵壳
卵内毛蚴
结节状突起

A

B

染率为 6.67% ~ 87.60%。终末宿主中，报道最多感染的为家鸭。各个地区的感染率数据差别较大，可能与生态环境、天敌、家禽饲养方式及调查方法等相关。

防制 东方次睾吸虫的流行地多与发展渔业的水域相关，水域中有大量的纹沼螺，且常被畜禽粪便污染。可根据其生活史的各个环节有针对性地采取防控措施，东方次睾吸虫对其第一中间宿主纹沼螺专一性很强，因此管理和控制水域中的纹沼螺是相当重要和有效的措施。对于人体，避免经口食入活囊蚴是预防该虫感染的关键。

（魏春燕　郑雅菁）

Táiwān cìgāo xīchóng

台湾次睾吸虫 （Metorchis taiwanensis Morishita et Tseuchimochi, 1925）

隶属扁形动物门，吸虫纲，复殖亚纲，斜睾目，后睾亚目，后睾科，次睾亚科，次睾属。主要寄生在家鸭或野鸭的胆管和胆囊内，对养鸭业影响较为严重；还可寄生于其他禽类及哺乳类动物，如猫、犬、鼠以及人等。

形态 包括成虫和虫卵形态（图1）。

成虫 较细长，前窄后圆，长 3.4 ~ 5.9mm，宽 0.4 ~ 1.5mm。有口吸盘和腹吸盘，口吸盘位于虫体的顶端，前咽缺乏，咽紧接口吸盘。腹吸盘位于虫体前部 1/4 处，腹吸盘和卵巢之间虫体略膨大。虫体上有小棘被覆，其中前端较密且明显而后端较为稀少。睾丸两枚，纵行排列于虫体后 1/4 区域。储精囊呈细而长的袋状，弯曲于腹吸盘的背侧前后，略弯曲。末端开口于前缘的生殖孔。卵巢紧靠前睾丸的前缘，类圆形，边缘整齐。受精囊呈弯茄状，位于卵巢侧后方，部分与前睾丸重叠。子宫始于卵巢水平，内含虫卵，盘曲于两肠支之间，绕过腹吸盘背部至腹吸盘前部处而后折，开口于腹吸盘前缘的生殖孔内。卵黄腺滤泡呈簇状，分布于体长第 2 个 1/4 和第 3 个 1/4 两侧，多在盲肠外缘，前起腹腔吸盘前方，后至卵巢稍前体侧缘。卵黄腺后端有两条卵黄管伸向卵模、卵模、梅氏腺位于卵巢和前睾丸之间。

台湾次睾吸虫与东方次睾吸虫相比，有以下不同：①台湾次睾吸虫的虫体较窄长，长度与宽度之比为 (4.3 ~ 11.2)∶1，而东方次睾吸虫的虫体较宽，长度与宽度之比为 (3.0 ~ 4.5)∶1。②口、腹吸盘之间的体棘形状明显不同，台湾次睾吸虫的较窄长，其顶端缺刻稍深，齿数较少，而东方次睾吸虫的体棘较宽，其顶端锯齿状，缺刻较浅，齿数较多。③台湾次睾吸虫的睾丸边缘多是完整的，呈圆形或椭圆形，个别略呈分瓣状，而东方次睾吸虫的睾丸明显分瓣。④台湾次睾吸虫的受精囊较大，通常呈明显弯曲，受精囊与卵巢长度之比为 (1.35 ~ 2.96)∶1，东方次睾吸虫的受精囊较小，很少呈弯曲状，受精囊与卵巢长度之比为 (1 ~ 1.7)∶1。

虫卵 呈卵圆形，淡黄色，大小为 (23 ~ 30) μm × (13 ~ 16) μm，一端有卵盖，盖弧平坦，肩峰不甚明显，对端有一小棘，卵内含一毛蚴。

生活史 与东方次睾吸虫生活史类似。其终宿主主要为家鸭和野鸭，其他多种鸟类、包含人在内的多种哺乳动物也可以被感染。饲养的家犬、家猫以及野鸭与水鸟等均可作为台湾次睾吸虫的保虫宿主。第一中间宿主为纹沼螺，第二中间宿主为多种淡水鱼，如麦穗鱼。成虫主要寄生于宿主胆囊或胆管内，虫卵随胆汁排入肠腔，并随家鸭等终宿主粪便排出体外。虫卵入水后，第一中间宿主纹沼螺将其摄入，在纹沼螺体内孵出毛蚴，并经胞蚴、雷蚴无性繁殖而产生大量尾蚴。在水温 17 ~ 23℃条件下，纹沼螺食入虫卵至尾蚴从螺体内逸出需80天以上。尾蚴逸出后可在水中运动，钻入第二中间宿主淡水鱼体内，并在其皮肤、肌肉中结囊形成囊蚴（图2）。终宿主如家鸭等通过食入含有台湾次睾吸虫囊蚴的鱼而感染。人体也是由于食入含有台湾次睾吸虫囊蚴的淡水鱼而感染。

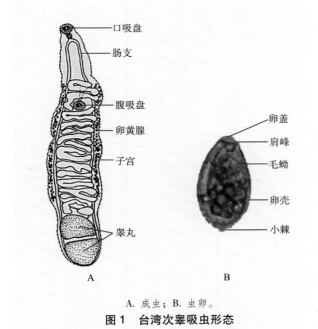

口吸盘
肠支
腹吸盘
卵黄腺
子宫
睾丸
卵盖
肩峰
毛蚴
卵壳
小棘

A　　　　B

A. 成虫；B. 虫卵。
图 1　台湾次睾吸虫形态

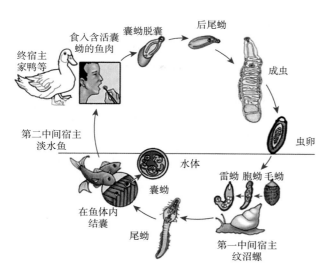

图2 台湾次睾吸虫生活史

致病机制 台湾次睾吸虫主要在家鸭、野鸭中导致次睾吸虫病。该虫寄生于宿主胆囊和肝胆管内时，幼虫移行、成虫聚集和活动及代谢物等刺激胆囊壁增厚、胆管上皮增生，管腔梗阻引起肝内胆汁淤积，进一步导致肝细胞变性和坏死；此外，胆盐的沉积可促进小胆管增生与炎症反应，从而导致肝纤维化，两种机制均导致肝功能不全，引起机体多方面变化，如血清浊度变化、胆汁分泌和排泄减少、门静脉循环障碍、消化道黏膜淤血、水肿以及消化和吸收障碍等，患鸭因此常出现腹泻、消瘦和贫血等症状。同时，由于淤积的胆盐对迷走神经和心脏传导系统有毒性作用，可引起心肌纤维变性、坏死、心包积液等症状。胆红素和胆汁盐经肾排出时导致肾小球炎、肾小管坏死、管型病变。

临床表现 人类可感染台湾次睾吸虫，但相关病例报道较少，感染者常伴有胆囊肿大，胆囊和管壁增厚，胆囊内壁出血、溃疡等病变，造成胆道堵塞、胆汁淤积，胆管炎性组织增生，严重时可导致患者死亡。

诊断 粪便镜检虫卵可进行诊断；因多与养鸭业相关，常为剖检病死鸭见胆管、胆囊内寄生虫，对成虫制片观察而确诊。

治疗 可采用硫酸二氢酚治疗，丙硫苯咪唑和吡喹酮也有驱虫功效。

流行病学
台湾次睾吸虫分布于中国江苏、广东、上海、云南、福建、安徽、江西、四川、浙江、宁夏、吉林和台湾等省。研究发现，芜湖家鸭粪便中台湾次睾吸虫卵的平均检出率为33.33%；纹沼螺体内台湾次睾吸虫雷蚴和尾蚴的检出率为1.17%，而麦穗鱼体内囊蚴的检出率为13.33%。该虫常与东方次睾吸虫混合感染。福州地区曾报道了5366只家鸭中东方次睾吸虫感染率为9.3%，台湾次睾吸虫感染率为11.7%，而混合感染率为1.4%。除麦穗鱼外，已在棒花鱼、鲫鱼、白条鱼等淡水鱼体内检出台湾次睾吸虫囊蚴寄生，蛙类也可作为其第二中间宿主，吞食蛙类及蝌蚪也可导致鸭感染台湾次睾吸虫。

防制 根据台湾次睾吸虫的生活史，防控应做到及时处理禽、畜类粪便，并集中无害化处理家鸭粪便；杀灭该虫第一中间宿主纹沼螺，阻断其传播；预防和阻止感染在家鸭中进一步扩散；对于人群要加强宣传教育，养成良好饮食习惯，避免食入生的或半生的鱼肉，防止经口感染。

(魏春燕)

jiéhé cìgāo xīchóng

结合次睾吸虫（*Metorchis conjunctus* Cobbold，1860） 隶属扁形动物门，吸虫纲，复殖亚纲，斜睾目，后睾亚目，后睾科，次睾亚科，次睾属。俗称加拿大肝吸虫，导致结合次睾吸虫病，是一种以鱼为传播媒介的人兽共患寄生虫病。

形态 包括成虫和虫卵形态（图1）。

成虫 扁平，似梨形，虫体表层有小棘。成虫长1.0~6.6mm，宽0.59~2.6mm，大小与其所寄生的宿主体型大致成正比，如犬和浣熊体内寄生的成虫比寄生在狐体内的大，而狐体内寄生的成虫比猫体内的大。口吸盘位于成虫头端，直径0.09~0.24mm，具体直径与收缩状态密切相关。咽部肌肉强壮。食道短，两支盲肠终于虫体近末端。肠支

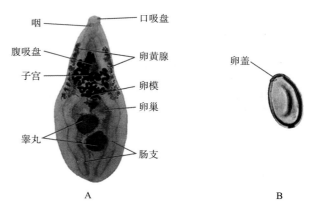

A. 成虫；B. 虫卵。
图1 结合次睾吸虫形态

形状多样，有直线形也有弯曲形。腹吸盘位于身体前 1/3 的位置，呈现椭圆形，直径与口吸盘大致相同，同样肌肉力量较弱。生殖孔位于腹吸盘的前缘并居中央。雄性生殖系统中有前后排列的两个睾丸，大小为 0.12～0.50mm，前睾丸通常略小于后睾丸。睾丸形状的变异程度大，圆形或椭圆形，不分支但分叶，后睾丸比前睾丸分叶程度大。储精囊是输精管膨胀的部位，形状纤细弯曲。雌性生殖系统中卵巢呈球形或卵圆形或三叶形，大小为 0.10～0.26mm。卵巢位于前睾丸前方不远处。受精囊比卵巢大，三叶形或全叶形，紧靠卵巢后面或与卵巢略有重叠。卵黄腺位于肠支两侧，从卵巢的水平位置不断向前延伸到虫体前 1/6 处。子宫体积大，占据卵巢前面的大部分空间，一直延伸到腹吸盘的正前方。

虫卵　呈卵圆形，长 22～32μm，宽 11～18μm，棕黄色，卵盖明显。

生活史　北美地区的许多以淡水鱼为食的哺乳动物都可以作为结合次睾吸虫的终宿主。人类是偶然宿主。第一中间宿主是淡水螺，以溪螺科河边螺属中的 *Amnicola limosus*（北美地区的一种螺）最常见。第二中间宿主是淡水鱼，其中最重要的是白亚口鱼。结合次睾吸成虫主要寄生在犬、猫、狐、狼、美洲貂和浣熊，以及人体的胆囊内或肝胆管内，产生的虫卵通过胆总管进入肠腔，随粪便排出体外。虫卵入水后，发育为毛蚴。毛蚴在水中河边螺吞食后在螺体内发育为胞蚴，之后发育为雷蚴，雷蚴冲破胞体，释放到蜗牛组织当中，发育为尾蚴。尾蚴从螺体内逸出后，可钻入亚口鱼等淡水鱼的皮肤和肌肉

组织中，形成囊蚴。当终宿主食入被感染的淡水鱼后，鱼肉中的囊蚴即进入终宿主消化道内，在消化液的作用下后尾蚴脱囊而出，在小肠 2～3 天后发育为成虫，并沿胆道逆行向上至胆囊内或肝胆管内，也可经血管或穿过肠壁经腹腔进入胆道，在胆道的存活时间未知（图2）。感染的犬通常无症状，也没有表现出肝的明显异常。

致病机制　类似于华支睾吸虫。虫体在胆管内的寄生，成虫和虫卵会对宿主组织造成机械性损伤、物理性胆管梗阻、化学刺激及免疫病理反应。胆管上皮反应性炎症会引起周围组织增生、异型增生和纤维化。导致胆管梗阻、细菌反复感染，有时还可导致胆管癌或胆管性肝炎。肝大坚硬，呈结节状。胰腺导管也显著扩张并纤维化，可见成虫聚集。

临床表现　人体食用感染的淡水鱼后，有 1～15 天的潜伏期，其间在粪便中可以检测到虫卵。之后是急性期，主要表现为疲劳、上腹部压痛、发热、腹痛、头痛、体重减轻、肝大和食欲减退，伴有嗜酸性粒细胞增多、肝酶升高，粪便中也可检出虫卵。如果不进行治疗，症状可能持续 3 天到 4 周。尚未发现有转化为慢性感染的病例。

诊断　通过粪检查虫卵或十二指肠引流液查成虫可诊断。虫卵应与华支睾吸虫及麝猫后睾吸虫虫卵相鉴别。血清学作为辅助检查手段。

治疗　首选吡喹酮治疗，疗效好。

流行病学　结合次睾吸虫主要流行于北美。大部分患者是加拿大原住民，此类人群的粪便样本调查显示，偶有无症状的人体感染。1993 年，加拿大出现一次小规模结合次睾吸虫感染暴发，19 例患者因食用白亚口鱼生鱼寿司而感染。患者在食用鱼生后 1～15 天均出现发热、食欲减退、上腹正中疼痛和体重减轻的症状，10 例肝酶升高，15 例嗜酸性粒细胞增高。其他地区也零散分布，如俄罗斯和东南亚。

防制　预防人体感染应做到不生食或半生食亚口鱼等淡水鱼；还应注意避免给猫和犬等终宿主喂食生的或未完全熟制的淡水鱼。

（魏春燕）

Xúshì nǐluǒjīngxīchóng

徐氏拟裸茎吸虫（*Gymnophalloides seoi* Lee, Chai and Hong, 1993）

隶属扁形动物门，吸虫纲，复殖亚纲，复殖目，拟裸茎吸虫科，拟裸茎吸虫属。1988 年，韩国首尔国立大学医院收治了 1 例急性腹部不适妇女，被诊断为急性胰腺炎并计划进行手术干预（胰腺切除术）。然而，医师

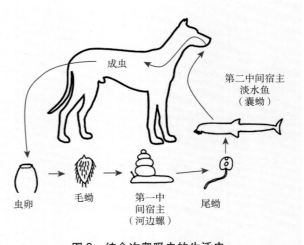

图 2　结合次睾吸虫的生活史

在该患者粪便中发现了大小（0.020 ~ 0.025）mm×（0.011 ~ 0.015）mm 的吸虫卵。给予吡喹酮并用镁盐冲洗肠道后，从其腹泻粪便中提取了 1000 个小吸虫标本。由于症状完全消退，手术取消，患者出院后没有出现进一步的临床问题。1993 年，成虫被报道为新种——徐氏拟裸茎吸虫。

形态 包括成虫和虫卵形态（图 1）。

成虫 体宽且呈椭圆形，前部圆形，后部略尖，长 325 ~ 500μm，宽 225 ~ 325μm。虫体前部 2/3 被皮棘覆盖。口吸盘位于前端，大而强健，横向直径为 95 ~ 155μm；腹吸盘呈圆形，直径为 50 ~ 70μm，位于虫体后 1/4 ~ 1/5 处。口、腹吸盘大小比例为 1 : 0.419 ~ 1 : 0.579。咽部发育良好，肌肉发达，大小（15 ~ 35）μm×（20 ~ 40）μm。食道短，盲肠形如囊状膨胀，通常在中体之前结束。在虫体腹部后 1/3 处有一特征性凹孔，称腹窝，腹窝宽 21 ~ 32μm，横向拉长，被强壮的肌肉纤维包围，位于腹侧吸盘前 18 ~ 35μm 处。1 对卵圆形睾丸呈对称分布，位于腹窝和腹吸盘水平的侧面；储精囊通常为二分体，位于盲肠和腹窝之间。生殖孔较小，不明显，开口于腹吸盘前缘水平，无肌纤维包围。子宫呈椭圆形，大小为（30 ~ 90）μm×（25 ~ 90）μm，前内侧至右侧睾丸。子宫前环至咽部，多在身体中部 1/3。在人体寄生的徐氏拟裸茎吸虫在发育为成虫前难以识别。

虫卵 呈椭圆形，大小为（20 ~ 25）μm×（11 ~ 15）μm。卵壳薄而透明，有明显的卵盖。

生活史 终宿主除人以外，主要为涉水候鸟——蛎鹬。成虫寄生于终宿主的十二指肠、空肠和回肠，虫卵随粪便排出。第一中间宿主尚不清楚，第二中间宿主是牡蛎，后尾蚴主要寄生于牡蛎咬合部被膜表面，感染较多时可播散到牡蛎口部，人因生食牡蛎而感染。在人体中，徐氏拟裸茎吸虫的日产量为每条雌虫产卵量仅 2 ~ 84 个。

致病机制 尚不十分明确。虫体的机械和化学刺激可能是其致病性的重要机制。在实验感染的 C3H/HeN 小鼠中，徐氏拟裸茎吸虫寄生于小鼠小肠（主要是十二指肠和空肠），用其口腔吸盘吸附于肠绒毛根部。感染后的肠道出现绒毛萎缩和隐窝增生，绒毛间质和隐窝有炎症反应，病理学显著特征是杯状细胞在绒毛上皮上广泛增殖，因此，黏膜杯状细胞也被认为是排出徐氏拟裸茎吸虫的效应因子。在上述动物模型中，感染后第 3 天时肠道保留了许多虫体，但大多数虫体在第 7 天被排出，感染后 14 ~ 21 天黏膜恢复完整性。此外，由于该病的第 1 例患者出现急性胰腺炎，另外 2 例患者同时伴有糖尿病。因此，推测徐氏拟裸茎吸虫可能会感染人类的胆囊及胰管。

临床表现 主要表现为胃肠道症状，包括腹痛、腹泻和消化不良。还可出现发热、食欲减退、体重减轻、易疲劳及虚弱等症状。如果感染不严重，症状通常较轻且特征不明确。实验室检查，患者血清和尿液淀粉酶水平升高、血清碱性磷酸酶活性增加，以及轻度至中度嗜酸性粒细胞增多（3% ~ 12%）。在高流行地区，一些患者出现类似糖尿病的烦渴和多尿等症状，但血糖和尿糖水平都在正常范围内。临床应注意该病和急性胰腺炎或急性胆囊炎的鉴别诊断。

诊断 粪检查虫卵或药物驱虫后查成虫及虫卵是确诊的金标准。但诊断极为不易。与其他肠道寄生虫相比，徐氏拟裸茎吸虫的产卵能力非常低。除非严重感染，否则很难在粪便检查中检测到虫卵。研究表明，在人体中，除非该虫成虫超过 100 条，否则粪便中的卵将少于 8400 个，在这种情况下，通过 Kato-Katz 技术制作的粪便涂片（41.7mg 粪便/涂片）的整个区域中仅出现 1 ~ 2 个卵。而且虫卵小，卵壳薄且透明，因此普通涂片法以及用福尔马林-乙醚沉降或玻璃纸厚涂技术进行的常规粪便检查均不易检测到虫卵，极易被忽视或被误认为气泡或其他伪影。因此，常需在试验性驱虫后，彻底收集腹泻粪便，用水洗涤数次并沉淀，再在

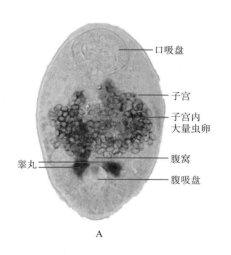
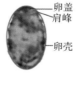

A. 成虫；B. 虫卵。

图 1 徐氏拟裸茎吸虫形态

显微镜下检查虫卵。需注意与其他裸吸虫虫卵相鉴别。

治疗 吡喹酮治疗有效，还可采用阿苯达唑治疗。辐照研究证明，200~1000Gy 的 γ 射线照射能有效控制徐氏拟裸茎吸虫后囊蚴的感染性。

流行病学 徐氏拟裸茎吸虫在韩国分布极广。遍及西北至东南沿岸岛屿，黄海、南海45个岛屿中22个（48.9%）发现了粪检阳性者，人群总感染率为3.8%。在自然环境中，存在中间宿主长牡蛎和自然终宿主蛎鹬的区域就有徐氏拟裸茎吸虫分布可能。

防制 加强人群宣传教育，避免生食或半生食含有活囊蚴的牡蛎是预防该虫感染人体的有效途径。

（魏春燕 孙宇欣）

gōují dāngāo xīchóng

钩棘单睾吸虫 （Haplorchis pumilio Looss，1899） 隶属扁形动物门，吸虫纲，复殖目，异形科，单睾属。为食源性寄生虫，可引起人兽共患寄生虫病。

形态 包括成虫、虫卵、囊蚴和后尾蚴。

成虫 新鲜虫体肉色，全身布满鳞状体棘，体棘末端分为7~9根细长锋利的齿，梳状排列。头端较窄，中部稍凹陷，尾部钝圆，大小（620~690）μm×（190~230）μm。两肠支延伸至睾丸前缘，睾丸1个，圆形，卵巢位于睾丸对侧偏上方，椭圆形。受精囊椭圆形，位于卵巢旁，较卵巢小。卵巢对侧有一生殖吸盘，吸盘边缘有一圈40~48个锯齿状的小钩。子宫位于虫体后1/3，充满虫卵。

虫卵 椭圆形，淡黄色，形似瓜子，大小（30~32.5）μm×（15~17.5）μm。卵盖清晰可见

突出，肩峰不明显，卵内可见毛蚴。卵壳光滑，分内外两层，外层稍厚。

囊蚴 近圆形，直径162.5~175μm，浅灰褐色。囊壁厚约4.7μm，囊内后尾蚴清晰可见，体部布满小棘。两端分别为口吸盘和排泄囊，排泄囊充满黑褐色颗粒。

后尾蚴 除尾部外，全身布满鳞状小棘。大小（425~465）μm×（90~100）μm，可见前咽、咽、食道及两肠支。排泄囊大，位于虫体末端，充满黑褐色颗粒。

生活史 钩棘单睾吸虫的终宿主包括犬、猫、鸟类及人类，第一中间宿主为螺类，如纹沼螺和瘤拟黑螺；第二中间宿主为麦穗鱼等鲤科、鲶科和鳅科的淡水鱼类。

成虫寄生于终宿主小肠绒毛深处及黏膜下层，所产虫卵在此处沉积，引起肠壁炎症反应，造成肠壁组织脱落，从而随宿主粪便排出体外。虫卵在水中孵出毛蚴后，入侵第一中间宿主，在螺体内经无性繁殖后最终释放出尾蚴。在水中尾蚴通过尾部急剧摆动而使身体向上呈Z形前进，接触第二中间宿主鱼体时，尾蚴体前部附着鱼体，侵入鱼体皮层，而弃去尾部；亦可通过鱼张口吞食而侵入鱼体。尾蚴侵入鱼体1天即开始形成囊壁，25天后形成发育成熟的囊蚴，囊蚴寄生于鱼鳍基部与鱼体相连的肌肉内，尾鳍连接的肌肉内最多，背鳍其次，胸鳍、腹鳍较少。囊蚴感染终宿主后在消化液的作用下脱去囊壁，后尾蚴逸出，经4天后即可发育为成虫。

致病机制 钩棘单睾吸虫可钻入宿主小肠肠壁，引起肠壁炎症反应，造成肠壁组织脱落。虫

卵可进入肠壁血管，随血流到达脑、肝、心肌等组织器官，形成异位寄生。

临床表现 腹泻等消化道症状最为常见；若出现心肌、脑组织等部位异位寄生，可有严重后果。

诊断 常规的病原学检查方法是粪便直接涂片或沉渣镜检虫卵。因钩棘单睾吸虫卵与华支睾吸虫卵相似，故易误诊为华支睾吸虫感染。经口服吡喹酮驱虫、硫酸镁导泻获得成虫，可见钩棘单睾吸虫成虫的生殖吸盘有一圈总数40~48枚、排列整齐呈锯齿状的小钩，是区别于其他单睾属吸虫的重要特征。

治疗 服用吡喹酮进行驱虫治疗。

流行病学 钩棘单睾吸虫广泛分布于东南亚、南亚和非洲，菲律宾感染病例报道较多，在中国主要分布于大陆南部及台湾省。人类多通过食用生鱼或半生鱼肉感染，犬、猫、鸟类捕食鱼类而感染。

防制 不食用生鱼或半生鱼肉是预防感染的重要措施，同时应避免用生鱼喂食猫、犬等，并对猫、犬进行定期驱虫。同时加强宣传教育，保护易感人群。

（魏春燕）

duōjí dāngāo xīchóng

多棘单睾吸虫 ［*Haplorchis yokogawai* （Katsuta，1932）Chen，1936］ 隶属扁形动物门，吸虫纲，复殖目，异形科，单睾属。为食源性寄生虫，可引起人兽共患寄生虫病。

形态 ①成虫：浅褐色，全身除口吸盘和排泄孔周围以外，均被覆细小的鳞状体棘，近口吸盘处体棘末端分成5~9根短齿，靠后侧可分为多达16根细齿，排

列呈锯齿状。两端钝圆，中间稍窄。②虫卵：呈棕黄色，形似芝麻，大小为（26～32）μm×（12～16）μm，可见卵盖及肩峰。电镜下，可见卵壳表面由一层直径约0.1μm的细丝交织而成，常为无定形物质覆盖。

生活史 包括成虫、虫卵、毛蚴、胞蚴、雷蚴、尾蚴、囊蚴和后尾蚴阶段。终宿主为人、犬、猫、鼠、牛、鹰及鸽等哺乳类和多种鸟类。第一中间宿主为瘤拟黑螺等淡水螺；第二中间宿主包括圆唇鱼、异裂峡鲃、长背鲃等多种淡水鱼类。成虫寄生于终宿主的小肠，虫卵随粪便入水，被第一中间宿主淡水螺类吞食后孵出毛蚴，经胞蚴、雷蚴发育为尾蚴，逸出螺体侵入第二中间宿主体内发育为囊蚴。终宿主食入未煮熟的鱼肉而感染，囊蚴在小肠内脱囊后经后尾蚴发育为成虫。

致病机制 多棘单睾吸虫寄生于宿主小肠肠壁，可侵入小肠黏膜引起肠壁炎症反应，造成肠壁组织脱落。虫卵可因局部炎症反应进入肠壁血管，随血流到达心、脑等器官，形成异位寄生。

临床表现 通常无明显临床表现，可有胃肠道紊乱和腹泻等症状。若虫卵随血流到达心、脑等重要脏器，可出现心力衰竭、脑出血等严重表现。

诊断 通过粪便直接涂片或沉渣镜检虫卵进行常规的病原学检查。因形态学上不容易鉴别，需结合临床症状及分布区域诊断。

治疗 主要治疗药物为吡喹酮。

流行病学 多棘单睾吸虫分布于菲律宾、马来西亚、印度尼西亚、泰国、老挝、越南、印度、柬埔寨、澳大利亚和埃及，在中国主要分布在南方，感染病例少

见报道。因多棘单睾吸虫感染通常无明显临床症状，且虫卵与华支睾吸虫等其他吸虫卵容易混淆，故实际的感染率可能远高于报道。人类多因生食或半生食鱼肉而感染。

防制 主要措施为避免生食或半生食鱼肉。在治疗患者的同时，应为家养禽畜驱虫。

（魏春燕 黄美莹）

Táiwān jídài xīchóng

台湾棘带吸虫（*Centrocestus formosanus* Nishigori，1924）

隶属扁形动物门，吸虫纲，复殖目，异形科，棘带属。为食源性寄生虫，可引起人兽共患寄生虫病。

形态 ①成虫：浅褐色，透明，匙状，前端为头器，口吸盘周有头棘，精巢1对，位于排泄囊前后分支之间，储精囊两个，位于腹吸盘下方，卵巢1个，分为两叶，受精囊圆形，子宫位于肠管和受精囊之间，两侧有卵黄腺。②虫卵：黄褐色，形态略似芝麻，大小为（32～39）μm×（17～20）μm，卵壳薄厚不均，表面粗糙，具网纹，卵盖不明显，无肩峰和小棘，内含卵细胞和若干卵黄细胞。③毛蚴：无色透明，形态似草履虫，体被纤毛，头端穿刺腺开口于锥形吻突，两侧有1对黏腺，后端为生殖胚团。④胞蚴：无色透明，由棒状发育为树枝状。⑤雷蚴：浅灰色，透明，由腊肠状发育为束状，有口、尾吸盘。⑥尾蚴：蝌蚪状，体表被覆细棘，头腺7对，有口、腹吸盘，口吸盘内有9个小钩，腹吸盘较小，位于排泄囊前方。⑦囊蚴：椭圆形，两端分别为口吸盘和排泄囊，口吸盘周围有两圈头棘，排泄囊呈"工"字形。囊尾内含后尾蚴，其排泄囊两侧和前

方可见睾丸和卵巢等生殖器官雏形。

生活史 台湾棘带吸虫生活史复杂，包括成虫、虫卵、毛蚴、胞蚴、雷蚴、尾蚴及囊蚴阶段。终宿主包括人类及犬、猫、鼠、水鸟、泽蛙和水蛇等保虫宿主。第一中间宿主为中华长尾螺；第二中间宿主包括多种淡水鱼类，尤其是鳙鱼、鲢鱼。台湾棘带吸虫的感染阶段为囊蚴。终宿主因食入活囊蚴而感染，在消化液的作用下，囊内后尾蚴脱囊而出，约经6天后发育为成虫，吸附于十二指肠前段，产卵。在水中适宜的条件下虫卵经11～13天发育为毛蚴，被第一中间宿主中华长尾螺吞食后在，在螺消化道内孵化，约12小时发育为胞蚴，10天后发育为雷蚴，经无性繁殖后形成许多尾蚴。尾蚴从螺体逸出后在水中做Z字形活跃运动，当被第二中间宿主如鳙鱼、鲢鱼等吞食后，则在第二中间宿主体内经约4周时间形成发育为囊蚴。

致病机制 台湾棘带吸虫利用口吸盘和头棘吸附并钻入宿主肠壁，破坏黏膜，引发炎症反应。导致十二指肠充血、水肿、糜烂；黏膜层大量嗜酸性粒细胞、淋巴细胞及少量浆细胞浸润。

临床表现 主要为消化道症状、消瘦等。

诊断 改良加藤厚涂片法粪检虫卵，水洗沉淀法复检观察虫卵形态。也可对虫卵阳性者给予吡喹酮，使用硫酸镁导泻，粪便过筛淘洗，在解剖镜下观察成虫形态。

治疗 可使用吡喹酮治疗患者和带虫者。

流行病学 台湾棘带吸虫主要分布于中国台湾、广西、广东和福建沿海地区，以及日本、菲

律宾，在巴西等美洲国家也有发现。人体感染台湾棘带吸虫多与食用鱼生或半生熟鱼有关，犬、猫、鼠等感染则多为食用清塘捕鱼时丢弃的小鱼导致。

防制 不食用未煮熟的鱼肉是预防感染的重要措施，同时，应避免用生鱼喂食猫、犬等，并对猫、犬进行定期驱虫。还应加强宣传教育，保护易感人群。

（魏春燕 杨子涵）

Mǎlái jíkǒu xīchóng

马来棘口吸虫（Echinostoma malayanum Leiper，1911）

隶属扁形动物门，吸虫纲，复殖目，棘口科，棘口属。人感染后患棘口吸虫病。

形态 成虫扁平而细长，末端钝圆，长 4～18mm，宽 2.5～3mm，典型特征是口吸盘周围有一个马蹄形的前领，包含 43 根头棘，这可与其他吸虫区别。咽部较大，食道较短，腹吸盘很大，阴茎囊较长。马来棘口吸虫雌雄同体，有两个较大的分叶的睾丸前后排列于身体后半部分，有一个球形卵巢在睾丸前端，子宫在卵巢前端。丰富的卵黄腺分布在虫体两侧，终止于食道后部。

生活史 包括成虫、虫卵、毛蚴、胞蚴、雷蚴、尾蚴、囊蚴和童虫阶段。其终宿主是人或犬等脊椎动物。成虫寄生在终宿主的小肠内，虫卵后随着粪便排出体外污染水源，并在水中孵化出毛蚴，孵化过程约需要 3 周。毛蚴在水中自由游动并感染第一中间宿主淡水螺类（扁卷螺科或椎实螺科），在螺体内经历无性生殖，发育经历胞蚴、雷蚴和尾蚴阶段，最终以尾蚴的形式从螺体内释出。尾蚴在水中自由游动并侵入第二中间宿主，如淡水鱼、蛙、蝌蚪、蚌或其他螺类，并在

其体内形成囊蚴。终宿主如果食入含有活囊蚴的第二中间宿主，就会感染马来棘口吸虫，囊蚴在肠道内脱囊后成为童虫，并进一步发育为成虫。

致病机制 成虫主要寄生于小肠，肠道中的化学信号介导成虫聚集在一定的部位。它们以吸盘附着在肠黏膜上，并用带有棘刺的头部插入肠黏膜，引起机械损伤、局部炎症和消化功能障碍。在吸虫大量聚集的区域，能观察到小肠绒毛的完全破坏和溃疡形成。

临床表现 轻度感染者无明显症状，或可能表现为乏力、食欲减退、腹痛、腹泻和发热。严重感染者则出现全身乏力、肝功能损伤、消瘦、水肿、贫血甚至死亡。

诊断 常用在粪便中检查虫卵的方法，直接涂片镜检或者沉淀培养等均可。各类型棘口吸虫的虫卵都较大且形态相似，如果能获得成虫则更有利于诊断。临床还应结合流行病学、病史和临床表现作出诊断。如果患者来自流行区，并且有生食或半生食淡水螺类、河蚌、鱼、蛙和蝌蚪等经历，伴有嗜酸性粒细胞增多，则高度怀疑是棘口吸虫感染。

治疗 药物首选吡喹酮。

流行病学 马来棘口吸虫主要在东南亚国家如泰国、马来西亚和菲律宾等国流行，雨季更多发。患者多是食用了生的或未煮熟的淡水螺类、蛙、蝌蚪或鱼而感染。

防制 杜绝不良饮食习惯是防治棘口吸虫病的最根本措施。改善卫生条件，防止人畜粪便污染水源也很重要。此外，还应通过宣传教育，保护易感人群。

（魏春燕）

jiēgāo jíkǒu xīchóng

接睾棘口吸虫（Echinostoma paraulum Dietz，1909）

隶属扁形动物门，吸虫纲，复殖目，棘口科，棘口属。感染人后导致棘口吸虫病。

形态 成虫呈长叶状，前端和后端的宽度区别不大，整体比较粗壮。一般长 5.5～7.5mm，宽 1.9mm 左右，头领较宽，上有 37 枚头棘。口吸盘位于虫体前端，腹吸盘位于虫体前 1/4 处，且明显大于口吸盘，腹吸盘和口吸盘大小之比约为 4：1。咽部略大于口吸盘，食道很短。腹吸盘前侧方有阴茎囊分布于肠支和腹吸盘之间。两个睾丸位于虫体的后部，呈前后排列，中央凹陷呈现"工"字形，并且两个睾丸前后相接近，这是该虫最独特的形态特征，也是其命名由来。两个睾丸大小不同，后睾丸大于前睾丸。球形的卵巢位于睾丸之前，子宫较小，位于卵巢之前，内含大量较大的虫卵。

虫体前中部有体棘，从头领之后开始分布至腹吸盘后缘结束。虫体两侧中后部分布着卵黄腺，从腹吸盘后缘开始一直到虫体亚末端结束。跟其他种类的棘口吸虫相比，接睾棘口吸虫的尾蚴个体较大、尾部较长，囊蚴的囊壁较薄。

生活史 包括成虫、虫卵、毛蚴、胞蚴、雷蚴、尾蚴、囊蚴和童虫阶段。成虫主要寄生在鸟类，如各种鸭、鹅、鹤以及家鸦等的肠道内，也可以感染人，寄生于人的肠道。成虫产卵后虫卵随粪便排出体外，污染水源。在水中虫卵浮化成毛蚴，可在水中自由游动并感染第一中间宿主淡水螺类（主要是静水椎实螺）。在螺体内经历胞蚴、雷蚴、尾蚴等

阶段，以无性生殖的方式大量繁殖，最终释放出大量尾蚴到水中。尾蚴也可自由游动，并感染第二中间宿主，如鱼类和其他螺类（如扁卷螺），并在其体内形成囊蚴。野鸭和人等如食用了含有活囊蚴的生的或者未煮熟的螺肉、鱼肉等，就会感染接睾棘口吸虫，囊蚴在终宿主肠道内脱囊成为童虫，并进一步发育为成虫。

致病机制　接睾棘口吸虫主要靠头棘和体棘对肠黏膜和肠绒毛等造成机械性刺激，引起局部组织损伤和炎症。

临床表现　轻度感染者可能无明显症状，可能表现出腹痛、下痢等胃肠道反应，以及消化不良、食欲减退等；严重感染者可能造成体重减轻或贫血。

诊断　首先粪便检查虫卵，可直接涂片镜检或用沉淀法处理后镜检。如发现棘口吸虫卵，可以尝试以内镜的方式检查并获得成虫，如能获得成虫基本上可以确诊。临床上应结合流行病学、病史和临床表现综合判断。此外，还可以采用聚合酶链反应（PCR）扩增 *nad*1 基因进行分子检测。

治疗　首选吡喹酮治疗。

流行病学　接睾棘口吸虫主要分布于欧洲各国、俄罗斯、东亚和南亚各国，中国国内主要分布于江苏、福建、山东、北京和云南等地。

防制　不生食或半生食螺肉和鱼虾，不饮用野外生水等是主要预防措施。还应加强宣传教育，保护易感人群。

（魏春燕　张　恒）

xiágāo jíkǒu xīchóng

狭睾棘口吸虫（*Echinostoma angustitestis* Wang，1977）隶属扁形动物门，吸虫纲，复殖目，棘口科，棘口属。感染人后导致

棘口吸虫病。狭睾棘口吸虫是中国生物学家汪溥钦用从小鱼体内分离得到的囊蚴通过人工实验感染犬之后获得的成虫。

形态　包括成虫和虫卵。

成虫　呈长叶形，长 5.8～6.1mm，宽约 1.0mm，前部和后部都比较狭窄，中部腹吸盘后缘处最宽，头领发达，宽 0.4mm，上有 41 枚头棘，呈前后两排相互排列。口吸盘位于虫体前端，腹吸盘位于虫体前 1/4 处，且明显大于口吸盘。食道长约 0.3mm，腹吸盘前侧方，有一个阴茎囊位于肠支和腹吸盘之间。最具特征的是两个狭长的睾丸，呈前后纵向排列，边缘具有缺刻，且后睾丸大于前睾丸。睾丸前方是一个类球形的卵巢，卵巢前方是含有大量虫卵的迂曲的子宫。自腹吸盘后缘起，至虫体亚末端，有大量卵黄腺分布于虫体两侧。体表有体棘，自头领之后起，分布至后睾丸的外缘。

虫卵　较大，椭圆形，金黄色，卵盖明显，内有一个卵细胞和数个卵黄细胞，酷似布氏姜片吸虫卵。

生活史　包括成虫、卵、毛蚴、胞蚴、雷蚴、尾蚴、囊蚴和童虫阶段。成虫主要寄生于家畜、家禽和人的肠道中，产出的卵随粪便排出体外并污染水源。卵在水中孵化出毛蚴，可在水中自由游动并感染第一中间宿主淡水螺类，并在其体内依次经历胞蚴、雷蚴、尾蚴阶段，在此过程中以无性生殖的方式大量繁殖，最后释放大量尾蚴入水。尾蚴也可在水中自由游动，并感染第二中间宿主淡水鱼类，在其体内形成囊蚴。人或犬等终宿主如食用了含有活囊蚴的生的或者未煮熟的鱼，就会感染狭睾棘口吸虫。囊蚴在

终宿主肠道内脱囊成为童虫，并进一步发育为成虫。

致病机制　狭睾棘口吸虫主要通过其头棘和体棘对肠黏膜和肠绒毛造成机械损伤和炎症反应，以及诱发超敏反应等。

临床表现　轻度感染者可能无明显症状，可能出现间歇性腹痛、腹泻等胃肠道反应，以及头晕、乏力、食欲减退和消化不良等，还可能出现荨麻疹。严重者可致体重减轻、发育不良和贫血等。

诊断　可先采用粪便筛洗沉淀集卵法获得虫卵于光镜下观察，如果发现棘口吸虫卵，则可通过内镜获得成虫或者用吡喹酮和硫酸镁驱出成虫，根据成虫的特点帮助诊断出具体感染的虫种。临床还应结合流行病学、病史和临床表现等综合评估。

治疗　首选吡喹酮治疗。

流行病学　狭睾棘口吸虫感染人体的报道较少，中国福建省有过病例。疾病流行区多有好食猛火急煎鱼肉或食用生鱼片的习惯。

防制　杜绝不良饮食习惯，避免生食或半生食鱼肉是主要预防措施。此外，还要加强宣传教育，保护易感人群。

（魏春燕）

yígāo jíkǒu xīchóng

移睾棘口吸虫（*Echinostoma cinetorchis* Ando et Ozaki，1923）隶属扁形动物门，吸虫纲，复殖目，棘口科，棘口属。感染人后导致棘口吸虫病。

形态　成虫呈细长的纺锤形，较肥厚，长 11.6～15.4mm，宽 2.4～3.2mm，最宽处在腹吸盘后缘，虫体前端以及虫体后端都趋于狭小。虫体前端较为狭小，头冠为肾形，头领较细小，上有 37

枚头棘，分为前后两排相互排列。口吸盘位于体前端，呈横向的椭圆形；腹吸盘位于虫体前 1/6 处，且明显大于口吸盘。腹吸盘前缘有一个呈长椭圆形的阴茎囊。前咽部较小，咽部比较发达，长约 0.23mm，食道长约 0.44mm，两个肠支延伸至虫体亚末端。腹吸盘之后是富含虫卵的迂曲的子宫，子宫之后是一个类球形的卵巢，卵巢之后是两个较为细小的睾丸（有时可能观察不到），且中央有凹陷，呈前后排列，并且前睾丸大于后睾丸。虫体两侧分布有丰富的卵黄腺，自腹吸盘后缘起，一直到虫体末端。虫体表面有体棘，从头领之后开始，一直分布到后睾丸后缘。

生活史 包括成虫、卵、毛蚴、胞蚴、雷蚴、尾蚴、囊蚴和童虫阶段。成虫主要寄生于大鼠、犬、人等的肠道内，产出的卵随粪便排出体外并污染水源。在水中，虫卵能孵化出毛蚴。毛蚴能在水中自由游动并感染第一中间宿主淡水螺类，主要是隔扁螺，并在其体内依次经过胞蚴、雷蚴、尾蚴等阶段，在此过程中每一代都以无性生殖的方式大量繁殖，并最终释放大量尾蚴入水。尾蚴也能在水中自由游动，并感染第二中间宿主，主要是其他螺类，如凸旋螺、扁旋螺、田螺等，还有泥鳅和蛙类，第一中间宿主隔扁螺也能作为第二中间宿主被尾蚴再次感染。尾蚴感染第二中间宿主后在其体内形成囊蚴。人或其他哺乳动物如食入了含有活囊蚴的第二中间宿主，就会感染移睾棘口吸虫。囊蚴在终宿主肠道内脱囊形成童虫，并最终发育为成虫。

致病机制 移睾棘口吸虫成虫寄生于终宿主的肠道，主要通过其头棘和体棘对肠黏膜和肠绒毛等造成机械损伤，引发炎症反应和超敏反应等。

临床表现 轻度感染者可能无明显症状，可能出现间歇性腹痛、腹泻等胃肠道反应，或者出现头晕、乏力、食欲减退和消化不良等症状。严重感染者可能出现消瘦、发育不良和贫血等症状。

诊断 首先粪便检查虫卵，可直接涂片镜检或者使用沉淀法富集之后再镜检。如果发现棘口吸虫卵，还可用内镜检查肠道内是否有成虫，如发现成虫，可取出做进一步鉴定。临床应根据流行病学、病史和临床症状进行综合判断，尤其需要关注患者有无生食蛙肉和螺肉的经历。

治疗 首选吡喹酮治疗。

流行病学 移睾棘口吸虫主要分布于东南亚和东亚各国，如日本、韩国、越南以及中国的福建、台湾、四川和吉林等地。感染多与生食青蛙和螺肉等有关。

防制 应杜绝不良饮食习惯，避免生食或半生食可能含有棘口吸虫囊蚴的水生动物。

（魏春燕）

juǎnjīkǒu xīchóng

卷棘口吸虫（*Echinostoma revolutum* Frohlich，1802）

隶属扁形动物门，吸虫纲，复殖目，棘口科，棘口属。主要感染鸟类，人体也可感染而患棘口吸虫病。

形态 成虫呈细长叶状，并向腹面卷曲，长 8.0~9.5mm，宽 1.2~2.1mm。口吸盘附近有 37 个头棘。口吸盘位于虫体最前端，腹吸盘离口吸盘较近且比口吸盘大，咽部发达，两肠支沿着体侧延伸到虫体末端。腹吸盘之后是迂曲的子宫，连接着虫体中间部分稍前方的一个球形卵巢，卵巢尾侧有两个呈长椭圆形的睾丸前后排列在虫体的后半部分。睾丸前端伸出输精小管，并在子宫处汇合为输精管，再通向位于腹吸盘和肠支之间的储精囊。子宫内的虫卵长 97~117μm，宽 61~65μm。

生活史 包括成虫、卵、毛蚴、胞蚴、雷蚴、尾蚴、囊蚴和童虫阶段。成虫主要寄生于鸟类，尤其是水禽，如各种鸭、鹅、鹤等，以及哺乳动物，如大鼠、人类的肠道内。终宿主感染 10 天左右之后开始大量产卵，卵随粪便排出并污染水源。卵在光照良好的静水中快速孵化，9~12 天之后孵出毛蚴，气温较高时可以更快孵化，之后感染第一中间宿主淡水螺类。之后的 1~2 个月内，在第一中间宿主体内依次经历胞蚴、母雷蚴、子雷蚴和尾蚴等阶段，最后释放出能够在水中自由游动的尾蚴。尾蚴感染第二中间宿主河蚌、其他螺类、蛙类、蝌蚪、鱼类和淡水龟等，并在其体内形成囊蚴。这些含有活囊蚴的第二中间宿主被鸟类、人等终宿主食入后，就在终宿主肠道中脱囊成为童虫，进而发育为成虫，这个过程约需 20 天。

致病机制和临床表现 卷棘口吸虫感染后通过体棘和头棘破坏肠黏膜，轻度感染无明显症状，此外可能出现腹痛、腹泻、食欲减退和体重减轻等症状，当肠道内寄生虫数量过高时，可能会造成胃肠穿孔，危及生命。

诊断 主要通过粪便检查虫卵诊断。可以采用粪便直接涂片观察的方法，也可以采用沉淀法等。由于各种棘口吸虫的虫卵形态相似，若能获得成虫则可确诊。还应该结合流行病学、病史和临床症状进行综合判断。

治疗 药物首选吡喹酮，其

次为阿苯达唑。

流行病学 卷棘口吸虫是已知棘口吸虫中分布最广的物种，在亚洲、大洋洲、欧洲和美洲都有分布。在中国南方各省尤为普遍。该虫主要感染鸟类，如鸡、鸭、鹅和丹顶鹤等，也可以感染人类。

防制 避免生食或半生食第二种间宿主是预防棘口吸虫病的重要措施，要注意对人群加强宣传教育，保护易感者。

（魏春燕 张 恒）

Gōngchuān jíkǒu xīchóng

宫川棘口吸虫 (*Echinostoma miyagawai* Ishii, 1932) 隶属扁形动物门，吸虫纲，复殖目，棘口科，棘口属。人体感染后导致棘口吸虫病。该虫也被认为是卷棘口吸虫的日本变种。

形态 与卷棘口吸虫有相似之处。

成虫 虫体呈细长的叶状，且略微弯曲。一般长 6.5 ~ 13.2mm、宽 1.1 ~ 1.8mm、厚 1~2mm，头领宽 0.6~0.9mm，虫体前端有 37 枚头棘。口吸盘较小，腹吸盘明显大于口吸盘。腹吸盘前端紧挨着腹吸盘有一个椭圆形的阴茎囊。腹吸盘后方是高度弯曲的子宫，内含有大量虫卵。子宫之后是一个椭圆形的卵巢，位于虫体中央偏后的位置。卵巢之后有两个花瓣状的睾丸前后排列。从腹吸盘起，虫体两侧有大量卵黄腺一直延伸到末端。成虫体表前中部有棘，且终止于前睾丸。

虫卵 呈椭圆形，较大，内有一个卵细胞和多个卵黄细胞，类似布氏姜片吸虫的虫卵。

生活史 包括成虫、卵、毛蚴、胞蚴、雷蚴、尾蚴、囊蚴和童虫阶段。成虫主要寄生于各种鸟类，如鸡、鸭、鹅、鸽子和喜鹊等的肠道内，偶尔也可寄生于哺乳动物如大鼠或人体内。成虫产卵随粪便排出体外，并污染水源。在水中卵孵化出自由游动的毛蚴，毛蚴感染第一中间宿主淡水螺类（如静水椎实螺），并在其体内依次历经胞蚴、雷蚴、尾蚴，以无性生殖的方式大量扩增，并以尾蚴的形式释放入水中。尾蚴也可以自由游动，并感染第二中间宿主，如淡水螺类、河蚌、蛙、蝌蚪和鱼等，并在其体内形成囊蚴。家鸭等终宿主食入含有活囊蚴的第二中间宿主之后，囊蚴在肠道内脱囊成为童虫，进而发育为成虫。

致病机制 禽类和人食用了生或未煮熟的含有活囊蚴的第二中间宿主而感染宫川棘口吸虫，成虫以体棘和头棘破坏肠黏膜。

临床表现 轻度感染者可无明显症状，可能出现腹痛、腹泻、消化不良等胃肠道症状，严重感染者可能出现消瘦、贫血甚至死亡。

诊断 对于人和饲养的禽类，都需要首先鉴定粪便中有无虫卵，可以直接涂片镜检，也可以用沉淀法处理后再镜检。如能获得成虫，则可诊断。还应该结合流行病学、病史和临床表现综合判断。此外，由于棘口吸虫不同种属的区别不大，单凭形态学和病史有时难以诊断虫种。如果条件允许，可以采用聚合酶链反应（PCR）扩增 *Cox*1 基因来进行分子鉴定。*Cox*1 基因属于线粒体 DNA，在世代传递中不发生基因重组，作为遗传学分析的灵敏度较高。

治疗 首选吡喹酮治疗。

流行病学 宫川棘口吸虫主要分布于日本、俄罗斯以及中国的福建、江苏、湖南、安徽、四川、山东和河北等省，东南亚各国和欧洲也有分布。在泰国和老挝，野鸭感染宫川棘口吸虫比感染卷棘口吸虫更普遍。

防制 带虫的家鸭粪便污染湖水的过程难以控制，应该采取的措施主要有为家禽定期驱虫。人群应杜绝生食和半生食淡水螺、河蚌、蛙、蝌蚪和鱼等不良饮食习惯。加强宣传教育，保护易感人群。

（魏春燕）

yuánpǔ jíkǒu xīchóng

园圃棘口吸虫 (*Echinostoma hortense* Asada, 1926) 隶属扁形动物门，吸虫纲，复殖目，棘口科，棘口属的。人体感染后棘口吸虫病。

形态 包括成虫和虫卵。

成虫 呈细长叶状，前端稍窄，后端钝圆，虫体长 6.9 ~ 8.4mm，宽 1.0 ~ 1.8mm。头冠较发达，有 27 枚头棘。口吸盘位于体前端，腹吸盘在体前部，呈杯状较突出，明显大于口吸盘。阴茎囊呈长椭圆状，位于腹吸盘前侧方。咽部位于口吸盘和腹吸盘之间，较发达。子宫呈高度屈曲的团状，位于腹吸盘之后，内含大量虫卵。一个球形的卵巢位于子宫之后，两个不规则的类三角形或心形的睾丸前后排列于卵巢之后。睾丸分布在虫体后半部分。从腹吸盘开始往后，虫体两侧分布着丰富的卵黄腺。虫体前中部有体棘，分布至后睾丸后缘为止。

虫卵 呈棕色，卵圆形，较大，卵壳较薄，一端有卵盖，无卵盖的另一端卵壳增厚，卵内有一个卵细胞和多个卵黄细胞。

生活史 包括成虫、卵、毛蚴、胞蚴、雷蚴、尾蚴、囊蚴和童虫等阶段。成虫主要寄生于鸟类和哺乳动物如大鼠、猫、犬和人的肠道中，产出的卵随粪便排出体外并污染水源。卵在水中孵化出毛蚴，毛蚴可以在水中自由游动并感染第一中间宿主淡水螺类，并在其体内依次历经胞蚴、雷蚴、尾蚴等阶段，以无性生殖的方式大量扩增，最后释放出大量尾蚴入水。尾蚴也可以在水中自由游动，并感染第二中间宿主如鱼、蛙、蝌蚪、水蛭、泥鳅及其他螺类等，并在其体内形成囊蚴。猫、犬或人如果食入了含有活囊蚴的生的或者未煮熟的第二中间宿主，就会感染园圃棘口吸虫，其囊蚴在肠道内脱囊形成童虫，并进一步发育为成虫。

致病机制　园圃棘口吸虫的头棘和体棘会对终宿主的肠黏膜造成机械性刺激，引发组织损伤和炎症。

临床表现　轻度感染者可能无症状，可能出现腹痛、腹泻、食欲减退和消化不良等，严重感染可致消瘦、水肿、营养不良或贫血等，还可能并发其他疾病引起死亡。

诊断　首先是粪便检查虫卵，可以直接涂片镜检或者使用沉淀法处理之后再观察。还可以结合内镜检查消化道内有无寄生虫成虫，如发现成虫可取出观察，可以帮助确定具体的虫种。临床上还应该结合流行病学、病史以及症状和体征来作出诊断。此外，还可以通过聚合酶链反应（PCR）扩增核糖体内转录间隔区来进行分子诊断。

治疗　首选吡喹酮治疗。

流行病学　园圃棘口吸虫主要流行于日本、韩国和中国。

防制　平时喂养宠物时应该避免饲喂生鱼虾和螺类等，并且尽量不带宠物到野外河川等地游泳，还要对宠物定期驱虫。同时，应改善饮食习惯，避免生食或半生食泥鳅、鱼虾和螺类。中国民间有生食泥鳅可以治黄疸去肝火的偏方，不可轻易效仿。

（魏春燕　张　恒）

Rìběn jíxì xīchóng

日本棘隙吸虫 （*Echinochasmus japonicus* Tanabe，1926）

隶属扁形动物门，吸虫纲，复殖吸虫目，棘口科，棘隙亚科，棘隙属。由日本学者田部浩于1915年在犬、猫等体内发现，当时被定为抱茎棘隙吸虫日本亚种，1926年改为独立种。1982年，中国学者林金祥在福建省云霄县发现了中国首例人体自然感染病例。成虫寄生于多种禽类、哺乳类（如人）的小肠内，引起以消化道症状为主的日本棘隙吸虫病，是一种人-畜-禽共患寄生虫病。

形态　包括成虫和虫卵形态（图1）。

成虫　前窄后宽，呈葫芦形，整个虫体向腹面弯曲。虫体大小为（0.76～1.76）mm×（0.36～0.45）mm，可因虫龄和不同宿主有较大差异。球状的口吸盘位于体前端亚腹面。口吸盘周围膨大形成头领（又称为头冠），上有双行排列的24枚头棘，头棘在背侧间断。圆锥形的腹吸盘肌肉发达，显著突出于虫体腹面，位于体中横线的前缘。口、腹吸盘之间有纵行的凹陷区。阴茎袋位于肠分叉与腹吸盘之间。生殖孔紧接于腹吸盘前方。在虫体末端正中有1个圆形凹陷的排泄孔。除口腹吸盘、头冠、排泄孔、腹部凹陷区和虫体后部2/5的区域以外的体表上，螺旋式均匀分布着贝壳状体棘，体棘尖端向后倾斜。棘表面凹凸不平，末缘具细小缺刻。分布于咽部周围的体棘最密，越往休后其间距越大。不同部位的体壁具有不同的皮式结构，虫体背侧后部2/5体壁则较光滑平坦。

体表可见三种类型的感觉毛的扣状乳突：①顶部凹陷处伸出一根纤毛，分布于口、腹吸盘的围孔上、腹部凹陷区以及腹面体棘间。②扁平、稍隆起于体表的圆盘形乳突，无纤毛，分布于口吸盘和咽部周围。③在腹吸盘围孔内侧，还有隆起于体表无感觉毛的圆形乳突。睾丸两个，呈圆形、椭圆形或分叶状前后分布。卵巢近似圆形，位于睾丸之前。有劳氏管但无受精囊。卵黄腺呈滤泡状，自腹吸盘后缘开始于虫体两侧分布至虫体末端。子宫短，

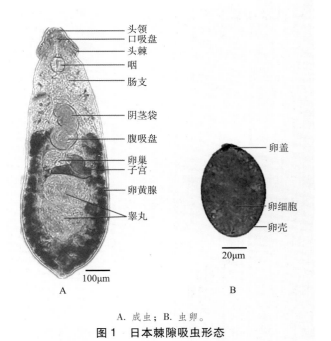

头领
口吸盘
头棘
咽
肠支

阴茎袋
腹吸盘
卵巢
子宫
卵黄腺
睾丸

100μm

卵盖

卵细胞

卵壳

20μm

A　　　　　　　　　　B

A. 成虫；B. 虫卵。

图1　日本棘隙吸虫形态

盘曲于腹吸盘与前睾丸之间，内的虫卵数目较少，通常小于 5 个。

虫卵 呈椭圆形，淡黄色，大小 80.2μm×51.5μm，卵壳薄，一端有卵盖，另一端卵壳增厚。内含 1 个圆形折光的卵细胞和若干卵黄细胞。

生活史 日本棘隙吸虫的完整生活史经历成虫、虫卵、毛蚴、胞蚴、母雷蚴、子雷蚴、尾蚴、囊蚴和童虫阶段。终宿主为家鸭、大白鹭等禽类，人、猫、犬、鼠等多种哺乳动物。第一中间宿主淡水螺，主要有纹沼螺、瘤拟黑螺和中华沼螺。第二中间宿主主要有青鳉、麦穗鱼等淡水鱼类，以及蝌蚪、蛙和一些软体动物。成虫寄生于小肠上段的绒毛之间，虫卵随宿主粪便排出体外，并在水中经过约 8 天孵出毛蚴，毛蚴入侵第一中间宿主，在其体内经过胞蚴、母雷蚴和子雷蚴的过程发育成尾蚴。尾蚴逸出后在水体浅层活动，当第二中间宿主如淡水鱼类张口呼吸时，尾蚴随水流被吸入鱼口，进入腮组织。由于日本棘隙吸虫尾蚴习有间歇性地不断上下活动于水的近表面的特性，因此易引诱鱼类把它们当作饵料前来追捕，而遭大量感染，这也说明了为何青鳉、麦穗鱼等感染特别严重之故，而鲤、鲢、鳙、鲫等体型较大的鱼种常在深水区活动，与尾蚴接触机会相对较少，因此感染机会亦少。

尾蚴在腮丝内作尺蠖状移行，当到达合适部位后不断旋曲运动，最终成囊，发育为囊蚴。终宿主因为误食、生食或半生食含有囊蚴的鱼类，或其他第二中间宿主，或饮用含有囊蚴的生水而经口感染。自囊蚴感染至成虫产卵平均需 6 天时间。此外，尾蚴可以在纹沼螺体内不经过逸出直接发育成囊蚴，因此纹沼螺也可充当其第二中间宿主。这种特殊的生活史导致家鸭等保虫宿主可以通过误食纹沼螺的方式感染，在流行病学上有重要意义。

致病机制 成虫寄生于小肠上段，通过头棘刺入小肠壁，通过体棘固定在绒毛间，引起消化道症状。动物实验的病理变化主要是肠卡他性炎症和浅表黏膜上皮脱落、充血与炎症细胞浸润。

临床表现 人体轻度感染常无明显症状，临床有乏力、头晕、头痛、食欲减退、腹痛、肠鸣、腹泻、大便带血和黏液等症状。严重感染者可有下肢水肿、贫血、消瘦、发育不良，导致抵抗力下降，最后继发细菌感染致败血症等而死亡。

诊断 主要为粪检查虫卵，使用改良加藤厚涂片法操作简便，还可以测量感染度。注意由于多种棘口科虫卵与藐小棘隙吸虫卵形态相似，故发现虫卵后还需驱虫，根据成虫形态来确诊。成虫小，应注意勿漏检。

治疗 硫双二氯酚和吡喹酮均有良好驱虫效果。

流行病学 日本棘隙吸虫主要分布在日本、朝鲜和中国。在中国福建、广东、安徽等地均有感染人体的报道。人主要是吃未煮熟淡水鱼和吞食生的蝌蚪而感染。在流行区，人们在处理鱼肉时将感染的鱼鳃等部位抛喂给猫、犬等家畜，造成其感染而增加了传染源。

防制 与华支睾吸虫相似，改变不良的饮食习惯是重要预防措施。在流行区，应加强宣传教育，帮助人群建立良好生活习惯，控制传染源，切断传播途径，保护易感人群。

（魏春燕　付仁奎）

bàojīng jíxì xīchóng

抱茎棘隙吸虫（*Echinochasmus perfoliatus* Gedoelst, 1911） 隶属扁形动物门，吸虫纲，复殖吸虫目，棘口科，棘隙属。又称叶形棘隙吸虫，是一种常见于亚、欧的猫、犬、赤狐胃肠道内的吸虫。最早于 1902 年，莫塔斯（Motas）在罗马尼亚的犬体内发现，之后的 1908 年由拉茨（Ratz）在匈牙利的猫和犬体内再次被发现，并将其命名为 *Distoma echinatum*。20 世纪 20 年代，日本报道了世界首例人体感染病例。1978 年，在对汶川的 1 名男童进行尸检时发现中国首例人体感染病例。历史上在中国的广东、福建、安徽和湖北等省有流行。

形态 包括成虫和虫卵。

成虫 虫体呈长叶形，前后钝圆，大小（3.52～4.48）mm×（0.72～0.88）mm，比日本棘隙吸虫更修长、更大。前端笠状的头领大而明显，宽于虫体，头领在腹侧面有一缺裂。头领上有单行排列的 24 枚头棘，在背侧的中线处中断。中线的左右两侧各分部有 3 枚腹角棘，其体积较小，与剩下的 9 枚头棘的距离较远。细小的体棘自头冠处向后均匀分布至睾丸前缘，前端密集，后端稀疏。口吸盘位于虫体前端。腹吸盘位于虫体前中 1/3 交界处，大小约为口吸盘的 3 倍。消化道有口、前咽、咽、食道和肠支，肠支延伸至虫体亚末端。前后分布的两个睾丸呈椭圆形，边缘整齐不分裂，位于虫体后1/3。卵巢较小、圆形，位于前睾丸的前侧偏右位置。卵巢后方是居中分布的卵模和梅氏腺。子宫盘曲于前睾丸和腹吸盘之间，内含 2～25 个虫卵。

虫卵 呈椭圆形，大小为

（100～117）μm×（68～72）μm，金黄色，两侧不对称。卵壳较薄，卵盖扁平、小且明显。圆形的胚细胞位于虫卵中央偏前，略带遮光，尚未分裂。卵内还分布有20～30个大小不等细小的卵黄细胞。

生活史　终宿主为鼠、猫、犬、狐狸、家禽、野猪和人。第一中间宿主为淡水螺类，如中华沼螺、铜绿环棱螺和静水椎实螺。第二中间宿主为黑鲫、宽鳍鱲和麦穗鱼。自然状态下的尾蚴只能在鱼鳃中发育成囊，进而发育成囊蚴。囊蚴是其感染阶段，人等终宿主可因食入活囊蚴而感染。

致病机制　寄生在人和哺乳动物的小肠上部的抱茎棘隙吸虫可通过头棘刺入宿主小肠壁内，通过机械损伤和化学毒素作用引起胃肠道局部炎症。

临床表现　部分感染者可无明显症状，较严重者可出现腹痛、腹泻和其他胃肠道症状，少部分感染者可因为痢疾致死。

诊断　粪便查虫卵。应与布氏姜片吸虫卵相鉴别：后者颜色淡黄、卵盖不清晰、卵黄细胞较为粗大；而抱茎棘隙吸虫卵则颜色金黄、卵盖清晰、卵黄细胞较细腻。整体上，抱茎棘隙吸虫卵略小于布氏姜片吸虫的虫卵。

治疗　首选吡喹酮治疗。

流行病学　抱茎棘隙吸虫广泛分布于欧洲、亚洲和中国的福建、浙江、河北、四川、广东、湖北、湖南和江西等省。有部分流行区的居民并无生食鱼肉的习惯，可能是误饮生水和剖鱼用的砧板生熟不分导致的感染。

防制　应避免生食鱼肉、避免饮用生水、注意饮食卫生，加强粪便处理。

（魏春燕）

miǎoxiǎo jíxì xīchóng

藐小棘隙吸虫［Echinochasmus liliputanus（Looss，1896）Odhner，1911］

隶属扁形动物门，吸虫纲，复殖吸虫目，棘口科，棘隙亚科，棘隙属。1896年，洛斯（Looss）在巴勒斯坦的犬、猫和鸟类肠道中首次发现，可引起藐小棘隙吸虫病。20世纪60年代初在中国的安徽、福建省等动物体内检到；90年代初，安徽和县首次发现人体自然感染藐小棘隙吸虫的病例。

形态　包括成虫和虫卵，类似于日本棘隙吸虫。

成虫　虫体大小依宿主不同而异：寄生在鼠体的虫体较小，一般长0.65～0.78mm；寄生在犬体的虫体较大，一般长1.68～1.76mm，体宽0.23～0.40mm；人体藐小棘隙吸虫大小（1.52～2.06）mm×（0.46～0.57）mm。虫体在睾丸处最宽。成虫呈长叶形，两端狭小，纵轴向腹面弯曲。头领较小，具有头棘24枚，背部中央间断；靠近中线处有左右各4枚腹角棘，其大小相等，或第1、2枚稍小；体棘自头领开始分布止于后睾丸后缘。口吸盘小，腹吸盘大，消化道有口、前咽、咽、食道及肠支。睾丸两个，前后相接排列于虫体后1/3处；阴茎囊位于肠道分叉与腹吸盘之间。卵巢圆；卵黄腺发达，呈大的滤泡状；子宫短，通常只含0～7个虫卵。

扫描电镜下可清晰地分辨出成虫虫体表面不同类型的棘、感觉器和皮式超微结构：头部表面有强壮的头棘，呈尖刀状，随头部伸入宿主小肠绒毛间或黏膜层；头部表面广泛分布着3种形态结构不同的单生或双生的感觉乳突（实为接触、液流和化学感受器）。

这些部位乳突的增多更有利于提高虫体对适应寄生部位的感受性。虫体体部表面体棘呈贝壳状，有宽阔、强壮的根部，棘尖均朝向体后方。这种特殊的体棘主要起固定作用，同时协同虫体参与移行运动。虫体表面并不平坦，呈一定规律凹凸状。不同部位具有不同的皮式结构，这使得体壁的表面增大，有利于物质的交换和吸收。总之，无论是虫体形态、体表乳突种类和分布，还是头棘、体棘、皮式特征都与肠道寄生生活相适应。

虫卵　呈长椭圆形，淡黄色，大小105.7μm×66.5μm。卵壳薄，卵盖明显，卵盖对侧的卵壳增厚或呈结节状。卵内含有20多个大小不等的卵黄细胞和1个卵细胞，卵细胞圆形，略带折光，尚未分裂。

生活史　藐小棘隙吸虫形态及生活史国外只有片段研究。20世纪60年代，中国学者汪溥钦以纹沼螺为第一中间宿主完成了该虫生活史的研究，并使用光学显微镜详细描述了生活史各期的形态特征。生活史经历成虫、虫卵、毛蚴、胞蚴、雷蚴、尾蚴和囊蚴等阶段，需一个终宿主和两个中间宿主。藐小棘隙吸虫终宿主为人以及猫、犬、獾、猫、鼠、狐、貉等哺乳动物和鸢、鸭和鹰等禽类，第一中间宿主为纹沼螺和铜锈环棱螺，第二中间宿主为麦穗鱼、吻虾虎鱼、泥鳅和黄鳝等淡水鱼类。

成虫寄生于终宿主的小肠上中段。虫卵随宿主粪便排出体外，在适宜的温度下经10余天的发育即可孵出毛蚴。刚孵出的毛蚴在水中运动活泼，遇第一中间宿主纹沼螺即侵入其体内进一步发育。1周后即可在螺围心膜处检获胞蚴。胞蚴含 1 个母雷蚴和几个胚胞。每个胞蚴可产生许多母雷蚴。母雷蚴移行至宿主螺内脏中发育成熟，并产了大量子雷蚴。子雷蚴成熟后可产出大量尾蚴。尾蚴被第二中间宿主淡水鱼吞入，则进入鱼鳃中发育成囊蚴。终宿主因为误食、生食或半生食含有囊蚴的鱼类或其他第二中间宿主，或饮用含有囊蚴的生水而经口感染。囊蚴在终宿主体内经 10 余天即发育成成虫。此外，体外研究表明，藐小棘隙吸虫毛蚴可在第一中间宿主体内发育至尾蚴后不经过第二中间宿主，直接以尾蚴的形式经口感染终宿主。

致病机制 自然和实验感染犬解剖观察显示，寄生在终宿主小肠中上段藐小棘隙吸虫虫体前半部伸入宿主小肠绒毛内，虫体的头棘、体棘和吸盘对肠黏膜的机械刺激引起黏膜局部充血、红肿及出现小出血点。感染犬粪便隐血试验也呈阳性反应，病理变化主要表现为肠道卡他性炎症、浅表黏膜上皮脱落和炎症细胞浸润。人工感染的幼犬常出现食欲减退、嗜睡和消瘦等症状，严重者可引起死亡。

临床表现 人体感染后主要表现为消化道症状：腹痛、腹泻、肠鸣、食欲减退、头晕和乏力等。症状一般在有效抗虫治疗后 1 周内消失。部分感染者血常规检查有嗜酸性粒细胞增高和不同程度的贫血现象，但尚未发现该虫感染对儿童生长发育有明显影响。

诊断 与日本棘隙吸虫病相似，藐小棘隙吸虫病的诊断首先依赖于在粪便中发现虫卵。但由于多种棘口科虫卵、姜片虫卵和肝片吸虫卵与藐小棘隙吸虫卵形态相似，故发现虫卵后还需驱虫，根据成虫形态来确诊。一般采用

灵敏度较高的改良加藤法进行粪检，对虫卵的鉴别要点主要是测量其长径。驱虫时还应选择适宜的给药剂量以保证驱出虫体的完整性。

治疗 临床首选吡喹酮治疗；另外，甲苯咪唑和阿苯达唑也有较好疗效。

流行病学 藐小棘隙吸虫分布在埃及、叙利亚、罗马尼亚、以色列以及中国。在中国福建、安徽、江苏、湖南和江西等地动物体内已报道有藐小棘隙吸虫感染，人体感染病例自 1992 年发现以来已累计超过 2000 例。人群感染率为 0.2% ~ 13.4%。犬和猫的感染率超过 50%，而有的地区第二中间宿主淡水鱼的感染率则更高，甚至可达 90% 以上。调查发现安徽、福建两地没有生食鱼肉的习惯，人群感染主要与饮生水有关。常饮生水的居民感染率为 20.1%，较不饮生水居民的感染率高 12 倍，尤其是经常在有尾蚴的池塘内饮生水居民的感染率高达 46.3%。然而池塘水体的检查结果只检到藐小棘吸虫尾蚴，未发现囊蚴，同时用藐小棘隙吸虫尾蚴和囊蚴直接经口感染人和实验动物均能获得成虫，且在人胃液中发现正在成囊的尾蚴。上述研究表明藐小棘隙吸虫病患者中以尾蚴直接经口感染为主，而囊蚴经口感染次之。

防制 应注意饮用水卫生、改正饮生水的习惯；其次也需避免生食或半生食鱼类。

（魏春燕 付仁奎）

jiǔfó jíxì xīchóng

九佛棘隙吸虫（*Echinochasmus jiufoensis* Liang et Ke, 1988）

隶属扁形动物门，吸虫纲，复殖吸虫目，棘口科，棘隙亚科，棘隙属。1988 年，中国学

者梁炽、柯小麟在广州市九佛镇 1 名 6 月龄女婴尸检中首次发现，因其睾丸排列方式等形态学特征有别于已经报道的人体其他棘隙吸虫，所以将其确定为新物种。

形态 与枪头棘隙吸虫较为相似，包括成虫和虫卵。

成虫 虫体扁平如舌状，大小（0.546 ~ 0.790）mm ×（0.238 ~ 0.301）mm（图 1）。头领发达，平均宽度 0.16mm，上有单行排列的 24 枚头棘，头棘于背部中央间断，靠近腹部的头棘较粗大。口吸盘位于虫体顶端，腹吸盘位于虫体中部水平。全身有体棘覆盖，其中腹吸盘之前的皮棘较为密集。消化道有口、前咽、咽、食道和肠支。前咽较短，食道较长。2 个睾丸边缘整齐无分叶，斜行排列于虫体的后部，偶有横列，但未见纵行排列。阴茎囊紧接于肠分叉之后并被腹吸盘所覆盖，内具储精囊、射精管及前列腺。雌雄生殖孔开口于腹吸盘的正上方。卵巢椭圆，边缘整齐，位于左睾前方，一部分被左睾覆盖。卵黄腺呈滤泡状，起自腹吸盘后缘，向下延伸至肠支末端。卵黄管由两侧卵黄腺的中部起向体中部延

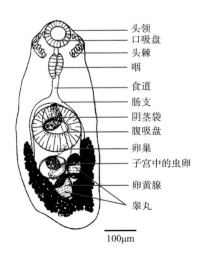

头领
口吸盘
头棘
咽
食道
肠支
阴茎袋
腹吸盘
卵巢
子宫中的虫卵
卵黄腺
睾丸

100μm

图 1 九佛棘隙吸虫成虫形态

伸，并在睾丸之间汇合成卵黄总管，梅氏腺、受精囊在卵黄总管附近，与形成的卵重叠在一起。子宫短，并不延伸到睾丸之后，内含虫卵较少，一般1~3个。

虫卵 呈椭圆形，体积略大，为（100~115）μm×（72~79）μm，顶端有卵盖。

生活史 尚不清楚。

致病机制 九佛棘隙吸虫发现时的患者为6月龄女婴，最终死于重度肺炎和严重脱水。从该病例可推测九佛棘隙吸虫寄生于人体小肠。尸检发现小肠黏膜下有血肿，小肠局部有炎症。但考虑合并线虫感染，外加其重度肺炎可能合并了其他病原体感染，因此该胃肠道症状不特异。仅2.5cm的局部送检样品中就有4条该虫，推测整条肠道中的寄生虫数目较多，临床表现较为严重，大量腹泻导致严重脱水而死亡。

诊断 如检获成虫可根据成虫特点与其他棘隙吸虫相区别。

流行病学 全球只有中国1例病例报道。人体感染可能与食入生的或半生的淡水鱼有关。

（魏春燕）

huān sìjǐng xīchóng

獾似颈吸虫 [Isthmiophora melis（Schrank，1788）Lühe，1909）]

隶属扁形动物门，吸虫纲，复殖吸虫目，棘口科，似颈属。其终宿主种类繁多，且成虫的形态在不同终宿主体内具有高度的变异性，通过传统的形态学特征来区分往往导致或重复分类，甚至错误分类。研究表明，以下13个不同的物种名在遗传学均为獾似颈吸虫的同种异名：*Distoma melis*（Schrank，1788）Zeder，1800；*Echinocirrus melis*（Schrank，1788）Mendhaim，1943；*Isthmiophora spiculator*（Dujardin，1845）；*Echinostoma trigonocephalum*（Rud.，1802）Cobbold，1861；*E. melis*（Schrank，1788）Dietz，1909；*E. spiculator* Dujardin，1845；*Euparyphium jassyense* Leon and Ciurea，1922；*E. melis*（Schrank，1788）Railliet，1919；*E. suinum* Ciurea，1921；*Fasciola armata* Rud.，1802；*F. melis* Schrank，1788；*F. putorii* Gmelin，1791；*F. trigonocephala* Rud.。现有资料表明，不同的环境条件下，獾似颈吸虫同一基因型可以发展出不同的表现型，具有生活史需要适应不同宿主的免疫策略，故该虫在虫体大小、繁殖能力等方面展现出较大的可塑性以适应这些环境变化。表型除受宿主的影响外，还受体内同种寄生虫密度的影响（群集效应），同一终宿主体内的虫体也会随着终宿主寿命的延长而发生表型改变。

形态 不同宿主体内的獾似颈吸虫形态不同，以美洲貂和欧洲臭鼬中分离到的獾似颈吸虫为例。

成虫 呈长椭圆形，两端狭窄，长6.33~9.46mm，宽1.09~1.51mm。腹吸盘处或其附近虫体最宽。口吸盘位于体前缘，腹吸盘发达，位于虫体1/3。消化道有口、前咽、咽、食道和肠支，两肠支稍微弯曲延伸至虫体亚末端。两个前后排列的睾丸呈球性，边缘可见不规则凹陷，位于后半部虫体的前端。生殖孔开于腹吸盘的基部。球性的卵巢分布在前睾丸的右前方。发达的卵黄腺从腹吸盘的后缘开始，沿两肠支排列至虫体的亚末端。子宫含较多虫卵。头领发达呈肾形，上有27枚头棘，分布于左右腹面及中间，呈无间断排列（图1）。

虫卵 呈不规则椭圆形，大小为（126~153）μm×（73~94）μm。

生活史 獾似颈吸虫的终宿主非常广泛，常见的有獾、鼬、水獭、家犬、刺猬、家猫、兔、貂、黄鼬、北美水貂、猪和人等。成虫寄生在终宿主肠道，第一中间宿主为有鳃的淡水螺类静水椎实螺。第二中间宿主为青蛙等两栖动物和淡水鱼类。青蛙和淡水鱼体表的碳酸氢盐屏障则可刺激獾似颈吸虫尾蚴的黏附反应，使从第一中间宿主体内释出的尾蚴可通过黏附反应特异性地选择合适的第二中间宿主。人尿液中也存在某种吸引尾蚴的物质，因此该虫尾蚴也会在靠近人类居住环境周围的第二中间宿主中寄生，从而有利于其后续生活史的进行。终宿主因食含有活囊蚴的第二中

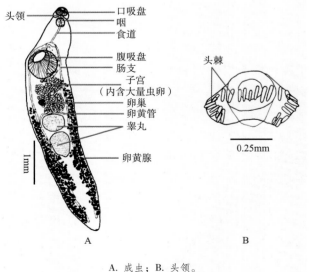

A. 成虫；B. 头领。

图1 獾似颈吸虫形态

间宿主肉类而口感染该虫，生活史具体过程不详。

致病机制　獾似颈吸虫在终宿主肠道寄生引起棘口吸虫病。由于头棘刺入肠黏膜而引起卡他性炎症，并形成溃疡性病变。通常可见周围嗜酸性粒细胞增多。

临床表现　以胃肠道症状为主。

诊断　粪检查出虫卵即可诊断。

治疗　首选吡喹酮治疗。

流行病学　獾似颈吸虫在欧洲、亚洲和北美广泛分布，中国北京曾有獾似颈吸虫流行的报道。由于獾似颈吸虫的第一、二中间宿主和自然终宿主、保虫宿主众多，在短时间内难以控制和阻断该人兽共患寄生虫病的传播。

防制　应大力开展健康教育，改变生食、半生食鱼肉和两栖动物的习惯，杜绝虫从口入。对于流行地区，可以采用患者和家畜同步治疗的方法来控制寄生虫的传播。

（魏春燕　付仁奎）

Yīzú zhēnyuán xīchóng

伊族真缘吸虫 ［*Euparyphium ilocanum*（Garrison，1903）Tubangui et Pasco，1933］　隶属扁形动物门，吸虫纲，复殖目，棘口科，真缘属。又称伊族棘口吸虫。是最早发现的寄生于人体的棘口吸虫之一。加里森（Garrison）最早于1903年在菲律宾马尼拉的5名囚犯体内发现，后发现菲律宾吕宋岛的伊洛卡诺族人中有高达7%~17%的感染率，因此得名伊族棘口吸虫。1933年，图班圭（Tubangui）和帕斯科（Pasco）研究该虫的生活史，确定是真缘属（而非棘口属）吸虫。

形态　包括成虫和虫卵形态（图1）。

成虫　呈长叶形，两端狭小，大小为（2.0~6.5）mm×（1.0~1.45）mm。体表棘自头领之后开始分布至后睾丸后缘水平。头领不发达，具有头棘49~51枚，左、右腹角棘各5~6个；两侧棘各10枚和背棘17~19个前后两排相互交错排列。体棘自头领开始向后分布至睾丸后缘。口吸盘呈圆形，位于体前端亚腹面。腹吸盘呈圆形，接近体前端，腹吸盘的大小是口吸盘的3~4倍。消化道含口、前咽、咽、食道和肠支，肠支向后延伸至虫体后部。前后分布的两个睾丸位于虫体后部，每个睾丸中央的两侧有较深的凹陷，将其分割成前后两叶。卵巢端位，位于前半部分虫体的后部。卵黄腺位于虫体两侧，呈粗大的腺泡状，起自腹吸盘与卵巢之间，后至虫体亚末端，始终位于肠支外侧，但在后1/3与肠支重叠。子宫长而弯曲，延伸至腹吸盘后缘，内含多个虫卵。

虫卵　卵圆形，外观似姜片虫卵，但略小，为（88~110）μm×（53~74）μm，卵壳薄，一端有1个不明显的卵盖，卵内含1个卵细胞和若干卵黄细胞。

生活史　伊族真缘吸虫完整的生活史包含成虫、虫卵、毛蚴、胞蚴、母雷蚴、子雷蚴、尾蚴和囊蚴阶段。终宿主是人、猴、犬和田鼠等哺乳动物。第一中间宿主为凸旋螺、大脐圆扁螺和斯氏椎实螺。第二中间宿主为凸旋螺、椎实螺、球螺（菲律宾）和田螺（爪哇岛）。成虫寄生于终宿主小肠和结肠中，虫卵随宿主粪便排出体外，并在水中孵出毛蚴，毛蚴入侵第一中间宿主后，在其体内经历胞蚴、二代雷蚴后形成许多尾蚴，尾蚴在第二中间宿主体内发育为囊蚴。人等终宿主体感染是由于食入了含有活囊蚴的淡水螺类。与棘口吸虫相比，其生活史中不需要淡水鱼类作为中间宿主，终末宿主没有禽类，是一种人兽共患寄生虫。

致病机制　在小肠或结肠寄生的伊族真缘吸虫，可以其头端插入肠黏膜，导致局部炎症反应，但虫数少时，一般并不严重。伊族真缘吸虫在感染大鼠、小鼠和仓鼠后，可在至早7天时就表现出较为明显的胃肠道症状，并且感染可持续最多328天。

临床表现　伊族真缘吸虫在感染人和其他终宿主时较少产生明显症状，可有腹痛、腹泻和其他胃肠症状。严重病例可有食欲减退、消瘦、水肿等。无症状感染者为该虫在人群中的隐匿传播提供了有利条件。

诊断　粪便查虫卵。由于虫卵与其他棘口吸虫、片形吸虫形态相似，往往需要借助灵敏度高的改良加藤法。同时通过药物驱虫检获成虫，加以确诊，也应注意与其他棘口吸虫的鉴别诊断。

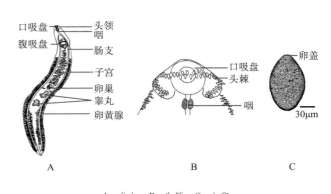

A. 成虫；B. 头领；C. 虫卵。

图1　伊族真缘吸虫形态

治疗　首选吡喹酮治疗。

流行病学　伊族真缘吸虫主要分布在菲律宾、爪哇岛、印度尼西亚、马来西亚、印度、泰国、柬埔寨和中国。曾在中国广东、云南有伊族真缘吸虫的流行，陈心陶于 1934 年报道广东某地犬的感染率高达 13.5%。

防制　应避免生食或半生食螺肉、在外就餐避免食入未煮熟的螺肉。由于无症状感染者居多，容易漏诊，所以应对流行地区的居民进行大规模驱虫和预防性驱虫。

(魏春燕)

qūlǐng jíyuán xīchóng

曲领棘缘吸虫 [*Echinoparyphium recurvatum* (von Linstow 1873) Lühe，1909]

隶属扁形动物门，吸虫纲，复殖目，棘口科，棘缘属。广泛寄生于野生鸟类和哺乳动物肠道，人体感染可导致曲领棘缘吸虫病。1873 年，德国蠕虫学家奥托·弗雷德里希·伯恩哈德·冯·林斯托 (Otto Friedrich Bernhard von Linstow，1842～1916 年) 从德国斑背潜鸭的肠道中首次描述了曲领棘缘吸虫的成虫，之后在世界范围内多种鸟类和哺乳动物宿主中发现该虫。长期以来人们一直怀疑，表面上广泛分布的曲领棘缘吸虫实际上是由几个形态非常相似但生物学具有较大差异的物种组成的。1964 年，德国学者奥德宁 (Odening) 提出曲领棘缘吸虫可被分为两种不同类型：*Lymnaeidarum* 和 *Planorbidarum*。英国学者麦卡锡 (McCarthy) 则于 1990 年为曲领棘缘吸虫可能是一种物种复合体提供了实验证据。1984 年，比弗 (Beaver) 在中国台湾、印度尼西亚和埃及报道了人类感染曲领棘缘吸虫的病例。

形态　成虫身体细长，向前变细，头冠发育良好，呈肾形，有 45 个领棘，分两排交替排列，每个腹角有 4 个端群棘。口吸盘相对腹吸盘较小，口腔后是较短的前咽、肌肉发达的咽部，长的食道和盲肠，食道在阴茎囊前分叉，盲肠几乎延伸到后端。子宫占据腹吸盘和卵巢之间的空间，卵巢呈球形或椭圆形。睾丸纵行排列，纵向呈椭圆形。卵黄腺呈滤泡状，从子宫的后 1/3 部延伸到虫体的后端。

感染阶段囊蚴几乎呈球形，具有厚的透明外壳和薄的弹性内壁，头冠上有 45 个领棘，两个排泄管中充满细颗粒。在第一中间宿主发育成的子雷蚴呈细长囊状，颜色为淡黄色，具有发育良好的咽部和充满暗褐色内容物的囊状盲肠，并含有成熟的尾蚴。其尾蚴呈纺锤形，棒状的尾巴比体部长。口吸盘导致了相当短的前咽，随后是肌肉发达的咽部，长的食道和在腹吸盘前部分叉的盲肠。身体覆盖着一层被膜，膜上有延伸到腹吸盘前缘的细刺。咽和腹吸盘之间的排泄管扩张，充满小颗粒。两侧的导管在身体后部汇合，形成排泄膀胱。

生活史　曲领棘缘吸虫的终宿主为禽类（如水鸭，家鸡等）或哺乳动物，成虫寄生在宿主小肠内，虫卵产出后随着宿主粪便排出体外，虫卵入水后孵出毛蚴。在水中毛蚴侵入第一中间宿主螺（主要是耳萝卜螺）体后经胞蚴和雷蚴阶段发育成尾蚴。尾蚴还可在子雷蚴体内结囊，或逸出后在原来的螺体内结囊，或侵入二中间宿主包括鱼、蛙、蝌蚪或多种其他螺类体内结囊，有的还可在植物上结囊。当终宿主人等哺乳动物食入含活囊蚴的中间宿主或

水生植物则可感染。

致病机制　成虫多寄生于宿主肠道，引起局部炎症。

临床表现　轻度感染时，患者可无症状，或仅出现腹痛、腹泻等胃肠道症状。严重感染时，患者可出现溃疡，以及充血、出血、脱落和坏死等肠道变化。

诊断　实验室常采用粪便检查法，如直接涂片法、沉淀法等，患者可在粪便中检测到虫卵。由于多种棘口虫虫卵在形态上较为相似，无法根据虫卵进行准确鉴定。因此，诊断可能必须基于患者病史或临床表现。如有机会获得成虫，也将有助于定种。

治疗　首选吡喹酮治疗。

流行病学　曲领棘缘吸虫感染的流行病学资料有限，中国、印度、印度尼西亚、日本、韩国、马来西亚、菲律宾、俄罗斯和泰国均有感染病例，中国则主要集中分布于福建、台湾、江西等省。主要在生吃蜗牛、鱼和其他可能的中间宿主的地区最为流行。

防制　在流行区，应加强宣传教育，保护易感人群。限制使用粪便作为肥料和杜绝生食或半生食的习惯，是预防感染的主要途径。

(魏春燕)

bìngzhí xīchóng

并殖吸虫 (*Paragonimus*)

隶属扁形动物门，吸虫纲，复殖目，并殖科。是一类寄生人体的种类繁多且致病性非常复杂的寄生虫。成虫主要寄生于宿主的肺内，又称肺吸虫。根据分子遗传学研究，认为并殖吸虫的独立有效种约有 20 余种，其中有医学意义的至少有 7 种，对人体致病的主要有卫氏并殖吸虫和斯氏并殖吸虫。并殖吸虫感染人体造成并殖吸虫病，又称肺吸虫病，属于典型的人兽

共患寄生虫病，而且是重要的食源性寄生虫病。

形态 包括成虫和虫卵。

成虫 主要为叶状、舌状或纺锤形，有口吸盘和腹吸盘，腹吸盘和口吸盘大小相近或略大于口吸盘。消化器官包括口、咽、食道和两个肠支。卵巢和子宫左右并列在虫体中部，卵巢具有较多分支或分叶，子宫迂曲而庞大，可以掩盖一部分卵巢。有两个睾丸，呈分支状左右并列于虫体的后部，这也是并殖吸虫命名的由来。虫体两侧有密集的卵黄腺分布，虫体表面还有皮棘。

虫卵 整体是卵圆形，大小适中，轮廓不规则、厚薄不均，一端有卵盖，无卵盖的另一端卵壳明显增厚，卵内一般有1个卵细胞和数个卵黄细胞。

不同虫种可以通过其成虫、卵和囊蚴的形态特征进行鉴别。成虫的鉴别主要通过以下几方面：整体的形状和大小、皮棘的形态和排列、口腹吸盘横径的相对大小、卵巢和睾丸的形态和大小等。

生活史 并殖吸虫具有复杂的生命周期，其生活史的完成至少需要3个宿主，即第一、第二中间宿主和终宿主，此外还涉及多种保虫宿主和转续宿主。终宿主和保虫宿主是人、猫科、犬科、灵猫科、鼬科等哺乳动物和啮齿类动物等。

成虫通常寄生在终宿主的肺内，并产生囊肿，产卵后虫卵随着支气管纤毛柱状上皮的运动向上迁移，随着痰液排出或随痰液吞咽进入消化道，之后随粪便排出体外。虫卵必须入水才能孵化出毛蚴，之后毛蚴在水中自由游动并感染第一中间宿主淡水螺类，并在其体内依次历经胞蚴、雷蚴的阶段，其间进行无性繁殖，最

后释放出大量尾蚴。尾蚴非常活跃，可凭借两个吸盘交替吸附和肌肉伸缩在岩石上做尺蠖式运动，并侵入第二中间宿主甲壳类动物如蝲蛄或淡水蟹，在其体内形成囊蚴。甲壳类动物也可直接食用受感染的淡水螺而感染。猪、猴、羊、兔、蛙、鸡和鸭等还可作为转续宿主。当含有活囊蚴的这些第二中间宿主或转续宿主被适宜的终宿主食入后，囊蚴在肠道中脱囊形成童虫，钻入腹壁，几天后重新进入体腔并经过肝表面或穿透肝，之后穿透膈和胸膜，在胸膜腔中配对并进入肺部在肺组织中发育为成虫。童虫也可能发生异位寄生，如脑、皮肤、肠系膜和胸膜等（图1）。斯氏并殖吸虫与卫氏并殖吸虫的生活史和致病机制相似，但人是其非适宜宿主。

致病机制 并殖吸虫所致疾病分为两类：肺部并殖吸虫病和异位寄生导致的疾病，其致病基础是童虫和成虫在身体内移行造成的组织损伤以及代谢产物等引起的免疫病理反应。

肺部并殖吸虫病 通常表现为亚急性至慢性的肺部感染性炎症，如胸膜炎、肺炎、支气管炎，症状可包括慢性咳嗽、胸痛、呼吸困难和咯血等，与肺结核和肺癌相似。

肺外疾病 根据侵犯的器官不同可有各种不同的表现。最早

童虫侵入肠壁可造成腹痛、腹泻。之后最严重的情况是进入颅内造成嗜酸性脑膜炎和大脑占位性病变，可在大片脑组织中形成大小不等的环状病灶，症状包括严重头痛、呕吐、瘫痪和癫痫发作等。此外，皮肤也常受累，皮下有压痛的结节或肿块，可能会移动、消失并再次出现。除大脑和皮肤，肝、膀胱、心包和眼等器官也可发现肺吸虫感染并出现相应的症状和体征。

诊断 临床对皮下包块和体内结节进行组织活检是最可靠的诊断方法，可以配合血清学检查和免疫学诊断，还应当结合流行病学、病史和临床表现综合判断。外周血嗜酸性粒细胞增多是很重要的信息，可帮助鉴别诊断肺结核与肺癌等。

治疗 首选治疗药物是吡喹酮，此外阿苯达唑和三氯苯达唑等也有较好疗效。对于局限病灶以及中枢神经系统组织受压的情况，可采取手术治疗。

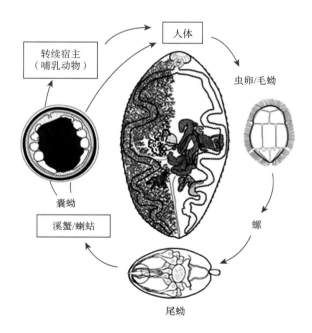

图1 并殖吸虫生活史各期形态（以卫氏并殖吸虫为例）

流行病学　并殖吸虫主要流行于亚洲各国，尤其是东亚、南亚、东南亚地区，中国许多省份都有分布，此外非洲和美洲也有分布。根据世界卫生组织 2015 年发布的数据，每年约有 100 万人受到感染。并殖吸虫流行的主要原因基本都是当地的不良饮食习惯，如东南亚地区的居民喜食腌蟹。此外，食用含有童虫的转续宿主、生饮溪水、使用被囊蚴污染的炊具都可造成感染。

（魏春燕）

Wèishì bìngzhí xīchóng

卫氏并殖吸虫 [*Paragonimus westermani* (Kerbert, 1878) Braun, 1899]

隶属扁形动物门，吸虫纲，复殖目，并殖科，并殖属。又称肺吸虫。是人体并殖吸虫病的主要病原体，所致疾病通称肺吸虫病，以在肺部形成囊肿病变并有烂桃样血痰和咯血为重要特征。卫氏并殖吸虫于 1877 年由韦斯特曼（Westerman）首先在印度虎肺中发现。1879 年，林格（Ringer）在中国台湾报道首例人体病例。

形态　包括成虫和虫卵形态（图 1）。

成虫　体肥厚，椭圆形，背面隆起，腹面扁平。活虫呈暗红色，半透明，固定后呈灰白色。大小 (7.5~12) mm × (4~6) mm × (3.5~5) mm。体表密布细小的体棘。口吸盘位于虫体前端，腹吸盘位于虫体中线之前，腹吸盘后缘为生殖孔，口、腹吸盘大小相近。消化道由口、咽、食道和两支肠管组成，两肠支在虫体两侧向后弯曲延伸，末端为盲端。卵巢分为 5~6 叶，与盘曲的子宫并列于腹吸盘之后。卵黄腺由许多卵黄滤泡组成，分布在虫体两侧。睾丸 2 个，细小，如指状分支，左右并列于虫体后 1/3 处。因雌雄生殖器官左右并列，故称为并殖吸虫。

虫卵　椭圆形，金黄色，大小为 (80~118) μm × (48~60) μm。较宽的一端有一大而明显的卵盖，常略倾斜，亦有缺卵盖者。卵壳厚薄不均匀，卵盖对端卵壳常增厚。卵内含有一个卵细胞和 10~20 个卵黄细胞。

生活史　卫氏并殖吸虫终宿主是人。保虫宿主为多种肉食性哺乳动物，主要是猫科、犬科和灵猫科动物。第一中间宿主为蜷科和黑贝科淡水螺中的某些螺类，第二中间宿主为甲壳纲的淡水蟹和蝲蛄。

成虫主要寄生在宿主的肺，产出的虫卵通过与虫囊相通的支气管随痰液吐出，或痰被宿主吞食后随粪便排出。虫卵若有机会入水，在适宜的温度（25~30℃）下，约经 3 周孵出毛蚴，毛蚴钻入第一中间宿主体内，经胞蚴、母雷蚴及子雷蚴发育产生许多尾蚴。尾蚴成熟后自螺体逸出，主动侵入或随螺体被吞进第二中间宿主，发育成囊蚴。囊蚴呈球形或近球形，乳白色，直径为 300~400 μm，具有两层囊壁，囊内含有一条卷曲的后尾蚴。终宿主因生食或半生食含有活囊蚴的淡水蟹或蝲蛄而感染，也可通过生食或半生食转续宿主的肉类或吃了被活囊蚴污染的食物或生水而感染。囊蚴到达终宿主的小肠后，在胆汁和消化液的作用下，后尾蚴自囊中脱出为童虫。童虫具有很强的穿透能力，穿过肠壁进入腹腔，游走于腹腔脏器之间或侵入邻近组织及腹壁，经 1~3 周的移行，穿过横膈经胸腔进入肺，在肺组织中发育为成虫。从感染囊蚴至成虫产卵需 2~3 个月。成虫在人体内一般可存活 5~6 年，个别可达 20 年。

致病机制　童虫或成虫在组织器官内移行及寄居造成宿主的机械性损伤，以及代谢产物引起免疫病理反应。病变发展过程可分急性期和慢性期。

急性期　主要为童虫移行所致。童虫穿过肠壁引起局部出血或脓性窦道；在腹腔移行可引起炎性渗出，内含大量嗜酸性粒细胞；在肝表面移行或穿过肝组织，引起局部出血、坏死；虫体穿过横膈、脾处可形成点状出血、炎症等。

慢性期　为童虫在肺部发育及成虫寄生引起的病变，其病理变化过程大致可分为 3 期。①脓肿期：主要因虫体在组织器官内移行，造成隧道状、窟穴状组织损伤和出血，继而出现以中性粒

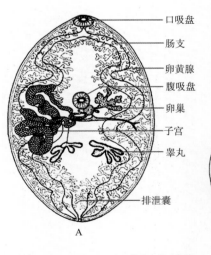
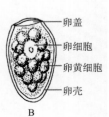

A. 成虫；B. 虫卵。

图 1　卫氏并殖吸虫形态

细胞和嗜酸性粒细胞为主的炎性渗出，逐渐形成脓肿。病灶周围形成肉芽组织，构成薄膜状脓肿壁。X线片显示边缘模糊、界限不清的浸润性阴影。②囊肿期：因脓肿内大量浸润的细胞变性、坏死、液化，液体逐渐吸收，脓肿内容物逐渐呈赤褐色黏稠状，内含大量虫卵和夏科－莱登（Charcot-Leyden）结晶。囊壁因肉芽组织增生而变厚，形成边界清楚的结节状虫囊。X线片显示边缘锐利的结节状阴影。若虫囊相互贯通，则可显示多房性囊样阴影。③纤维瘢痕期：虫体死亡或转移，其内容物逐渐被吸收或排空，囊腔被肉芽组织填充，继而纤维化形成瘢痕。X线片显示硬结性或条索状阴影。由于虫体在肺组织内不断移行，新的病灶不断出现，因此以上3期病变常可同时并存。

临床表现 并殖吸虫病潜伏期短者2~15天，长者1~3个月。通常分急性期和慢性期，有部分为隐性感染。

急性并殖吸虫病 潜伏期短，常在食入囊蚴后数天至1个月发病，重度感染者在第2天即可出现症状。轻度感染仅表现为食欲减退、乏力、腹痛、腹泻和低热等症状。重度感染者起病急骤，初发症状为腹痛、腹泻、黏液血便，伴有食欲减退。继而出现畏寒、发热、胸痛、胸闷、气短、咳嗽、肝大、腹水及荨麻疹等表现。外周血白细胞增多，嗜酸性粒细胞明显增多，一般为20%~40%，高者可达80%以上。该病常见于新进入疫区且食生蟹的个体或人群。

慢性并殖吸虫病 大多数患者的早期症状并不明显，发现时已进入慢性期。以肺部形成囊肿为主要病变。除寄生在肺部，还可寄生于皮下、肝、脑、脊髓及眼眶等部位，因而临床表现复杂多样。临床上根据受损器官及部位的不同，将本病分为以下几型。

胸肺型 最常见，典型的临床表现为胸痛、气短、咳嗽、咳果酱样或烂桃样血痰。血痰中可见大量虫卵及夏科-莱登结晶。当虫体侵入胸腔时，可致胸膜炎、胸膜增厚、胸膜粘连和胸腔积液等。侵入心包可引起心包炎、心包积液。X线检查肺部有明显的炎症表现，易被误诊为肺结核或肺炎。

腹型 约30%的病例为腹型。主要表现为腹痛、腹泻及便血。腹痛多为隐痛，部位可在全腹或右下腹，疼痛剧烈时易被误诊为急性阑尾炎。严重者可出现腹腔脏器粘连、肠梗阻等。一般多见于并殖吸虫病的早期。

脑脊髓型 10%~20%的病例为脑脊髓型。临床表现因其侵犯脑组织的部位及病变程度的不同而复杂多样。常见的症状有阵发性剧烈头痛、癫痫发作、偏瘫和颅内占位性病变等，亦可有视力障碍及脑膜炎等症状。少数病例因虫体侵入脊髓，可致下肢感觉和运动障碍，大小便失禁，甚至截瘫。此型好发于儿童和青少年。

皮下包块型 约10%的病例为皮下包块型。皮下包块或结节直径为1~3cm，表面皮肤正常，触之可推动。包块常为单个散发，偶可多个成串，有的可游走。活检时有时可查到童虫、成虫或虫卵。常见部位为腹壁及胸壁，亦可出现于腹股沟、腰背部、大腿内侧、眼眶和阴囊等处。

肝型 常见于儿童患者，约占儿童病例的50%。主要表现为肝大、肝区疼痛及肝功能异常。

血清γ球蛋白升高，白蛋白/球蛋白比例倒置。

其他类型 虫体几乎可以侵犯人体所有器官而引起相应病变。其他类型如阴囊肿块型（占1%~2.6%）、心包型等。有些患者可同时或先后出现多种类型的损害。

隐性感染或称亚临床型 流行区进行普查时常能发现这类病例。有些患者有食生蟹史，多种免疫学试验阳性，嗜酸性粒细胞增多，有时伴肝功能损害，但无明显的临床症状和体征。

诊断 综合流行病学资料、临床表现和实验室检查可诊断

流行病学史 患者生活在肺吸虫病流行区，有生食或半生食蟹或蝲蛄史。

典型临床表现 ①有咳嗽、咯血，痰呈果酱样或烂桃样。②末梢血嗜酸性粒细胞明显增多。③出现头痛、偏盲、偏瘫、蛛网膜下腔出血等神经系统症状，且症状多变。如具备流行病学史及2项以上典型临床表现者应考虑肺吸虫病的可能性而做进一步检查。

实验室检查 ①病原学检查：从痰液或粪便中检出虫卵是确诊的依据。痰液可采用直接涂片法检查。轻症患者收集24小时痰液，加等量的10%氢氧化钠溶液，消化至痰液完全溶解，离心，取沉淀镜检。粪检方法为直接涂片或浓集法。手术摘除皮下包块、结节检获虫体或虫卵可确诊，也可根据局部典型的病理变化进行诊断。②免疫学检测：检测血清抗原、抗体对肺外寄生的虫体有诊断价值。酶联免疫吸附试验（ELISA）灵敏度高，特异度强，是普遍使用的方法。循环抗原的检测可用于早期诊断及疗效考核。间接血凝试验（IHA）、补体结合

试验（CFT）、酶联免疫印迹（ELIB）试验等均具有辅助诊断的价值。由于各种免疫学方法的特异度、灵敏度及可重复性存在一定的差异，故应同时采用2~3种方法检测，综合分析，提高诊断的准确性。③检测DNA。此外，肝功能检查、B超、X线及CT检查等有助于辅助诊断。

治疗 首选药物是吡喹酮，具有疗效高、毒性低、疗程短等优点。阿苯达唑亦有较好的疗效，尤其对皮下结节患者，效果显著。

流行病学 卫氏并殖吸虫呈世界性分布，但人体感染主要在日本、韩国、泰国、中国、马来西亚、印度和菲律宾等东南亚国家，俄罗斯、非洲和南美洲也有报道。在中国，除西藏、新疆、内蒙古、青海、宁夏未见报道外，其他省（自治区、市）均有人体感染。尤其以浙江、台湾、福建、安徽、四川、辽宁、吉林、黑龙江等省流行比较严重。

传染源 并殖吸虫病是人兽共患寄生虫病，具有自然疫源性。能排出虫卵的人和肉食性哺乳动物是本病的传染源。保虫宿主种类繁多，主要有犬、猫、羊、猪、牛等家畜，以及虎、豹、狼、狐和果子狸等野生动物。由于多种保虫宿主并不捕食或很少捕食蟹和蝲蛄，故转续宿主在野生动物间的传播起了重要作用。常见的转续宿主有家猪、野猪、鼠、山羊、绵羊、家兔、蛙、鸟和鸡等。

中间宿主 第一中间宿主为腹足纲的黑贝科和蜷科的淡水螺。黑贝科的有黑龙江短沟蜷、放逸短沟蜷、方格短沟蜷、图氏短沟蜷。蜷科有瘤拟黑螺和斜粒粒蜷等。第二中间宿主为甲壳纲的节肢动物：如华溪蟹科的锯齿华溪蟹、雅安华溪蟹等；溪蟹科的毛足溪蟹、兰氏溪蟹等；石蟹科的鼻肢石蟹和中国石蟹等；方蟹科中的中华绒螯蟹、日本绒螯蟹；螯虾科的东北蝲蛄、锐利蝲蛄等；以及日本沼虾。第一、第二中间宿主共同栖息于水流清澈、卵石较多的山溪或小河，故该病多流行于山区和丘陵地带。中国国内将流行区分为溪蟹型和蝲蛄型，后者仅分布于东北三省。

感染途径与方式 该病为食源性寄生虫病。人的感染主要是经口食入含有活囊蚴的淡水蟹或蝲蛄。疫区居民有生食或半生食蟹或蝲蛄的习惯，如中国南方吃腌蟹、醉蟹，东北各地吃烤蝲蛄、蝲蛄酱和蝲蛄豆腐等。儿童大多因生食或烧、烤石蟹、蝲蛄而被感染。偶可因喝含有囊蚴的生水而受染。此外，生食或半生食含有并殖吸虫童虫的转续宿主（如野猪）的肉，亦可受感染。

防制 预防并殖吸虫病的关键措施是不生食或半生食溪蟹、蝲蛄、转续宿主的肉类及其制品，不饮生水。不随地吐痰。加强粪便和水源管理，防止虫卵污染水源。治疗患者和带虫者，捕杀或治疗保虫宿主，以减少传染源。

（季旻珺）

Sīshì bìngzhí xīchóng

斯氏并殖吸虫（*Paragonimus skrjabini* Chen，1959）

隶属扁形动物门，吸虫纲，复殖目，并殖科，狸殖属。1959年首先由中国寄生虫学家陈心陶（1904~1977年）在广东果子狸体内的成虫进行描述，最初报告为斯氏并殖吸虫。1963年，陈心陶将其转隶于狸殖属，更名为斯氏狸殖吸虫。1999年，布莱尔（Blair）应用线粒体细胞色素C氧化酶亚单位1（COX1）的部分基因和核糖体DNA第二内转录间隔区（ITS2）的基因序列对狸殖属、正并殖属与并殖属的虫种进行了研究，发现在种系发生树中狸殖属不是一个自然的分类单元，认为斯氏狸殖吸虫应为斯氏并殖吸虫，因此，恢复使用斯氏并殖吸虫的名称。斯氏并殖吸虫是人兽共患以兽为主的致病虫种，在人体内一般不能发育为成虫，主要引起幼虫移行症。

形态 包括成虫、虫卵和囊蚴。

成虫 体形狭长，前宽后窄，两端较尖，呈梭形。大小为（11.0~18.5）mm×（3.5~6.0）mm。腹吸盘位于虫体前1/3处，略大于口吸盘。卵巢分支细而多，如珊瑚状。子宫盘曲庞大，可掩盖部分卵巢。卵巢与子宫并列于腹吸盘后。两个分支的睾丸并列于虫体后1/3处。

虫卵 与卫氏并殖吸虫卵相似。椭圆形，稍不对称，卵壳厚薄不均，与卵盖相对的一端较厚，其大小因地区、宿主不同有较大差异，平均为71μm×48μm。

囊蚴 呈球形，大小430.2μm×420.2μm。囊内幼虫呈收缩状，少见卷曲状。囊壁二层，外层较薄，平均厚度3.83μm。内壁较厚，平均厚度13.85μm。

生活史 斯氏并殖吸虫的终宿主为果子狸、家猫、豹猫、犬、狐和貂等哺乳动物。第一中间宿主为圆口螺科的圆口螺亚科、拟钉螺亚科和苔守螺科的小型及微型螺类，如泥泞拟钉螺、微小拟钉螺、建瓯洱海螺和中国陈氏螺等。这些螺多栖息于流速较缓的山沟小溪中，附着于枯枝、落叶下或石块周围及苔藓之中。第二中间宿主有锯齿华溪蟹、雅安华溪蟹、福建马来溪蟹、鼻肢石蟹、僧帽石蟹以及水生节肢动物蝎蝽

（红娘华）等。蛙、鼠、兔、野猪、鸭、鸡和鸟等可作为转续宿主。

终宿主吞食了含囊蚴的淡水蟹，后尾蚴在十二指肠逸出，童虫穿过肠壁进入腹腔，在各脏器间游走，约 28 天后开始进入胸腔，陆续侵入肺组织，形成虫囊，发育为成虫，开始产卵。约 50 天后可在终宿主粪便中查到虫卵。人若生食或半生食含囊蚴的淡水蟹，童虫在人体各组织器官间徘徊，难以定居，绝大多数虫体在人体内处于童虫阶段，仅有极少数在肺中能发育成熟产卵。因此认为人是斯氏并殖吸虫的非适宜宿主。

致病机制 斯氏并殖吸虫在动物体内可引起类似卫氏并殖吸虫病的典型病变，虫体在肺及胸腔等处形成囊肿，并发育成熟产卵；也可侵犯肝，引发急性嗜酸性脓肿。在人体内童虫在组织器官中移行、窜扰，引起组织损伤、坏死。虫体寄生部位形成嗜酸性肉芽肿，引起局部或全身性的幼虫移行症。局部病变较卫氏并殖吸虫引起的病变更严重。

临床表现 斯氏并殖吸虫引起的幼虫移行症可分为皮下型和内脏型。

皮下型幼虫移行症 表现为皮下游走性包块或结节，占患者的 50% ~ 80%。结节直径一般 1~3cm，也有大如鸡蛋者，多为单个，偶为多个或成串，常见于胸背部、腹部，亦可见于头颈部、四肢、腹股沟、阴囊及腋窝等处。包块多紧靠皮下，边界不清，无明显红肿，活检可见隧道样虫穴，多查不到虫体。

内脏型幼虫移行症 其表现因侵犯器官不同而异。侵犯腹部以腹痛、腹泻、便血、腹内肿块

为主；侵犯肝引起的组织损伤远较卫氏并殖吸虫为重，患者可出现肝区疼痛、肝大及转氨酶升高等表现；侵犯胸、肺，可引起渗出性胸膜炎、胸腔积液、胸膜增厚粘连。患者可出现胸闷、胸痛、咳嗽和咳痰等症状，痰量少，痰中常无虫卵。胸腔积液中有大量嗜酸性粒细胞。X 线检查可见胸膜改变，肺部可见边缘模糊的浸润阴影或房性囊状阴影；侵犯脑可出现头痛、呕吐、癫痫和偏瘫等症状，类似脑膜炎、脑脓肿、脑肿瘤或蛛网膜下腔出血等；侵入心包可致血性心包积液，出现心悸、气短等；侵犯眼眶可导致眼球突出。全身症状有低热、乏力、食欲减退。血液检查嗜酸性粒细胞明显增多，可达 80%。因本病受损器官不定，可多个脏器同时受损，临床表现多样，误诊率很高，应注意与肺结核、肺炎及肝炎等鉴别。

诊断 流行区患者有生食或半生食溪蟹史，皮下有或曾有游走性结节，血液嗜酸性粒细胞显著增多，应疑为斯氏并殖吸虫病。该病为幼虫移行症，患者的痰液或粪便中几乎查不到虫卵，皮下包块活组织检查童虫是主要诊断方法。皮下包块活检可见嗜酸性肉芽肿，有时可见夏科－莱登（Charcot-Leyden）结晶。免疫学检查对诊断有重要参考价值。

治疗 与卫氏并殖吸虫基本相同。治疗药物首选吡喹酮，三氯苯达唑亦有较好疗效。

流行病学 斯氏并殖吸虫仅在中国有报道，主要分布于甘肃、陕西、山西、云南、广西、贵州、四川、重庆、湖北、湖南、河南、广东、福建、浙江和江西等地。斯氏并殖吸虫病的传染源是家猫、犬、豹猫、果子狸和狐等野生动

物。鼠和蛙等动物可作为该虫的转续宿主。人因生食或半生食含有活囊蚴的淡水蟹或转续宿主而感染。

（季旻珺）

Màngǔ bìngzhí xīchóng

曼谷并殖吸虫 [*Paragonimus bangkokensis* Miyazaki et al, Chen (1967) 1977]

隶属扁形动物门，吸虫纲，复殖目，并殖科，狸殖属。由宫崎（Miyazaki）于 1967 年根据泰国获得的标本命名的虫种。1975 年在中国海南找到该虫。1977 年，寄生虫学家陈心陶（1904 ~ 1977 年）作了简单描述，将该虫种归于狸殖属。该虫主要寄生在肺。

形态 包括成虫和虫卵。

成虫 呈瘦长形，前部稍宽，最宽处通常在腹吸盘水平，向后逐渐缩窄。全身披有基部较宽而末端较尖的群生体棘，每簇由 2~7 支组成。腹吸盘位于体前 1/3 处，比口吸盘稍大。卵巢在腹吸盘后，分支多而细。子宫位于卵巢的对侧。睾丸分叶短粗，分为 4~6 叶。

虫卵 淡黄色，短椭圆形，二侧不对称，卵壳厚薄均匀。大小为 68.63μm×48.45μm，卵盖宽约 22.1μm。囊蚴圆球形，囊壁两层，内外壁之间有很大的间隙，外壁薄而脆弱，内壁坚韧，厚度约 17.4μm。具外壁的囊蚴大小为 496.92μm×472.68μm。最显著的特征是后尾蚴在囊内常蜷曲成 U 形，蚴体与囊内壁之间空隙大，后尾蚴可在囊内活动自如。

生活史 曼谷并殖吸虫营寄生生活，实验终宿主有雪貂、大白鼠、犬、家猫和袋狸等，自然终宿主是印度小猫鼬。对该虫的研究多集中在卵、囊蚴、后尾蚴、成虫、第二中间宿主和实验终宿

主等，曼谷并殖吸虫的第二中间宿主为多种淡水蟹类，已知的 8 种隶属于 5 个属，主要是溪蟹属。其种类包括锯齿溪蟹等，且曼谷并殖吸虫的囊蚴可与哈氏并殖吸虫、异盘并殖吸虫、卫氏并殖吸虫及丰宫并殖吸虫的囊蚴共同寄生于同一种溪蟹宿主体内。

流行病学　曼谷并殖吸虫最早在泰国中部发现。此后数十年，在泰国境内未见其他地区有相关报道，故很长一段时间内，该虫被认为是泰国中部所特有的虫种。后来，泰国的东部、南部地区也陆续出现了曼谷并殖吸虫的相关报道。后经流行病学调查发现，该虫广泛分布于泰国境内。此外，中国的海南省、老挝的万象省以及越南的莱州省和广宁省也都先后有该虫的囊蚴发现和成虫的形态描述。

（季旻珺）

jùgāo bìngzhí xīchóng

巨睾并殖吸虫（*Pagumogonimus macrorchis* Chen, 1962）

隶属扁形动物门，吸虫纲，复殖目，并殖科，狸殖属。

形态　包括成虫、虫卵和囊蚴。

成虫　虫体肥胖，前宽后窄，末端略尖，最宽处在腹吸盘线的位置，即在体前 1/3 处。虫体大小为 11.3mm×4.6mm。腹面略平或稍凹入，背面拱起。全身披有体棘，为单生和丛生的混生型。口吸盘较小，腹吸盘较大。消化器官由口、咽、食管及肠支组成。卵巢多在腹吸盘后侧，卵巢中心体不明显，为 6 支主干组成，每干可分两短支，短支可再分支。子宫盘绕与卵巢相对。睾丸巨大为其特点，约为体长的 1/3，个别有接近体长一半的。

虫卵　金黄色，长卵形，卵身以中部较宽者居多。卵形对称与不对称各占半数，卵壳厚薄均匀，但末端微厚者约占半数。虫卵大小为 86.56μm×46.61μm。光镜下，可见卵盖倾斜者约占 40%。

囊蚴　呈椭圆形，囊壁两层，薄而脆弱，大小为 282μm×259μm。

生活史　巨睾并殖吸虫营寄生生活，终宿主为鼠类。在中国广西融水地区发现，第一中间宿主在溪内捕获拟钉螺两种，经鉴定为拟钉螺属和 γ 拟钉螺属。第二中间宿主捕获溪蟹经鉴定为圆顶华溪蟹融水亚种。野猫粪检虫卵阳性率为 75%。以蟹体内检获的吸虫囊蚴人工感染家犬，在感染 70 天后解剖检获成虫。虫体多已到肺结囊产卵，少数在腹腔、胸腔游离或在肝表面形成囊包。各囊包内可检获虫体，以成虫为多，童虫少。感染后 47 天开始在粪便中检出虫卵，与患者粪便及痰液中虫卵相似。

临床表现　有胸痛、咳嗽、咯血和咳铁锈色痰等症状。患者 X 线胸片可见两肺野多个圆形或椭圆形阴影。一般未见皮下结节或游走性包块。

诊断　痰及粪便中查到虫卵。

治疗　见卫氏并殖吸虫。

流行病学　巨睾并殖吸虫分布于泰国、斯里兰卡以及中国的海南、福建等地。中国广西北部当地苗族嗜食生蟹，将螃蟹研成蟹酱，拌入咸菜、酸辣椒中食用。历年常有类似肺结核病的病例发生，但用抗结核药物治疗无效。

（季旻珺）

yìgāo bìngzhí xīchóng

异睾并殖吸虫（*Paragonimus heterorchis* Zhou et al., 1982）

隶属扁形动物门，吸虫纲，复殖目，并殖科，狸殖属。

成虫大小为 14.26mm×5.84mm，长宽比例为 2.45∶1。口吸盘大小 533μm×745μm，腹吸盘大小 829μm×912μm，腹吸盘大于口吸盘。腹吸盘的位置在虫体的前 1/3 处，也是虫体的最宽处。睾丸占虫体的 1/4～1/5，一般大于卵巢。睾丸分支 3～6 支，个别可有再分支，中心体有的明显，有的不明显。左右睾丸大小不一，多数左侧位置高于右侧。形状可突出成块状，亦可有细条、粗条状。块状和多态睾丸是该虫最重要的特点。

虫卵为金黄色，多数为长椭圆形，对称或不对称。大小 88.03μm×47.06μm。卵盖明显，卵壳厚薄均匀，无盖端常增厚，40% 的卵有疣状凸起，厚度为 0.9μm。卵内可见 9～13 个卵黄球，卵细胞位于中部。

自中国湖北省五峰县异睾并殖吸虫产地采得宽腹华溪蟹共 522 只，逐个捣碎，经水洗沉淀，得囊蚴 1232 个，其中挑出小囊蚴 80 个，经腹腔注射感染家犬 2 只各 40 个。分别于感染后 54 天和 150 天解剖，获得童虫 9 个，成虫 13 个。捣碎实验犬肺组织可获得大量卵。

（季旻珺）

pàonáng bìngzhí xīchóng

泡囊并殖吸虫（*Paragonimus veocularis* Chen and Li, 1979）

隶属扁形动物门，吸虫纲，复殖目，并殖科。为中国寄生虫学家陈心陶（1904～1977 年）和李桂云于 1977 年在斯氏并殖吸虫疫区捕捉的蟹体内发现。根据其囊蚴的排泄囊宽大、排泄囊内颗粒松散等特点而命名的新种。泡囊并殖吸虫自 1977 年报道后，只重复发现于福建省建瓯、政和、松溪以及三明市的三元区等重度斯氏并殖吸虫疫源地。

形态 包括成虫、虫卵和幼虫。

成虫 虫体长梭形，大小为 11.60mm×3.97mm，腹吸盘大于口吸盘，腹吸盘位于体前 1/3。周身密布长三角尖刀形体棘，主要为丛生的混生型，单生棘躲在前端，群生棘占多数。四川产泡囊并殖吸虫的睾丸长而纤细；福建产泡囊并殖吸虫的睾丸长或短粗。

虫卵 四川产泡囊并殖吸虫的虫卵大小约 88.78μm×50.73μm；福建产泡囊并殖吸虫的虫卵大小约 74μm×45μm。卵壳厚薄均匀，表面光滑。有明显的卵盖。

囊蚴 类圆形，宽大，大小约 480.7μm×470.2μm。囊壁单层，厚度仅 5μm，易脱囊而难于检出。后尾蚴的排泄囊内黑色颗粒松散，以口吸盘至腹吸盘间尤甚；排泄囊直达肠叉后。

生活史 泡囊并殖吸虫主要分布在中国四川和广东省。四川产泡囊并殖吸虫的适宜宿主是犬，虫体寄生在肝；福建为泡囊并殖吸虫又一疫源地，猫为适宜宿主，虫体寄生在肺。在福建建瓯，福建拟钉螺与建瓯洱海螺均为小型螺蛳，局限孳生于溪坑的上游小水沟及砂石相混的渗水处，可能作为泡囊并殖吸虫的第一中间宿主；福建华溪蟹、福建马来溪蟹、角肢南海溪蟹和一待定名新种可能为其第二中间宿主。4 种溪蟹既可单独携带斯氏并殖吸虫囊蚴，有的个体可有斯氏、泡囊两种并殖吸虫囊蚴的混合感染，但未发现有泡囊并殖吸虫囊蚴单独感染的溪蟹，而且无论感染率与感染度均以福建华溪蟹为高。

现有观点认为：虽然泡囊并殖吸虫囊蚴和斯氏并殖吸虫囊蚴的形态特征有较明显的差别，但放置一段时间后，半数以上泡囊并殖吸虫的囊蚴变成与斯氏并殖吸虫囊蚴形态相似的特征。从用泡囊并殖吸虫虫卵进行生活史循环试验中收集的溪蟹体内没有发现泡囊并殖吸虫囊蚴。第二内转录间隔区（ITS2）基因序列的同源性比较发现，斯氏并殖吸虫和泡囊并殖吸虫的基因高度同源，而且种系发生树也显示两者之间无明显的遗传分化。因此，斯氏并殖吸虫和泡囊并殖吸虫为同一物种，泡囊并殖吸虫不具有虫种独立性。

流行病学 泡囊并殖吸虫在中国分布于四川青川县、广东等地，营寄生生活，自然终宿主待查。该物种的模式产地在四川青川县。

（季旻珺）

Chénshì bìngzhí xīchóng

陈氏并殖吸虫（*Paragonimus cheni* Hu，1963）
隶属扁形动物门，吸虫纲，复殖目，并殖科。由中国寄生虫学家胡孝素（1927～2022 年）于 1963 年首次报道，为中国独有虫种，仅发现于四川省和云南省。

形态 包括成虫、虫卵和幼虫。

成虫 虫体窄长形，大小约 10.5mm×4.2mm，最宽处在虫体前 1/3 后缘。虫体全身披有细小体棘，在腹吸盘之前以单生为主，在腹吸盘以群生为主。腹吸盘大于口吸盘，位于虫体前 1/3 附近。卵巢位于腹吸盘后侧，靠近腹吸盘，具有中心体，分 4～6 叶，呈指状，每叶再分 2～4 小叶。子宫与卵巢相对，内充满虫卵。卵黄腺发达。两睾丸并列，位于虫体后 1/3 前，呈长形分叶状。肠管呈波浪状，直达体末端。

虫卵 大小约 76μm×46μm，金黄色，椭圆形，约 73% 虫卵不甚对称，卵盖大多明显，少数虫卵后端卵壳增厚。

囊蚴 呈球形，较大，大小约 445μm×440μm。囊壁为单层，壁厚约 4μm，蚴体与囊壁间可见空隙。排泄囊内充满黑色颗粒，肠管弯曲，向后延伸达虫体后端。

生活史 猫及大鼠是众多并殖吸虫的终宿主，从云南省陈氏并殖吸虫流行区采集第二中间宿主锯齿华溪蟹，逐只捣碎，经过滤、自然沉淀后在解剖镜下检查并分离并殖吸虫囊蚴。以囊蚴感染 SD 大鼠及家猫。猫感染囊蚴后第 50 天粪便中即可排出虫卵，其虫体全部在肺内结囊，成虫率为 87.5%，猫为其较适宜宿主。陈氏并殖吸虫在大鼠体内亦可发育成熟，表明大鼠亦可为其宿主。猫与大鼠相比，感染囊蚴后虫卵排出时间短，成虫率高，猫体内检获成虫的大小及其各器官的发育程度明显优于大鼠内检获的虫体，表明陈氏并殖吸虫对猫和大鼠的适宜性并不一致，猫更适宜作为陈氏并殖吸虫的实验终宿主。

致病机制 陈氏并殖吸虫只能在肺而不能在胸腔内发育成熟，该特性与卫氏并殖吸虫相似。陈氏并殖吸虫是否同该虫一样能引起人体肺部病变尚待研究。

（季旻珺）

fēnggōng bìngzhí xīchóng

丰宫并殖吸虫（*Paragonimus proliferus* Hsia & Chen，1964）
隶属扁形动物门，吸虫纲，复殖目，并殖科。1964 年，中国寄生虫学家夏代光从云南获得的并殖吸虫根据其成虫子宫团庞大，横贯虫体中部及后尾蚴肠支盲端不达虫体末端，且个体巨大等特征，确定为丰宫并殖吸虫。

形态 包括成虫、虫卵和

幼虫。

成虫　大小 6.7mm×3.8mm。体表密披体棘，以丛生棘为主，在腹吸盘周围多为 4～6 个一丛，口吸盘周围多为单生棘。口吸盘小于腹吸盘，大小分别为 0.43mm×0.53mm 和 0.75mm×0.79mm。腹吸盘通常位于体前 1/3 横线处或更前。子宫团庞大，由充满虫卵的粗大子宫管盘曲而成，子宫团前缘接近或超过腹吸盘后缘水平。卵巢分叶，位于腹吸盘下侧或后方。睾丸在虫体后半。

虫卵　卵圆形，金黄色，绝大多数两侧对称，大小约 82μm×44μm。多数具卵盖，卵壳厚薄较均匀。卵内含卵细胞和 10 余个卵黄细胞。

囊蚴　类圆形，个体巨大，大小为 1.15mm×1.11mm，是已知最大者。囊壁一层，薄而透明，极易脱囊，因而很难从蟹体内获得囊蚴，这种情况在其他并殖吸虫极为罕见。

后尾蚴　个体巨大，大小为 2.01mm×0.62mm。腹面微凹，背面稍隆。两肠支在腹吸盘前细而弯曲，腹吸盘后则明显地变粗直，盲端尖细且不达虫体末端，此形态特征极为稳定。排泄囊底部直抵肠叉，腹吸盘以前部分呈不规则的树枝状。

生活史　第二中间宿主为景洪溪蟹和毛足溪蟹。前者的自然感染率为 53.2%，平均每只蟹检获 11.5 个后尾蚴；后者的自然感染率为 66.7%，平均每只蟹获 2.2 个后尾蚴。丰宫并殖吸虫的适宜终宿主为大鼠，猴、犬和猫均为不适宜宿主。猫与犬是绝大多数并殖吸虫的适宜宿主。有研究先后用丰宫并殖吸虫的后尾蚴经口感染了家猫、家犬和恒河猴，发现以上 3 种动物均不是其

适宜终宿主。大鼠感染后第 45 天粪便中排出虫卵，所有成虫均在肺部结囊并发育成熟，平均成虫率在 60% 以上，可以看出丰宫并殖吸虫与鼠类的适应性极好。

流行病学　在中国分布于云南西双版纳、景洪等地，营寄生生活。

（李昊珺）

xīnfángāo xīchóng

新繁睾吸虫（*Achillurbainia nouveli* Dollfus，1939）　隶属于扁形动物门，吸虫纲，复殖目，繁睾科。寄生于人体皮下组织引起新繁睾吸虫病，最初发现于黑豹等动物体内，是一种人兽共患病。首例人体病例是 1964 年由中国寄生虫学家陈心陶（1904～1977 年）报道的 1 名 10 岁儿童。

形态　包括成虫和虫卵。

成虫　虫体扁平，呈瓜仁状，体长 9～11cm、宽约 5mm、厚约 0.5mm。口吸盘透明，腹吸盘圆形，较口吸盘稍大，位于体前端 1/3 处。咽与口吸盘相连，食道甚短，分出的两支肠管往后延伸到达虫体后端，盲管终。卵黄腺由口吸盘后延伸至虫体后端。排泄囊明显，呈管状。雌雄同体，睾丸呈圆形或椭圆形，240～380 个，分布于腹吸盘与虫体末端之间的虫体两侧。卵巢球形，位于虫体中部的右侧，子宫略偏左侧，与卵巢呈对称。劳氏管粗而短。生殖孔位于肠管分叉后端。

虫卵　黄褐色，椭圆形或长圆形。卵身不对称，以中部 1/3 为最宽。大小为（51～73）μm×（30～38）μm。有卵盖，稍突起，呈圆弧形。卵壳厚薄不等。

生活史　根据现有流行病学调查推测与并殖吸虫相似，生活史中需两个中间宿主。其卵进入第一中间宿主，第一中间宿主主

要是螺类，在螺内发育至毛蚴。毛蚴排出后，进入第二中间宿主甲壳类动物，如淡水溪蟹内发育成囊蚴。中国福建省邵武市采集到的福建花溪蟹肝内曾查到新繁睾吸虫的囊蚴。人可能因吞食未煮熟的蟹类而感染。囊蚴进入终宿主，如人体或野生动物体内发育成成虫并产卵，而完成生活史。

致病机制和临床表现　感染新繁睾吸虫一般症状不明显，成虫寄生于人体的皮下组织，主要在头颈部，形成皮下结节或囊肿，引起慢性炎症或有脓液流出。严重者引起中耳炎，如有时耳部会有脓液流出，或用注射器可从囊肿出抽出灰黄色脓液，无异臭味，无血。囊肿在同一部位可反复出现，触摸囊肿比较坚实，与基底部粘连，无灼热感、搏动感。组织切片示囊壁有两层。外层为致密纤维组织构成，内层为泡沫状细胞、异物巨细胞和组织纤维构成，内有淋巴细胞和嗜酸性粒细胞浸润，可查见虫卵，有时可查见钙化灶与出血灶。

诊断　在囊肿处或结节处查获成虫或虫卵可确诊。脓液抽取时，光镜下检查亦可见虫卵。

治疗　推荐治疗吸虫的首选药吡喹酮。对形成的囊肿或结节以手术摘除。

流行病学　新繁睾吸虫病人体病例少见，主要存在于野生动物间，为自然疫源性疾病。中国与泰国各有 1 例病例报道。有野生动物感染报道的国家有法国、巴西、比利时等。

人体因生食或半生食甲壳类溪蟹等而感染。人或野生动物为新繁睾吸虫的终宿主。新繁睾吸虫感染人或野生动物是新繁睾吸虫病的传染源。第一、第二中间宿主螺类与溪蟹为传播环节。

防制 加强健康教育与公共宣传；提倡不生食淡水鱼、蟹、虾，宣传健康卫生的烹调方法；注意生熟食物分开，不直接饮用溪水等。

（李昊珺）

xuèxīchóng

血吸虫（*Schistosome*） 隶属扁形动物门，吸虫纲，复殖目，裂体科，裂体属。又称裂体吸虫。其成虫寄生于哺乳动物的静脉血管内。寄生于人体的血吸虫主要有6种，分别是曼氏血吸虫、埃及血吸虫、日本血吸虫、间插血吸虫、几内亚血吸虫和湄公血吸虫。其中日本血吸虫、曼氏血吸虫和埃及血吸虫流行范围最广、对人类的危害也最大。血吸虫感染人和其他哺乳动物引起血吸虫病，主要分布于亚洲、非洲和拉丁美洲。中国流行的是日本血吸虫病。

形态 包括成虫和虫卵，不同血吸虫的形态差异较为明显。

成虫 血吸虫雌雄异体，虫体呈圆柱形，形似线虫（图1A）。雄虫自腹吸盘以后虫体两侧向腹面卷曲，形成一条向内凹陷的纵沟，称为抱雌沟，雌虫栖息于其中，呈现独特的雌雄合抱状（图1B）。雄虫比较粗短，长6~20 mm，宽0.2~1.1mm，乳白色。雌虫比较细长，长7~28mm，宽0.25~0.30mm，因体内含有较多红细胞被消化之后的残留物质而呈现灰褐色。雄虫的口部周围有一个较发达的口吸盘，腹吸盘靠近身体前端。雌虫口吸盘和腹吸盘都不如雄虫发达。血吸虫没有咽部，食道之后分出两个肠支，并在虫体的中部附近融合，成为一条单独的肠道继续延伸到末端。根据物种的不同，雄虫有4~9个睾丸，每个睾丸都有一条纤细的输精小管，这些输精小管汇合在一起形成输精管，输精管扩张形成储精囊，并通过腹吸盘后面的生殖孔向腹侧开放。雌虫虫体后部有卵黄腺分布。

不同血吸虫虫种卵巢的位置不同，埃及血吸虫的卵巢在虫体后1/3处，曼氏血吸虫的卵巢位于虫体前后1/3处，而日本血吸虫卵巢则位于虫体中部。子宫的大小和产卵量也不同，日本血吸虫子宫最长，雌虫每日产卵量也最多，达2000~3000个，而曼氏血吸虫和埃及血吸虫子的子宫则相对较短，前者的雌虫每日产卵量为300~600个，而后者则为100~300个。

虫卵 为椭圆形或纺锤形，特点是都有突起的棘（图2）。日本血吸虫和湄公血吸虫是短小的侧棘，曼氏血吸虫是长而大的侧棘，埃及血吸虫和间插血吸虫则是端棘。虫卵表面常覆盖着宿主的组织碎片，卵内为一毛蚴，电镜下可见卵壳有微孔与外界相通。

生活史 血吸虫的生活史比较独特，不需要第二中间宿主，并且只有成虫、虫卵、毛蚴、母胞蚴、子胞蚴、尾蚴和童虫阶段，生活史中没有雷蚴和囊蚴阶段。

成虫寄生于人或其他哺乳动物的静脉血管内，不同物种偏好于寄生的位置不同，埃及血吸虫多寄生在膀胱静脉丛，而其他几种血吸虫多寄生于肠系膜静脉-门静脉系统中。雄虫依靠其发达的肌肉和吸盘带着合抱的雌虫逆着血流方向进入更小的静脉末梢，雌雄交配后产卵，所产虫卵大部分会沉积在宿主组织器官中，而小部分虫卵则会穿过小静脉壁、中间组织、肠道或膀胱黏膜，之后随着粪便或尿液从宿主体内排出。虫卵必须入水才能进一步发育。

在较低渗透压的淡水中，虫卵在合适的pH值、温度和光照等条件下孵出毛蚴，毛蚴能在水中自由游动并感染中间宿主淡水螺。不同血吸虫的中间宿主种类不同，如日本血吸虫的中间宿主为湖北钉螺，曼氏血吸虫和埃及血吸虫

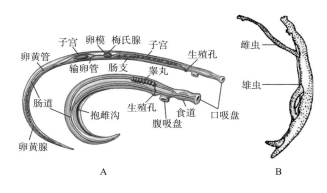

图1 血吸虫成虫形态

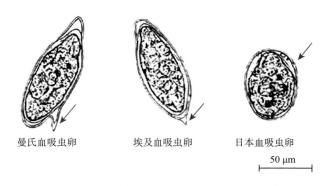

曼氏血吸虫卵　　埃及血吸虫卵　　日本血吸虫卵

50 μm

图2 3种不同的血吸虫卵（箭头分别指示棘）

的中间宿主分别为双脐螺和水泡螺。这些螺类能分泌吸引毛蚴的物质毛蚴松，刺激毛蚴的运动，增加感染机会。钻入淡水螺体内后，毛蚴依次经历母胞蚴、子胞蚴的阶段，在此期间进行无性繁殖，最后释放出大量尾蚴。

尾蚴是血吸虫的感染阶段。从淡水螺体内逸出的尾蚴能够自主游动，在水中当接触到宿主皮肤时，尾蚴则可以迅速用吸盘吸附，并通过尾部的摆动、体部的伸缩以及钻腺释放的酶破坏皮肤并钻入其中而成为童虫。童虫进入小血管或淋巴管经右心到肺，再经过左心进入体循环。其中日本血吸虫和曼氏血吸虫童虫到达肠系膜动脉后穿过毛细血管进入肝门静脉，在此处发育为性器官成熟的成虫，并完成雌雄合抱，之后移行到肠系膜静脉及直肠静脉寄居、交配、产卵。而雌雄合抱的埃及血吸虫则除移行至肠系膜下静脉外，还会移行至痔上静脉，且多数成虫通过痔静脉与会阴部静脉至膀胱静脉与盆腔静脉丛产卵（图3）。从尾蚴钻入皮肤到虫体发育成熟并产卵，日本血吸虫约需24天，曼氏血吸虫需30~35天，埃及血吸虫需60~63天。

不同种的血吸虫在人体内的寿命不一，日本血吸虫的平均寿命为4.5年，曼氏血吸虫为3.5年，埃及血吸虫为3.8年。也有少数病例报道曾有血吸虫病患者离开流行区到非流行区定居后数十年后仍可发现血吸虫卵，但所报道的病例多数是在肠活组织检查中发现虫卵，且无孵化阳性的报道，故血吸虫在人体内的寿命尚不明确。

生理　血吸虫生长、发育、繁殖所需的营养全都来源于宿主。一方面，血吸虫具有消化系统，可以通过肠道吸收营养；另一方面血吸虫还能直接通过体表吸收宿主提供的营养物质，体壁主要摄取单糖和若干种氨基酸，如半胱氨酸和脯氨酸。血吸虫通过口部摄入宿主的红细胞，并在肠道中将血红蛋白降解为多肽和游离氨基酸后经肠道上皮细胞吸收。血吸虫还能降解血红素的血红素加氧酶和胆绿素还原酶。血吸虫肠道内的棕黑色物质就是红细胞消化后的残存物。雌雄合抱对于血吸虫的正常生长发育和繁殖是必需的，尤其是雌虫。未经雌雄合抱的雌虫会发育不良，消化道的肌肉组织会变得薄而脆弱，摄入的红细胞只有正常发育雌虫的1/4，且产生的消化酶极少，且无法达到性成熟。此外，血吸虫的正常生长发育还需要宿主免疫因子的参与，如宿主产生的肿瘤坏死因子（TNF）会刺激雌虫产卵，宿主的甲状腺激素和白细胞介素7（IL-7）等刺激血吸虫生长发育。

免疫　人类对血吸虫均无先天性免疫力。血吸虫尾蚴、童虫、成虫和虫卵的抗原物质均可使宿主免疫系统致敏和引起免疫应答，诱导免疫病理或保护性免疫的产生。宿主感染血吸虫后对再感染可产生不同程度的抵抗力，即获得性免疫。这种抵抗力主要表现为对再次入侵的童虫具有一定的杀伤作用，而对原发感染的成虫不起杀伤作用，这种原发感染（成虫）继续存在，而对再感染（童虫）具有一定抵抗力的免疫现象称为伴随免疫。血吸虫能在宿主体内长期生存，是由于其和宿主在长期共进化过程中形成了相应的免疫逃避机制。

致病机制　血吸虫尾蚴、童虫、成虫和虫卵各期释放抗原引发宿主免疫病理反应是其致病基础，因此血吸虫病被认为是一种免疫病。

尾蚴致病　尾蚴入侵皮肤后造成尾蚴性皮炎，表现为钻入部位伴有瘙痒的丘疹。初次接触症状不明显，再次接触尾蚴后反应会加重，表现出严重的超敏反应，这个过程涉及Ⅰ型和Ⅳ型超敏反应。

童虫和成虫所致损害　童虫和成虫的移行造成血管的机械损伤，引起血管炎、静脉内膜炎等，这主要与虫体机械性损害和其代谢产物引起的超敏反应有关。成虫的代谢产物、分泌物、排泄物和更新脱落的表膜在宿主体内可形成免疫复合物，引起Ⅲ型超敏

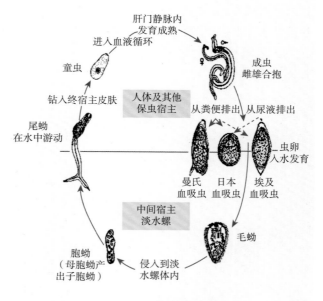

图3　血吸虫的生活史

反应。

虫卵致病 血吸虫虫卵造成的损害最为严重，是血吸虫的主要致病因子。虫卵沉积在组织中的虫卵释放大量可溶性虫卵抗原，引起多种免疫细胞的趋化，聚集于虫卵周围形成虫卵肉芽肿（Ⅳ型超敏反应），可不断破坏肠、肝等正常组织结构，引起慢性血吸虫病。

临床表现 包括以下几种情况。

急性血吸虫病 常见于初次感染者，是一种血清病样综合征。主要表现为发热、疲劳、肌痛、咳嗽、嗜酸性粒细胞增多和胸部X线片上的斑片状浸润，后续还可能出现胃肠道症状。多数2～10周自然恢复，但一些患者会出现持续性和更严重的疾病，包括体重减轻、呼吸困难、黄疸、腹水、毒血症、高度贫血、肝脾大和广泛皮疹等。

慢性血吸虫病 多见于反复轻度感染者以及急性期症状消失而未经治疗者，常表现为慢性腹泻和痢疾、肝脾大，造成隐匿性间质性肝炎或慢性血吸虫性结肠炎。当进展到出现门静脉高压、结肠显著肉芽肿性增殖、严重生长发育障碍时，就成为晚期血吸虫病。

晚期血吸虫病 根据临床表现分为巨脾型、腹水型、结肠增殖型和侏儒型，可能合并上消化道出血和肝性脑病。

重度感染 此时，童虫可在肺、脑、皮肤、心包和肾等处发育为成虫并寄生，造成异位血吸虫病，根据寄生部位的不同而产生相应的症状。

诊断 在粪便或尿液等排泄物中通过显微镜检获虫卵是最直接的诊断方式，由于血吸虫产卵量较少，使用浓缩技术富集虫卵后再镜检为宜，如加藤法、毛蚴孵化法、尿液过滤浓缩法等。慢性血吸虫病的虫卵量较少，可对直肠、肝、膀胱进行活检，联合超声检查。还可以使用免疫学诊断方法，如环卵沉淀试验（COPT）、间接血凝试验（IHA）、酶联免疫吸附试验（ELISA）和皮内试验（IDT）等。此外，分子生物学检测也能提供有效信息。

治疗 首选药物是吡喹酮，青蒿素及其衍生物如蒿甲醚、青蒿琥酯等对血吸虫童虫有一定杀灭作用，适当化疗可以逆转肝和膀胱等的纤维化。尚无血吸虫病的有效疫苗。

流行病学 血吸虫病在热带和亚热带地区流行，特别是在无法获得安全饮用水和适当卫生设施的贫困社区。全球有78个国家报道有血吸虫病传播。据估计，至少90%需要治疗的血吸虫病患者生活在非洲；2021年至少有2.514亿人需要预防性治疗，但是实际进行预防性治疗的人口数量则远低于此。世界卫生组织（WHO）认为，血吸虫病是仅次于疟疾的第二大社会经济破坏性寄生虫病，也是被忽视的热带病之一。

防制 ①控制传染源，救治已经感染的患者：采取人畜同步化疗控制传染源的有效措施。②切断传播途径：灭螺是切断血吸虫病传播的关键，同时还要改善农治地区的卫生条件，特别要加强人、畜粪便管理，因地制宜地建设安全供水设施。③保护易感人群，引导人们尽量不接触或少接触疫水；对难以避免接触疫水者，可使用防护药、具等。

2021年发布的《WHO控制和消除人体血吸虫病指南》提出，将大规模预防性化疗、提供饮用水、改善环境卫生和个人卫生、教育、灭螺和环境改造相结合的血吸虫病综合控制战略，用于阻断/消除血吸虫病传播。

（魏春燕 张 恒）

Rìběn xuèxīchóng

日本血吸虫（*Schistosoma japonicum* Katsurada，1904） 隶属扁形动物门，吸虫纲，复殖目，裂体科，裂体属。又称日本裂体吸虫。主要分布在日本、中国南方各省、菲律宾及非洲南部。1904年，日本学者桂田富士郎从日本梨山县的一只猫体内发现一种新寄生虫，并将其命名为日本裂体吸虫。次年，美国医师罗根（Logan OT）在湖南常德发现了中国第1例确诊的人体血吸虫病例。然而，血吸虫病并非此时才开始在中国境内蔓延，早在2000年前，长江流域便已有血吸虫病的相关记载。东晋葛洪的《肘后备急方》中载："水毒中人……初得之恶寒，头微痛，目注疼……虫食五脏，热极烦毒。"20世纪70年代出土的一批西汉古尸中，均检获血吸卵，可见血吸虫病由来已久。真正对血吸虫病的流行病学调查则直到20世纪30年代才逐渐展开。

形态 包括成虫、虫卵、毛蚴、胞蚴、尾蚴和童虫（图1）。

成虫 雌雄异体，活体呈雌雄合抱态。虫体乳白，呈圆柱状，外观似线虫，前端具口、腹吸盘各1个。雄虫长10～20mm，宽0.50～0.55mm。雄虫虫体背腹扁平，腹吸盘以下自两侧向腹面卷曲，形成抱雌沟。雌虫虫体细长，长12～28mm，宽0.1～0.3mm，肠管内富含红细胞消化残留物，虫体因而呈灰褐色。雌虫常居留于抱雌沟内。成虫消化系统包括

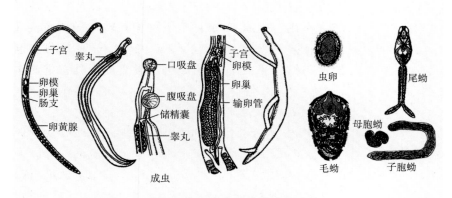

图1　日本血吸虫成虫各期形态

口、食道及Y形肠，两个肠支在虫体后半部汇合成单一盲管，盲管较短。雄性生殖系统包括串珠状睾丸（通常为7个）、输出管、输精管、储精囊和生殖孔。雌性生殖系统包括1个长椭圆状卵巢、输卵管、卵黄管、卵模、梅氏腺、子宫和生殖孔。

虫卵　成熟虫卵呈淡黄色椭圆状，长约89μm，宽约67μm，无卵盖，一端有1个小侧棘，显微镜下可见内部的成熟毛蚴。

毛蚴　从卵内孵出的毛蚴长约99μm，宽约35μm，被覆纤毛，通体呈头宽尾窄的梨形，游动时呈长椭圆形。头部有一袋状顶腺，开口于顶突；及两侧各有长梨形的侧腺，开口于顶腺开口的两旁。顶腺和腺具备分泌功能，分泌物为可溶性虫卵抗原（SEA），其生化成分为黏多糖、蛋白质和酶等。未孵化时SEA亦可通过卵壳上微孔释出。

尾蚴　长280~360μm，外被糖萼。整个尾蚴为体部和尾部。体部头端有一单细胞头腺，体部腹面后1/3处有一腹吸盘。腹吸盘周围可见5对左右对称排列的钻腺，钻腺由5对腺管向体前端分左右两束开口于头器顶端，其分泌物具溶组织功能。尾部呈Y形，分为尾干和尾叉。

童虫　尾蚴入侵宿主皮肤后脱去尾部至发育为成虫之前均称为童虫，会随着宿主血流在体内移行。

生活史　日本血吸虫的终宿主为人和牛、猪、羊等家畜及鼠等啮齿类动物，这些是其主要的保虫宿主。中间宿主为钉螺。成虫寄生于人等多种哺乳动物的门静脉-肠系膜静脉系统，雌虫产卵于肠黏膜下层静脉末梢内。一部分虫卵随血流到门静脉并沉积于肝组织内，另一部分虫卵沉积于肠壁组织内。位于肠黏膜下层和黏膜层的成熟虫卵，因SEA渗出会引起虫卵周围组织和血管壁的炎症坏死，在血流压力、肠蠕动和腹内压作用下，虫卵可随破溃的组织落入肠腔，并随宿主粪便排出体外。而沉积在肝、肠等组织部位中的虫卵引发局部病变后，逐渐死亡、钙化。据报道，在日本血吸虫大陆株感染的小鼠体内，有22.5%的虫卵沉积于肝，69.1%沉积于肠壁，0.7%在其他组织，仅7.7%的虫卵自粪便排出。排出的虫卵必须入水才能进一步发育。在渗透压、温度、pH及光照适宜的淡水中虫卵方可孵出毛蚴。孵出的毛蚴具有运动能力，可依靠纤毛摆动在水体中移动。日本血吸虫毛蚴具有向光性

和向上性，因此多分布于水体的表层。在中间宿主钉螺分泌的"毛蚴松"吸引下，毛蚴利用头腺分泌物的溶组织作用感染钉螺。在钉螺体内毛蚴脱去纤毛发育为母胞蚴，母胞蚴经过无性生殖发育为子胞蚴，并最终发育为成千上万条尾蚴。尾蚴逸出最适温度为20~25℃，同时需要一定的光照和适宜的pH。在自然条件下，尾蚴逸出的高峰时间为上午8~12时。

尾蚴自螺体内逸出后进入水体，可自主游动。尾蚴在水中的生存时间与其感染力均随环境温度、水的性质和逸出后时间长短而异。温度越高，逸出的时间越早，则其寿命则愈短，侵袭力也越差。日本血吸虫尾蚴多集中于水面，数量较多时可相互黏附成团，即在水体表层自由游动。尾蚴从螺体逸出后当接触到宿主皮肤后，可借助口、腹吸盘吸附于终宿主皮肤，在钻腺分泌物以及体部的摆动作用下钻入宿主皮下，脱去尾部及体表糖萼成为童虫。童虫在宿主循环系统中移行，经由右心至肺。日本血吸虫童虫移行速度快，在感染后3天即可到达肺部。到达肺部的童虫再由左心进入大循环，到达肠系膜动脉的童虫可穿过毛细血管进入肝门静脉，发育为性成熟的成虫。雌雄合抱的成虫移行至肠系膜静脉、直肠静脉等处，呈多虫聚集式分布寄居，雌雄交配后雌虫产卵于肠黏膜下层静脉末梢内（图2）。从尾蚴钻入皮肤到虫体发育成熟并产卵，日本血吸虫仅需约24天，远比其他血吸虫所需时间短。日本血吸虫产卵量较大，每天每条雌虫可产3000个卵。成虫寿命4~5年，亦有存活数十年的报道。

生理　日本血吸虫生长、发

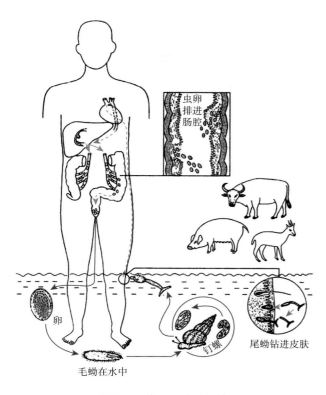

图 2 日本血吸虫生活史

育所需要的营养来源于宿主。吞食宿主的红细胞后在虫体肠道中的蛋白分解酶的作用下降解为血红蛋白，后者进一步被降解成多肽和游离氨基酸供虫体利用。由红细胞中核苷酸而来的核苷，被虫体肠道上皮细胞所吸收。另外营养物质体壁可通过扩散和主动转运及胞饮等方式转运。

免疫 日本血吸虫的抗原来可分为虫体抗原和排泄-分泌抗原两类。虫体抗原来自虫体表面及内部结构，可诱发宿主保护性免疫应答。排泄-分泌抗原则来源于活虫体，在血液中成为循环抗原，可作为免疫学检测标志物之一，其含量与感染负荷正相关，虫体死亡则排泄-分泌抗原消失。不同虫株、不同阶段的血吸虫抗原组成有差异，诱发免疫应答状态也各不相同。人体对血吸虫感染的免疫应答主要分为固有免疫和获得性免疫。其中，固有免疫作用

包括皮肤黏膜的屏障作用、抗原提呈细胞（APC）的吞噬作用和抗原提呈作用、补体等成分对虫体的杀伤作用等。人类对人体血吸虫均无先天性免疫力。宿主感染血吸虫后对再感染可产生不同程度的抵抗力，即获得性免疫。但这种获得性免疫属于伴随免疫，即这种抵抗力主要表现为对再次入侵的童虫具有一定的杀伤作用，而对原发感染的成虫不起杀伤作用。人体杀伤血吸虫的主要免疫机制为抗体依赖细胞介导的细胞毒作用（ADCC）。APC 将处理后的血吸虫抗原提呈给 CD4$^+$ T 细胞，分泌相关细胞因子，促进 IgG、IgE 产生和细胞免疫，杀伤宿主体内的幼龄童虫。

血吸虫寄生人体的各阶段抗原均可引起宿主免疫应答，诱导免疫病理或保护性免疫的产生。在尾蚴及童虫阶段，即感染前 5 周左右，主要引起 Th1 型免疫应答，以产生白细胞介素（IL-1、IL-12）、肿瘤坏死因子（TNF-α）和 γ 干扰素（IFN-γ）等细胞因子为特征；随着童虫发育为成虫并产卵，Th2 型免疫应答逐渐取代 Th1 型，成为主要免疫应答类型，其特征是 IL-4、IL-5 和 IL-13 表达的增加和 IgE 的产生造成宿主免疫力下降，促进虫卵肉芽肿形成，引发慢性感染症状，与肝纤维化

的发生关系密切。此外，在不同微环境下可相互转化的调节性 T 细胞（Treg 细胞）与 Th17 细胞也在血吸虫感染免疫中具有重要作用：Treg 细胞抑制宿主体内过度病理反应，并有助于血吸虫逃避宿主的免疫攻击；而 Th17 细胞促进血吸虫感染过程中的免疫病理发展。血吸虫可能通过多种机制逃避宿主免疫攻击，从而与免疫功能正常的宿主长期共存，称为免疫逃避。相关机制的假说包括封闭抗体假说、抗原伪装及抗原模拟假说和表面受体假说等。

致病机制 生活史中与人体有接触的各阶段均可对宿主造成损害，其中虫卵是最主要的致病因子。其共同致病机制为虫体释放抗原诱发宿主免疫应答而导致一系列病理变化。

尾蚴 尾蚴通过接触并钻入皮下感染宿主，此过程可导致钻入部位出现瘙痒性丘疹，病理检查可见局部毛细血管扩张充血，伴出血、水肿及炎症细胞浸润，称为尾蚴性皮炎。在中国，尾蚴性皮炎多发于稻田区，又称稻田性皮炎；国外流行区则多因游泳导致感染，又称游泳者痒。尾蚴性皮炎发生机制包括 I 型和 IV 型超敏反应，患者初次接触尾蚴时反应较轻，重复接触则愈为严重。

童虫 童虫通过小静脉及淋巴管在宿主循环系统移行，此过程中可造成途径组织器官发生机械性损伤，导致局部出血和血管炎。此外，童虫代谢产物可能引起宿主超敏反应，导致发热、背痛、咳嗽和嗜酸性粒细胞增加等症状。

成虫 成虫寄生于血管内，可吸附于血管壁，借助口腹吸盘逆血流移动。此过程可能导致血管壁机械性损伤，引起静脉内膜

炎。此外，成虫代谢产物可形成免疫复合物，在患者体内引起Ⅲ型超敏反应。

虫卵　虫卵致病机制为Ⅳ型超敏反应。在组织中沉积的虫卵发育成熟后，卵内毛蚴释放的SEA经卵壳上的微孔渗到宿主组织中，通过抗原提呈细胞如巨噬细胞等提呈给辅助性T细胞（Th），致敏的Th细胞再次受到同种抗原刺激后产生各种淋巴因子，引起淋巴细胞、巨噬细胞、嗜酸性粒细胞、中性粒细胞及浆细胞趋向、集聚于虫卵周围，形成虫卵肉芽肿，俗称虫卵结节。急性期的肉芽肿易发生液化，形成嗜酸性脓肿，出现大量浆细胞浸润及抗原-抗体复合物沉着，称何博礼现象（Hoeppli phenomenon）。肉芽肿的形成对机体有利有弊，一方面，肉芽组织能有效隔离虫卵抗原对邻近组织的损害，另一方面，肉芽组织破坏邻近组织结构完整性，对肝、肠正常结构功能造成损害，引起慢性血吸虫病。当卵内毛蚴死亡后，逐渐停止释放抗原，肉芽肿直径开始缩小，虫卵逐渐消失，代之以纤维化。由于虫卵沿门静脉分支（窦前静脉）分布，故纤维组织可沿小叶周围伸展而形成干线型结构，引起干线型肝纤维化。虫卵肉芽肿位于门静脉分支的终端重度感染时门静脉周围可出现广泛的纤维化。窦前静脉的广泛阻塞可导致门静脉高压，引起肝脾大，腹壁、食管及胃底静脉曲张，上消化道出血及腹水等。

临床表现　包括以下几种情况。

急性血吸虫病　常见于初次感染者，或再次感染大量尾蚴的慢性患者。大多数病例于感染后5~8周出现症状，此时正是成虫大量产卵，卵内毛蚴向宿主血液循环释放大量抗原的时候。毛蚴释放的抗原引起特异性抗体水平急剧升高，在抗原过剩的情况下，形成抗原抗体复合物，引发Ⅲ型超敏反应所致的血清病样综合征，主要全身发热、肝肠受损及过敏表现等。急性血吸虫病最易发生于疫区的儿童或青少年以及进入疫区的非流行区人群，因为这些人群不具备有抵抗感染的获得性免疫力。临床表现为畏寒、发热、多汗、淋巴结及肝大，常伴有肝区压痛、肝大左叶较右叶明显，质地较软、表面光滑；重度感染者可见脾大；食欲减退、恶心、呕吐、腹痛、腹泻以及黏液血便或脓血便等；累及呼吸系统时可出现干咳、有气促、胸痛，X线检查可见点状、云雾状或雪花状浸润性阴影，多在发病后月余出现。重症患者还可出现迟钝、黄疸、腹水、高度贫血、消瘦等症状。患者还可出现荨麻疹、神经血管性水肿、出血性紫癜、支气管哮喘等超敏反应表现。由于日本血吸虫产卵量较大，急性期症状往往较重，又称钉螺热、片山热（Katayama fever）。急性期患者经积极的病原治疗后可痊愈，否则可能持续加重。

慢性血吸虫病　急性期症状消失而未经病原治疗者，或经反复轻度感染而获得免疫力的患者，或感染较轻者，则可能在血吸虫长期慢性刺激下产生免疫调节，使病变局限，出现症状较轻的隐匿型间质性肝炎或慢性血吸虫性结肠炎。隐匿型患者一般无症状，少数可有轻度的肝或脾肿大，但肝功能正常。有症状的患者主要以消化系统症状为主，表现为慢性腹泻或慢性痢疾，症状呈间歇性出现。肝大较为常见，表面光滑，质稍硬，无压痛。肝功能试验除丙种球蛋白可增高外，其余在正常范围。脾多呈轻度肿大。

晚期血吸虫病　指出现肝纤维化门静脉高压综合征，严重生长发育障碍或结肠显著肉芽肿性增殖的血吸虫病患者。反复大量感染的患者，其肝往往被肉芽肿严重损害，重度纤维化，临床表现为一系列相关症状，如肝脾大、门静脉高压等。在中国，晚期血吸虫病可根据临床表现分为巨脾型、腹水型、结肠增殖型和侏儒型四型，也可混合出现在同一患者。①巨脾型：主要表现为左上腹明显肿大，脾大达Ⅱ级，超过脐平线或横径超过腹中线，伴重坠感。②腹水型：成因为肝硬化后，门静脉高压与肝功能代偿失调，可在疾病进展过程中自然发生，也可在呕血、感染和过度劳累后被诱发。主要表现为腹部膨隆，患者常自诉腹胀，进食后往往出现上腹部胀满不适、呼吸困难、脐疝、腹股沟疝、下肢水肿、胸腔积液和腹壁浅静脉怒张等症状，常合并低钠血症，严重者可出现低蛋白血症与肾衰竭。③结肠增殖型：有突出的肠道症状，表现为腹痛、腹泻、便秘或便秘腹泻交替出现，有并发结肠癌可能。④侏儒型：出现在长期、反复感染导致内分泌失调的儿童患者中，表现为垂体功能不全导致的身材矮小、面容苍老及第二性征发育不全，智力无明显受损。半数以上晚期血吸虫病患者死于上消化道出血，为该病主要并发症之一。患者常因免疫力低下合并乙型肝炎，加速肝硬化进程。

异位血吸虫病　重度感染时，童虫可能在门静脉系统外发育为成虫，即异位寄生。异位寄生的成虫产出的虫卵沉积于门静脉系统以外的器官或组织也可引起虫卵肉芽肿，由此造成的损害称异位损害或异位血吸虫病引发相关症状。常见异位损害部位为肺和脑，其次为皮肤、肾、胃肠道等，根据损害部位不同，可表现为肺动脉炎、肺心病、局限性癫痫等不同症状。

诊断 包括病原学、免疫学检查以及核酸检测。

病原学检查 日本血吸虫成熟虫卵通过粪便排出人体，故可使用粪便直接涂片法、尼龙袋集卵法、毛蚴孵化法和定量透明法等进行病原学检查，适合虫卵排出量较高的活动期血吸虫病患者。晚期患者可采用直肠镜活检，见活卵即可确诊血吸虫病。病原学检查是各期各类血吸虫病确诊的金标准，但早期诊断难度高、特异度差。此外，随着血吸虫防治工作深入，感染者感染强度大大降低，进一步提高了病原学检查难度。

免疫学检查 包括循环抗体、循环抗原和循环免疫复合物检测，最常用的方法有环卵沉淀试验（COPT）、间接血凝试验（IHA）、酶联免疫吸附试验（ELISA），此外还有胶体染料试纸条法（DDIA）和斑点金免疫渗滤试验（DIGFA）等可辅助诊断。免疫学检查技术虽较成熟，但诊断意义不明确，因其特异度较低，且容易出现交叉反应和假阳性；此外，循环抗体在患者治愈后仍可长期存在，无法区分现症感染与既往感染。

核酸检测 高灵敏度、高特异度的核酸检测手段在血吸虫病早期诊断中表现出良好的应用前景。主要检测技术为基于特异性靶基因的各类聚合酶链反应（PCR），如变温扩增技术和等温扩增技术，后者主要包括环介导等温扩增（LAMP）、重组酶聚合酶扩增（RPA）和重组酶介导的等温扩增（RAA）等。

治疗 血吸虫病首选药物为吡喹酮。吡喹酮可有效杀伤寄生人体内的血吸虫成虫，对因治疗各期血吸虫病。对于急性期患者，除进行吡喹酮抗虫治疗外，还应配合支持、对症治疗，如补液以维持水电解质平衡、补充皮质醇以辅助退热、应用抗生素以治疗并发感染等。但各种抗生素对血吸虫病引起的发热均无效，需进行抗虫治疗方可缓解。对于晚期患者，除抗虫治疗、支持治疗外，还应通过外科手术、激素治疗等综合干预，改善症状。

流行病学 日本血吸虫唯一中间宿主为湖北钉螺，广泛分布于温暖潮湿的淡水及滩涂中。日本血吸虫病为人兽共患病，患者和患病耕牛为主要传染源。血吸虫病主要通过疫水接触传播，从事农业和渔业生产的农民、渔民、船民是血吸虫病的高危人群，主要流行区域为日本、中国南方各省、印度尼西亚、菲律宾及非洲南部。20世纪50年代，日本血吸虫病在中国的主要流行区域为长江流域以南，包括湖南、湖北、江西、安徽、江苏、云南、四川、浙江、广东、广西、上海和福建在内的12个省（市），累计感染者达1100万人。

防制 中华人民共和国成立后，中国政府迅速成立血吸虫病防治领导小组，积极防控病情、螺情，经过70年综合治理，已有效控制传染源，进入消除攻坚阶段。针对血吸虫疫情的防制工作大致分为四个阶段：1950~1989年，政策以消灭钉螺为主、个体防护为辅，力图阻断传播链条；1990~2003年，政策以实施化疗为主，有效控制传染源；2004~2015年，推行以控制传染源为主的综合治理政策；自2016年至今，血防工作进入消除阶段。经过70多年的综合治理，截至2019年底，全国450个血吸虫病流行县（市、区）中，有301个（66.9%）达到消除标准、128个（28.4%）达到传播阻断标准、21个（4.7%）达到传播控制标准。

血吸虫病作为传染病，需从传播各个环节入手进行综合防制：人畜同步治疗以控制传染源；灭螺、加强粪便管理、完善供水系统以净化水体从而切断传播途径；加强高危人群防护措施以降低感染风险，保护易感者。

（魏春燕 刘千舒）

Mànshì xuèxīchóng

曼氏血吸虫（*Schistosoma mansoni* Sambon，1907） 隶属扁形动物门，吸虫纲，复殖亚纲，复殖目，裂体科，血吸虫属。是历史上发现的第二种人体血吸虫。1902年，帕特里克·曼森爵士（Sir Patrick Manson）在1名曾于西印度群岛生活的英国人的粪便中发现了带有侧棘的虫卵，并提出这可能是导致血吸虫病的一个新物种的假说。1907年，曼森的坚定支持者桑博恩（Sambon）将其命名为曼氏血吸虫。尽管存在地理隔离，曼氏血吸虫和日本血吸虫的全基因组测序显示，二者极可能来源于同一祖先。"走出亚洲（out of Asia）"学说认为，血吸虫起源于亚洲，并随着哺乳动物的迁徙，在非洲产生了曼氏血吸虫和埃及血吸虫的新分支，而日本血吸虫为更原始的亚洲虫种。曼氏血吸虫在形态、生活史、感染方式及其所引起的病理变化与症状等方面与日本血吸虫有很多相似之处。不同地区曼氏血吸虫的形态和致病力有差异，被认为存在地理株。

形态 包括成虫、虫卵、毛蚴和尾蚴（图1）。

成虫 雌雄异体，活体常雌雄合抱，雌虫居于雄虫抱雌沟内。成虫虫体相较埃及血吸虫纤细，肠支在体前半部汇合，盲管较长。雄虫长 6～14mm，宽 0.8～1.1mm，体表遍布粗糙结节，上有束状细毛，睾丸数量不一，为 2～14 个，其他雄性生殖器官包括输精管、生殖孔和储精囊。雌虫长 7～17mm，宽约 0.25mm，体表有小结节，卵巢位于体中线之前，雌虫的子宫中卵数量较少，通常只有 1～3 个，其他雌性生殖系统器官包括输卵管、卵黄腺、卵黄管、卵模、梅氏腺和生殖孔。

虫卵 相较其他血吸虫大，呈长椭圆形，成熟虫卵长 114～175μm，宽 45～68μm，侧棘长而大，是曼氏血吸虫卵的显著特点。

毛蚴和尾蚴 较日本血吸虫大。毛蚴游动时呈椭圆形，长约 150μm，周身背有纤毛。尾蚴长约 330μm，也为叉尾型。

曼氏血吸虫形态与人体常见的日本血吸虫和埃及血吸虫相似（图2）。

生活史 与日本血吸虫大致相同，经历成虫、虫卵、毛蚴、母胞蚴、子胞蚴、尾蚴和童虫阶段。终宿主相较日本血吸虫有限，通常为人，流行地区亦可见猴、狒狒和部分啮齿类动物被感染。中间宿主为扁卷螺科的双脐螺属的螺种，包括光滑双脐螺、亚氏双脐螺、浦氏双脐螺和藁秆双脐螺，常见于温暖潮湿的沼泽地区。

成虫通常寄生于肠系膜小静脉、痔静脉丛，有时寄生在肠系膜上静脉、膀胱静脉丛及肝门静脉。所产虫卵大部分沉积于肠壁和肝，少部分成熟后随肠壁破溃组织落入肠腔，随粪便排出体外。虫卵入水后，在水中孵出毛蚴。毛蚴入侵中间宿主双脐螺，在双脐螺体内经过无性繁殖发育为尾蚴。与其他人体血吸虫不同，曼氏血吸虫的尾蚴离开螺体，进入淡水水体后混悬于水体中，而非聚集于水体表层。曼氏血吸虫的尾蚴从双脐螺体内逸出的时间多

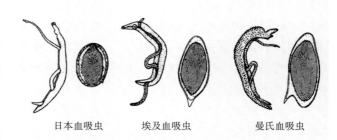

图2 3种人体血吸虫成虫和虫卵对比
日本血吸虫　　埃及血吸虫　　曼氏血吸虫

在中午前后（10～14 时）。终宿主因接触疫水而感染尾蚴。尾蚴钻入宿主皮肤后即成为童虫。与其他血吸虫不同，曼氏血吸虫尾蚴钻入宿主皮肤时其尾部并未脱落。童虫经由与日本血吸虫类似的血肺移行途径后最终发育为成虫并在肠系膜上静脉、膀胱静脉丛等部位开始产卵。曼氏血吸虫童虫迁移速度相较日本血吸虫慢。侵入皮肤后，绝大部分日本血吸虫童虫 2 小时内即可入血，曼氏血吸虫尾蚴则多在表皮停留，72 小时后才能在血液中发现童虫。在曼氏血吸虫中，自尾蚴感染至成虫产卵需 4～5 周，产卵数量显著少于日本血吸虫，每条雌虫每日产卵量约 300 个，且产卵时往往单个排出，几乎不出现日本血吸虫卵的成簇分布现象。

致病机制 曼氏血吸虫引起血吸虫病的机制与临床症状也与日本血吸虫大致相同，主要累及消化道，也可波及心脏、肾及神经系统。但二者在虫卵肉芽肿特点及形成机制上存在一定差异。与日本血吸虫虫卵成簇分布的特点不同，曼氏血吸虫虫卵肉芽肿通常由单个虫卵诱发，体积较日本血吸虫虫卵肉芽肿小，何博礼（Hoeppli）现象不出现或少见，且肉芽肿中主要细胞类型为嗜酸性粒细胞，中性粒细胞数量很少。而日本血吸虫卵引起的肉芽肿主

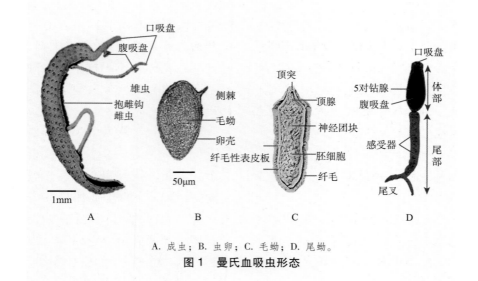

A. 成虫；B. 虫卵；C. 毛蚴；D. 尾蚴。

图1 曼氏血吸虫形态

要成分为中性粒细胞,这是感染急性期肝损伤和坏死的主要原因,在肉芽肿形成过程中起关键作用。肉芽肿外围无大量浆细胞。在虫卵沉积水平相当的情况下,曼氏血吸虫感染引起的组织炎症反应相较日本血吸虫略轻。

在肝,大量曼氏血吸虫卵被阻于肝窦前小叶间静脉,阻断了部分血流,但此时对肝循环无大影响。直至大的无血管的肉芽肿形成完全阻断局部肝门静脉血流,才会出现肝门静脉阻塞。之后,在继续纤维化的肉芽肿中出现来自肝动脉的新生血管。由于肝动脉的代偿,肝总血流保持正常,肝窦灌注得以维持,肝实质功能很少受损。肝门静脉阻塞导致门静脉高压、充血性脾肿大及门腔侧支循环形成,其后果与日本血吸虫病相同。

肠道病变与日本血吸虫病亦相仿,但曼氏血吸虫病结肠远端及直肠虫卵沉着较少,该处病变亦相应较轻。虫卵亦可通过门体侧支循环沉积于肺周围小动脉,虫卵抗原激发血管壁局部反应,产生肉芽肿,使动脉管腔狭窄、管壁增厚,加上新生血管产生,动静脉吻合,逐渐导致肺循环高压,右心室肥大,最终发生肺源性心脏病。该症在曼氏血吸虫病远较日本血吸虫病为多见。

曼氏血吸虫病肾病的主要表现为肾小球系膜增宽,系膜细胞增生,毛细管壁增厚,呈小叶型或节段性损害至完全硬化,基底膜增厚、断裂;肾小管变化轻微。电子显微镜下可见系膜与基底膜的上皮侧或内皮侧有电子致密沉积,基底膜上皮细胞足突融合。

与日本血吸虫一样,曼氏血吸虫卵还可随血流至脑、脊髓、心、胆囊、皮肤等处,引起肉芽肿病变,其中脊髓病变较日本血吸虫病为多见。

临床表现 曼氏血吸虫病临床分期与症状与日本血吸虫病相似,仅在病程周期和受累部位上有少量差别。尾蚴性皮炎少见。接触含有曼氏血吸虫尾蚴的疫水后3~8周可出现急性期症状。急性期通常不致死,轻者可无自觉症状,绝大多数慢性病例无急性感染阶段。慢性病例根据受累部位不同,表现出不同症状。

肠型 可出现间歇性、时间长短不一的胃肠道症状,如腹痛、腹泻等,一般较轻,部分无症状。肝可触及。

肝脾型 以脾大为特征,常伴肝大,有的表面不平,但无压痛。脾可下达髂嵴水平,质硬,伴有脾功能亢进,可并发食管或胃底曲张静脉破裂而致大出血,但出血后并发肝性脑病者较日本血吸虫病为少。严重病例可出现腹水。实验室检查可见絮状及浊度试验阳性,血清球蛋白主要是丙种球蛋白增高,白蛋白下降。粪便检查虫卵阳性率较肠型者为低。

肺心型 主要表现为劳动后渐进性呼吸困难,同时可有心悸、咳嗽、乏力和发绀等。体检除有上述肝脾型体征外,肺动脉瓣区可闻及Ⅰ~Ⅱ级粗糙收缩期杂音,肺动脉瓣第2心音亢进。X线检查可见右心室增大,肺动脉段突出,肺动脉分支较粗大。心电图示电轴右倾,右心室肥厚。

异位损害 脊髓损害出现横断性脊髓炎症状较为多见,脑部损害少见。

免疫复合物肾病 主要表现为水肿、蛋白尿及其他肾功能不全,血压可升高,常同时伴有肝脾型的体征。

诊断 与日本血吸虫病相似,需结合疫水接触史、疫区旅居史和临床症状,实验室确诊方法包括以下几种。

病原学检查 从粪便中检出活卵为确诊标准。常用方法包括厚片透明法、汞碘醛浓集法、甲醛乙醚浓集法及毛蚴孵化法、直肠镜活组织检查等。由于曼氏血吸虫寄生部位较高,虫卵较少沉积于直肠及结肠下段,因此直肠镜活组织检查难以检出活卵。与日本血吸虫相比,曼氏血吸虫病临床表现通常较为轻微,容易发生误诊和漏诊。

免疫学检查 包括间接血凝试验(IHA)、酶联免疫吸附试验(ELISA)、胶体染料试纸条法(DDIA)和斑点金免疫渗滤试验(DIGFA)等。

核酸检测 包括环介导等温扩增(LAMP)、重组酶聚合酶扩增技术(RPA)和重组酶介导的等温扩增(RAA)。

治疗 与日本血吸虫病大致相同,一线药物治疗首选吡喹酮,也可选择奥沙尼奎、海蒽酮和硝唑咪,但需警惕血吸虫对药物产生抗性,临床已有吡喹酮敏感性下降的难治性病例。此外,针对其他系统性疾病应给予对症与支持治疗,如对肝功能损伤者给予护肝治疗,对腹水给予利尿剂,对合并感染酌情使用抗生素,对发生腹泻的肠型血吸虫病给予止泻治疗。

流行病学 曼氏血吸虫病主要流行区域为非洲、主要分布于非洲、南美洲(特别是巴西、委内瑞拉、苏里南和圭亚那)及加勒比群岛和部分亚洲国家,如也门、沙特阿拉伯和以色列。中国境内原本无其中间宿主分布,1974年,迈耶-布鲁克(Meier-

Brook）首次报道在香港发现了原产于巴西的曼氏血吸虫中间宿主藁杆双脐螺，可能是由香港居民引入观赏鱼而从境外输入香港，后沿水域播散至深圳、东莞、惠州等地区，随着全球化进程的推进，且全球变暖导致环境愈发向适宜曼氏血吸虫孳生的方向改变，有疫情发生风险。中国国内曼氏血吸虫病例主要为输入性病例，以在非洲从事野外工程建设及地质勘探的中青年男性感染者为主。

防制 与日本血吸虫病类似，应从强化监测、人群普治、治理螺情、保护易感人群入手，综合治理，降低疫情传播风险。

（魏春燕 刘千舒）

Āijí xuèxīchóng

埃及血吸虫（*Schistosoma haematoblum* Bilharz，1852）

隶属扁形动物门，吸虫纲，复殖亚纲，复殖目，裂体科，血吸虫属。是已发现最早的一种人类血吸虫，其形态、生活史及感染方式与日本血吸虫或曼氏血吸虫大同小异。但由于其寄生部位不同，病理及临床表现亦有所不同。1851 年，德国医师特奥多尔·马克西米利安·比尔哈茨（Theodor Maximilian Bilharz，1825 ～ 1862 年）在 1 名血尿患者肝门静脉血液中发现一种白色蠕虫，这是学界首个关于埃及血吸虫成虫的描述；1910 年，在公元前 1250 ～ 前 1000 年的埃及木乃伊肾盂内发现了埃及血吸虫虫卵；利用酶联免疫吸附试验在约公元前 3100 年的埃及木乃伊中检出埃及血吸虫抗原，表明该虫感染人体至少有5100 多年的历史。其生活史由英国蠕虫学家罗伯特·利珀（Robert Leiper）于 1915 年厘清。

形态 包括成虫、虫卵、毛蚴、胞蚴、尾蚴和童虫。

成虫 雌雄异体，存活时两性虫体呈合抱状态（图 1A），雌虫居于雄虫抱雌沟内。雄虫体长7 ～ 14mm，宽约 1mm，具有口吸盘和腹吸盘，前者直径 0.2 ～ 0.4mm；腹吸盘大，直径 0.25 ～ 0.53mm，腹吸盘前体部呈圆柱状，腹吸盘后常因抱雌褶展开而呈扁平状。在口吸盘及腹吸盘的内壁分布有许多尖锐的小棘，并在吸盘的边缘生长一些感觉器。雄虫全身表面布满隆起的圆突，在圆突具有许多小棘。在抱雌沟边缘体壁上后圆突小，其中央光滑无小棘。圆突间的体壁呈明显而复杂的褶峰和凹窝，并分布着许多感觉器。虫体腹面体壁布满细棘。雄性生殖系统睾丸、输精管、生殖孔和位于睾丸前方的储精囊。睾丸呈圆形，一般 4 或 5 个，位于腹吸盘下方靠近体的背部。在第 1 个睾丸的前方为储精囊。雌虫体型更加细长，体长16 ～ 20mm，宽 0.25 ～ 0.30mm，体壁光滑，吸盘细小。雌性生殖系统包括长椭圆形的卵巢、输卵管、卵黄腺、卵黄管、卵模、梅氏腺、

子宫和生殖孔。卵巢长椭圆形，位于体中线之后。子宫内可含20 ～ 30 个虫卵。其他生殖器官位置关系均如日本血吸虫。消化系统似雄虫。

虫卵 长椭圆形，无卵盖，一极具有特征性的端刺（图 1B）。卵的大小变异很大，长 80 ～ 185μm，大多数为 100 ～ 153μm；宽 40 ～ 70μm，大多数为 43 ～ 53μm。端刺长 6.6 ～ 15.0μm。卵壳齐尔-内尔森（Ziehl-Neelsen）染色阴性，显著区别于其他人体血吸虫卵壳。在扫描电镜下，卵壳表面具有棘状的微棘，但不如曼氏血吸虫卵尖锐；在透射电镜下，卵壳呈双层结构，内外两层相互紧贴。内层薄，电子密度高度致密；外层厚，中等电子致密。在外层的表面有规则地分布着许多微棘，微棘平均大小为 0.22 μm × 0.05μm。

毛蚴 梨形，长 0.1 ～ 0.14mm，宽 0.050 ～ 0.065mm，体部覆有 4 排表皮板，可在水体中游动。除第 1 排表皮板外，其他各排表皮板均有无纤毛嵴围绕。顶乳突似

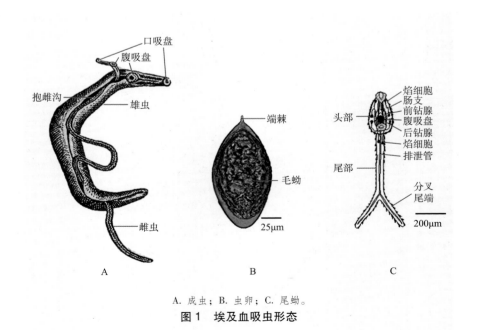

A. 成虫；B. 虫卵；C. 尾蚴。
图 1 埃及血吸虫形态

六边形，两侧径长约 0.01mm，背腹径约 0.008mm，其两侧均可见 1 个侧腺开口、2 个大的多毛感受器及 7 个较小的单毛感受器，计 16 个感受器。在前环嵴内，除第 1 排表皮板下缘的凹处有 6 个单毛感受器外，尚可见多毛感受器 11～13 个，共 17～19 个感受器；在中环内有 17～19 个多毛感受器。

胞蚴 毛蚴在宿主体内脱去体表纤毛即形成母胞蚴，母胞蚴体内胚细胞可分裂、增殖形成子胞蚴，子胞蚴具有运动能力。

尾蚴 长约 0.5mm，分体部及尾部两部分（图 1C）。体部前端有一头器，在头器中央有一个大的单细胞腺体，称为头腺。口位于体前端正腹面，腹吸盘位于体部后 1/3 处，由发达的肌肉构成，具有较强的吸附能力。口位于体前端正腹面，腹吸盘位于体部后 1/3 处，由发达的肌肉构成，具有较强的吸附能力。前后 5 对钻腺分别有 5 对腺管向体前端分左右两束伸入头器，并开口于顶端。

童虫 尾蚴入侵宿主体内后脱去尾部即形成，可见口腹吸盘及 Y 形的肠部。

生活史 埃及血吸虫生活史包括 2 个阶段，即在终宿主（人或其他哺乳动物）体内完成的有性生殖世代和在中间宿主螺体内完成的无性世代（图 2）。全程经历成虫、虫卵、毛蚴、胞蚴、尾蚴和童虫 6 个发育阶段。终宿主为人和其他哺乳动物，中间宿主为水泡螺（又称小泡螺），在印度则为帽贝。成虫主要寄生于终宿主的膀胱和盆腔静脉丛，并在此产卵。少数也可在直肠与肠系膜下静脉内产卵。所产虫卵主要沉积在膀胱壁、输尿管、睾丸鞘膜、

附睾、阴囊、精索等泌尿和生殖器官内，还有少量会沉积于肝及结肠等组织。

虫卵成熟后落入终宿主膀胱腔内随宿主尿液（偶尔为粪便）排出体外，不能排出的虫卵沉积在局部组织中逐渐死亡。虫卵进入水体后孵化为毛蚴，毛蚴具有运动能力，可在水中游动，毛蚴在水中自由游动，遇到合适的中间宿主水泡螺时，即利用纤毛摆动、虫体伸缩及头腺分泌物和溶组织作用而钻入螺体内。毛蚴侵入小泡螺后，体表纤毛脱落，胚细胞分裂形成充满胚细胞的母胞蚴。母胞蚴体内的胚细胞经过分裂、增殖进而形成子胞蚴。子胞蚴发育成熟后自母胞蚴内逸出，并移行至螺体各组织，后继续发育为尾蚴。毛蚴发育成尾蚴所需时间为 4～8 周。尾蚴分批从小泡螺体内逸出。尾蚴从中间宿主小泡螺逸出数量以中午前后为高峰。尾蚴自螺体内逸出后，常在水体表层自由游动，当人或其他哺乳动物与含有尾蚴的水（疫水）接触时，尾蚴利用其腹吸盘前后两组穿刺腺的分泌物及尾部的摆动和体部的伸缩，迅速钻入宿主皮肤并脱去尾部转为童虫。童虫侵入小静脉或淋巴管，随血流或淋巴液到右心、肺血管，最后到达肝。在肝内门静脉中经历约 3 周时间发育为成虫。雌雄合抱的成虫在血液中逆行至肠系膜下静脉、膀胱静脉、痔上静脉、直肠静脉和盆腔静脉

丛等处产卵。

与日本和曼氏血吸虫相比，埃及血吸虫生长和发育较慢。尾蚴感染 10～12 周后宿主尿液中方始出现虫卵。埃及血吸虫成虫在人体寿命为 3～5 年。雌虫每日可产卵至多 300 个。

致病机制 与其他血吸虫相比，基础致病机制相似，虫卵在体内不同的分布方式使埃及血吸虫病的临床病理与其他血吸虫有区别。该虫是唯一导致泌尿生殖系统血吸虫病的病原体。埃及血吸虫虫卵肉芽肿是最主要的致病机制。沉积在膀胱和输尿管下层的虫卵形成肉芽肿性病变，导致黏膜增生性炎症和乳突状改变。膀胱受损最显著，病变部位以膀胱三角及颈部较为常见。早期充血、水肿，黏膜呈颗粒状突起，虫卵常沉着于黏膜及黏膜下层小血管内，伴大量细胞浸润，最后形成脓肿，可溃破形成浅溃疡、出血，但多数纤维化或钙化形成泥沙样斑，从而在膀胱镜下可见"沙斑"。虫卵亦可见于肌层，严重病例肌层可大部为纤维组织所取代，使膀胱畸形，导致排尿功能障碍。并有可能诱发膀胱癌变，

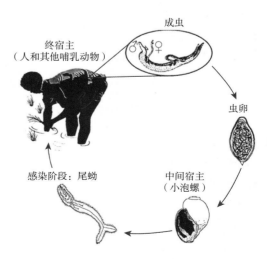

图 2 埃及血吸虫生活史

膀胱癌在埃及血吸虫病流行区发病率很高，为埃及血吸虫病所并发。常见的是鳞状细胞癌，其次是柱状细胞癌。

输尿管及膀胱病变严重时可能导致逆行性肾损伤，由于尿路狭窄或结石使排尿受阻引起肾盂积液或继发细菌感染，出现肾盂肾炎变化；亦可由虫卵沉积于肾实质或肾盂肾盏的黏膜下层，引起局部黏膜出现灰白小结节、充血、水肿以及小溃疡。输尿管病变多见于膀胱有活动性病变的患者，虫卵多沉着于下 1/3 输尿管，可发生于两侧而以左侧为多见。炎症纤维化可致输尿管狭窄、阻塞、积液甚至恶变为输尿管癌。输尿管口因病变失去控制，尿液可从膀胱反流至输尿管，甚至到肾。

尿道可发生炎性浸润、溃疡、纤维化和变形。患者尿路易继发细菌感染，使症状加重。此外，生殖器官亦可受累而发生相应病变。虫卵还可经过下腔静脉沉积于肺或随血流异位沉着于脑、脊髓、皮肤等处，引起与曼氏血吸虫类似的异位病变。

临床表现　主要表现为血尿、膀胱刺激征和尿路梗阻，按照临床症状可分为急性期和慢性期。

急性期　症状不明显，可有轻度发热、乏力、头痛等，易被忽视，但嗜酸性粒细胞显著增多，可达80%。与日本血吸虫病相比，症状总体较轻。

慢性期　具有特征性泌尿系统及生殖系统临床表现。绝大多数在发现时即为慢性期，症状视感染程度而有很大差异。终末段血尿为常见主诉，主要有无痛性血尿，可逐渐进展为尿频、尿痛、排尿困难，进一步引发逆行性肾感染和肾衰竭。生殖系统受累主要出现在男性，表现为阴囊淋巴管回流不畅，阴茎、阴囊象皮肿和前列腺炎，后者可进展为前列腺癌。一般患者胃肠道症状不明显，肝大不如曼氏及日本血吸虫病显著和多见。

其他表现　虫卵可累及呼吸系统及神经系统，引发相关症状。埃及血吸虫与曼氏血吸虫在神经系统损害中表现类似，多以脊髓和肺部病变为主。

诊断　见日本血吸虫。利用卵壳对 Ziehl-Neelsen 染色呈阴性反应的特点，在同时混合流行有曼氏、埃及和间插血吸虫病的非洲疫区，此染色对于虫卵形态易于混淆的几种血吸虫病的临床诊断及确定其分布地域性具有很大价值。

治疗　与日本血吸虫病大致相同，吡喹酮为一线药物。另外，敌百虫、硝唑咪和海蒽酮对埃及血吸虫病治疗均有很好疗效。除抗虫治疗外，还应采取支持治疗和对症治疗。

流行病学　埃及血吸虫病长期流行于埃及尼罗河谷地带，亦广泛分布于西亚、马格里布地区（非洲西北部）和阿拉伯半岛。中国境内暂无疫区。

防制　预防类似于日本血吸虫。与曼氏血吸虫类似，随着全球化进程推进，埃及血吸虫病境外输入性病例的报道逐年增加，需引起注意，应加强防治工作，减少疫情传播风险。

（魏春燕　刘千舒）

jiānchā xuèxīchóng

间插血吸虫（*Schistosoma intercalatunl* Fischer, 1934）　隶属扁形动物门，吸虫纲，复殖亚纲，复殖目，裂体科，血吸虫属。间插血吸虫与埃及血吸虫亲缘关系近，但仅限于西非和中非。又称刚果血吸虫、间插裂体吸虫，是一种寄生于人体肠系膜静脉和门脉系统的血吸虫，1934 年由菲希尔（Fischer）首次于中非西部发现。

形态　成虫形态与其他血吸虫总体相似，但大小随宿主而异，易与其他种血吸虫混淆。肠支在体后半部汇合，盲管较短。雄虫长 11 ~ 14mm，宽 0.3 ~ 0.5mm，体表可见结节和细体棘，细棘自睾丸后方起分布于腹面、侧方及背面。睾丸数量为 2~7 个，4 个多见。雌虫长 11 ~ 26mm，宽约 0.25mm，体表光滑。卵巢位于体中线之后，肠支之间，大都呈螺旋状扭曲。虫卵呈纺锤形，无盖，比埃及血吸虫卵更长，长 140 ~ 240μm，端棘长、细而尖，内含一毛蚴。组织切片中虫卵娄-尼染色反应阳性，卵壳耐酸染色阳性。以鲍音（Bouin）液固定，毛蚴中间凹陷呈特征性的眼镜玻璃状。另外该虫尾蚴的腺分泌物呈颗粒线样。

生活史　与其他血吸虫类似，包括成虫、虫卵、毛蚴、母胞蚴、子胞蚴、尾蚴、童虫和等发育阶段，其尾蚴喜集结水面或接近水面处，尾蚴有附着外物的倾向。虫卵随粪便排入水中，毛蚴入侵中间宿主螺，在螺体内经无性繁殖为尾蚴，尾蚴感染终宿主，由童虫发育为成虫并交配产卵。其中间宿主与埃及血吸虫相同，亦为小泡螺（又称水泡螺），两种血吸虫之间存在自然条件下的杂交。终宿主为人，保虫宿主包括羊、灵长类和啮齿类动物。成虫主要寄生于人体肠系膜静脉和门静脉系统。自尾蚴感染至成虫产卵约需 6 周时间。

致病机制　在人体内致病机制与日本血吸虫和曼氏血吸虫大

致相同，一方面进入人体的尾蚴、童虫和成虫可对人体产生机械性损伤。另一方面成熟虫卵中毛蚴排泌物（可溶性虫卵抗原）致敏 T 细胞，释放各种淋巴因子，在虫卵周围产生炎症反应。在虫卵周围有大量嗜酸性粒细胞、巨噬细胞和淋巴细胞浸润，形成虫卵肉芽肿，甚至脓肿。主要引起消化道症状，虫卵肉芽肿通常局限于肝门静脉区域。

临床表现 多数患者感染后症状不明显，急性期典型症状与其他血吸虫病类似，主要表现为发热、多汗、畏寒等症状。慢性期，由于虫卵沉积于肝、肠部位，可表现出肝血吸虫病和肠血吸虫病相关症状。感染严重者可有左髂骨骤起疼痛。肝活检可见虫卵周围有嗜酸性脓肿形成。直肠镜检查可发现直肠黏膜肠病变，直肠瓣附近黏膜充血、肠壁发炎或有息肉形成，患者可有明显消化道症状，大便内有血及黏液，里急后重等。另一种为无炎症反应型，仅见黏膜增厚，内有虫卵。

诊断 见日本血吸虫。虫卵耐酸染色阳性反应。虫卵内的毛蚴呈眼镜玻璃状是其特征。与埃及血吸虫卵不同，齐尔-尼尔森（Ziehl-Neelsen）染色法可将间插血吸虫的卵壳染成红色。

治疗 见日本血吸虫。

流行病学 间插血吸虫病相较日本血吸虫、曼氏血吸虫和埃及血吸虫引起的血吸虫病更为罕见，对人类危害程度相对较小，主要流行于非洲的喀麦隆、加蓬、乍得和刚果（金）等地。中国境内尚无该虫中间宿主水泡螺孳生，也尚无间插血吸虫病境外输入病例报道。随着全球化程度提高，疫情输入风险逐渐上升，此外，由于间插血吸虫病症状较轻，漏

诊、误诊概率较高，因此仍需注意防范，避免外来输入病例在境内扩散。

（魏春燕）

tāochóng

绦虫（tapeworm） 扁型动物门绦虫纲动物的统称。虫体扁平呈带状。寄生于人体的绦虫有 30 余种，多数属于圆叶目，少数属于假叶目。这两个目的绦虫形态和生活史有较明显的区别。

形态 包括成虫、虫卵和幼虫。

成虫 一般为乳白色，体长因虫种不同可从数毫米至数米，外形背腹扁平、呈带状，分节。虫体可分为头节、颈部和链体三部分，头节呈细小的球形或梭形，前端长有吸盘或吸槽等附着器官，后端紧接着细而短、不分节的颈部，颈部具有生发功能，向后方不断生长出节片，并组成链体。按节片内生殖器官的发育程度分为幼节（未成熟节片）、成节（成熟节片）和孕节（妊娠节片）三类。

绦虫缺体腔、消化道，其体壁结构与吸虫较相似，具有吸收、转运和贮存营养的功能。整个虫体内部则由呈海绵状的实质细胞充满，各种器官等都直接镶嵌在实质组织内。

体壁 分为皮层和皮下层。皮层又称体被，具有高度代谢活性，其外表面布满无数微小的细胞质突起，称微毛，这种结构可极大地增加营养吸收面积，并有助于绦虫在宿主肠道内的附着。此外，皮层表面还分布着一些触觉及化学感受器等。

神经系统 主要由头节神经节和其发出的 6 根纵行神经干组成，后者贯穿整个链体，并在头节及每个节片中有横向的连接支。

神经分支最终通过其感觉末梢分布于皮层，与触觉感受器和化学感受器等相连。

排泄系统 以埋藏在实质中成簇的排泄细胞即焰细胞为起始，通过毛细管、集合管最后汇合为 4 根纵行的排泄管组成。排泄管每侧 2 根，也从前往后贯穿整个链体，并通过最末节片通往外界。2 根管中又以近腹面的 1 根较为粗大，并在每个节片的后部有横管将其左右相连通。在头节中排泄管尤为发达，常形成丛状。排泄系统除排出代谢的废物外，也具有维持绦虫体内渗透压的作用。另外，绦虫实质中还散布着一种称为石灰小体的特殊结构。石灰小体为椭圆形，长约 $20\mu m$，成熟者为多层同心圆的盘状，富含钙、镁等金属的碳酸盐，并覆以被膜。也有维持体内渗透压、电解质和酸碱平衡的作用。

生殖系统 绦虫每个节片都具有一套生殖器官。雄性生殖器官较雌性器官先发育，占据着节片的前端大部分。少则仅 1~3 个，多的则有数百个睾丸，一般为椭圆形，散布在节片的实质组织中，从每个睾丸发出一根输出管，最后汇集成输精管。后者通常蜿蜒曲折到达阴茎囊或储精囊，或通过射精管连接着阴茎，最后开口于生殖腔。雌性生殖器官常位于节片中轴线靠后方的实质中，起始于分左右两叶的卵巢，从卵巢发出的输卵管后分成两支，一支膨大形成卵模（这是生成虫卵的地方），然后延伸成子宫。另一支形成受精囊，接受卵黄管，并连接阴道和通往生殖腔。卵黄腺在有的种类为小的滤泡状，散布在周围实质中；有的种类则聚集成单一的致密实体，位于节片后方。

假叶目和圆叶目绦虫的生殖器官有不同特点（图1）。①假叶目绦虫：卵黄腺呈小滤泡状，散布在节片表浅实质中；睾丸分布在节片靠中心较深部实质中。子宫呈管状，具有子宫口，且与雌雄生殖孔（阴道开口）和雄性生殖孔一起均开口于节片的腹面中部的生殖腔。②圆叶目绦虫：卵黄腺聚集成单一的致密实体，位于节片后方。睾丸分布于节片靠腹面实质中。子宫呈囊状、无开口，充盈后可发出分支。雌雄生殖孔均开口于节片边缘的生殖腔内。

虫卵　假叶目绦虫的卵与吸虫卵很相似，为椭圆形，卵壳较薄，一端有小的卵盖，卵内含有1个卵细胞和若干个卵黄细胞。而圆叶目绦虫的卵多数呈圆球型，卵壳内具有很厚的胚膜层，卵内常是已经发育的幼虫，幼虫具有3对小钩子，称六钩蚴。

幼虫　绦虫幼虫寄生在中间宿主体内时被称为中绦期幼虫，带绦虫的中绦期幼虫一般为囊泡状，称为囊尾蚴；而其他种类的幼虫则形态差异较大，如棘球蚴、泡球蚴、似囊尾蚴和裂头蚴等

（图2）。

生活史　绦虫成虫寄生在脊椎动物的消化道中，当孕节从链体上脱落、排出和破裂后，虫卵得以散出到外界，以后这两个目绦虫的发育过程有很大的不同。

假叶目绦虫　发育类似吸虫，生活史过程中需要两个中间宿主。虫卵排出后一定要进入水中才能继续发育，在水中孵化出钩毛蚴或称为钩球蚴，这是一种周身带有纤毛的六钩蚴，可在水中游动；当它被第一中间宿主剑水蚤（一种小的水生甲壳动物）吞食后，在其体内发育为下一期幼虫原尾蚴，原尾蚴已经具有绦虫雏形；当体内带有原尾蚴的剑水蚤被第二中间宿主鱼或蛙类等脊椎动物吞食后，原尾蚴继续发育成为下一期幼虫裂头蚴。裂头蚴已具有与成虫相似的外形和头部，但不分节，虫体有不规则的横皱褶并具有很强的伸缩力。在最终进入脊椎动物终末宿主的肠道后，裂头蚴才能发育为成虫。

圆叶目绦虫　生活史中只需1个中间宿主，个别种类甚至可

不需要中间宿主。虫卵在孕节子宫中已经发育，一旦到达外界并且被动物中间宿主吞食后，卵内的六钩蚴很快就会孵出，然后钻入肠壁，并随血流到达组织内发育成中绦期幼虫。

当中绦期幼虫随中间宿主被终宿主吞食后，在肠道内胆汁的激活下最终脱囊和翻出头节，逐渐发育为成虫。成虫寿命有的仅为几天或几周，也有的可长达几十年。

生理　包括以下几方面。

营养和代谢　绦虫主要通过体表皮层的扩散、易化扩散和主动运输等方式从宿主肠道的半消化食物中吸收各种营养物质如氨基酸、葡萄糖、脂肪酸、甘油、维生素以及嘌呤、嘧啶及核苷等，有的绦虫头节上的顶突还能伸入宿主肠腺内，经胞饮作用摄取黏液、细胞碎片及其他营养微粒等。各种物质都有不同的运输系统。如糖类的吸收、转运、代谢有赖于腺苷三磷酸酶（ATPase）、酸

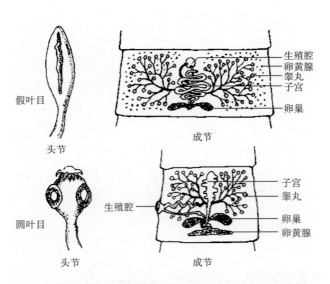

图1　假叶目和圆叶目绦虫的头节和成节

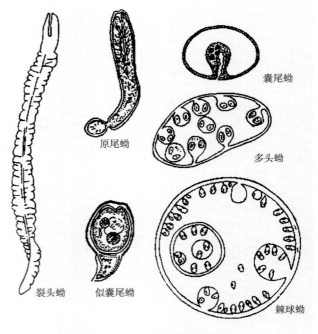

图2　绦虫的中绦期幼虫

性磷酸酶（ACP）和碱性磷酸酶（ALP）等。

在合成代谢方面，绦虫可将吸收的大量葡萄糖、果糖等合成糖原作为主要的能量储存物质，在绦虫头节、吸盘、肌肉和实质中都富含着大量的糖原。另外，绦虫也能将吸收的氨基酸、嘌呤、嘧啶及核苷等合成为虫体蛋白质和核酸；但绦虫自身合成脂类的能力甚小，其体内的脂肪酸主要来源于宿主。绦虫的能量代谢则主要依靠分解糖类来实现，在成虫阶段主要依靠糖酵解的方式，而在幼虫时期可通过三羧酸循环和电子传递系统的方式完成。

交配及生殖　绦虫虽为雌雄同体，但其交配和受精多还是在不同虫体之间进行；也可以在同一虫体的不同节片间甚至同一个节片上进行。受精卵多数在子宫中即开始发育，假叶目绦虫的子宫有开口直通体外，其虫卵可经子宫口排出体外；圆叶目绦虫子宫无开口，随着虫卵的增多和发育，子宫扩张并发出分支，直至最后充满整个孕节。一般每个成熟孕节所含虫卵可达到数万个。

这些虫卵须待孕节破裂后才得以到达外界。

除成虫进行有性生殖外，有的绦虫幼虫可进行无性生殖和芽生生殖。有的绦虫幼虫甚至具有一定的再生能力，如裂头蚴在部分虫体被切除后，只要头部的生发部位存在就可以重新长成一条完整的虫体。曼氏裂头蚴若遭遇病毒感染或在宿主免疫功能受抑时，也可能发生异常的芽生增殖，引起严重的增殖型裂头蚴病。

致病机制　绦虫成虫寄生在人体的消化道内，其致病机制主要是大量掠夺宿主营养和引起局部的机械性刺激和损伤；其次是虫体代谢产物和分泌物的化学刺激和变应原作用。因此，成虫寄生在人体引起的临床症状通常不严重，主要表现为消化道症状：腹部不适、饥饿痛、消化不良、腹泻或便秘以及二者交替出现等。偶尔因异位寄生或当虫体扭结阻塞腔道时可能造成急腹症；个别虫种如阔节裂头绦虫会因大量吸收宿主的维生素 B_{12} 引起宿主出现贫血等。然而，绦虫幼虫寄生在人体的各种器官和组织内，所

造成的危害却远大于成虫。例如，囊尾蚴、裂头蚴等寄生在人脑、眼等重要器官时可引起严重后果，棘球蚴寄生在人的肝、肺等器官也可造成严重损害，尤其当囊液一旦外漏时甚至可引发严重的超敏反应而致宿主休克甚至死亡。

分类　人体常见的绦虫种类及其分类（表1）。

（包怀恩）

Mànshì diégōng tāochóng

曼氏迭宫绦虫（*Spirometra mansoni* Joyeux et Houdemer, 1928）　隶属假叶目，裂头科，迭宫属。又称孟氏迭宫绦虫，成虫主要寄生于终宿主猫、犬等的小肠内，偶可寄生于人体小肠。人体内主要为裂头蚴寄生，引起曼氏裂头蚴病。由于裂头蚴病是中国重要的食源性寄生虫病之一，被高度重视。

形态　包括成虫、裂头蚴和虫卵。

成虫　一般长 60~100cm，宽 0.5~0.6cm。头节细小，呈指状，长 1.0~1.5mm，宽 0.4~0.8mm。其背腹面各有一条纵行的吸槽。

表1　常见人体绦虫的分类地位及与疾病的关系

目	科	属	种	感染期	感染途径	寄生时期	寄生部位
假叶目	裂头科	迭宫属	曼氏迭宫绦虫	裂头蚴	经皮肤黏膜、经口	裂头蚴	眼、皮下、颌面、脑等
		裂头属	阔节裂头绦虫	裂头蚴	经口	成虫	小肠
圆叶目	带科	带属	链状带绦虫	囊尾蚴、虫卵	经口	囊尾蚴	皮下、肌肉和内脏等
			肥胖带绦虫	囊尾蚴	经口	成虫	小肠
			亚洲带绦虫	囊尾蚴	经口	成虫	小肠
		棘球属	细粒棘球绦虫	虫卵	经口	棘球蚴	肝、肺、脑等
			多房棘球绦虫	虫卵	经口	泡球蚴	肝、肺、脑等
	膜壳科	膜壳属	微小膜壳绦虫	似囊尾蚴	经口	成虫	小肠
			缩小膜壳绦虫	似囊尾蚴	经口	成虫	小肠
		假裸头属	克氏假裸头绦虫	似囊尾蚴	经口	成虫	小肠
	囊宫科	复孔属	犬复孔绦虫	似囊尾蚴	经口	成虫	小肠
	代凡科	瑞列属	西里伯瑞列绦虫	似囊尾蚴	经口	成虫	小肠
			德墨拉瑞列绦虫	似囊尾蚴	经口	成虫	小肠

颈部细长，其内组织尚未分化，有生发作用。链体有节片约1000个，节片一般宽度均大于长度，但远端的节片长宽几近相等。成节和孕节结构相似，均具有发育成熟的雌雄生殖器官各一套。肉眼即可见到节片中部凸起的子宫，在孕节中更为明显。

光镜下，雄性生殖系统：睾丸呈小泡状，有320~540个，散布于近背面的两侧，由睾丸发出的输出管在节片中央汇合成输精管，然后弯曲向前并膨大成储精囊和阴茎，再通入节片前部中央腹面的圆形雄性生殖孔。雌性生殖系统：卵巢分两叶，位于节片后部，自卵巢中央伸出短的输卵管，其末端膨大为卵模后连接子宫。卵模外有梅氏腺包绕。阴道为纵行的小管，其月牙形的外口位于雄性生殖孔下方，阴道的另一端膨大为受精囊再连接输卵管。卵黄腺小滤泡状，散布在实质的表层，包绕着其他器官。子宫位于节片中部，螺旋状盘曲，紧密重叠，基部宽大而顶端窄小，略呈发髻状，子宫孔开口于阴道口之后。孕节中充满虫卵，生殖器官与成节相似。

裂头蚴　呈长带形，乳白色或淡黄色，大小（0.5~30）cm×（0.3~1）cm。头部膨大，末端钝圆，体前端无吸槽，电镜下顶端中央有一横向凹陷，凹陷周围体壁呈唇状突起。体不分节但具横皱褶，虫体活时伸缩和移动能力很强。

虫卵　呈椭圆形，两端稍尖，长52~76μm，宽31~44μm。浅灰褐色，卵壳较薄，一端有盖，内有1个卵细胞和若干个卵黄细胞。

生活史　生活史中需要3个宿主。主要终宿主是猫和犬，虎、豹、狐和豹猫等食肉野生动物也

可作为终宿主。第一中间宿主是剑水蚤类，第二中间宿主主要是蛙类。蛇类、鸟类和猪等多种脊椎动物可作其转续宿主。人可成为它的第二中间宿主、转续宿主甚至终宿主。

成虫寄生在终宿主的小肠内。卵自子宫孔产出，随宿主粪便排出体外，在水中适宜的温度下，经2~5周发育，孵出钩球蚴。钩球蚴常在水中作无定向螺旋式游动，当其主动碰击到剑水蚤时即被后者吞食，随后脱去纤毛，穿过肠壁入血腔，经3~11天发育成原尾蚴。一个剑水蚤血腔里的原尾蚴数可达20~25个。带有原尾蚴的剑水蚤被蝌蚪吞食后失去小尾球，随着蝌蚪逐渐发育成蛙，原尾蚴也发育成为裂头蚴。

裂头蚴具有很强的收缩和移动能力，常迁移到蛙的肌肉，特别嗜好在大腿或小腿的肌肉中寄居。受感染的蛙被蛇、鸟类或猪等非正常宿主吞食后，裂头蚴不能在其肠中发育为成虫，而是穿出肠壁，移居到腹腔、肌肉或皮下等处继续生存，蛇、鸟、猪即成为其转续宿主。猫、犬等终宿主吞食了染有裂头蚴的第二中间宿主蛙或转续宿主后，裂头蚴渐在其肠内发育为成虫。一般在感染3周后，终宿主粪便中开始出现虫卵。成虫在猫体内寿命约3年半。

致病机制　成虫偶可寄生人体，但对人的致病力不大，一般无明显症状，可因虫体机械和化学刺激引起轻微的消化道损伤。裂头蚴寄生人体引起曼氏裂头蚴病，其危害远较成虫为大，严重性因裂头蚴的移行和寄生部位而异。经口食入裂头蚴后，裂头蚴经机械作用和释放酶穿过肠壁，进入体腔，移行到各组织中寄生。

无论宿主是动物还是人，裂头蚴病主要是在寄生部位形成嗜酸性肉芽肿囊包，肉芽肿囊包直径1~6cm，致局部肿胀，甚至发生脓肿。

临床表现　成虫寄生在人的小肠，引起中上腹不适、轻微疼痛及恶心呕吐等症状，经驱虫后即消失。裂头蚴感染潜伏期长短不一，从几天到数年不等。中国报道的裂头蚴病主要有以下五种类型。

皮下裂头蚴病　最常见，占35.5%。常累及躯干表浅部，如四肢、腹壁、外生殖器（阴茎、阴囊、睾丸和大阴唇）、胸壁、乳房、头颈、腰背、腹股沟和肛周。皮下肿块直径0.5~5cm，可为圆形、柱状或条索状，多数为单个，也可多个，常形成游走性皮下结节。局部可有虫爬感或瘙痒等。如合并感染，可有间隙或持续性疼痛，有时可出现荨麻疹。

眼裂头蚴病　较常见，占34.1%。多累及单侧眼睑，也可累及眼球、眼眶、球结膜及内眦。表现为眼睑红肿下垂、结膜充血、畏光、流泪、微痛、奇痒、异物感或蚁走感。在红肿的眼睑和结膜下，可有游动性硬度不等的肿块或条索状物，直径约1cm，偶有破溃，虫体可自动逸出而自愈。若裂头蚴进入眼球内，可发生眼球凸出，眼球运动障碍，严重者出现角膜溃疡、虹膜睫状体炎、葡萄膜炎、玻璃体混浊和虹膜粘连，甚至并发白内障、青光眼而引起失明。

口腔颌面部裂头蚴病　占16.4%。常在口腔黏膜或颊部皮下出现硬结，直径0.5~3cm，红肿、发痒或有蚁走感，可有裂头蚴逸出史。也可发生于颌下、唇、舌、鼻侧、颜面或咀嚼肌。

脑脊髓裂头蚴病 占12.4%。脑裂头蚴病以侵犯额叶、顶叶多见，也有侵犯颞叶、外囊、内囊、小脑和基底神经节者。临床症状视其侵犯部位而异，主要有癫痫样发作、肢体发作性不自主抽搐、头痛、肢体麻木，进行性肌无力或偏瘫等。脊髓及椎管裂头蚴病较少见，可表现为肢体进行性麻木、感觉异常、轻瘫等症状。

内脏裂头蚴病 少见，占1.6%。临床表现因裂头蚴移行位置而定，有的可经消化道侵入腹膜，引起炎症反应；有的寄生肺部，甚至可经呼吸道咳出；还可见于肠壁、卵巢、尿道、肾和膀胱等处。

诊断 成虫感染可以粪检虫卵以确诊，需与其他肠道寄生的绦虫相鉴别。曼氏裂头蚴病则主要靠从局部检出虫体来诊断，询问病史有一定参考价值，必要时还可以进行动物感染实验。采用CT、磁共振成像（MRI）等影像技术可提高脑裂头蚴病确诊率，亦可用裂头蚴抗原进行免疫辅助诊断。

曼氏裂头蚴病需与一些寄生虫疾病（颚口线虫病、并殖吸虫病、猪囊尾蚴病和广州管圆线虫病等）和非寄生虫病（肿瘤、炎性包块等）相鉴别。

治疗 成虫感染可用槟榔南瓜子合剂、吡喹酮、丙硫咪唑等药驱虫。裂头蚴病的治疗视虫体的多少和寄生部位而定。手术既可诊断又可治疗，是最主要的治疗手段。手术时应注意将虫体（特别是虫体前端）完整取除，避免虫体断裂，防止虫体遗留并继续生长而造成复发。术后应按疗程服用吡喹酮，同时可用激素类药物以减轻虫体破坏所致的超敏反应。对不能手术去除的虫体，可向硬结内注射40%酒精普鲁卡因以杀死裂头蚴，但颌面部寄生的裂头蚴可用α-糜蛋白酶溶液代替酒精普鲁卡因进行结节内注射，效果较好。由于α-糜蛋白酶对晶体悬韧带有松懈作用，故治疗眼裂头蚴病时宜慎用。对于内脏及不适宜手术的裂头蚴病，可口服驱虫药治疗。

流行病学 曼氏迭宫绦虫分布很广，但成虫在人体感染并不多见，国外仅见于日本、韩国及俄罗斯等少数国家。在中国，成虫感染已有20多例报道，分布在上海、广东、台湾、四川和福建等地。感染者最小3岁，最大58岁。

裂头蚴病呈世界分布，多见于中国、韩国、日本、越南、印度尼西亚、菲律宾和马来西亚等国家，美洲、非洲、大洋洲及欧洲也有报道，全世界已报道1400余例。中国是病例报道数最多的国家，其中以南部地区较多，有1000多例。人群对裂头蚴普遍易感，特别是在有生食或半生食蛙、蛇等动物肉类、有生吞蝌蚪和饮用生水习惯人群以及有用生蛙、蛇肉和蛇皮敷贴皮肤疮疖者感染率较高。

造成裂头蚴病不断发生的原因有以下几方面：①群众科学知识的欠缺。②人口流动的增加及交通贸易业的发展。③不良的饮食习惯的保留和改变。④食品卫生监管不力以及卫生检疫工作相对滞后。⑤寄生虫的适应性与变化增大。⑥缺乏对该病的系统防治工作和报告制度等。

防制 加强宣传教育，提高大众对该病危害性的认识；不用蛙肉敷贴伤口或疮疖，不生食蝌蚪、蛙肉、蛇肉及其他动物肉类，不饮用生水；加强对鸡、鸭、猪等食用动物以及野生动物的管理和肉类检疫。

（陈 艳）

kuòjié liètóu tāochóng

阔节裂头绦虫（*Diphyllobothrium latum* Linnaeus，1758） 隶属假叶目，裂头科，裂头属。又称阔节绦虫、鱼绦虫。成虫主要寄生于犬科、猫科等肉食动物，也可寄生人体小肠，引起阔节裂头绦虫病，裂头蚴主要寄生于鲈鱼、白斑狗鱼和江鳕等各种淡水鱼类中。

形态 包括成虫、裂头蚴和虫卵。

成虫 扁平，白色或淡黄色，长3~10m，最宽处达20mm。虫体分头节、颈部和链体三部分，具有3000~4000个节片。头节细小，呈匙形，长2~3mm，宽0.7~1.0mm，其背、腹侧各有一条较窄而深凹的吸槽，用以固着于宿主的肠壁及移动。颈部细长，长5~10mm。成节的宽度显著大于长度，为宽扁的矩形，大小为（2~4）mm×（10~12）mm。睾丸数较多，750~800个，为许多小腺泡所组成，位于体背侧的两边；卵巢为双叶体状，位于节片后1/3处的腹侧；雄生殖孔和阴道外口共同开口于节片前部腹面的生殖腔。卵黄腺由许多位于睾丸腹侧的小泡组成；子宫位于节片中央，由卵巢前缘水平盘旋而上，呈玫瑰花状，开口于生殖腔后的子宫孔。孕节长2~4mm，宽10~12mm，最宽20mm，但末端孕节长宽相近。孕节的结构与成节基本相同。

裂头蚴 呈长带形，乳白色，长2~20mm，宽2~3mm。体前端有凹陷，体不分节但具横皱褶，虫体活时伸缩和移动能力很强。

虫卵 近卵圆形，长55~

76μm，宽 41~56μm，呈浅灰褐色，卵壳较厚，一端有明显的卵盖，另一端有 1 个小棘；虫卵内含 1 个卵细胞和若干个卵黄细胞，虫卵排出时，卵内胚胎已开始发育。

生活史 成虫寄生在人，以及犬、猫、熊、狐和猪等食肉动物的小肠内。虫卵每隔 3~30 天从孕节的子宫孔中周期性地逸出，并随宿主粪便排出体外，在15~25℃的水中，经过 7~15 天的发育，孵出钩球蚴。钩球蚴能在水中生存数日，并能耐受一定低温。当钩球蚴被剑水蚤或镖水蚤吞食后，即在其血腔内经过 2~3周的发育成为原尾蚴。当受感染的剑水蚤被小鱼或幼鱼吞食后，原尾蚴即可在鱼的肌肉、性腺、卵及肝等内脏发育为裂头蚴，裂头蚴并可随着鱼卵排出。当大的肉食鱼类吞食小鱼或鱼卵后，裂头蚴可侵入大鱼的肌肉和组织内继续生存。直到终宿主食入带裂头蚴的鱼时，裂头蚴方能在其肠内蜕皮一次，经 5~6 周发育，长为成虫。

致病机制 人是阔节裂头绦虫的终宿主，致病由成虫寄生人体小肠所致。一般成虫引起的肠道病变较轻，因而多数感染者无明显的症状。约 2% 的患者可并发绦虫性贫血，这可能是由于与造血功能有关的维生素 B_{12} 被寄生的阔节裂头绦虫大量吸收（估计绦虫与宿主人吸收维生素 B_{12} 的比率为 100∶1）或绦虫代谢产物损害了宿主的造血功能的缘故。

临床表现 从感染至粪便中出现虫卵需要 15~45 天。多数感染者并无明显症状，少数患者出现疲倦、乏力、腹泻、腹部不适或疼痛及腹胀等表现。极少数患者有时因虫体扭结成团，导致肠

道、胆道口阻塞，甚至出现肠穿孔。另外，还有阔节绦虫的裂头蚴在人体肺部和腹膜外寄生的报道。约 40% 的感染者会出现维生素 B_{12} 水平的降低，约 2% 的患者并发恶性绦虫性贫血，常出现感觉异常、运动失调、深部感觉缺失等神经紊乱现象，严重者甚至不孕及失去工作能力。与一般恶性贫血不同之处还在于患者胃液中含有内因子和游离酸，而且一旦驱虫后贫血即很快好转。

诊断 粪便中查到节片或虫卵即可判断有无成虫感染。应注意与曼氏迭宫绦虫及日本海裂头绦虫等其他裂头绦虫鉴别。方法除常用的形态鉴别外，主要采用分子生物学方法进行鉴别。

治疗 常用驱虫药物为吡喹酮。巴龙霉素、硫双二氯酚及中药槟榔南瓜子合剂等药物也有效。对并发贫血者还应补充维生素 B_{12}。

流行病学 世界性分布，主要分布于亚寒带和温带，特别是欧美及亚洲。亚洲地区以日本报道的病例数最多，其次是韩国，中国仅报道了 10 余例。据估计，全球有 900万人感染了各种裂头绦虫病，但包括人类的发病情况等诸多方面仍不十分清楚。以有生食淡水鱼肉习惯的人群多见，该虫有向城市和欧洲国家扩展的趋势，成为一种再现性寄生

绦虫病。

防制 加强健康教育，改变不良的食鱼习惯，不食生鱼或未煮熟的鱼；为防止感染，最经济的做法就是将鱼煮熟后食用；加强对犬、猫等动物的管理，不用生鱼及内脏喂食犬、猫，避免犬、猫及人的粪便污染江河湖水。

（陈 艳）

liànzhuàng dàitāochóng

链状带绦虫（*Taenia solium Linnaeus, 1758*）

隶属绦虫纲，带科，带属。又称猪带绦虫、猪肉绦虫或有钩绦虫。成虫寄生在人体肠道，引起猪带绦虫病。幼虫寄生于中间宿主猪体内，也可寄生于人体皮下、肌肉或内脏，引起囊尾蚴病（又称囊虫病），一种严重危害人群健康的食源性寄生虫病。

形态 包括成虫、虫卵和幼虫形态（图 1）。

成虫 呈乳白色、带状，长2~4m，前端有细小的头节和纤细

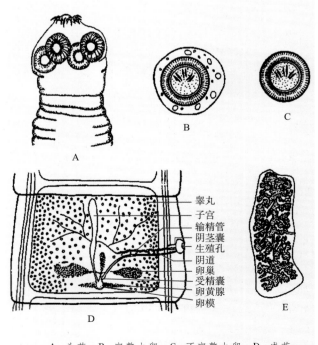

睾丸
子宫
输精管
阴茎囊
生殖孔
阴道
卵巢
受精囊
卵黄腺
卵模

A. 头节；B. 完整虫卵；C. 不完整虫卵；D. 成节；E. 孕节。

图 1　链状带绦虫的结构

的颈部，链体前段较细，向后渐扁阔，由 700～1000 个节片组成，整个虫体的节片均较薄，略为透明。靠近颈部的前段幼节细小，外形短而宽；位于中段的成节较大，外形近方；末段的孕节最大，为窄长的长方形。

头节　近似球形，乳白色，直径 0.6～1mm。光镜下，可见头节前端长有 4 个肌质的吸盘，头节顶端还具有能向前自如伸缩的顶突，顶突长有 25～50 个略呈镰刀形的小钩，小钩围绕顶突中心排列成内外两个圆圈，内圈小钩较大。颈部长 5～10mm，直径约为头节之半。

成节　每个成节均有雌雄生殖器官各一套。睾丸 150～200 个，散布在节片两侧的实质中，其发出的若干输出管在节片中部汇合成输精管并向一侧横走，经阴茎囊后开口于节片边缘的生殖腔；阴道位于输精管的后方并与其并行，从内起始于受精囊，向外也开口于生殖腔。各节的生殖腔缘均略向外凸出，沿链体左右两侧不规则分布。卵巢位于节片后 1/3 的中央，分为 3 叶，即除有左右两叶外，在子宫与阴道之间另有一个中央小叶。卵黄腺呈块状，位于卵巢之后。

孕节　其中两性生殖器官均已退化，仅能见到充满虫卵的子宫向两侧发出若干分支，每侧 7～13 支，各分支不整齐并可继续分支而呈树枝状，每一孕节中含虫卵 3 万～5 万个。

虫卵　卵壳很薄而且脆弱，在虫卵自孕节散出后多数已脱落。显微镜下这种脱掉卵壳的虫卵呈球形或近似球形，直径 31～43μm，外面是较厚的胚膜层，呈棕黄色，并具有放射状的条纹。胚膜内是球形的六钩蚴，直径 14～20μm，可见到 3 对小钩。

幼虫　称猪囊尾蚴或猪囊虫，为白色半透明、卵圆形的囊状体，大小（8～10）mm×5mm，囊内充满透明的囊液。囊壁分两层，外为皮层，内为间质层，间质层有一处向囊内增厚形成米粒大小的白点，是向内翻卷收缩的头节。

生活史　链状带绦虫唯一的终宿主是人，中间宿主是猪或野猪。成虫寄生于人的小肠内，靠吸食人体半消化食物为营养，虫体末端的孕节成熟后常单独或 5～6 节相连地从链体上脱落，然后随粪便排出。孕节在外界破裂后虫卵得以散出，若被猪或野猪等中间宿主吞食后，虫卵可在其小肠内经消化液作用，经 24～72 小时后胚膜破裂，六钩蚴逸出，然后借其小钩和分泌物的作用钻入小肠壁，再经血液循环或淋巴系统到达宿主身体各处，虫体逐渐长大，中间细胞溶解形成空腔，充满液体，约经 10 周后，发育为囊尾蚴并成熟。囊尾蚴在猪体内寄生的部位主要是运动较多的肌肉，以股内侧肌多见，然后依次为深腰肌、肩胛肌、膈肌、心肌和舌肌等；还可以寄生于脑、眼等处（图 2）。囊尾蚴在猪的这些部位可存活 3～5 年，甚至更久。有囊尾蚴寄生的猪肉俗称米猪肉或豆猪肉。

当人误食生的或未煮熟的含有囊尾蚴的猪肉后，囊尾蚴在人小肠内受胆汁刺激而翻出头节，附着于肠壁，经 2～3 个月发育为成虫并开始排出孕节和虫卵。成虫在人体内寿命可达 25 年以上。若人误食链状带绦虫的虫卵或孕节后，也可在人体发育成囊尾蚴，引起囊虫病；但不能继续发育为成虫。

成虫在人体消化道寄生时，常以头节固着于小肠的肠壁上，整个链体则主要位于空肠和回肠中，并通过不断地向前游动抵抗着宿主的肠蠕动。囊尾蚴在人体内的寄生部位主要在脑、眼以及活动最多的心肌、躯体和四肢的肌肉内。

代谢　绦虫主要通过糖代谢获得能量，从蛋白质和脂类中获得的能量有限。链状带绦虫从宿主肠道吸收葡萄糖和半乳糖，虫体内储有大量糖原，成虫主要通过糖酵解获得能量，虫体无完全的三羧酸循环功能。能量代谢中电子传递系统可能也是次要的。糖原作为能量的储存物质，主要分布于头颈部和外囊壁，吸盘上也有较明显的糖原。糖类物质吸收、转运、代谢有赖于腺苷三磷酸酶（ATPase）、酸性磷酸酶（ACP）、碱性磷酸酶（ALP）。糖

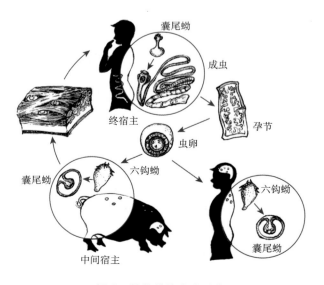

图 2　链状带绦虫生活史

酵解中的关键酶乳酸脱氢酶（LDH）存在同工酶，并且在猪囊尾蚴头颈节、囊壁、囊液和节片中含量不同。三羧酸循环和氧化磷酸化的关键酶琥珀酸脱氢酶活性强弱可反映三羧酸循环的活跃程度，可间接反映细胞有氧代谢水平。猪囊尾蚴存在脂类代谢，绦虫卵磷脂酶含量高，而囊尾蚴头颈节、囊壁和囊液含量低，反映两个发育阶段脂类代谢的活跃程度的差异。脑囊尾蚴及皮下肌肉内猪囊尾蚴囊液中游离氨基酸存在一定差异。在孵育液中能测到尿酸，说明猪囊尾蚴存在将嘌呤碱完全降解的代谢通路。在猪囊尾蚴匀浆中发现存在环腺苷酸（cAMP）和环鸟苷酸（cGMP），表明虫体存在 cAMP 第二信使。

免疫 包括体液免疫和细胞免疫。

体液免疫 人感染囊尾蚴后，机体可产生一定的免疫应答。多数患者血清及脑脊液中可检测到特异性抗体，主要是 IgG，一些患者还可检测到低水平的 IgM、IgE 和 IgA。人感染囊尾蚴后，体液免疫增强。但抗体水平和临床类型、临床表现与脑部虫荷无直接关系，而与囊尾蚴寄生的位置有关。被大脑皮质包裹的囊尾蚴产生的抗体水平低。吡喹酮治疗后，患者脑脊液中特异性 IgG 升高而血清中不升高，表明特异性抗体不是经血脑屏障进入脑脊液的。体液免疫在囊尾蚴病的保护性免疫中起主要作用。口服 IgA 有一定保护作用，IgA 抗六钩蚴抗体有阻止六钩蚴钻入肠壁的作用。IgE 抗体可以增加血管通透性，便于其他抗体及效应细胞接触中绦期幼虫。研究表明，抗体的单独使用效果不明显，抗体与补体的联合作用对六钩蚴及囊尾蚴早期阶段有杀伤作用。

细胞免疫 在囊尾蚴感染早期，其周围就开始出现炎症反应。上皮样细胞增多，淋巴细胞和嗜酸性粒细胞浸润。尽管囊尾蚴可被免疫血清中的补体杀死，但包囊阶段的免疫力依赖于细胞免疫。T 辅助细胞通过分泌不同的细胞因子在调节免疫应答和炎症反应方面起重要作用。感染囊尾蚴后，细胞免疫从早期的 Th1 型保护性免疫应答转换为 Th2 型免疫应答。在活动性感染，产生高水平的 Th2 细胞因子如白细胞介素 IL-4。在人体可观察到脑脊液中可溶性 IL-2 升高和中枢神经系统的 Th1 型免疫应答。用囊尾蚴可溶性抗原刺激淋巴细胞增殖能力的研究表明，幼虫抗原可刺激淋巴细胞转化，B 细胞明显增加，而 T 细胞总数下降。主要是 $CD8^+$ 细胞明显下降，$CD4^+$、$CD16^+$/$CD56^+$ 等细胞无明显变化。用抗原刺激外周血单核细胞，Th1 型细胞因子明显升高，IL-4 在神经系统囊尾蚴病患者和正常人之间无差异。表明神经系统囊尾蚴病患者主要为 Th1 型免疫应答。

临床表现 寄生在人体小肠的链状带绦虫成虫一般仅为 1 条，但在地方性流行区患者感染的成虫可多至 2.3~3.8 条，有报道感染最多的为 19 条。临床症状一般较轻微。粪便中发现节片是最常见的患者就诊原因。少数患者有上腹或全腹隐痛、消化不良、腹泻和体重减轻等症状。偶有因头节固着于肠壁而致局部损伤，少数穿破肠壁或引起肠梗阻。还有大腿皮下及甲状腺组织内成虫异位寄生的报道。

猪囊尾蚴所致疾病称囊尾蚴病，危害程度则因猪囊尾蚴寄生的部位和数量不同而异。寄生部位广，好发部位主要是皮下组织、肌肉、脑和眼，其次为心、舌、口腔，以及肝、肺、腹膜、上唇、乳房、子宫、神经鞘和骨等。寄生于不同部位的囊尾蚴，其大小和形态也不同。在疏松的结缔组织和脑室中的囊尾蚴多呈圆形，直径 5~8mm；在肌肉中略伸长；在脑底部的长 2.5mm，且具分支或葡萄样突起，称为葡萄状囊尾蚴。人体囊尾蚴病依其主要寄生部位可分为 3 类，临床表现如下。

皮下及肌肉囊尾蚴病 囊尾蚴位于皮下或黏膜下、肌肉中，形成结节。数目可由 1 个至数千个。以躯干和头部较多，四肢较少。结节在皮下呈圆形或椭圆形，直径 0.5~1.5cm，硬度近似软骨，手可触及，与皮下组织无粘连，无压痛。常分批出现，并可自行逐渐消失。感染轻时可无症状。寄生数量多时，可出现肌肉酸痛无力，发胀、麻木或呈假性肌肥大症等。

脑囊尾蚴病 由于囊尾蚴在脑内的寄生部位、数量和发育程度不同，以及不同宿主对寄生虫的反应不同，脑囊尾蚴病的临床症状极为复杂，有的可全无症状，而有的可引起猝死，但大多数病程缓慢，发病时间以 1 个月至 1 年为最多，最长可达 30 年。最常见的症状有癫痫发作、颅内压增高和神经精神症状，其中以癫痫发作最多见。囊尾蚴寄生于脑实质、蛛网膜下腔和脑室均可使颅内压增高。神经疾病和脑血流障碍表现为记忆力减退、视力下降及精神症状等，另外也可出现头痛、头晕、呕吐、神志不清、失语、肢体麻木、局部抽搐、听力障碍、精神障碍、偏瘫以及失明等。中国国内将脑囊尾蚴病分为 6 个临床型：癫痫型、脑实质型、

蛛网膜下腔型、脑室型、混合型和亚临床型。不同类型的临床表现和严重性不同，治疗原则与预后也不一样。另外，脑囊尾蚴病对脑炎发病可起诱导作用，并可使脑炎病变加重而致死亡。

眼囊尾蚴病 囊尾蚴可寄生在眼的任何部位，但绝大多数在眼球深部玻璃体及视网膜下寄生。通常累及单眼，症状轻者表现为视力障碍，常可见眼内虫体蠕动，重者可致失明。据报道，39%的患者有不同程度的眼底异常，其中视盘水肿占25%，5%患者视神经萎缩。在眼部症状发生之前，约11%患者有发热史，29%的患者发生头痛。囊尾蚴在眼内存活的时间为1~2年，此时患者尚能忍受；而囊尾蚴一旦死亡，虫体的分解物可产生强烈刺激，造成眼内组织变化，导致玻璃体混浊、视网膜脱离、视神经萎缩，并发白内障，继发青光眼等，最终可致眼球萎缩而失明。

诊断 包括两种情况。

链状带绦虫病的诊断 询问有无食生猪肉和排节片史有重要的价值。粪便检查可能查获虫卵或孕节，对可疑的患者应连续数天进行粪便检查，必要时还可试验性驱虫。收集患者的全部粪便，用水淘洗检查头节和孕节可以确定虫种和明确疗效。将检获的头节或孕节夹在两张载玻片之间轻压后，观察头节上的吸盘和顶突小钩或孕节的子宫分支情况及数目即可确诊。

囊尾蚴病的诊断 视寄生部位不同而异，皮下或浅表部位的囊尾蚴结节可通过体检发现并可采用手术摘除活检。眼部的囊尾蚴可用检眼镜检查发现；对于脑和深部组织的囊尾蚴可使用X线、B超、CT和磁共振成像（MRI）等影像检查，并结合其他临床症状如癫痫、颅内压增高和精神症状等判断。免疫学试验可辅助诊断，尤其是对无明显临床体征的脑型患者更有意义。有效的免疫学方法有间接血凝试验（IHA）、酶联免疫吸附试验（ELISA）和Dot ELISA。其他还有酶标记抗原对流免疫电泳（ELACIE）和单克隆抗体检测患者循环抗原、抑制性ELISA等。

治疗 包括药物治疗和手术治疗。

药物治疗 肠道内的成虫一般采用口服药物驱虫，吡喹酮可高效驱虫，不良反应偶有头晕、头痛、乏力及胃肠道反应等，但轻而短暂。此外，还可使用阿苯达唑、氯硝柳胺等。传统中药槟榔南瓜子合剂也有良好的驱虫效果，其疗效高，不良反应小。多数患者在5~6小时内即可排出完整的虫体，若只有部分虫体排出时，可用温水坐浴，让虫体慢慢排出。

对于脑及体深部的囊尾蚴也使用吡喹酮、阿苯达唑和甲苯咪唑等治疗，吡喹酮会有不同程度的头痛、呕吐、发热、头晕和皮疹等不良反应，特别在用药致囊尾蚴变性和死亡阶段应注意对患者观察和对症处理。

手术治疗 是眼囊尾蚴病唯一合理的治疗方法，若待虫体死亡引起剧烈的炎症反应，则最后不得不摘除整个眼球。皮下及浅部的囊尾蚴也可考虑手术取虫治疗。

流行病学 链状带绦虫呈世界性分布，但感染率不高，主要流行于欧洲、中南美洲国家以及亚洲的印度等国。在中国分布也很普遍，散发病例见于27个省、市。根据2015年全国重要寄生虫病调查资料显示，全国31个省（自治区、市）人群链状带绦虫加权感染率0.06%。

人感染链状带绦虫主要是因为误食囊尾蚴引起，而患囊尾蚴病的原因则是食入了该虫虫卵。感染囊尾蚴病的方式有3种。①自体内感染：即患者体内已经有成虫感染，当遇到恶心、呕吐时，肠道的逆蠕动可将孕节反推入胃中引起自身感染。②自体外感染：患者误食自己排出的虫卵而引起再感染。③异体感染：误食他人排出的虫卵引起。有报道16%~25%的绦虫病患者伴有囊尾蚴病，而囊尾蚴病患者中55.6%伴有链状带绦虫寄生。可见前两种感染方式更为重要。感染者中以青壮年和男性为主，青壮年占83.8%，男性占75.3%，女性占24.7%。

流行因素一是生猪饲养方法不善，二是食用猪肉的方法不当。不少地区养猪不用猪圈而习惯散养，或是厕所建造简陋，猪能自由出入和吞食人粪便；有些地区居民不习惯使用厕所，随地大便或将人厕与畜圈相连（连茅圈），都造成了猪容易感染，各地猪的感染率差别很大。

在流行严重的地区，当地居民常有喜食生的或未煮熟猪肉的习惯，对疾病的传播起着决定性的作用。例如，中国云南省少数民族地区的"生皮""剁生""噢嚼"，均系用生猪肉制作。另外，西南各地群众喜爱的生片火锅、过桥米线，福建的沙茶面等，都是将生肉片在热汤中稍烫后，蘸佐料或拌米粉或面条食用。其他地区的散在病例则多是偶然吃到含有活囊尾蚴的猪肉包子或饺子，或食用未经蒸煮的带囊尾蚴的熏肉或腌肉，或用切过生肉的刀、砧板再切熟食而致人感染。

防制 加强健康教育，使群众认识本病的危害性，革除不卫生的食肉习惯是预防本病的关键；此外，还应抓好"驱、管、检"综合措施。①驱虫治疗：在普查的基础上及时为患者驱虫治疗。由于本虫寄生在肠道常可导致囊尾蚴病，故更须尽早并彻底驱虫治疗。②管好厕所、猪圈：教育群众管好厕所、猪实行圈养，控制人畜互相感染。③加强肉类检查：搞好城乡肉品的卫生检查，在供应市场前，猪肉类必须经过严格的检查和处理，尤其要加强农贸市场上个体商贩出售的肉类检验。

（包怀恩）

féipàng dàitāochóng

肥胖带绦虫 （*Taenia saginata* Goeze，1782）

隶属圆叶目，带科，带属。又称牛带绦虫、牛肉绦虫和无钩绦虫。在中国古籍中被称为白虫或寸白虫。成虫可寄生于人体小肠引起肥胖带绦虫病，又称牛带绦虫病、牛肉绦虫病和无钩绦虫病。1675年，韦普费尔（Wepfer）发现牛体内的幼虫，1782年，格策（Goeze）认定成虫虫种。1861年，洛伊卡特（Leuckart）用成虫的孕节喂饲牛后得到幼虫。1869年，奥利弗（Oliver）用幼虫使人感染，才完全了解该虫的生活史。肥胖带绦虫为世界性分布，在有生食或半生食牛肉习性的人群和地区中流行，中国西部省份的少数民族聚居地区呈地方性流行。

形态 成虫外观与链状带绦虫较相似，但在虫体大小和结构上存在差异（表1，图1）。各种带绦虫的虫卵形态在光镜下难以区别。

生活史 人是肥胖带绦虫唯一的终宿主。成虫寄生于人体的小肠，末端孕节自链体脱落后随宿主粪便排出，也可主动从肛门逸出。当孕节沿地面蠕动时可将虫卵从子宫前端排出，或由于孕节的破裂，虫卵得以散播。当中间宿主牛科动物，如黄牛、水牛、牦牛和印度牛等吞食虫卵或孕节后，虫卵内的六钩蚴在其小肠内孵出后钻入肠壁，随血液循环到达全身各处，尤其是运动较多的股、肩、心、舌和颈部等肌肉内，经10~12周发育为牛囊尾蚴。此外，山羊、鹿、野猪、驯鹿、美洲驼、羚羊、角马、长颈鹿、狐和猴也可被牛囊尾蚴寄生。人若食用生的或未煮熟的含有活囊尾蚴的牛肉，囊尾蚴在小肠内经8~10周发育为成虫，引起人患牛带绦虫所致的绦虫病。牛带绦虫卵在人体内一般不能继续发育。

致病机制 包括攫取营养、机械损害、化学和抗原刺激和异位寄生。成虫可吸取人体肠道中大量的营养物质，导致乏力、头晕、饥饿痛等，还可造成内源性维生素缺乏及贫血等。此外，还可引起胃肠分泌功能失调、胃黏膜组织中广泛的单核细胞浸润及中度嗜酸性粒细胞增多。当寄生数量较多时，由于头节吸盘的压迫并损伤肠黏膜，可使微生物得以侵入组织，引起肠道轻度或亚急性的炎症反应，甚至导致肠穿孔和肠梗阻。虫体异位寄生时可引起异位损害。

临床表现 一般无明显症状，仅时有腹部不适、饥饿痛、恶心、消化不良、腹泻或体重减轻等症状。由于孕节活动力较强，绝大多数患者都能发现自己排出的节片，并伴有孕节自肛门逸出和肛门瘙痒。脱落的孕节在肠内移动受到回盲瓣阻挡时，可因加强活

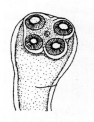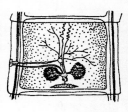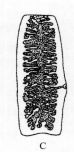

A   B   C

A. 头节；B. 成节；C. 孕节。

图1 肥胖带绦虫的结构

表1 肥胖带绦虫与链状带绦虫的形态区别

区别点	链状带绦虫	肥胖带绦虫
虫体	长2~4m	长4~8m
节片	700~1000节，较薄，略透明	1000~2000节，较厚，不透明
头节	球形，直径约1mm，具有顶突和2圈小钩，小钩25~50个	略呈方形，直径1.5~2.0mm，无顶突及小钩
成节	卵巢分为3叶，即左右两叶和中央小叶	卵巢只分两叶，子宫前端常可见短小的分支
孕节	子宫分支不整齐，每侧7~13支	子宫分支较整齐，每侧15~30支，支端多有分叉
囊尾蚴	头节具顶突和小钩、可寄生人体致囊尾蚴病	头节无顶突及小钩，不寄生于人体
虫卵	各种带绦虫虫卵在形态上不能区别	

动而引起回盲部剧痛。此外，有些患者出现头痛、头晕、注意力不集中和失眠等症状，还有癫痫样发作与晕厥。异位损害以阑尾炎多见，也有孕节在鼻咽部、耳咽管、子宫腔和胆总管等部位的报道。患者呕吐时孕节甚至可被上吸而进入和堵塞呼吸道，引起窒息。

诊断 依靠病史和病原学检查。患者有无生食或半生食牛肉以及排节片史、排卵史等。病原学检查主要根据患者排出的虫卵、孕节或试验性驱虫后获得的虫体来确定虫种。可采用分子生物学方法进行辅助诊断和虫种鉴别，如采用聚合酶链反应（PCR）检测粪便中的虫卵或虫体体表脱落物质中的微量 DNA，应用碱基切除序列扫描胸腺嘧啶核苷阅读分析方法以及环介导等温扩增（LAMP）技术结合限制性内切酶分析方法等鉴别 3 种人体带绦虫。

治疗 药物主要有吡喹酮、槟榔南瓜子合剂、硫双二氯酚和氯硝柳胺等。空腹服药驱虫效果较好。各种药物对绦虫的作用机制不同：吡喹酮可导致虫体皮层通透性的改变、Ca^{2+} 和 Na^+ 转运失调及皮层表面质膜完整性的破坏。槟榔对绦虫的头节及虫体前段有麻痹作用，而南瓜子使绦虫中后段麻痹，两者合用可使整个虫体瘫软，借小肠蠕动随粪便排出体外。硫双二氯酚驱虫作用迅速可靠，机制不详。氯硝柳胺能抑制绦虫线粒体的氧化磷酸化过程，抑制绦虫对氧和葡萄糖的摄入，致糖原分解增加和乳酸脱氢酶的活性受抑制。该药物接触虫体后，头节及其附近节片被破坏，随粪便排出体外。

流行病学 该虫为全世界散在分布，在非洲的阿尔及利亚、埃塞俄比亚、坦桑尼亚和南美洲的墨西哥、秘鲁、洪都拉斯和智利流行。中国内蒙古自治区、新疆维吾尔自治区、西藏自治区、云南省、四川省的藏族地区，广西壮族自治区的苗族地区，贵州省的苗族、侗族地区以及台湾省山区等有地方性流行。

流行因素主要是患者和带虫者的粪便污染牧草和水源以及食用牛肉的方法不当。牛因食入被虫卵或节片污染的牧草和水源而受感染，流行区牛的囊尾蚴感染率可高达 40%。当地少数民族又有食生的或不熟牛肉的习惯，如苗族、侗族喜食"红肉""腌肉"，傣族喜食"剎生"等，藏族喜将牛肉稍风干即生食，或在篝火上烤食大块牛肉，易造成人感染。在大多数流行区，患者中男性多于女性，以青壮年居多，10 岁以下、60 岁以上较少，但有 10 月龄患者和 86 岁高龄患者的记录。

防制 ①对患者进行药物驱虫治疗以根治和控制传染源。②搞好粪便管理，防止牛科动物吞食患者粪便中的虫卵或孕节。③加强动物肉类检验检疫。④改变不良的饮食习惯及改进烹调方法，如不食生的或半生的牛肉，延长蒸煮、烧烤肉类的时间，分开使用生熟食的菜刀和砧板等。

（牟 荣）

Yàzhōu dàitāochóng

亚洲带绦虫（*Taenia asiatica Fan*，1988）

隶属圆叶目，带科，带属。又称台湾带绦虫。肥胖带绦虫（牛带绦虫）的亚洲亚种，成虫可寄生于人体小肠引起亚洲带绦虫病。20 世纪 70 年代，中国寄生虫学家范秉真（1922～2008 年）发现，在中国台湾中东部山区的土著居民中因食用生或未熟的猪、野猪、飞鼠等野生动物的肉和内脏而感染了一种肠带绦虫病，其成虫形态特征与牛带绦虫相似；而其囊尾蚴却具有顶突和小钩，似链状带绦虫（猪带绦虫）囊尾蚴，并主要寄生在猪及其他动物的肝内。人可因生食猪肝中的囊尾蚴而感染。因此，范秉真在 1988 年将这种新的带绦虫称为台湾带绦虫。后来韩国、日本及中国学者也发现，这种带绦虫分布于东亚和东南亚的许多国家和地区。主要在亚太地区，有生食或半生食猪或其他野生动物内脏习惯的人群和地区流行，中国东南和西南省份的一些少数民族聚居地区呈地方性流行。

形态 亚洲带绦虫和牛带绦虫的主要区别在于囊尾蚴阶段，亚洲带绦虫囊尾蚴的体积较小，头节上具有顶突和两圈发育不良的小钩；而牛带绦虫的囊尾蚴较大，头节无顶突和小钩。两种带绦虫的成虫形态较相似，不同点在于亚洲带绦虫的链体较短，节片数较少（表1）。

生活史 与牛带绦虫相似，但其自然中间宿主是家猪、野猪等；囊尾蚴主要分布在中间宿主的肝，多见于肝实质；囊尾蚴的发育成熟时间约需 4 周；人群感染主要因生食或半生食含有活囊尾蚴的猪或其他野生动物的内脏引起人患亚洲绦虫所致的肠绦虫病。在本病流行区未发现人患囊尾蚴病和异位寄生现象。

致病机制和临床表现 致病机制分为攫取营养、机械损害、代谢物的化学和抗原刺激等，可引起肛门瘙痒、恶心、腹痛、腹泻等消化道症状，患者可有 1～3 年甚至 30 年的排节片史。

诊断 依靠病史和病原学检查。患者有无生食猪或野生动物

表1　亚洲带绦虫与牛带绦虫比较

区别点	亚洲带绦虫	牛带绦虫
成虫	较短，4~8m	较长，4~12m
节片数	少，674（260~1016）节	1000~2000 节
头节直径	1586（1430~1760）μm	1116（935~1430）μm
成节睾丸数	838（630~1190）	897（765~1059）
孕节子宫分支数	20（11~32）	23（14~32）
囊尾蚴		
长	1290（450~2000）μm	3410（1650~5720）μm
宽	1160（580~1850）μm	2240（1160~3580）μm
头节大小	640（580~1850）μm	1720（590~3410）μm
头节小钩	2 圈发育不良的小钩	无
中间宿主	猪、野猪等	牛及其他牛科动物
囊尾蚴分布	肝	全身肌肉、内脏较少见
发育成熟时间	4 周	10~12 周
虫卵	各种带绦虫虫卵在形态上不能鉴别	

注：采自范秉真 1988 年及 2000 年资料综合。

内脏以及排节片史、排卵史等。病原学检查主要根据患者排出的虫卵、孕节或试验性驱虫后获得的虫体来确定虫种。采用分子生物学方法对带绦虫进行分类鉴定，如对成虫节片进行线粒体细胞色素 C 氧化酶 I，核糖体 DNA 第一、第二内转录间隔区（ITS1、ITS2）、线粒体 COX1 等基因序列分析以及随机引物 DNA 扩增等辅助性检查。

治疗　药物主要有吡喹酮、槟榔南瓜子合剂、米帕林和氯硝柳胺等。空腹服药驱虫效果较好。

流行病学　亚洲带绦虫首先在中国台湾省发现，广泛分布于韩国、日本以及东南亚的菲律宾、印度尼西亚、泰国、缅甸和越南等国。中国内地自 1999 年首次报道以来，贵州省都匀市、云南省大理市和兰坪县、广西壮族自治区融水县及宾阳县、四川省雅江县等少数民族聚居区也有地方性流行。

该虫特殊的流行模式，是人生食了中间宿主猪以及野猪等野生动物肝及其他内脏寄生的囊尾蚴引起亚洲带绦虫病，而成为终宿主和传染源。由患者粪便排出的节片和虫卵可感染猪等，但未见人患囊尾蚴病。在流行区患者中男性多于女性，以青壮年居多，儿童感染率较低，有最小年龄 9 月龄的报道。此外，尚有一定的家庭聚集性，有一户 6 人同时受感染的记录。

防制　①对患者进行药物驱虫治疗以根治和控制传染源。②搞好粪便管理，防止猪及野生动物吞食患者粪便中的虫卵或孕节。③加强动物内脏检验检疫。④改变不良的饮食习惯及改进烹调方法，如不食生的或半生的猪及野生动物的内脏，延长蒸煮、烧烤内脏的时间，分开使用生熟食的菜刀和砧板等。

（牟　荣）

jùjǐng dàitāochóng

巨颈带绦虫［*Taenia taeniaeformis*（Batsch，1786）Wolf-fügel，1911］隶属圆叶目、带科，带属。又称带状带绦虫、粗

颈带绦虫和带状泡尾绦虫等。成虫寄生于猫、犬等食肉动物体内。幼虫称带状囊尾蚴或叶状囊尾蚴，寄生于啮齿动物如鼠肝，偶然感染人体引起带状囊尾蚴病。首例人体感染报道发生于阿根廷。

形态　①成虫：体长 15~60cm，头节外观粗壮，顶突肥大、呈半球形突出，4 个吸盘也呈半球形，向外侧突出，颈部极不明显。头节顶突上有两圈发达的小钩 30~42 个，排列形成一冠盖完全遮盖头节前端。虫体每个节片都前窄后宽，前一节片的后缘叠盖着后一节片的前缘，成节尤为明显，故虫体中段成节呈楔形，后段孕节呈古钟形，两侧缘呈锯齿状外观。成节内卵巢分两叶，睾丸 218~680 个。孕节子宫分支为每侧 16~18 支。②虫卵：为圆形，直径 31~37μm。③幼虫：属链尾蚴，长链状，头节裸露不内嵌，后接一假分节的链体，后段为一个小伪囊。头节略呈方形，具有 4 个向外凸出的吸盘，顶突上有大小相间的小钩。

生活史　寄生在猫等动物体内的成虫，其孕节随动物粪便排出后，常自行蠕动并释放出虫卵污染外界环境。鼠、兔等动物吞食虫卵后，六钩蚴在其小肠逸出并钻入肠壁，然后随血液循环到达肝，经 2~3 个月发育成链尾蚴。猫等动物捕食感染的鼠或其他啮齿动物后，链尾蚴进入小肠，经 1 个月发育为成虫。人因误食虫卵而感染。细颈囊尾蚴可寄生于人的肝。

诊断　依靠病史和病原学检查。患者有无与猫、犬的密切接触史等。病原学检查主要根据患者体内检获的虫体来鉴定虫种。

治疗　治疗猫、犬巨颈带绦虫病的药物有吡喹酮和盐酸丁

萎胀。

流行病学 人体感染病例散见于世界各地。阿根廷、捷克斯洛伐克、丹麦、斯里兰卡都有报道。中国台湾省报道了1例人体感染。

防制 采取综合措施：①根治和控制猫、犬等传染源，如对猫、犬定期驱虫，积极灭鼠以防猫、犬感染。②搞好环境卫生，加强动物粪便管理。③注意个人卫生，避免与猫、犬密切接触。

（牟　荣）

shuǐpào dàitāochóng

水泡带绦虫（*Taenia hydatigena* Pallas，1766）

隶属圆叶目，带科，带属。又称泡状带绦虫。成虫寄生于犬、猫、狼和狐等食肉动物的小肠内。幼虫称细颈囊尾蚴，寄生于猪、黄牛、绵羊和山羊等多种动物的肝浆膜、网膜及肠系膜等处，偶然感染人体引起细颈囊尾蚴病。

形态 包括成虫、虫卵和幼虫。

成虫 长75～500cm，白色或微带黄色，有250～300个节片，头节稍宽于颈部，顶突上有30～40个排成两圈的小钩。成节有睾丸600～700个。孕节子宫每侧有5～10个粗大分支，每支又有小的分支。

虫卵 近似椭圆形，直径为38～39μm，内含六钩蚴。

幼虫 即细颈囊尾蚴，俗称水铃铛，呈囊泡状，囊壁乳白色，泡内充满透明液体（图1）。囊泡从黄豆大小至鸡蛋大。肉眼下即可见囊壁上有一个不透明的乳白色结节，若使结节的内部翻转出来，即能见到一个细长的颈部和游离的头节。头节近似球形，有4个吸盘及1个顶突，顶突上有大小相间排列的2圈小钩。

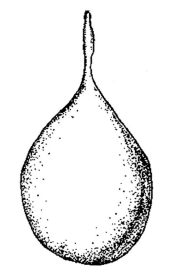

图1　水泡带绦虫细颈囊尾蚴形态

生活史 成虫寄生在食肉动物小肠内，孕节随终宿主粪便排出，虫卵污染了牧草、饲料和饮水后，被家畜和野生动物吞食，在消化道逸出六钩蚴并钻入肠壁血管，随血循环到肝表面和腹腔内发育为细颈囊尾蚴。食肉动物吞食含有细颈囊尾蚴的动物脏器后，即在小肠内发育为成虫。人因误食虫卵而引起细颈囊尾蚴病。

临床表现 不同部位的细颈囊尾蚴病临床表现各不相同。胃网膜细颈囊尾蚴病表现为腹隐痛及下腹部包块。胃细颈囊尾蚴病患儿表现为消瘦、食欲减退，伴恶心、呕吐，胃部扪及质软包块，轻度压痛。

诊断 依靠临床表现和影像学检查如X线、超声和CT等发现可疑病灶，手术取出体内虫体以确定虫种。

治疗 尚无有效治疗药物，主要采用手术摘除虫体。

流行病学 水泡带绦虫呈世界性分布，中国犬感染该虫十分普遍。在养犬多的农牧地区，猪、绵羊、山羊、牛及鹿等均可感染细颈囊尾蚴病。

防制 ①根治和控制犬、猫、狼和狐等传染源，如对犬、猫定期驱虫，不用未煮熟的动物内脏喂犬，禁止将猪、羊、牛等家畜的内脏等废弃物随地乱抛以防其他动物生食。②加强卫生宣传教育和动物粪便管理。③注意个人卫生，避免与犬、猫等动物密切接触。

（牟　荣）

xìlì jíqiú tāochóng

细粒棘球绦虫（*Echinococcus granulosus* Batsch，1786）

隶属绦虫纲，带科，棘球属。又称包生绦虫，简称包虫。成虫寄生在犬科食肉动物的肠道，幼虫（棘球蚴）寄生于人和多种食草类家畜以及其他动物的肝、肺等内脏，为人兽共患病，称棘球蚴病或包虫病。棘球蚴病的地理分布很广泛，且随着畜牧业的发展而不断扩散，已成为全球性重要的公共卫生和经济问题。

形态 包括成虫、虫卵和幼虫。

成虫 细小，长2～7mm（平均3.6mm），除头颈部外，整个虫体仅有3～4个节片，即幼节、成节和孕节各1片。光镜下，可见头节略呈梨形，前端具有顶突和4个杯状的吸盘，顶突长有28～48个小钩，呈放射状排列成两圈，位于内圈的小钩较外圈的稍大。幼节、成节和孕节外形均呈狭长形。成节的结构与带属的绦虫略为相似，但睾丸数较少，仅45～65个，在节片内前后均匀地散布，生殖孔位于节片中部偏后的一侧。孕节的生殖孔位置更靠后一些，子宫呈长管状，具不规则的分支和侧囊，含虫卵200～800个（图1）。

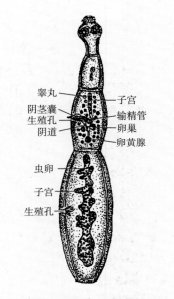

图1　细粒棘球绦虫成虫形态

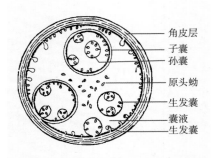

图2　细粒棘球绦虫棘球蚴形态

虫卵　呈圆球形或近似球形，直径31～43μm，外层为较厚、棕黄色的胚膜层，具有放射状的条纹，胚膜层内是球形的六钩蚴，后者直径为14～20μm，可见到3对小钩。此形态与链状带绦虫（猪带绦虫）、肥胖带绦虫（牛带绦虫）的虫卵相同，在光镜下难以区别。

幼虫　即棘球蚴，为圆形囊状体，大小随该幼虫寄生的宿主、寄生时间的长短及寄生部位的不同而异，直径可由不足1cm至数十厘米，小者仅如蚕豆，大者可达篮球大小。棘球蚴一般为单房性囊，由囊壁和充满囊腔的囊内含物两部分组成，囊壁外常有宿主的纤维组织包绕（图2）。

囊壁　分为内外两层，外层为角皮层，此层具保护作用，厚约1mm，呈乳白色、半透明，质地似粉皮状、较松脆，易破裂。光镜下，可见角皮层为无细胞结构的多层纹理状；内层为生发层或称胚层，厚22～25μm，由单层细胞构成，具有生发功能，由生发层可向囊腔内生长出无数个原

头蚴，又称原头节，原头蚴呈椭圆形或圆形，大小为170μm×122μm，其内可见到翻卷收缩着的吸盘、顶突及小钩等。从生发层上也可先长出生发囊，然后再从其中长出原头蚴。

囊内含物　包括囊液以及从囊壁脱落下来、悬浮在囊液中的原头蚴、生发囊，以及子囊和孙囊等，曾有人将这些悬浮的结构统称为囊砂或棘球蚴砂。

囊液：又称棘球蚴液，无色透明或微带黄色，比重1.01～1.02，pH 6.7～7.8，内含多种蛋白、肌醇、卵磷脂、尿素及少量糖、无机盐和酶等，营养成分丰富，可供原头节生长，但对宿主及人体有较强的抗原性。

生发囊：又称育囊，直径约1mm，系由棘球蚴囊壁生发层的有核细胞发育而来，囊壁仅具一层生发层，由生发层可向囊内芽生出成群的细胞，这些细胞空腔化后，形成新的小囊并长出小蒂与生发层连接。在小囊壁上可生成数量不等的原头蚴，多者

可达30～40个。这样的生发囊外若生出长角皮层，则称子囊。子囊可从母囊（棘状蚴囊）的生发层直接长出，也可由原头蚴或生发囊进一步发育而成。子囊结构与母囊相似，其囊壁生发层不仅可生长原头蚴、生发囊甚至也可长出与子囊结构相似的下一代小囊，称孙囊。所以，一个棘球蚴囊内可包含着若干个子囊及孙囊以及成千上万个原头蚴。也有的棘球蚴胚层不生长原头蚴、生发囊等，称不育囊。

生活史　细粒棘球绦虫成虫寄生在终宿主犬、狼和豺等食肉动物小肠上段，当其孕节或虫卵随宿主粪便排出后，可污染周围环境如草地、牧场、畜舍以及蔬菜、土壤及水源等，其中间宿主羊、牛、骆驼、猪等偶蹄类动物则因吞食孕节和虫卵而被感染，六钩蚴在中间宿主肠内孵出后，很快钻入肠壁，经血液循环至肝、肺等器官，经3～5个月发育成棘球蚴（图3）。随棘球蚴囊的大小和发育程度不同，囊内原头蚴可有数千至数万，甚至数百万个。另外，当鹿、马、袋鼠、某些啮齿类、灵长类和人误食虫卵后也会感染。人被感染后可患上细粒

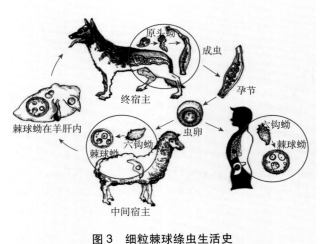

图3　细粒棘球绦虫生活史

棘球蚴病，但不起中间宿主的作用。

寄生有棘球蚴的中间宿主羊和牛等被犬、狼等终宿主吞食后，其体内所含的每个原头蚴都可发育为一条成虫。因此，犬、狼肠内寄生的成虫常可达数千至上万条。从终末宿主受感染至成虫发育成熟和排出孕节约需 8 周。大多数成虫寿命 5~6 个月。

致病机制 当人误食虫卵后，六钩蚴即经肠壁随血循环侵入内脏组织，逐渐形成一个纤维性外囊，在内缓慢地发育成棘球蚴。一般感染半年后囊的直径达 0.5~1.0cm，以后每年增长 1~5cm，最大可长到数十厘米。棘球蚴在人体内可存活 40 年甚至更久。但如遇继发其他感染或外伤时，可发生变性衰亡，囊液浑浊而终被吸收和钙化。

临床表现 棘球蚴在人体内可发现于几乎所有部位。

感染部位 最多见的部位是肝（69.9%），多在右叶，肺（19.3%）次之，再者是腹腔（3%）以及原发在肝、再向各器官转移（5.3%），其他部位包括脑（0.4%）、脾（0.4%）、盆腔（0.3%）、肾（0.3%）、胸腔（0.2%）、骨（0.2%）、肌肉（0.1%）、胆囊（0.1%）、子宫（0.1%）以及皮肤、眼、卵巢、膀胱、乳房和甲状腺等（0.4%）。在肺和脾内棘球蚴生长较快。在骨组织内则生长极慢。巨大的棘球蚴囊多见于腹腔，可以占满整个腹腔，推压膈肌，甚至使一侧肺叶萎缩。棘球蚴在人体一般为单个寄生，多个寄生的约占 20%。

症状 棘球蚴对人体的危害以机械损害为主。由于生长缓慢，棘球蚴病往往在感染后 5~20 年才出现症状。原发性感染多为单个囊，继发感染常表现为多发，可同时累及几个器官。由于棘球蚴不断生长，压迫周围组织、器官，可引起组织细胞萎缩、坏死等，严重程度取决于棘球蚴的体积、数量、寄生的时间长短和部位。常见症状有以下几方面：

局部压迫和刺激症状 受累部位有轻微疼痛和坠胀感。如累及肝可有肝区疼痛，在肺部可出现呼吸急促、胸痛等呼吸道刺激症状，在大脑则引起头痛、呕吐甚至癫痫等，骨棘球蚴常发生于骨盆、椎体的中心和长骨的干骺端，可破坏骨质，易造成骨折或骨碎裂。位置表浅的棘球蚴可在体表形成包块，触之坚韧，压之有弹性，叩诊时有震颤感。若包块压迫门静脉可致腹水，压迫胆管可致阻塞性黄疸、胆囊炎等。

过敏症状 常有荨麻疹、血管神经性水肿和过敏性休克等。

中毒和胃肠功能紊乱 如食欲减退、体重减轻、消瘦、发育障碍和恶病质。一旦棘球蚴囊破裂，可造成继发性感染。如肝棘球蚴囊破裂可进入胆道，引起急性炎症，出现胆绞痛、寒战、高热和黄疸等。破入腹腔可致急性弥漫性腹膜炎。肺棘球蚴如破裂至支气管，可咳出小的生发囊、子囊和角皮碎片。囊液大量溢出可产生过敏反应，如进入血循环可引起严重的过敏性休克，甚至死亡。

诊断 询问病史，是否来自流行区，以及与犬、羊等动物和皮毛接触史对诊断有参考价值。影像学检查如 X 线、B 超、CT、磁共振成像（MRI）和放射性核素扫描等对棘球蚴病的诊断和定位也有帮助。特别是 CT 和 MRI，不仅可早期诊断出无症状的带虫者，且能准确地检测出各种病理形态影像。确诊应以病原学结果为依据，即手术取出棘球蚴，或从痰、胸腔积液、腹水或尿中检获棘球蚴碎片或原头蚴。

免疫学试验是重要的辅助诊断方法。常用的有皮内试验和血清学检查法，如酶联免疫吸附试验（ELISA）、对流免疫电泳（CIEP）、间接血凝试验（IHA）、生物素-亲和素-酶复合物酶联免疫吸附试验（ABC-ELISA）和斑点酶联免疫吸附试验（Dot-ELISA）。

治疗 首选外科手术，术中应注意务将虫囊取尽并避免囊液外溢造成过敏性休克或继发性腹腔感染。对早期的小棘球蚴，可使用药物治疗，以阿苯达唑疗效较佳，亦可使用吡喹酮、甲苯达唑等。

流行病学 细粒棘球绦虫有较广泛的宿主适应性，分布遍及世界各大洲牧区，主要以犬和偶蹄类家畜之间循环为特点，在中国主要是绵羊/犬动物循环，牦牛/犬循环仅见于青藏高原和甘肃省的高山草甸和山麓地带。

中国主要流行区在西部和北部农牧地区，即新疆维吾尔自治区、青海、甘肃、宁夏、西藏自治区、内蒙古自治区和四川，其次是陕西、山西和河北部分地区。另外，在东北三省、河南、山东、安徽、湖北、贵州和云南等省有散发病例。据几个重点流行省区的不完全统计，全国受棘球蚴病威胁的人口约 5000 万，患病人数 50 万~60 万，人群中最易感染者是学龄前儿童（新疆 15 289 例患者中，15 岁以下者占 32.1%）。主要动物中间宿主绵羊的感染率为 3.3%~90%，家犬的感染率为 7%~71%。

流行因素主要包括三方面。

①虫卵对环境的污染：牧区犬感染通常较重，犬粪中虫卵量大，随动物的活动以及尘土、风、水等播散，导致虫卵严重污染环境。虫卵对外界低温、干燥及化学药品有很强抵抗力。在2℃水中能存活2.5年，在冰中可存活4个月，经过严冬（−14～−12℃）仍保持感染力。一般化学消毒剂不能杀死虫卵。②人、畜的感染方式：牧区儿童喜欢与家犬亲昵，很易受到感染，成人感染可因从事剪羊毛、挤奶、加工皮毛等引起。此外，通过食入被虫卵污染的水、蔬菜或其他食物也可受染。③病畜内脏喂犬或乱抛：由于缺乏卫生知识，在流行区群众常用病畜内脏喂犬，或将其随地乱抛致野犬、狼、豺等受感染，从而又加重羊、牛感染，使流行愈趋严重。

在非流行区人因偶尔接触受感染的犬，或接触到来自流行区的动物皮毛而受感染。

防制 中国早在1992年就颁布了全国包虫病防治规划，经过多年的实施已取得明显效果。通过在流行区应采取综合性预防措施，主要包括以下几方面：①加强健康教育和宣传普及棘球蚴病知识，提高全民的防病意识。在生产和生活中加强个人防护，并向群众提供安全的饮用水。②加强卫生法规建设和卫生检疫，强化群众的卫生行为规范，根除以病畜内脏喂犬和乱抛的陋习。加强对屠宰场和个体屠宰户的检疫，及时处理病畜内脏。③定期为家犬、牧犬驱虫，以减少传染源。④查治、救助和管理现有的患者。

（包怀恩）

duōfáng jíqiú tāochóng

多房棘球绦虫（*Echinococcus multilocularis* Leuckart，1863）

隶属绦虫纲，带科，棘球属。成虫寄生于终宿主狐及犬、猫等的肠道；幼虫期为多房棘球蚴（又称泡球蚴）寄生于中间宿主啮齿类或食虫类野生动物。人体受幼虫感染后引起泡球蚴病，又称泡型包虫病或多房性包虫病。该病的严重程度和危害远胜过细粒棘球蚴引起的包虫病。

属于棘球属的还有另外几种绦虫，如少节棘球绦虫、福氏棘球绦虫等，也可引起动物多囊性棘球蚴病；中国学者在青藏高原小哺乳动物体内发现了新的种类，如石渠棘球绦虫。

形态 成虫外部特征与细粒棘球绦虫相似，但虫体更小一些，长仅为1.2～3.7mm，平均2.13mm，其头节、顶突、小钩和吸盘等都相应偏小，顶突小钩为13～34个。虫体常有4～5个节片。成节生殖孔位于节片中线偏前，睾丸数较少，为26～36个，都分布在生殖孔后方。孕节子宫为简单的囊状，无侧囊，内含虫卵187～404个。虫卵形态和大小均与细粒棘球绦虫难以区别。

生活史 成虫寄生在终宿主狐，其次是犬、狼、獾和猫等小肠内，当虫卵及孕节通过粪便排出后，很容易感染野生啮齿类或食虫类动物，多房棘球蚴主要寄生在中间宿主野生啮齿类动物如田鼠、麝鼠、旅鼠、仓鼠、大沙鼠、小家鼠以及褐家鼠体内。中国报道的有黄鼠、鼢鼠、长爪沙鼠、小家鼠、鼠兔以及牦牛、绵羊等。泡球蚴

在中间宿主体内寄生的部位主要是肝。常见为淡黄色或白色的囊泡状团块，多个大小囊泡相互连接、聚集而成。囊泡圆形或椭圆形，直径0.1～0.7cm，内含透明囊液和许多原头蚴，或含胶状物而无原头蚴。囊泡外壁角皮层很薄且常不完整，整个泡球蚴与宿主组织间无纤维组织被膜分隔。泡球蚴多以外生性出芽生殖不断产生新囊泡，长入组织，少数也可向内芽生形成隔膜而分离出新囊泡。一般1～2年即可使被寄生的器官几乎全部被大小囊泡占据。呈葡萄状的囊泡群带可向器官表面蔓延至体腔内，犹如恶性肿瘤。

当体内带有泡球蚴的鼠或动物脏器被狐、犬和狼等终宿主吞食后，一般经45天原头蚴可以发育为成虫并排出孕节和虫卵。人因误食虫卵而感染，由于人是多房棘球绦虫的非适宜中间宿主，人体感染时囊泡内只含胶状物而无原头蚴（图1）。

致病机制和临床表现 致病机制主要包括泡球蚴直接侵蚀、毒性损害和机械压迫。由于泡球蚴在肝实质内芽生蔓延，直接破

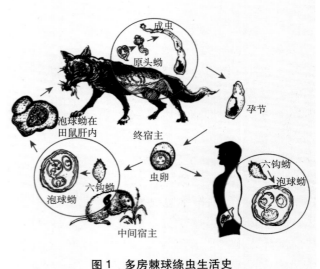

图1 多房棘球绦虫生活史

坏和取代肝组织，可形成巨块状的泡球蚴，其中心常发生缺血性坏死、崩解液化而形成空腔或钙化，呈蜂窝状大小囊泡内含胶状物或豆渣样碎屑，无原头蚴，故肉眼难以与肝癌鉴别。此过程中产生的毒素又进一步损害肝实质。四周的组织则因受压迫而发生萎缩、变性甚至坏死，肝功能严重受损。若胆管受压迫和侵蚀，可引起黄疸。泡球蚴如侵入肝门静脉分支，则沿血流在肝内广泛播散，形成多发性寄生虫结节，出现肉芽肿反应，可诱发肝硬化和胆管细胞型肝癌；侵入肝静脉则可随血液循环转移到肺和脑，引起相应的呼吸道和神经系统症状如咯血、气胸和癫痫、偏瘫等。

人泡球蚴病几乎100%原发于肝。肺、脑等其他部位的继发感染多由肝通过血液循环转移而来。由于泡球蚴在肝实质内呈弥漫性浸润生长，并逐渐波及整个肝，对肝组织的破坏特别严重。主要表现是右上腹缓慢增长的肿块或肝大。许多患者有肝区疼痛、压迫、坠胀感等，触诊时肿块较坚硬并有结节感。另有腹痛和黄疸以及门静脉高压表现。几乎所有患者都表现有肝功能损害，如食欲减退、消化不良等，晚期甚至有恶病质现象。

诊断 询问病史，是否来自流行地区，有否与狐、犬或其皮毛接触史有一定意义。体检时发现肝肿块，特别是触诊时发现肿块质地坚硬又有结节感时更应高度警惕。用于细粒棘球蚴病的实验室检查都适用于泡球蚴病诊断。由于泡球蚴周围缺纤维组织被膜，虫体抗原很容易进入血液，故免疫诊断效果尤佳。鉴别诊断首先要注意与肝癌和细粒棘球蚴病相区别，其次是与肝硬化、肝脓肿、黄疸型肝炎以及肺癌、脑瘤或脑胶质病等区别。

治疗 主要采取手术取虫，药物治疗可使用阿苯达唑、甲苯达唑和吡喹酮等。

流行病学 中国报道的泡球蚴病患者已逾400例，分布于宁夏回族自治区、新疆维吾尔自治区、青海、甘肃和四川等地，已形成局部流行的有以下两个地理区域：

中部流行区 从宁夏西北部起，横穿甘肃东部至四川西北部地区，特别是海拔2000～2800m的高寒山区。多房棘球绦虫循环于狐、野犬和多种啮齿动物之间。狐和野犬成为人体感染来源。患者多数是农民，主要因捕猎、饲养狐，或剥制狐皮而受感染。藏族群众因宗教原因不伤野犬并喂饲它们，造成野犬成群，到处流窜，人则因与野犬接触而感染。

西部流行区 呈散点状分布在新疆的23个县和青海的17个县，患者分布与野生红狐分布地区一致，患者多是牧民，感染主要是因为猎狐，也可能通过饮水等间接方式感染。这些地区往往同时也有细粒棘球蚴病流行。上述地区的流行是因为多房棘球绦虫在野生动物中存在，形成自然疫源地。而人们在狩猎等生产活动中误食虫卵，造成直接感染，如猎狐、饲养狐和加工、买卖毛皮制品等。狐皮的交易和贩运也可能造成泡球蚴病扩散。虫卵污染环境如土壤、植物、蔬菜和饮用水而引起间接感染。狐和犬粪中的虫卵抗寒能力极强，在严冬的冰雪中仍保持活力，故冬季牧民以融化的冰雪作为饮用水即是受感染方式之一。

防制 注意将动物尸体焚烧或深埋，对家犬则应定期驱虫。加强卫生宣传教育，使群众认识和了解泡球蚴病的危害和预防方法。注意个人防护，讲究个人及饮食卫生，生产及生活中注意防止虫卵污染。

（包怀恩）

shǎojié jíqiú tāochóng

少节棘球绦虫 （*Echinococcus orligarthrus* Diesing，1863）

隶属扁形动物门，绦虫纲，圆叶目，带绦虫科，棘球绦虫属。是导致新热带棘球绦虫病的两种病原体之一。该虫是两个世纪前从巴西的一只美洲狮身上发现的，但直至20世纪初期才被纳入棘球绦虫属。成虫寄生于美洲虎、美洲狮等野生猫科动物，幼虫阶段寄生于啮齿类和兔形目动物。人体感染病例很少。

形态 包括成虫、虫卵和幼虫。

成虫 微小，体长不超过2.9mm，是绦虫中较小的虫种之一。链体包含幼节、成片及孕节各一节。头节呈梨形，具有顶突和吸盘。顶突富含肌组织，伸缩性强，其上有两圈小钩，大小相间呈放射状排列。成节结构与带绦虫相似，睾丸分布于生殖孔的前方和后方，生殖孔开口于节片一侧的中部偏后。孕节最大，子宫具有不规则的分支和侧囊（图1A）。

虫卵 与带绦虫卵相似，光镜下无法区别。

幼虫 卵圆形，为囊型棘球蚴，为球形充满液体的囊状体，囊内有分隔而呈多房性。直径从不足1厘米至数厘米不等，大小与寄生的部位、时间及宿主的种类有关。除多房性特点外，棘球蚴的结构与细粒棘球绦虫的基本相同（图1B）。囊液内含多种蛋白质、酶类等，对宿主具有较强

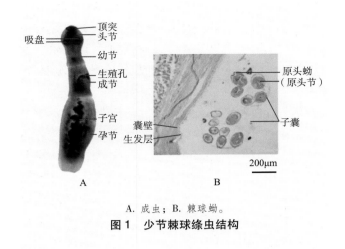

A. 成虫；B. 棘球蚴。

图 1 少节棘球绦虫结构

的抗原性。生发层向囊内生长出许多原头蚴和生发囊。原头蚴又称原头节，呈椭圆形或圆形，为向内翻卷收缩的头节，其顶突和吸盘内陷，内包小钩。原头蚴、生发囊可继续发育为子囊。子囊也可由棘球蚴的生发层直接长出。从囊壁脱落的原头蚴、生发囊和小的子囊悬浮在囊液中，称为棘球蚴砂。

生活史 与多房棘球绦虫类似。少节棘球绦虫的终宿主为美洲狮、美洲虎和豹猫等野生猫科动物。中间宿主为啮齿目和兔形目的动物，如天竺鼠、刺豚鼠、负鼠等。成虫寄生在终宿主小肠内，孕节脱落随宿主粪便排出体外，在外界环境中孕节破裂后虫卵散出，虫卵也可直接经宿主粪便排出体外。虫卵污染畜食、土壤、水源等，被中间宿主啮齿类动物吞食后，即可受染。在中间宿主消化道内，卵内六钩蚴孵出，钻入肠壁，随血流到达肝、肺、肾、脾、心、脑和眼等器官，发育为棘球蚴。当终宿主吞食了受染中间宿主的肉类或内脏后，囊中的原头节即可经口到达终宿主消化道内，并在其小肠内发育为成虫。人体误食被虫卵或孕节污染的食物也会被感染。

致病机制 在器官内生长，对组织造成机械性压迫，甚至引起压力性坏死；若棘球蚴囊泡破裂，囊液溢出，可致严重的超敏反应，并引起嗜酸性粒细胞增多症；原头节逸出，可致他处继发性囊肿。

临床表现 病程较慢，可多年无明显症状。之后主要表现为压迫症状，囊肿破裂引起过敏症状及继发性棘球蚴囊肿。该病症状因囊肿位置而异。肝或肺囊型棘球蚴病并发感染后，易误诊为肝（膈下）或肺脓肿。若肝棘球蚴囊肿破入胆道、腹腔或胸腔内，常立即引起超敏反应（如皮疹、发热），甚至休克，亦可引起多发性腹腔棘球蚴病。寄生于脑部可导致颅内压增高、癫痫或偏瘫。寄生在眼部，出现眼球突出、伴持续性头痛及眼脸下垂等症状。

诊断 针对该病的血清学诊断尚未得到广泛研究。影像学可辅助诊断。与其他棘球绦虫类似，应避免诊断性穿刺。

治疗 以外科手术为主。手术辅加药物治疗，效果良好。术中切忌穿刺致使囊壁破裂。阿苯达唑、甲苯咪唑和丙硫咪唑可使部分患者治愈或好转，但药物仍不能取代手术治疗。

流行病学 少节棘球绦虫主要分布在中、南美洲，人体感染该虫的病例数量很少。仅在苏里南、巴西和委内瑞拉报道了 4 例。中国国内未见少节棘球蚴引起的棘球蚴病。

防制 预防人体感染最主要的是注意个人饮食卫生，避免虫卵经口进入人体。在流行区，还应注意控制终宿主和中间宿主，妥善处理鼠尸，防止传播。

（魏春燕 周加）

Fúshì jíqiú tāochóng

福氏棘球绦虫（*Echinococcus vogeli* Rausch et Berstein, 1972） 隶属扁形动物门，绦虫纲，圆叶目，带绦虫科，棘球绦虫属。又称伏氏棘球绦虫。是导致新热带棘球绦虫病的两种病原体之一。该虫在形态、生活史、致病机制及流行病学、防制等方面均与少节棘球绦虫类似。

形态 成虫比少节棘球绦虫略长，体长不超过 5.6mm。虫卵及中绦期幼虫亦与少节棘球绦虫相似。

生活史 福氏棘球绦虫的终宿主主要是丛林犬类或家犬。中间宿主以啮齿动物、食草动物为主。

致病机制 主要表现为对脏器的压迫，若棘球蚴囊泡破裂，内容物渗出，可引发严重的超敏反应和器官衰竭。在人体寄生主要影响肝，似缓慢生长的肿瘤。且继发性棘球蚴囊感染常见。此外，还可还寄生于肺、胸膜、心包和心脏、肋间肌、横膈、胃、大网膜和肠系膜。腹膜和胸膜腔移行多继发于肝寄生之后，随后可累及多个脏器。

临床表现 典型特征为肝、腹腔多囊，肝和胸部囊肿、肠系膜囊肿，以及肝、肺钙化囊肿等。肝多囊者占绝大多数，胸部多囊者较少。如果囊肿在腹部且较大，有时会引起特征性震颤。临床呈慢性病程，感染后可持续 20 年以上，但晚期病例中病死率很高。主要有腹痛、肝大、黄疸、体重减轻、贫血、发热、咯血、腹部可扪及肿块及门静脉高压，最常见的是腹部、肝内或与肝相连有硬而圆的肿块。少数可有门静脉高压，患者死亡多源于门静脉高压或手术后的并发症。肝棘球蚴病的包块可在无意中或体格检查时发现，但肝顶部包块却难触到。囊肿不一定位于肝缘，常能触及者多为肿大肝的边缘。肺棘球蚴病症状一般不明显或仅有微咳，多在X线检查时发现。碱性磷酸酶、胆红素、肝转氨酶、丙种球蛋白升高以及白蛋白和血红蛋白降低也较常见。

诊断　与少节棘球绦虫相似。抗原（Ev2）可区分福氏棘球绦虫与细粒棘球绦虫，但不能和多房棘球绦虫区分。通过吻钩形状可鉴别福氏棘球绦虫与少节棘球绦虫，也可利用原头节聚合酶链反应（PCR）进行DNA分析。B超、CT等为主要检测手段。

需与其他疾病，如肝肿瘤、脓肿、肝硬化、胆囊炎、胆囊癌、肠系膜肿瘤和肋软骨肉瘤等鉴别。囊型棘球蚴的包块质地光滑，呈囊性感。患者肝内可能有钙化的圆形结构，提示钙化的多囊棘球蚴病。

治疗　见少节棘球绦虫。

流行病学　福氏棘球绦虫主要分布于中美洲和南美洲，巴拿马、哥伦比亚、巴西、秘鲁和厄瓜多尔等地曾报道人类感染病例。在南美洲北部，天竺鼠被广泛猎杀并用作食物，当地人把这些动物的内脏喂给犬。因此，犬被认为是该地区和其他地方性感染地区人类的主要感染源。

防制　见少节棘球绦虫，同时应避免将中间宿主内脏直接喂食家犬。

（魏春燕）

duōtóu duōtóu tāochóng

多头多头绦虫 [Multiceps muticeps（Leske，1780）Hall，1910]

隶属圆叶目，带科，多头属。成虫寄生于犬科动物（犬、狐、狼等）小肠，多头蚴寄生于动物牛、羊、马、野兔和松鼠等的脑、眼、皮下组织及肌肉等处，引起多头蚴病。人体偶可感染多头蚴。

形态　包括成虫和虫卵。

成虫　体长40～60cm，由200～250个节片组成。头节呈梨形，直径0.8mm，具有顶突和二圈小钩。钩22～32个，呈大小相间的排列，第一排大钩长0.15～0.17mm，钩柄弯曲，背面有一深钩，第二排小钩微弯，长0.09～0.13mm。4个吸盘，直径0.29～0.36mm。颈部较头部狭长，2～3mm，生殖孔位于每个节片侧缘，不规则地交错排列。成节近方形或长大于宽，内有睾丸200个左右，卵巢分两叶，大小几乎相等。孕节均长大于宽，充满虫卵的子宫分支每侧9～22支，每支末端再分支。每个孕节含虫卵约3万个。

虫卵　近圆形，直径为29～37μm，微黄色，卵壳与胚膜间胶样物质，胚膜上有放射状结构，内含六钩蚴。多头蚴呈囊状，囊内充满无色透明液体，大小为豌豆大到鸡蛋大，直径可达5cm以上。囊壁由两层膜构成，外为角质层，内为生发膜，内壁可见数目多达300～700个的白色原头节，彼此排列紧密，相互嵌入，集合成玫瑰花形。原头节顶突上有大小相间的两圈小钩和4个吸盘。

生活史　多头多头绦虫寄生于终宿主犬、狼、狐的小肠内，孕节片脱落随粪便排出体外，节片与虫卵散布于草场，污染饲草料、饮水，被羊、牛或人等（中间宿主）吞食而进入胃肠道。六钩蚴逸出，钻入肠黏膜血管内，其后随血液被带到脑脊髓、眼、皮下组织等处，经2～3个月发育成多头蚴。含有多头蚴的脑等组织被犬类动物吞食后，多头蚴头节吸附于小肠壁，发育为成虫。寄生于肠内的多头多头绦虫可以生存数年之久，它们不断地排出孕卵节片，成为羊感染多头蚴病的来源。

致病机制　多头蚴在绵羊、山羊、黄牛、牦牛和骆驼等偶蹄类的脑内，有时亦能在延脑或脊髓内发现，是危害牛、羊（特别是犊牛和羔羊）的严重的寄生虫病，人偶可感染多头蚴。多头蚴对寄生组织的机械性刺激、损伤和压迫，引起局部组织的贫血、水肿、萎缩、嗜酸性粒细胞增多及功能障碍等。

临床表现　因多头蚴的寄生部位不同而异，表现为急性型和/或慢性型。牛羊动物的多头蚴病，俗称脑包虫病，因该病常引起动物的转圈症状，故又称转圈病。人感染后，多头蚴常侵袭脑侧室后角、脊髓膜内或脑神经，其次是眼，在结合膜下，黏附于巩膜和玻璃体上。临床表现有截瘫、偏瘫，伴呕吐和其他颅脑压迫症状，以及眼痛和视力减退等。当病变波及脑的各个部位和视神经，甚至扩展到各脏器，患者可出现贫血而死亡。

诊断　根据病史、临床表现及实验室检查结果进行综合性判断。免疫学检查和CT、磁共振成像（MRI）等影像学检查是重要的辅助诊断方法。确诊需手术发现多头蚴，但应与棘球蚴、囊尾蚴、莫尼茨绦虫病、脑部肿瘤或炎症相鉴别。

治疗 以手术治疗为主，辅以药物治疗，可选用奥芬达唑、吡喹酮或甲苯达唑等。

流行病学 在中国，犬多头多头绦虫的感染率为 6.4% ~ 26.7%。多头蚴病为全球性分布，欧洲、亚洲及北美洲绵羊的脑多头蚴极为常见。中国的内蒙古自治区、宁夏回族自治区、甘肃、青海及新疆多发，陕西、山西、河南、山东、江苏、福建、贵州、云南和四川等省有羊多头蚴病的报道。在宁夏，该病对羊羔的致死率为 6% ~ 53%，危害居羊病之首。此外，黄牛、山羊和牦牛的多头蚴病在山东、山西、西北各省常见。中国尚未有人体感染报道，国外人体感染见于法国、英国、美国、巴西、非洲、俄罗斯和日本等，仅有 50 余例。

防制 加强宣传教育，利用多种途径使村民、牧民了解该病的传播、发生、发展和预防的一些常识，注意个人卫生和饮食卫生；做好犬的管理与驱虫；加强屠宰产品的检疫，病畜尸体应当深埋或烧毁，切勿乱抛。

(陈 艳)

liànxíng duōtóu tāochóng

链形多头绦虫 (*Multiceps serialis* Gervais, 1845)

隶属扁形动物门，绦虫纲，带科，多头属。又称链状多头绦虫或连续多头绦虫。是引起人体多头蚴病的病原体之一。

形态 成虫体长 10 ~ 70cm，由数百个节片构成。头节呈梨样，头节的顶突上有小钩 26 ~ 32 个，排列为 2 圈。孕节子宫侧支较多，单侧 20 ~ 25 支。虫卵与带绦虫卵难以区分，内含六钩蚴。链形多头绦虫多头蚴为圆形或椭圆形（图1），大小随所在部位而异，

囊液清亮，囊内有乳白色、葡萄样成串原头蚴，数目为 10 ~ 100 个，有些原头蚴在囊液中游离，或可见在囊壁内呈辐射状排列的原头蚴和囊外子囊。显微镜下，用载玻片挤压后头节突出，可见有 1 个中心吸盘和 4 个周围吸盘。中心吸盘有吻钩，较大，周围吸盘吻钩呈环状排列，呈两圈，两圈吻钩形态略有不同，里圈较大，均为带科钩。

生活史 与多头多头绦虫极为相似。终宿主为犬和狐狸。中间宿主为兔、河狸鼠、硬毛鼠、松鼠、狒狒和山魈。成虫寄生在终宿主的小肠内，发育成熟并产卵，虫卵或孕节随粪便排出体外。虫卵在外界环境污染水源、牧草等，中间宿主因吞食了虫卵或孕节而感染，虫卵在中间宿主肠道内经消化液作用孵出六钩蚴，六钩蚴穿过肠壁，经血液循环潜入中间宿主的肌肉和皮下结缔组织形成多头蚴。终宿主因食入含有多头蚴的中间宿主的肉而感染，多头蚴在小肠内经消化液作用翻出头节，固定在肠壁上，发育成虫。人体因误食虫卵而感染多头蚴（图2）。

致病机制和临床表现 包括以下两方面。

对于终宿主 虫体寄生于小

肠，可夺取营养物质，造成宿主营养缺乏、发育不良。当虫体大量寄生时，其头节顶突上的小钩和吸盘造成肠黏膜的损伤，引起炎症。严重感染时，犬等终宿主多有消化道反应，如营养不良、腹痛、腹泻、消化道出血、肠梗阻、肠扭转甚至肠破裂。虫体的分泌物和代谢物被宿主吸收以后，可导致各种中毒症状，甚至神经症状。

对于中间宿主及人体 多头蚴寄生于皮下结缔组织引起炎症反应，出现囊肿。通常累及肋间区、腋窝或前腹壁，表现为无痛结节，可起伏、有压痛。大多数皮下结节见于躯干、巩膜、结膜下、颈部、肩部、头部和四肢。

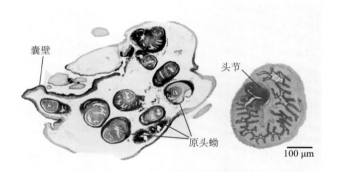

图 1 链形多头绦虫多头蚴及其原头蚴形态

囊壁 · · · 原头蚴 · · · 头节 · · · 100 μm

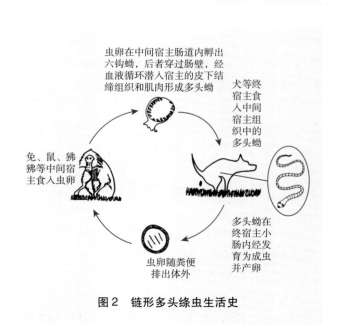

图 2 链形多头绦虫生活史

虫卵在中间宿主肠道内孵出六钩蚴，后者穿过肠壁，经血液循环潜入宿主的皮下结缔组织和肌肉形成多头蚴

犬等终宿主食入中间宿主组织中的多头蚴

多头蚴在终宿主小肠内经发育为成虫并产卵

虫卵随粪便排出体外

兔、鼠、狒狒等中间宿主食入虫卵

颈部的多头蚴影响颈部运动和吞咽。

诊断 ①对于终宿主：根据症状和粪便检查发现节片或虫卵即可确诊。②对于中间宿主及人体：确诊需手术切除，找到多头蚴，并进行寄生虫的组织病理学鉴定。目前没有针对该虫的成熟血清学方法。磁共振成像、CT和B超等影像学手段是辅助诊断方法。需注意与猪带绦虫的囊尾蚴、棘球绦虫的棘球蚴以及曼氏迭宫绦虫的裂头蚴相鉴别。

治疗 人体多头蚴病首选外科手术治疗，吡喹酮和阿苯达唑或可用于辅助治疗，但由于吡喹酮治疗可导致先前未知的眼内囊肿发炎，因此应在开始治疗前进行眼科会诊。

流行病学 链形多头绦虫主要分布于非洲及法国，人体感染病例稀少，仅非洲有报道。中国仅有动物寄生病例记载。

防制 应加强动物卫生检疫工作，对猎杀的野兔进行严格的卫生检疫，严禁用患病野兔肉喂狗，或随便抛弃，而应深埋处理。对犬要定期驱虫。加强宣传教育，保证饮食卫生。

（魏春燕）

Bùshì duōtóu tāochóng

布氏多头绦虫 （*Multiceps brauni* Setti，1897） 隶属扁形动物门，绦虫纲，带科，多头属。是引起人体多头蚴病的病原体之一。1897年，塞蒂（Setti）在非洲东北部一只犬体内的20条虫中发现了一种新型带绦虫，取名为布氏带绦虫。两年后，他在意大利的一只犬体内又描述了一种新的短形带绦虫属。雷姆（Rem）于1925年将该属归入布氏带绦虫。1902年，林斯托夫（Linstov）在埃及的一只啮齿动物皮下

纤维中发现囊状幼虫，认为该幼虫是布氏带绦虫的幼虫阶段，并将其命名为布氏绦虫囊尾蚴，但此结论被质疑。后经反复论证，最终将其命名为布氏多头绦虫。

形态：成虫、虫卵及多头蚴均与链形多头绦虫相似。不同多头绦虫多头蚴很难区分。

生活史：与链形多头绦虫相似，终宿主为犬和豺狼，中间宿主多为松鼠。成虫寄生在终宿主小肠中，虫卵和孕节片通过粪便排出。中间宿主摄入感染性虫卵后被感染。六钩蚴中间宿主在肠中孵化，穿透肠壁，并通过血流被带到身体的各个部位。当这些受染的中间宿主被犬等终宿主猎食时，多头蚴内的每个头节都有可能在终宿主的小肠内发育为成虫。

致病机制和临床表现：布氏多头绦虫一般极少感染人体，但偶可通过误食犬粪便中的虫卵而造成感染。多数多头蚴寄生于人体皮下组织、眼，引起皮下结节及视觉障碍等病变。如果到达大脑或脊髓则会导致头痛、呕吐、截瘫、偏瘫、失语症、癫痫发作和眼部症状。

诊断：与链形多头绦虫相似。多头蚴可能被误诊为淋巴瘤、脂肪瘤、神经纤维瘤，应注意鉴别。

流行病学：布氏多头绦虫分布于非洲的乌干达及卢旺达。

防制：预防人体感染主要通过饮食卫生，避免虫卵经口食入，同时加强对犬的管理。

（魏春燕　程炜诗）

jùtuán duōtóu tāochóng

聚团多头绦虫 （*Multiceps glomeratus* Railliet & Henry，1915） 隶属扁形动物门，绦虫纲，带科，多头属。俗称鼠多头绦虫。是引起人体多头蚴病的病

原体之一。

形态 成虫和虫卵与多头多头绦虫、链形多头绦虫和布氏多头绦虫类似。多头蚴通常壁薄、白色或灰色，是球形或卵圆形的多头囊，直径从几毫米到6厘米不等。多头蚴含有灰色或白色的胶状液体和多个黄白色内陷的原头节。大量的原头节将多头蚴与囊尾蚴区分开来，后者只有一个原头节。多头蚴可以为多室的，但大多数情况下是单室。囊壁50~150μm，由被膜、肌细胞和被膜细胞组成。在被膜的表面是纤细的毛发状结构，称微绒毛，长1~2μm。微绒毛形成边界，完全覆盖囊壁的外表面和每个原头节的内陷表面。

生活史 聚团多头绦虫的终宿主不详，中间宿主为沙鼠。生活史过程与其他多头绦虫基本类似。人体通过摄入含有虫卵的食物或水而感染。

致病机制 人如果意外摄入聚团多头绦虫的虫卵，可导致多头蚴病。

临床表现 多头蚴病的症状往往在感染数年后才出现。理论上多头蚴会随着血液到达全身各处，根据感染器官的不同，临床表现各异。脑部感染的症状主要由占位效应和超敏反应引起，表现为头痛、呕吐、瘫痪和癫痫发作等。皮下组织或肌肉感染可有波动性结节且质地较韧。眼部感染则造成视力受损。由于人体病例数少，聚团多头绦虫被认为最多的寄生部位为肋间肌和三角肌。

诊断 与其他多头绦虫类似。由于缺乏具有特异性的血清学检测，因此手术前诊断聚团多头绦虫感染较困难。诊断一般基于手术切除后对切除组织的大体和组织学检查，若发现切除组织中存

在多头蚴，则诊断为多头蚴病。

治疗 手术切除病变组织是唯一可行的治疗方式。尚无使用吡喹酮或阿苯达唑的报道，但甲苯咪唑已被发现无效。

流行及防治 聚团多头绦虫分布于刚果及尼日利亚。人体聚团多头绦虫感染的发生率极低，大多数病例发生在非洲。

防制 预防人体感染主要通过饮食卫生，避免虫卵经口食入，同时加强对犬的管理。

(魏春燕 程炜诗)

wēixiǎo móké tāochóng

微小膜壳绦虫 [*Hymenolepis nana* (von Siebold, 1852) Blanchard, 1891]

隶属膜壳科，膜壳属。又称短膜壳绦虫，是感染鼠的肠道寄生绦虫，亦可寄生于人，引起微小膜壳绦虫病。

形态 包括成虫和虫卵。

成虫 为小型绦虫，长5~80mm，平均长度20mm。头节呈球形，直径0.13~0.40mm，具有4个吸盘和1个发育良好，可自由伸缩的顶突，顶突上有20~30个小钩，排成一圈。颈节细长，链体由100~200个节片组成，最多者可达1000个节片。所有节片均宽大于长并由前向后逐渐增大，孕节最大，各节片生殖孔都位于虫体同一侧。成节有3个较大的椭圆形睾丸，作横线排列，阴茎囊及储精囊明显。卵巢呈分叶状，位于节片中央，其后方有椭圆形的卵黄腺。孕节子宫呈袋状，充满虫卵并占据整个节片。

虫卵 呈椭圆形或圆形，大小 (48~60) μm× (36~48) μm，无色透明，卵壳很薄，胚膜较厚，胚膜两端略凸起并由该处各发出4~8根丝状物，弯曲地延伸在卵壳和胚膜之间，胚膜内含有1个六钩蚴。

生活史 微小膜壳绦虫的生活史有两种类型：不需要中间宿主的直接发育型、需要中间宿主的间接发育型。

直接发育型 成虫寄生在鼠类或人的小肠内，脱落的孕节或虫卵随宿主粪便排至体外。从粪便排出的虫卵已具有感染性，若被终宿主（人或鼠）吞食，虫卵在其小肠内孵出六钩蚴，然后钻入肠绒毛，经3~4天发育为似囊尾蚴，6~7天后似囊尾蚴又破肠绒毛回到肠腔，以头节吸盘固着在肠壁上，逐渐发育为成虫。自食入虫卵至发育为成虫并排出孕节或虫卵共需时2~4周，成虫寿命为4~6周。此外，若孕节在宿主肠道内停留较长时间可被消化，释出的虫卵可直接在肠内孵出六钩蚴，钻入肠绒毛，经似囊尾蚴发育为成虫，引起自体内重复感染。微小膜壳绦虫是唯一能够在同一宿主体内完成生活史的绦虫。

间接发育型 微小膜壳绦虫卵若被中间宿主吞食，六钩蚴在其血腔内发育为似囊尾蚴，鼠类或人由于误食含有似囊尾蚴的中间宿主也可感染。已证明犬栉首蚤、印鼠客蚤和致痒蚤等多种蚤类及其幼虫，大黄粉虫和赤拟谷盗等均可作为微小膜壳绦虫的中间宿主。似囊尾蚴在中间宿主体内的发育与外界温度有关，温度保持在30℃情况下，自虫卵感染至似囊尾蚴发育成熟约需时8天。

致病机制 主要是成虫头节上的吸盘、小钩及体表微毛对肠壁的机械损伤以及虫体毒性分泌物的作用。在虫体附着部位，肠黏膜发生充血、水肿甚至坏死，有的可形成溃疡，伴有淋巴细胞和中性粒细胞的浸润。

临床表现 感染数量少时无明显症状；感染严重者特别是儿童可出现胃肠道和神经症状，如恶心、呕吐、食欲减退、腹痛、腹泻以及头痛、头晕、烦躁和失眠，甚至惊厥等。少数患者还可出现皮肤瘙痒和荨麻疹等过敏症状。除寄生于肠道外，还可侵犯其他组织，引起异位寄生和损害。研究发现，宿主的免疫状态对该虫的感染和发育过程影响很大。由于使用类固醇激素治疗其他疾病时造成的免疫抑制，可引起似囊尾蚴的异常增殖和播散。大多数重度感染者都曾使用过免疫抑制剂，所以在临床进行免疫抑制治疗前应先驱虫。

诊断 从患者粪便中查到虫卵或孕节可确诊。采用水洗沉淀法或浮聚浓集法均可提高检出率。结肠纤维镜和胶囊内镜也可用于微小膜壳绦虫病的辅助诊断。临床应注意三种膜壳绦虫的形态鉴别（表1）。

治疗 驱虫治疗可用吡喹酮，治愈率达90%以上；亦可使用阿苯达唑、甲苯达唑和氟苯达唑等苯并咪唑类药物。

流行病学 微小膜壳绦虫呈世界性分布，在温带和热带地区较多见。美洲、大洋洲、非洲、欧洲、亚洲以及太平洋各岛屿都有报道，感染率为0.7%~31.8%，以儿童、生活环境差以及从事特殊职业的人群感染率为高。中国国内分布很广泛，10岁以下儿童感染率较高，在北京、天津、陕西、山西、山东、河南、江苏、湖北、辽宁、吉林、青海、广东、新疆、西藏及台湾等17省（自治区、市）查到感染者。

鼠是微小膜壳绦虫的主要终宿主，中国野鼠微小膜壳绦虫的感染率为2.7%~25.0%，甚至实验小鼠也有较高的感染率。

人体感染方式：虫卵主要通

表 1　三种膜壳绦虫形态鉴别

区别点	微小膜壳绦虫	缩小膜壳绦虫	克氏假裸头绦虫
虫体	小型，长 5~80mm	中型，长 200~600mm	较大，长 970~1670mm
节片数	100~200 节	800~1000 节	2000 多节
头节	有发育良好，伸缩自由的顶突，其上有小钩 20~30 个	有发育不良的顶突，其藏于头顶凹中，不易伸出，无小钩	顶突不发达，无小钩
孕节	子宫袋状	子宫袋状，四周向内凹陷呈瓣状	子宫袋状
虫卵	较小，圆形或椭圆形，直径 48~60μm，无色透明，卵壳较薄，胚膜两端有 4~8 根丝状物	稍大，类圆形，直径 60~79μm，黄褐色，卵壳较厚，胚膜两端无丝状物，但卵壳与胚膜间有透明胶状物	较大，椭圆形，直径 84~108μm 棕黄色，卵壳较厚而脆弱，表面有颗粒状突起，易破裂，卵壳与胚膜间充满胶质体，六钩蚴与胚膜间有明显的空隙

过直接接触粪便或通过厕所、便盆的污染再经手、口而进入人体，虫卵也可经污染食物或水经口感染。由于儿童的卫生习惯较差，因此微小膜壳绦虫在儿童聚集的场所更易互相传播；偶然误食了含有似囊尾蚴的昆虫也是流行的原因之一。还可出现自体内重复感染。

防制　注意环境卫生，消灭鼠类、蚤类；彻底治疗患者；加强卫生宣传教育，养成良好的个人卫生习惯，饭前便后洗手；增加营养，提高机体抵抗力。

（陈　艳）

suōxiǎo móké tāochóng

缩小膜壳绦虫 [*Hymenolepis deminuta* （Rudolphi，1819）Blanchard，1891]

　　隶属膜壳科，膜壳属。又称长膜壳绦虫。为鼠和其他啮齿类常见的寄生虫，由奥尔夫（Olfer）于 1766 年首先在南美洲鼠体内发现。该虫偶可寄生于人体，引起缩小膜壳绦虫病。

形态　包括成虫和虫卵。

成虫　为中型绦虫，一般长 200~600mm，最长可达 900mm，有 800~1000 个节片，均为宽度大于长度。头节呈球形，直径 0.2~0.5mm，顶突发育不良，藏在头顶凹入，不易伸缩，无小钩。

吸盘 4 个，较小。生殖孔开口于链体一侧边缘的中央，大多位于同侧。成熟节片有睾丸 3 个，偶有两个或多至四五个者。孕节内的子宫呈袋状，四周向内凹陷呈瓣状，充满虫卵。

虫卵　呈圆形或类圆形，黄褐色，大小为（60~79）μm×（72~86）μm，卵壳较厚，胚膜两端无丝状物，胚膜与卵壳之间充满透明的胶状物。内含 1 个六钩蚴。

生活史　与微小膜壳绦虫相似，但发育必须经过昆虫中间宿主。中间宿主包括蚤类、甲虫、蟑螂、倍足类和鳞翅目昆虫等 60 余种，以大黄粉虫、谷蛾、具带病蚤、印鼠客蚤和拟谷盗属中的多种甲虫为多见。成虫寄生在终宿主（鼠、人、犬和猴等）小肠，孕节或虫卵随终宿主粪便排出体外，被中间宿主吞食，在其消化道内孵出六钩蚴，然后穿过肠壁进入血腔，7~10 天后发育为似囊尾蚴。鼠类或人吞食了含有似囊尾蚴的中间宿主，似囊尾蚴在肠腔内经过 12~13 天发育为成虫。

致病机制　寄生人体小肠的虫体主要是通过机械性损伤和代谢产物的毒性作用对宿主产生致病作用。虫体可造成肠黏膜充血、水肿、坏死，甚至形成溃疡，局部有淋巴细胞和中性粒细胞浸润。

临床表现　对人体的危害较微小膜壳绦虫为轻。感染者一般无明显临床症状，或仅有轻微的神经和胃肠症状。腹痛、腹泻、稀便或其他肠胃道功能失调等症状较为多见，其次为食欲缺乏、头晕、面黄、营养不良、疲倦无力、失眠、烦躁或精神萎靡等。严重者可出现眩晕、痴呆或恶病质。其他症状如口腔溃疡、口周湿疹、角膜炎、牙龈出血、颈淋巴结肿大、腹股沟淋巴结肿大、肛门瘙痒、皮肤出血点及嗜食土块等症状也偶有出现。

诊断　同微小膜壳绦虫。用定量透明法（改良加藤氏厚涂片法）易检出虫卵，且可定量。

治疗　首选吡喹酮治疗，其他驱虫药物还有苯并咪唑类（阿苯达唑、氟苯达唑、甲苯达唑等）。槟榔南瓜子合剂也有较好的驱虫效果。

流行病学　缩小膜壳绦虫在鼠类极为普遍，中国鼠内调查感染率在 3.3%~31.3%，但人体感染较为少见，感染率为 0.001%~5.5%。国外已报道了近 500 例人体病例，散布于美洲、欧洲、亚洲、大洋洲和非洲等地。澳大利亚、美国、西班牙和意大利有少数病例报道，而在马来西亚、泰国、牙买加、印度尼西亚等国病例报道较多。中国国内人体病例报道日渐增多，已有 200 余例，多散发，分布在江苏、湖北、广西、云南、浙江、湖南、台湾、广东、四川、上海、山东、安徽、北京、福建、江西、河南、新疆、西藏、宁夏、辽宁、河北、贵州、陕西和海南等地。由于人体感染主要是因误食了含有似囊尾蚴的昆虫所致，因而儿童感染的病例多见。

防制 原则同微小膜壳绦虫。注意个人卫生和饮食卫生，积极消灭仓库害虫和灭鼠等。

（陈 艳）

Kèshì jiǎluǒtóu tāochóng

克氏假裸头绦虫（*Pseudano-plocephala crawfordi* Baylis, 1927）

隶属膜壳科，假裸头属。最早发现于斯里兰卡的野猪体内，以后在印度、中国和日本的猪体内也有发现。1980 年，中国陕西户县首次发现 10 例人体感染，由此引起关注。该虫的同种异名较多，日本伪裸头绦虫、盛氏伪裸头绦虫、盛氏许壳绦虫和陕西许壳绦虫均为该种的同种异名。

形态 包括成虫和虫卵。

成虫 大小为（97～167）cm×（0.31～1.01）cm，有 2000 多个节片。头节近圆形，具有 4 个吸盘和不发达的顶突，无小钩；全部节片均为宽大于长，生殖孔开口在虫体的同一侧，偶尔开口于对侧。卵巢呈菜花形，位于成节中央，卵黄腺不规则，位于卵巢后方。睾丸 24～43 个，不均匀地分布在卵巢和卵黄腺的两侧，靠近生殖孔的一侧数目较少。孕节中呈袋形的子宫内充满虫卵，有 2000～5000 个，占据整个节片。

虫卵 呈椭圆形，棕黄色，与缩小膜壳绦虫卵较相似，直径 84～108μm，卵壳较厚而脆弱，易破裂，表面有颗粒状突起，内层为胚膜，胚膜与卵壳内充满胶质体；胚膜内含 1 个六钩蚴，六钩蚴与胚膜之间有明显的空隙。

生活史 成虫寄生在猪、野猪和褐家鼠等动物的小肠内，虫卵或孕节随粪便排出后，被中间宿主赤拟谷盗等昆虫吞食，经 27～31 天发育为似囊尾蚴，有研究证明需经 50 天发育才具感染性。当猪食入带有似囊尾蚴的中间宿主后，经 10 天即可发育为成虫，30 天后虫卵开始成熟。人体感染是因为偶然误食含有似囊尾蚴的赤拟谷盗、褐蜉金龟等昆虫所致。

致病机制 病理变化缺乏特征性病变，仅见小肠黏膜发炎、肿胀、黏膜增厚，有时局部有出血点。

临床表现 一般轻度感染者无明显症状。感染虫数较多时可有胃肠道和神经系统症状，如恶心、呕吐、食欲减退、乏力、消瘦、腹痛、腹泻、失眠和情绪不安等。腹痛多为阵发性隐痛，以脐周围较明显。腹泻一般每天 3～4 次，大便中可见黏液和泡沫，偶在粪便中见虫体节片。

诊断 主要依靠从粪便中检获虫卵或孕节。检获虫卵的方法可用生理盐水直接涂片法、饱和盐水浮集法和自然沉淀法。该虫节片与虫卵都与缩小膜壳绦虫相近，但可根据其虫体和虫卵体积都偏大、成节中睾丸数较多的特征作出鉴别。

治疗 驱虫可选用槟榔南瓜子合剂、吡喹酮、甲苯达唑或巴龙霉素等。

流行病学 克氏假裸头绦虫分布在日本、印度、斯里兰卡和中国。中国在上海、陕西、河南、甘肃、福建、广东等地的猪和野猪中有该虫流行。陕西延安和关中的部分地区，猪的感染率达 24.4%～29.4%。2007 年，在河南对定点屠宰场的 20 000 头商品猪肠道寄生的大型蠕虫进行调查，发现该虫的感染率为 1.24%。鼠体中克氏假裸头绦虫的感染率也较高，其中以褐家鼠最高，达 21.88%。中间宿主为多种昆虫，其中以赤拟谷盗、黑粉虫、黄粉虫和褐蜉金龟为常见。陕西延安、黄陵等地，褐蜉金龟的自然感染率为 2.53%。

人体感染见于陕西户县，中国学者薛季德首次于该县发现 10 例，其中 7 例在同一自然村，感染者年龄 4～48 岁，感染虫数为 1～12 条。随后在辽宁、陕西、河南等地也有报道。

防制 加强卫生宣传教育，注意个人卫生和饮食卫生；注意猪的粪便及饲料的管理，猪粪应及时堆积发酵，杀灭虫卵，防止病原体散播；大力灭鼠和消灭粮仓及厨房害虫。

（陈 艳）

quǎn fùkǒng tāochóng

犬复孔绦虫（*Dipylidium caninum* Linnaeus, 1758）

隶属圆叶目，囊宫科，复孔属。成虫主要寄生在犬和猫的体内，偶然感染人体引起犬复孔绦虫病。

形态 包括成虫和虫卵。

成虫 长 10～34cm，有约 200 个节片。头节近似菱形，有 4 个吸盘和 1 个较发达并可伸缩的棒状顶突，其上有 1～7 圈呈玫瑰刺状的小钩。颈部细短，幼节先短而宽，向后逐渐增大并接近方形。成节长大于宽，每节各有雌雄生殖器官两套，每侧各有一个生殖孔和阴茎囊，有睾丸 100～200 个，两个卵巢均呈分叶状，每个卵巢后方各有 1 个呈分叶状的卵黄腺（图1）。孕节两端略缩窄，呈南瓜籽状，其中子宫呈网状，内含许多储卵囊，每个囊内含2～40个虫卵。

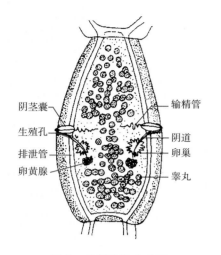

图1 犬复孔绦虫成节

虫卵 呈圆球形，透明，直径35～50μm，两层卵壳均薄，内含1个六钩蚴。

生活史 成虫寄生于犬、猫的小肠内。孕节自链体脱落后，从肛门逸出或随宿主粪便排出体外。当孕节破裂后，虫卵散出，如被中间宿主蚤类的幼虫食入，则六钩蚴在其肠内孵出，钻入肠壁然后进入血腔内发育。随着蚤幼虫经蛹羽化为成虫，六钩蚴也发育为似囊尾蚴。被感染的蚤活动迟缓，当犬、猫等动物舔毛时将其食入而被感染。似囊尾蚴在犬、猫小肠内经过约3周发育为成虫。人主要因为与犬、猫接触时误食带有似囊尾蚴的蚤类而引起犬复孔绦虫病。

临床表现 可无任何症状，有的患者表现为食欲减退或食欲亢进、消化不良、不同程度的腹痛、腹泻、烦躁不安和肛门瘙痒等。个别出现轻度贫血、嗜酸性粒细胞增高。

诊断 依靠病史和病原学检查。患者有无与犬、猫的密切接触史以及排节片史、排卵史等。病原学检查主要根据患者排出的虫卵、孕节或试验性驱虫后获得的虫体来确定虫种。

治疗 治疗药物有吡喹酮、氯硝柳胺、米帕林、甲苯达唑、噻嘧啶和槟榔南瓜子合剂等。

流行病学 犬复孔绦虫呈世界性分布，各地犬、猫感染率很高，狼、狐也可感染。犬栉首蚤、猫栉首蚤和致痒蚤是最重要的中间宿主，其次为犬啮虱。人体感染报告见于欧洲、澳大利亚、阿根廷、美国、津巴布韦、日本、印度和菲律宾等。中国人体感染散见于北京、辽宁、广西、四川、山西、山东、广东、湖南、福建、河北及河南等地。多为1个多月至10岁的儿童，成人少见。

防制 定期给犬、猫灭蚤和驱虫，并保持宠物生活环境的卫生，以根治和控制传染源；注意保护婴幼儿，并加强卫生习惯教育，防止与猫、犬等动物密切接触。

(牟 荣)

Xīlǐbóruìliè tāochóng

西里伯瑞列绦虫（*Raillietina celebensis* Janicki, 1902）

隶属圆叶目，戴维科，瑞列属。成虫主要寄生于鸟类和哺乳动物体内，偶然感染人体可引起西里伯瑞列绦虫病，患者多为幼儿。人体病例散见于东南亚及非洲，中国首先在台湾省

发现，此后南方各省陆续有病例报道。

形态 包括成虫和虫卵。

成虫 长约32cm，有180余个节片。头节钝圆，横径为0.46mm，4个吸盘上均缀有小刺，顶突常缩在四周微凸的浅窝内，其上具有两排长短相间的锤状小钩，约72个。成节略呈方形，生殖孔位于节片的一侧，睾丸48～67个，输精管长而弯曲，阴茎囊呈瓜瓢状。卵巢分两叶，呈蝶翅状。卵黄腺位于卵巢后方，呈三角形。孕节略呈椭圆形，各节连接呈念珠状，脱落在粪便中时则呈乳白色米粒状，常能伸缩运动。孕节内充满圆形或椭圆形的储卵囊，有300多个，每个储卵囊内含1～4个虫卵（图1）。

虫卵 呈橄榄形，大小为45μm×27μm，具有内膜和外膜，内含圆形的六钩蚴。

生活史 成虫寄生于黑家鼠、褐家鼠和小板齿鼠等终宿主的肠道，孕节脱落后随宿主粪便排出体外。实验证明虫卵能在心结蚁属的蚂蚁体内发育为似囊尾蚴，故认为该属蚂蚁是本虫的中间宿主和传播媒介。此外，用似囊尾

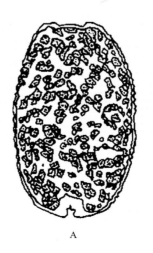
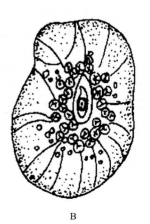

A. 孕节；B. 储卵囊。

图1 西里伯瑞列绦虫结构

蛹也可感染小白鼠。心结蚁属蚂蚁常在厨房或居室内营巢，与家鼠接触机会较多，幼儿喜欢在室内地面玩耍、嬉戏，可能误食蚂蚁而引起西里伯瑞列绦虫病。

临床表现 一般无明显症状，偶有腹痛、腹泻、肛门瘙痒、流涎、夜磨牙、食欲减退和消瘦等。也可出现贫血、白细胞增多及嗜酸性粒细胞增多。

诊断 依靠病史和病原学检查。患者有无与蚂蚁的密切接触史及排节片史等。病原学检查主要根据患者排出的虫卵或孕节或试验性驱虫后获得的虫体来确定虫种。

治疗 药物有吡喹酮和槟榔南瓜子合剂。

流行病学 热带和亚热带的动物感染本虫较常见，如越南、缅甸、泰国、菲律宾和日本、马达加斯加和澳大利亚等，以及中国的台湾省、福建省、广西壮族自治区、广东省和浙江省等地。人体感染病例较少见，主要见于东南亚的泰国、菲律宾及非洲的一些国家，约50例。中国散在分布于台湾、福建、广东、广西、浙江及江西等，已先后报道80例。患者多为7岁以下的儿童，以2~5岁最多，最小的仅13个月，个别成人也可患病。

防制 加强健康教育，注意个人卫生和饮食卫生；搞好环境卫生，消灭鼠类；避免婴幼儿接触蚂蚁。

(牟 荣)

Démòlāruìliè tāochóng

德墨拉瑞列绦虫 ［ *Raillietina demerariensis* (Daniels, 1895) Joyeux and Baer, 1929］ 隶属圆叶目，戴维科，瑞列属。成虫寄生于野生啮齿类和猴的肠道，偶然感染人体引起德墨拉瑞列绦

虫病。分布于南美北部、西印度群岛、圭亚那、厄瓜多尔和古巴。

成虫长10~20cm，宽3mm。有5000个节片。头节上具有卵圆形的吸盘。吸盘围绕着顶突上的两圈小钩。成节睾丸数目较多，阴茎袋较大。孕节每节含有200~250个储卵囊。虫卵呈卵圆形，直径为25~30μm，其内的六钩蚴具有较大的小钩。

(牟 荣)

xiànzhōngzhíkǒng tāochóng

线中殖孔绦虫 (*Mesocestiodes lineatus* Goeze, 1782) 隶属圆叶目，中殖孔科，中殖孔属。成虫寄生于食肉动物体内，偶然感染人体引起线中殖孔绦虫病。1928年在北美报道的一个新种定名为变异中殖孔绦虫，有人将其视为线中殖孔绦虫的同物异名。

形态 包括成虫、虫卵和感染期幼虫。

成虫 长30~250cm，中国学者计数链体节片数为889节和982节。头节大而略方，大小为0.61mm×0.59mm，顶端平而稍凹陷，有4个椭圆形的吸盘，无顶突和小钩。颈部细短。成节近似方形，生殖孔位于腹面正中，每节有雌雄生殖器官各一套，睾丸54~58个，子宫为盲管，卵巢与卵黄腺均分两叶。孕节似桶状，随粪便排出时呈米粒大小的白点状，内有子宫和一卵圆形的副子宫器。大量虫卵形成卵团位于副子宫器内（图1）。

虫卵 椭圆形，无色透明，大小（40~60）μm×（35~43）μm，具有两层薄膜，内含六钩蚴。

感染期幼虫 为四盘蚴。虫体细长，伸缩性很强，长数毫米到9cm，有的长达35cm。虫体前段长1.5~3.0mm，呈白色，不透明，具有不规则的皱纹，顶端有

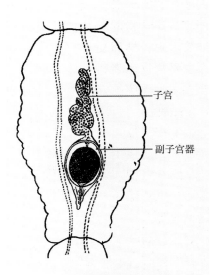

图1 线中殖孔绦虫孕节

一长的裂缝，头节位于其内。头节上具有4个长圆形且颜色较深的吸盘，吸盘具有狭长的开口。虫体后段细长。

生活史 尚不完全清楚，一般认为需要3个宿主。成虫寄生于犬、狐、猫和野生动物等终宿主的小肠内，孕节随粪便排出后使虫卵污染外界。第一中间宿主可能是粪食性昆虫或甲螨类，其食入虫卵后在胃中孵出六钩蚴并逐渐发育。第二中间宿主如蛇、蛙、鸟或哺乳动物食入被感染的第一中间宿主后，幼虫在这些动物体内发育为四盘蚴。终宿主或人因生食含有四盘蚴的动物肉或内脏而受感染，四盘蚴在其小肠内继续发育为成虫。

临床表现 轻者无明显症状，主要表现为消化道症状，如消化不良、轻微腹胀、腹痛、腹泻或间有便秘、营养不良、消瘦、饥饿感及食欲减退等。有的患者出现贫血及轻微脾大，还有发热伴寒战。可导致婴幼儿发育迟缓和营养不良。多数患者血中嗜酸性粒细胞增高。

诊断 依据病史和病原学检

查进行诊断。患者有无生食蛇、蛙、鸟等动物的肉和内脏史以及排节片史、排卵史等。病原学检查主要根据患者排出的虫卵和孕节或试验性驱虫后获取的虫体来鉴定虫种。

治疗 治疗药物有槟榔南瓜子合剂、吡喹酮、甲苯咪唑、仙鹤草驱绦胶囊、米帕林、硫双二氯酚、甲盐酸丁茶、磺脲磷和氯硝柳胺等。

流行病学 线中殖孔绦虫为世界性分布，人体病例报道较少，散见于北美、欧洲、非洲和亚洲的朝鲜等。一般将北美的虫种定为变异中殖孔绦虫，而其他地区的虫种都定为线中殖孔绦虫。中国只有线中殖孔绦虫，在北京市、长春市和延吉市的犬、黑龙江省的犬和猫以及四川省的大熊猫体内都检出过该虫，仅在黑龙江和吉林各有 1 例人体感染报道，分别为 20 月龄幼儿和 43 岁女性。

防制 改变不良的饮食习惯，即不食生的或未煮熟的含有四盘蚴的蛇、蛙、鸟及各种野生动物的肉和内脏；摒弃不科学的民间习俗，如生食蛇肉及蛙肉、生饮蛇血、吞生蛇胆等。

（牟　荣）

Sīshì Bótè tāochóng

司氏伯特绦虫 [*Bertiella studeri* (Blanchard, 1891) Stiles and Hassall, 1902] 隶属圆叶目，裸头科，伯特属。成虫主要寄生于猴及其他灵长类动物体内，亦曾在犬体内发现，偶然感染人体引起司氏伯特绦虫病。人体感染罕见，散在分布于南亚、东印度群岛和菲律宾。

形态 包括成虫和虫卵。

成虫　长 150~450mm，个别可长达 700mm。头节稍扁，顶端有已退化的顶突及 4 个卵圆形的

吸盘。颈节长 0.5mm。成节长 0.75mm，宽 6mm，每节有雌、雄生殖器官各一套，睾丸约 250 个。孕节的子宫中充满虫卵。

虫卵　为不规则的卵圆形，大小为（45~46）μm×（49~50）μm，卵壳透明，其下有一层蛋白膜包绕梨形结构，该结构一端具有双角突起，突起尖端可达卵壳，内含 1 个六钩蚴。

生活史 成虫主要寄生于终宿主如猴、猩猩、长臂猿等灵长类动物的肠内，孕节随粪便排出体外。虫卵被中间宿主螨类（协甲螨属、大翼螨属）误食，在其体内孵出六钩蚴，继而发育为似囊尾蚴。终宿主食入含有似囊尾蚴的螨类而感染，似囊尾蚴继续发育为成虫，45~60 天后开始排节片。人因为在灵长类动物生活的环境中误食含似囊尾蚴的螨类而受感染，成虫可寄生于人体小肠。

临床表现 可无任何症状，仅发现粪便中有白色的、能伸缩活动的节片。可出现腹痛、间歇性腹泻、便秘、消化不良、疲乏、消瘦、失眠及烦躁不安等症状。个别出现严重的周期性腹痛和呕吐，多见于儿童。

诊断 依据病史和病原学检查。患者有无与猴及其他灵长类动物的密切接触史以及排节片史、排卵史等。病原学检查根据患者排出的孕节、虫卵或试验性驱虫后获取的虫体来鉴定虫种。

治疗 主要药物有吡喹酮和米帕林。

流行病学 司氏伯特绦虫呈世界性分布，中国的动物感染主要分布于云南、贵州、四川、广东、广西和福建等省（区）。人体感染较少见，至今报道 70 余例，散在于毛里求斯、菲律宾、东非、

印度尼西亚、印度、新加坡、加蓬、赤道几内亚、沙特阿拉伯、泰国、也门、日本和越南等。中国仅在安徽省有 1 例人体病例报道，为 3 岁半的儿童。

防制 注意个人卫生和饮食卫生，并避免与猴及其他灵长类动物密切接触。

（牟　荣）

xiànchóng

线虫（nematode） 隶属线虫门的一大类成虫呈圆柱形的细线状无脊椎动物。是地球上动物界中最大的门之一，仅次于节肢动物。线虫在淡水、海洋和陆地环境中无处不在，甚至在地球极端环境中也能生存。线虫是一种古老的生物，虽然在地球上遗留的化石稀少，但约 10 亿年前的寒武纪原生代线虫就已经出现。自然界约有 100 万种线虫，而已描述的线虫仅有 2 万余种。线虫绝大多数营自生生活，也广泛寄生于植物（有记载在一只腐烂的苹果中分离出 9 万条线虫）和动物（家养动物和野生动物）。营寄生生活的种类中，可寄生于人体并导致疾病的线虫有 60 余种，在中国有记录 35 种，其中重要的有蛔虫、鞭虫、蛲虫、钩虫和粪类圆线虫等肠道寄生线虫和丝虫、旋毛虫、广州管圆线虫等组织内寄生线虫。人体寄生的线虫隶属于线虫门的杆形纲和无尾感器纲。

形态 包括成虫、各期幼虫和虫卵。

成虫　呈圆柱形，体不分节，两侧对称。人体寄生线虫的大小相差较大，最长者如麦地那龙线虫可达 120cm 以上，最小者如粪类圆线虫体长仅 1mm，需借助解剖镜或显微镜才能看见。大多数寄生线虫在 1~15cm。一般成虫前端较钝圆，后端逐渐变细，有的

虫体后端呈翼状或伞状等。雌雄异体，雄虫一般较雌虫小，尾端向腹面卷曲，且具有某些特征性结构，如钩虫雄性成虫尾端为膨大的交合伞。成虫的外层为体壁，体壁与消化道之间（内胚层和中胚层之间）的腔隙无上皮细胞，称原体腔，腔内充满组织液，内部器官浸浴其中，线虫缺乏循环和呼吸系统，通过组织液进行营养物质、氧气、代谢产物的交换。原体腔内的液体呈封闭状态，具有流体静压的特点，能将肌肉收缩的压力向各方传递，对虫体的运动、摄食、排泄和维持体态均具有重要作用。

体壁　自外向内由角皮层、皮下层和纵肌层组成。①角皮层：具有弹性，是虫体的保护层，由皮下层分泌物形成，无细胞结构，含蛋白质、糖类及少量的类脂成分，并含有某些酶类，具有代谢活性。角皮层由外到内可分为皮质层、基质层和纤维层。角皮层的结构在不同虫种或同一虫种的不同发育阶段均可有差别。角皮层覆盖虫体表面，并在虫体前后两端衍生出一些特殊结构如唇瓣、乳突、口矛、翼、棘、嵴、环纹、交合伞和交合刺等。这些结构分别与虫体的感觉、运动、附着及交配等生理活动有关，同时也是鉴别虫种的重要依据。②皮下层：由合胞体组成，无细胞界限，其主要功能为分泌形成角皮层。该层含丰富的糖原颗粒、线粒体、内质网及酯酶等。在虫体的背面、腹面和两侧面的中央，皮下层向内增厚、突出，形成 4 条皮下纵索，分别称背索、腹索和侧索。背索和腹索较小，其内有纵行的神经干。两条侧索较粗大，其内有排泄管穿行。4 条皮下纵索将虫体的原体腔分成 4 个索间区。

③纵肌层：位于皮下层内侧，由单一纵行排列的肌细胞组成，被纵索分为 4 个区。每个肌细胞由可收缩性的肌纤维和不可收缩性的细胞体组成，前者连接皮下层，含肌球蛋白和肌动蛋白，两者的协同作用使肌肉收缩或松弛，发生运动；后者含有各种细胞器如细胞核、线粒体、核糖体、内质网和糖原及脂类储存小体，是能量的重要储存部位。根据肌细胞的大小和排列方式，可分为 3 种肌型：多肌型，如蛔虫；少肌型，如钩虫；细肌型，如鞭虫。3 种肌型的差异有助于辨认病理组织切片中的虫体横切面。

消化系统　包括消化管和腺体。线虫的消化管完整，由口孔、口腔、咽管、中肠、直肠和肛门组成。口孔在头部顶端，或有唇瓣围绕。口腔形状大小和形态因种而异，为重要的分类特征，如钩虫口腔角皮很厚，称为口囊；蛔虫口周包绕三片唇瓣；蛲虫口腔两侧角皮膨大形成头翼。线虫的咽管亦即食道，呈圆柱形，下段常有膨大部分称咽管球，其形状是分类的依据之一。小杆纲线虫的咽管壁肌肉内有 3 个咽管腺（无尾感器纲的线虫可多至 5 个以上），包含 1 个开口于口腔的背咽管腺，2 个开口于咽管腔的亚腹咽管腺。腺体细胞分泌多种消化酶，包括淀粉酶、蛋白酶、果胶酶、纤维素酶、几丁质酶及乙酰胆碱酯酶等，如钩虫咽管腺能够分泌抗凝物质。咽管腔内覆以角皮层，管腔横切面呈三叉形，一叉指向腹面，两叉指向背侧面。咽管可以是肌性或腺性，也可前段为腺性而后段为肌性，因种而异。口腔和咽管前部的肌肉快速收缩，以及咽管周围很高的流体静力压使得口腔-咽管交替开闭

（每秒钟可达 2～24 次），以噏取食物。咽管与肠管交接处有一个三叶形活瓣，称咽管-肠管阀，以控制食物的流向。肠管无肌细胞，食物在肠内向下移动靠咽管肌肉的推动及虫体运动的压力。肠壁由单层柱状上皮细胞构成，内缘具有微绒毛。肠细胞内含丰富的线粒体、糖原颗粒、内质网及核蛋白体等，以吸收和输送营养物质，排除代谢废物。肠腔排空较快，如人蛔虫在实验条件下每 3 分钟即排空一次。雌虫的肛门通常位于虫体末端的腹面；雄虫的直肠通入泄殖腔而开口于体外。

生殖系统　雌雄不同，雄虫的生殖系统为单管型，由睾丸、输精管、储精囊、射精管及交配附器组成。睾丸的末端与输精管相连，通入储精囊。射精管开口于泄殖腔。有些虫种在射精管处有 1 对腺体，分泌的黏性物质能在交配后栓塞雌虫阴门。雄虫尾端多有 1 个或 1 对角质的交合刺，可自由伸缩。雌虫的生殖系统多双管型，一般包括卵巢、输卵管、子宫、排卵管、阴道和阴门等部分。多数虫种在输卵管近端有 1 个受精囊，受精囊与子宫相连。卵母细胞在受精囊内与精子结合受精。两个排卵管汇合于阴道，开口于虫体腹面的阴门。阴门的位置依虫种而异，但均在虫体腹面肛门附近。

神经系统　包括中枢、神经干和神经网。咽部神经环是神经系统的中枢，向前发出 3 对神经干，支配口周感觉器官，向后发出背、腹及两侧共 3～4 对神经干，包埋于皮下层或纵索中，分别控制虫体的运动和感觉。线虫的主要感觉器官是位于头部和尾部的乳突、头感器和尾感器，可对机械的或化学的刺激起反应，

并能调节腺体分泌。尾感器也是线虫高级阶元分类的重要形态学依据。有些虫种缺尾感器，如无尾感器纲的旋毛虫、鞭虫、肝毛细线虫和肾膨结线虫等。线虫具有兴奋性和抑制性两种神经纤维，前者的神经介质为乙酰胆碱，后者为γ-氨基丁酸。现有的几种驱虫药物作用机制均是通过干扰虫体的神经系统的功能，如哌嗪类是促使虫体肌细胞超极化，导致虫体麻痹；左旋咪唑和噻嘧啶是模拟乙酰胆碱使肌细胞膜去极化，导致虫体麻痹而被驱除；依维菌素则可抑制虫体咽管的叩筒样吸吮。

排泄系统 有管型和腺型两种。有尾感器亚纲的虫种为管型结构，无尾感器亚纲的虫种为腺型。管型的基本结构是一对长排泄管，由一短横管相连，构成 H形、U 形或倒 U 形等，因虫种而异。在横管中央腹面有一小管经排泄孔通向体外。有些虫种尚有 1 对排泄腺与横管相通，其分泌物与虫体的脱鞘有关。腺型则只有 1 个具大细胞核的排泄细胞，位于肠管前端，开口在咽部神经环附近的腹面。

幼虫 线虫幼虫个体细长，不同发育阶段形态似成虫，但内部结构发育不完善。

虫卵 无卵盖，一般为卵圆形，卵壳多为淡黄色、棕黄色或无色。线虫卵的卵壳主要由三层构成，由外到内分别为卵黄膜、壳质层和脂层或蛔甙层。外层来源于受精卵母细胞所形成的卵膜，称卵黄膜，在光学显微镜下不易见。壳质层具有一定硬度，能抵抗机械压力。最内层为脂层具有调节渗透作用的功能，能阻止虫卵内水分的丢失，防止虫卵过快干燥死亡，同时可阻止外界一些化学性物质对卵细胞的毒害作用。蛔虫卵的卵壳除上述三层外，还外附一层由子宫壁分泌物形成的较厚的蛋白质膜。线虫卵壳薄厚不一，依种而定，蛔虫卵卵壳较厚，钩虫卵卵壳薄如细线。线虫卵在排出体外时含有一个尚未分裂的卵细胞，如蛔虫卵；卵细胞快速发育可能正在分裂中，如钩虫卵。蛲虫卵发育速度极快，排出后 6 小时内即发育成蝌蚪期胚胎。丝虫及旋毛虫为卵胎生线虫，即虫卵产出前已形成幼虫，线虫雌虫直接产出幼虫阶段。

生活史 线虫的发育分为虫卵、幼虫、成虫三阶段。根据线虫生活史过程中是否需要中间宿主，可将其分为以下两大类。

土源性线虫 发育过程中不需要中间宿主，称为直接发育型。感染性虫卵或幼虫可直接进入人体发育，肠道线虫多属此型。蛲虫卵产出后不久即具有感染力；而蛔虫、鞭虫卵需在外界发育一段时期，才成为感染期虫卵；钩虫、东方毛圆线虫卵则在外界发育至感染期幼虫。外界环境因素包括温度、湿度、氧浓度对线虫卵和幼虫发育均有影响，在一定的温度范围内，温度升高，代谢速度与生长发育加快，活动力增强，但温度过高，则加速虫体贮存物质的消耗，生存时间因之缩短。温度降低到一定水平，代谢降低，活动减少，但可生存较长的时间。此外，湿度也很重要，土壤中的水分过多或湿度过小，都对幼虫不利。对氧的需要因虫种、发育阶段以及它们的生活状况（如活动、饥饿等）不同而异。因此线虫卵及幼虫适合在潮湿和荫蔽的环境中生长发育。

生物源性线虫 发育过程中需要中间宿主，称为间接发育型。组织内寄生线虫多属此型。此类线虫的幼虫需先在中间宿主体内发育为感染期幼虫后，再经皮肤或经口感染人体。外界环境因素也可通过对媒介生物的生长、发育、生殖和种群数量的影响而间接影响生物源性线虫的生长发育。如丝虫的微丝蚴在蚊体内发育的适宜温度为 20~30℃ 和 75%~90% 的相对湿度，温度过高或过低以及干燥等因素都可影响微丝蚴在蚊体内的发育。寄生人体的线虫，其幼虫发育是在人体内不断的移行过程中完成的。除了蛲虫和鞭虫的发育无组织内移行过程，直接在肠腔中完成外，其他如蛔虫、钩虫、粪类圆线虫等肠道线虫和旋毛虫等线虫的幼虫发育均有在组织内的移行、发育过程。线虫幼虫的这一组织内移行特征与其引起的病理损害和宿主临床表现有关。

发育与生理 有以下特点。

虫卵孵化与幼虫蜕皮 是线虫发育的必要过程。在适宜的温度、湿度和氧分压条件下，有些虫卵能在外界环境中发育成熟并孵化，孵化过程中，由于幼虫的运动及其所分泌的酶的作用，破坏了卵壳的脂层，使卵壳失去了防水能力，导致水分渗入卵内，使卵壳破裂，幼虫逸出。有的虫卵则在外界发育至含有幼虫的阶段，即感染期虫卵，然后被人食入，在宿主肠道特殊环境的刺激如温度、pH 值及酶的化学作用下孵化出幼虫。

线虫幼虫发育的最大特征之一是蜕皮。线虫发育过程中角皮层不允许其体积过度增大，因而必须蜕去旧角皮。幼虫一般蜕皮 4 次。蜕皮时皮下层组织先增厚，在旧角皮下逐渐形成一层新角皮，旧角皮在幼虫分泌的蜕皮液的侵蚀下，由内向外逐层溶解，从而与新角皮分离、破裂而被蜕去。线虫每蜕皮1次幼虫成长1期，有些线虫第2次蜕皮后进入第3期幼虫（L3）成为感染期幼虫，第4次蜕皮后体型显著增大发育为成虫，线虫释放的蜕皮液是一种重要的变应原，被宿主免疫系统识别后可诱发宿主产生超敏反应，如蛔虫性哮喘等。在组织内寄生的旋盘尾丝虫，组织蛋白酶和半胱氨酸蛋白酶是第3期幼虫（L3）蜕皮成为第4期幼虫（L4）所必需的酶。

成虫的能量代谢 其特征依线虫而异。线虫的营养物、取食方式可因寄生部位而不同，如蛔虫在肠腔中，以肠内容物为食；钩虫以钩齿或板齿咬破肠黏膜，以血液及组织液为食；旋毛虫、丝虫以组织液和体液为食。线虫获取能量的途径主要是通过糖类代谢。某些驱虫药物的作用，就是阻断线虫糖类代谢，切断能源，导致虫体死亡。线虫通过体壁渗透从寄生环境中获得氧，有的线虫可从宿主血液中吸取氧，当环境中缺氧时，代谢受到抑制，中间产物排出困难，能量供应不足，虫体活动与发育受阻，甚至死亡。有些线虫寄生在低氧环境，营厌氧代谢，如许多线虫体内的血红蛋白与氧具有极高的亲和力（约为人类的 25 000 倍），因此无法输送氧。蛔虫的血红蛋白具有过氧化物酶样的作用，可通过一氧化氮作为共同底物，解除 H_2O_2 的毒性。一般来说，小型线虫因为易从寄生的黏膜组织中获取氧，多营有氧代谢；大型寄生线虫（如蛔虫）多为厌氧代谢。线虫的脂代谢是需氧的。当氧充分时，脂肪酸可氧化释放出能量；在缺氧环境中，脂代谢变缓或停止，

游离的脂肪酸可形成三酰甘油。氨基酸代谢在线虫生长、繁殖、产卵等过程中发挥重要作用。线虫的雌虫每天产出大量的卵（如雌蛔虫每天产卵 20 万个以上），需要大量的蛋白质作为卵壳的结构成分，蛋白质沉积在卵母细胞内，不作为能量来消耗。氨基酸及蛋白质代谢的主要产物是氨，它能改变细胞的 pH 值，影响细胞的通透性等，对虫体是有害的，游离氨主要通过体表扩散，而离子状态的氨则通过肠道排出。

致病机制 线虫对人体的危害程度与线虫的种类、寄生虫数量（或称虫荷）、发育阶段、寄生部位、虫体的机械和化学刺激，以及宿主的营养及免疫状态等因素有关，因此寄生线虫所致疾病多种多样。根据线虫不同发育阶段在人体内寄生所致的损害，可分为幼虫所致损害和成虫所致损害。

幼虫所致损害 幼虫进入宿主体内并在宿主体内移行过程中可造成相应的组织或器官损害。如钩虫的感染期幼虫侵入皮肤可致皮炎；蛔虫或钩虫的幼虫在移经肺部时，可引起肺部损害，甚至引起蛔虫性或钩虫性哮喘；旋毛虫幼虫寄生于此肉内可导致肌炎和全身症状；广州管圆线虫第3期幼虫侵犯人的中枢神经系统，可致严重的嗜酸性粒细胞增多性脑膜脑炎或脑膜炎。而一些寄生于犬、猫等食肉哺乳动物的线虫幼虫如进入人体后，由于人体不是其正常宿主，这些幼虫可引起皮肤或内脏幼虫移行症。

成虫所致损害 成虫在寄生部位因摄取营养、机械性损害和化学性刺激以及免疫病理反应等可导致宿主营养不良、组织损伤、出血和炎症等病变。如肠道内寄

生线虫多会引起消化道症状，腹痛、腹泻、消化不良、食欲减退和消瘦等，有些线虫还会引起相应的并发症如胆道蛔虫症、蛔虫性阑尾炎、肠梗阻甚至穿孔。淋巴丝虫成虫寄生在淋巴管、淋巴结内造成淋巴淤积、回流不畅，可引起慢性阻塞性病变。总体上，组织内寄生线虫对人体的危害较肠道线虫严重。如旋毛虫可以侵犯具有重要功能的心肌，引起心肌炎、心包积液致心力衰竭，甚至死亡。根据寄生部位的不同而造成的损害可分为皮肤黏膜损害，如钩虫、粪类圆线虫感染引起的皮炎；消化系统病变，如肠道寄生线虫引起的腹痛、腹泻症状；呼吸系统损害，如蛔虫、钩虫、旋毛虫和粪类圆线虫幼虫移行过程造成肺部损伤引起咳嗽、胸闷、哮喘和咳痰等；血液系统损害，如钩虫长期寄生造成的贫血；神经系统损害，如广州管圆线虫幼虫侵入中枢引起脑膜炎；泌尿生殖系统损害，如肾膨结线虫寄生于肾引起腰痛、血尿等症状。

生物学分类 1950 年，奇特伍德（Chitwood）将线虫设为一个独立的门，即线虫门。亚当森（Adamson）和布莱斯特（Blexter）分别于 1987 年和 1998 年根据线虫形态-生态-基因分类的研究认为，传统分类中的杆形目实际上属于两个完全不同的类群，由此设立杆形纲和无尾感器纲。无尾感器纲的线虫多营水生自生生活，参与自然界碳/氮的循环，其存在与否可作为生物多样性的重要标志，其中仅少数种类营寄生生活。杆形纲内包含了大多数的动植物寄生线虫，常见寄生人体的有杆形目的粪类圆线虫和艾氏小杆线虫，圆线目的十二指肠钩口线虫、犬钩口线虫、锡兰钩

口线虫、巴西钩口线虫、美洲板口线虫、东方毛圆线虫、广州管圆线虫和兽比翼线虫，蛔目的似蚓蛔线虫和犬弓首线虫，尖尾目的蠕形住肠线虫，旋尾目的棘颚口线虫、美丽筒线虫、结膜吸吮线虫、麦地那龙线虫、班氏吴策线虫、马来布鲁线虫、罗阿罗阿线虫和盘尾线虫。无尾感器纲的人体寄生线虫主要包括鞭尾目的旋毛形线虫、毛首鞭形线虫和肝毛细线虫，膨结目的肾膨结线虫。

（沈继龙　王振生）

fèn lèiyuán xiànchóng

粪类圆线虫 ［*Strongyloides ster-coralis*（Bavay，1876）Stites & Hassall，1902］

隶属杆形纲，杆形目，类圆科，类圆线虫属。一种既可营自生生活又可营寄生生活的兼性寄生虫，又称肠类圆线虫。早在1876年，路易斯·诺曼德（Louis Normand）在一名腹泻的法国士兵粪便中发现粪类圆线虫成虫。1902年，斯蒂茨（Stites CW）和哈索尔（Hassall A）对其进行了研究并正式命名，随后完整地描述了其生活史和致病性。在寄生生活中，成虫主要在宿主（如人、犬、猫等）小肠内寄生，幼虫可侵入肺、脑、肝和肾等组织器官，引起粪类圆线虫病。

形态　包括成虫、虫卵和幼虫。

成虫　呈线状，无色透明，体表有细横纹。营寄生生活的雌虫细长，雌虫大小为 2.0mm × 0.05mm，前端纤细，尾端尖细，末端锥形，口腔短，具4个不明显的唇瓣，食道细长，约占体前1/3，后为肠道，肛门位于尾部。生殖器官为双管型，子宫前后排列，各含虫卵 8 ~ 12 个，串珠状排列，生殖孔位于虫体后1/3处。营自由生活的雌虫短粗，大小为 1.0mm×0.06mm，食道的前后端膨大呈哑铃形，生殖孔相比靠前。雄虫比雌虫小，营寄生生活和自由生活的雄虫形态大小显著差别，可见明显的口囊，咽管末端呈圆球形，虫体末端向腹面弯曲，可见交合刺。

虫卵　形似钩虫卵，壳薄而透明，大小为（50 ~ 58）μm×（30 ~ 34）μm，内含已分裂的卵细胞，部分卵内含1条胚蚴。

幼虫　分为杆状蚴和丝状蚴。杆状蚴头端钝圆，尾部尖细，长 300 ~ 380μm，具双球型咽管。丝状蚴即感染期幼虫，虫体细长，长 490 ~ 630μm，咽管约为体长的1/2。尾端分叉或为平端。粪类圆线虫的丝状蚴与钩虫和东方毛圆线虫的幼虫极为相似，应注意鉴别。

生活史　有两种形式，包括在土壤中的自生世代发育或称异型发育，在宿主体内的寄生世代发育或称同型发育。外界自生生活的成虫在温暖、潮湿土壤中产卵，数小时后虫卵孵出杆状蚴，经4次蜕皮后发育为成虫，此过程称为间接发育。当外界环境不利于虫体发育时，杆状蚴蜕皮两次，发育为丝状蚴。此期幼虫对宿主具有感染性，可经皮肤或黏膜侵入人体以及猫、犬，开始寄生世代，此过程称为直接发育，猫和犬可作为储存宿主。寄生世代丝状蚴侵入人体皮肤后，进入淋巴管和皮肤小静脉，经右心和肺动脉到达肺部。幼虫穿过毛细血管进入肺泡后，多数虫体沿支气管、气管上行至咽部，并被咽下至消化道，钻入小肠黏膜，蜕皮2次，发育为成虫。少数虫体亦可偶见于胆管和胰管。寄生在小肠的雌虫头端埋藏于肠黏膜内产卵。自丝状蚴感染至成虫产卵需 25 ~ 30 天。虫卵滞留于肠黏膜内，或进入肠腔，数小时后即可孵化出杆状蚴，并从黏膜内逸出，进入肠腔，随粪便排出体外，虫卵亦可偶见于粪便中。被排出的杆状蚴，既可经2次蜕皮直接发育为丝状蚴感染人体，也可在外界进行间接发育为自生世代的成虫。影响幼虫杆状蚴的世代发育因素尚不清楚。长期以来一直认为外界环境决定幼虫的世代发育。

当宿主免疫力低下或发生便秘时，寄生于肠道中的杆状蚴可迅速发育为具感染性的丝状蚴，这些丝状蚴可在小肠下段或结肠经黏膜侵入血液循环，不离开宿主而引起自身感染，严重患者可迁延不愈，甚至死亡。有的虫体可寄生在肺或泌尿生殖系统，随痰排出的多为丝状蚴，随尿排出的多为杆状蚴。

致病机制　粪类圆线虫的致病性与其感染程度及人体健康状况，特别是与机体免疫状态有着十分密切的关系。在流行区，人感染粪类圆线虫后可有3种类型：第一类，由于有效的免疫应答，轻度感染可被清除，可无临床症状；第二类为慢性自身感染持续存在（可长达数年），可间歇出现胃肠症状；第三类为播散性超度感染，长期使用免疫抑制剂或获得性免疫缺陷综合征（艾滋病）患者容易发生播散性超度感染，幼虫可侵入脑、肝、肺、肾及泌尿系统等器官，导致弥漫性的组织损伤。患者可有腹泻、肺炎、出血、脑膜炎及败血症等症候，常因出现严重衰竭而死亡。故粪类圆线虫是一种机会性致病寄生虫。

临床表现　粪类圆线虫的致病过程主要有三阶段。

皮肤损伤 见于侵袭期。丝状蚴侵入皮肤后，可引起丘疹和小出血点，伴刺痛和痒感，如伴有细菌感染可致炎症。患者甚至可出现移行性线状荨麻疹。如有自身感染，病变常反复出现在肛周、腹股沟、臀部等处皮肤，又因幼虫在皮肤内移行较快，故引起的荨麻疹蔓延速度每小时可达10~12cm。荨麻疹出现的部位及快速蔓延的特点是粪类圆线虫幼虫在皮肤移行的重要诊断依据。

肺部炎症 丝状蚴在肺部移行和蜕皮，导致肺部嗜酸性粒细胞浸润，患者可表现出过敏性肺炎或哮喘、干咳、多痰、持续性哮喘和呼吸困难等。此时如果误诊为哮喘而使用激素治疗，则可引起重度自身感染导致严重后果。幼虫偶可由于黏液阻塞在支气管内，发育为成虫。当在其内出现大量繁殖时，会使病情更重、病程更长。当肺部弥漫性感染，可出现高热、肺功能衰竭。肺内大量幼虫寄生时，可引起肺泡破裂、出血。X线片肺部表现为粟粒状或网状结节样阴影，有时可见肺空洞和胸膜液渗出。艾滋病患者并发肺粪类圆线虫病，可出现日益加重的呼吸困难、呕吐、腹痛或绞痛、食欲减退等症状，并患有肠胃粪类圆线虫病；胸片见弥漫性间质性病变，满肺布有界线清楚的直径为2~5mm的网状结节样阴影；粪检及支气管肺泡灌洗液检查，发现大量杆状蚴；痰液中也检出幼虫。

消化道病变 幼虫进入肠黏膜隐窝，很快发育为成虫并侵入肠黏膜，偶可进入黏膜肌层。成虫在小肠黏膜内移行并产卵，主要引起机械性刺激和毒性作用，其病理损害为以黏膜充血为主的卡他性肠炎，伴有小出血点及溃疡。光镜下可见病变组织有嗜酸性粒细胞及单核细胞浸润，在肠腺凹内有虫体存在，进一步可出现黏膜萎缩及黏膜下水肿。肠壁各层组织中有虫体存在，直至肠黏膜糜烂、溃疡和出血，亦可出现肠穿孔，病变累及胃和结肠。粪类圆线虫有机会性致病的特点，感染者免疫力正常时可无明显临床表现呈带虫状态，待机体免疫力低下时出现严重症状和体征，出现长期腹泻，排黏液性血样便，可有里急后重、腹部烧灼感和腹痛等症状，腹痛常发生在右上腹。有的急性病例可有恶臭或泡沫状粪便。病例还可伴有恶心、呕吐、腹胀、发热和电解质紊乱，甚至出现全身衰竭及死亡。

其他部位损害 丝状蚴在自体重度感染者体内，还可移行到其他器官，引起广泛性损伤，形成肉芽肿病变，导致播散性粪类圆线虫病发生。这种病例常出现在长期使用免疫抑制剂、细胞毒性药物或患各种消耗性疾病（如恶性肿瘤、白血病、结核病等）以及先天性免疫缺陷和艾滋病患者中。

诊断 由于粪类圆线虫病缺乏特征性临床表现，常被贻误诊治。一般免疫功能低下者，若同时出现消化道和呼吸系统症状，应考虑该病的可能，并作进一步检查以明确诊断。

病原学诊断 主要依靠从粪便、痰、尿或脑脊液中检获杆状蚴或丝状蚴，或从胃肠黏膜组织病理切片中查见虫体，或在腹泻患者的粪便中检出虫卵作为确诊依据。用直接涂片法查幼虫检出率低，沉淀法检出率可达75%。利用营养琼脂培养粪便样本也可提高检出率。由于患者有间歇性排虫现象，故病原检查应多次反复进行。在24小时粪便中，如能同时查见杆状蚴和丝状蚴，即可提示存在自身感染。注意收集粪便时勿与土壤接触，以避免自生生活的线虫污染标本而混淆诊断。

免疫学检测 采用粪类圆线虫脱脂抗原行酶联免疫吸附试验（ELISA）检测患者血清中特异性抗体，阳性率可达94%以上，也可检测患者血清中的循环抗原，对轻中度感染者有较好的辅助诊断价值。

其他检查 外周血白细胞总数和嗜酸性粒细胞百分比仅在轻中度感染病例中增高；胃和十二指肠液引流查病原体，对胃肠粪类圆线虫病的诊断价值大于粪检。

治疗 最好的治疗药物为噻苯达唑，但不良反应较多，肝肾功能不全者慎用。阿苯达唑的治愈率可达90%以上，噻嘧啶和左旋咪唑也有一定疗效。治疗中切忌滥用激素，以免降低免疫力，造成自身重复感染，加重病情。

流行病学 粪类圆线虫主要分布在热带和亚热带经济不发达国家和地区，呈散发感染，包括欧洲东部、东南亚、美洲中部和南部以及撒哈拉沙漠以南的非洲国家。全球约有1亿人感染，其中约1/3感染者不表现临床症状，免疫力低下的人群中粪类圆线虫病的病死率高达60%~80%。美国粪类圆线虫病感染率为0~3.8%。在中国，该虫分布较广泛，主要集中在长江流域和江南一带。截至2014年的资料显示，自然感染率较高的有广西扶绥14.5%，云南勐海11.6%，广西柳江8.7%。人感染主要与卫生状况较差、土壤中的丝状蚴与人皮肤接触所致，采矿、隧道工人中受感染机会较多，亦有报道通过饮用含丝状蚴污染的水而感染。

温暖的气候和潮湿的土壤适宜自生世代的发育。

防制 防制原则与钩虫相似。预防感染应结合新农村建设改水改厕,加强粪便与水源管理,做好个人防护。特别要对自身免疫力低下的人群格外关注,如人类免疫缺陷病毒(HIV)感染者,需要长期使用激素类药物和其他免疫抑制剂的患者,应作粪类圆线虫常规检查,以便早期发现并及时给予杀虫治疗。在使用杀虫药物治疗时,还应使患者保持大便通畅,注意肛门周围皮肤清洁,以防自身感染,此外,对犬、猫也应进行检查和治疗。

(沈继龙 王振生)

Àishì xiǎogǎn xiànchóng

艾氏小杆线虫 [Rhabditis (Rhabditella) axei (Cobbold, 1884) Dougherty, 1955]

隶属杆形纲,杆形目,杆形科,同小杆线虫属。又称艾氏同小杆线虫。通常营自生生活,常出现于污水及腐败的植物中,偶可寄生于人体引起艾氏小杆线虫病。

形态 包括成虫、虫卵和幼虫。

成虫 乳白色,圆柱状,体表光滑,雄虫大小为(1.18 ~ 2.30)mm ×(30~40)μm,雌虫略大为(1.38 ~ 1.83)mm ×(40 ~ 43)μm。口孔近圆筒形,有6片等大的唇片,咽呈圆柱形,食道呈杆棒状,前后各有1个咽管球,尾部细长,末端如针状,雄虫生殖腺为管状,睾丸弯曲于后端;雌虫生殖器官为双管型,子宫内含卵4~6个,虫体中横线稍前有一明显的生殖孔。

虫卵 呈椭圆形,无色透明,卵壳薄而光滑,大小为(48~52)μm ×(28~32)μm,卵壳与卵细胞间有明显的空隙,与钩虫卵相似,但较小。

幼虫 体长约0.21mm,大小不等,杆状的食道较长,肠管不明显,常有颗粒状物,尾部长而尖细。

生活史 该虫营自生生活,雌雄交配产卵,卵孵化出杆状蚴,杆状蚴进食、生长,经4次蜕皮发育至成虫,常生活在腐败的有机物内或污水中。适宜条件下,艾氏小杆线虫从孵化到成虫死亡为10~22天。

致病机制 艾氏小杆线虫通过侵入人体消化系统或泌尿系统而致病,感染途径为幼虫经口进入消化道或经泌尿系统上行感染,如误饮污水或通过游泳、下水捕鱼而接触污水,使幼虫有机会接触到人体。

临床表现 艾氏小杆线虫侵入泌尿系统可引起发热、腰痛、血尿、尿频或尿痛等症状。当肾实质受累时亦可出现下肢和阴囊水肿、乳糜尿、蛋白尿或脓尿。尿液镜检有红细胞、白细胞和管型,易误诊为肾炎。虫体侵入消化系统常引起腹痛、腹泻与便秘交替出现等症状。

诊断 诊断艾氏小杆线虫病的依据是从患者尿液沉淀物中或从粪便中镜检出虫体或虫卵,粪便中检出率高,该虫虫卵与钩虫卵相似,成虫与粪类圆线虫相似,需注意鉴别。

治疗 治疗药物有甲苯达唑、阿苯达唑、左旋咪唑等抗蠕虫药物。

流行病学 艾氏小杆线虫病在日本、墨西哥、以色列、伊朗等国家均有发生。中国最早由冯兰洲于1950年在河北、河南报道2例,全国共发现165例,分布于湖北、湖南、贵州、河南、广东、海南、新疆、西藏、浙江、上海、江西、福建、山东、陕西和天津等地。该虫曾在兔、犬、猴和鼠等动物粪便中检获。

防制 预防感染的关键是避免饮用或接触污水及腐败的植物。

(王振生)

gōuchóng

钩虫 (hookworm)

钩口科线虫的统称。至少包括17属和100个种,其成虫形态特征为头端向背面仰曲,口囊发达,雄虫尾部有膨大的交合伞。钩虫宿主众多,以哺乳动物为主,如猫、犬、牛、羊、象、犀、虎、熊和猩猩等。可以感染人体的钩虫至少有9种,但以人为适宜宿主,可以在人体内充分发育的钩虫主要为十二指肠钩口线虫(简称十二指肠钩虫)和美洲板口线虫(简称美洲钩虫)。这两种钩虫成虫寄生于人体小肠,引起钩虫病。动物的钩虫或者幼虫偶然也可以感染人体,但人并非其适宜宿主,如锡兰钩口线虫(简称锡兰钩虫),犬钩口线虫(简称犬钩虫)和巴西钩口线虫。它们主要是犬、猫的寄生虫。锡兰钩虫和犬钩虫偶尔可在人体肠道内发育成虫。巴西钩虫的幼虫入侵人体后无法进一步发育为成虫,幼虫在皮下蜿蜒弯曲穿行,引起皮肤幼虫移行症(CLM),因皮疹呈匐行线状,故称匐形疹。其余4种钩虫感染报道病例不多。

形态 包括成虫、虫卵和幼虫。

成虫 纤细,长约1cm,活体为淡红色,半透明,死后灰白色。前端较细,向背侧仰,形成颈部的弯曲。颈部两侧各有一明显的颈乳突。雌大雄小,雌虫尾端尖细。雄虫尾端扩展,形成膜状的交合伞。成虫外被体壁,分三层:①角皮层,为最外层,透明、有细小环形横纹。②皮下层，为中间层，由合胞体细胞组成，在中间层背、腹两侧向内增厚形成 4 条纵索，钩虫神经干埋藏在背索和腹索中，排泄管则在两条侧索内穿行。③肌层，为最内层，肌层被纵索分成 4 组，每组由肌束组成。体壁内包绕假体腔。成虫前端有 3 组细长腺体结构，分别为头腺 1 对、咽管腺 3 个及排泄腺 1 个，又称颈腺。3 组腺体能分泌多种抗凝素、蛋白酶类，对于成虫的寄生有重要作用。

成虫消化系统包括口囊、咽管、中肠、直肠和肛门。口囊发达，由坚韧的角质组成，近圆形。口囊内有齿，不同种类钩虫齿的形态和数量存在差别，可以作为虫种鉴定的标准。

雄虫生殖系统为单管型，盘曲在肠管的一侧，长度为虫体全长的 1.5~2 倍。由远及近分别为睾丸、输精管和射精管。雄虫尾部为交配器官，包括交合刺、引带和交合伞。交合刺细长，黄褐色，基部粗，尾部尖细，位于肠管背面的交合刺鞘内。引带由黄褐色角质组成，位于泄殖腔侧壁。交合伞有 2 个侧叶和 1 个背叶组成，膜状，内有若干肌肉性辐肋。从腹侧开始，辐肋分别为腹辐肋、侧辐肋和背辐肋。交合伞可以粘贴于雌虫体壁上有利于受精。交合刺、引带和交合伞的形态，辐肋的排列和分支情况，尤其是背辐肋的分支情况，可以作为虫种分类和鉴别的重要依据。

雌虫生殖系统为双管型，卵巢细长，分布虫体前、中、后多个部分。卵巢接引输卵管、子宫，最终开口于虫体腹面中部的阴门。钩虫的排泄管由两根纵管和一根横管组成，呈 H 形。在虫体咽部水平有一神经节，发出的神经纤维围绕咽部形成神经环构成神经中枢。由此发出的神经干和神经纤维分布在口周乳突、体内各器官、肛周以及交合伞等处。钩虫的感觉器官包括头部、颈部和尾部的乳突、头感器和尾感器等。

虫卵 呈椭圆形，无色透明，卵壳极薄如细线，大小（50~80）μm×（30~40）μm。内含卵细胞，可因发育时间长短不同，胚细胞数量不等，常见多细胞卵、桑葚胚卵。

幼虫 分为杆状蚴和丝状蚴两个主要形态阶段。杆状蚴分两期，虫卵内孵出的幼虫为第 1 期杆状蚴，虫体透明，长 0.25mm 左右，前端圆钝，后端尖细。第 2 期杆状蚴长约 0.4mm，形态与第 1 期杆状蚴一致。丝状蚴虫体细长，为 0.5~0.7mm，为 3 期幼虫，虽已蜕皮但依然覆盖其体表，成为鞘膜。虫体口腔封闭，不再进食。虫体前端口腔的背、腹面各有 1 个角质矛状结构，称为口矛，可完成穿刺运动。

生活史 成虫寄生在终宿主哺乳动物的小肠内，雌雄成虫成熟后交配产卵，虫卵随粪便排出到体外。虫卵在自然界适宜温度下历经杆状蚴，丝状蚴的发育进入到感染阶段。丝状蚴在适宜温度和湿度的地表土壤内聚集活动。当终宿主的皮肤接触土壤时，丝状蚴受到温度的刺激，活动能力增强，做活跃的穿刺运动。通过毛囊、汗腺或破损处钻入皮肤，进入皮下小血管或淋巴管，经右心进入肺内，穿破毛细血管壁进入肺泡。在上皮细胞纤毛运动助力下沿毛细支气管、小支气管、支气管和气管上行至咽，通过吞咽动作进入消化道，经食道、胃到达小肠。最后完成蜕皮发育为成虫。

致病机制 钩虫的幼虫、成虫均可致病，感染期幼虫入侵皮肤后，局部组织将出现皮肤炎症反应，血管因炎症刺激而扩张、出血，大量中性粒细胞、嗜酸性粒细胞浸润，单核细胞和纤维细胞增多，由于幼虫不在此停留，因此皮肤的炎症反应为自限性。幼虫在肺部的破坏造成肺的出血和炎症，局部出现炎症细胞浸润，嗜酸性粒细胞增多。成虫寄生在小肠黏膜，口囊咬附在肠黏膜，引起肠壁损伤和慢性的全血性失血。每条钩虫依其虫种造成的失血量不同，每天有 0.03~0.26ml。

临床表现 幼虫引起钩蚴性皮炎、钩蚴性肺炎。成虫可引起人体长期慢性失血，导致贫血及与贫血相关的症状，患者体力减弱，工作效率下降，感染严重时甚至危及生命。

诊断 结合病史，通过粪便检查虫卵的方法进行病原学诊断，如饱和盐水浮聚法、直接涂片法，也可通过免疫学检查，如皮内试验、酶联免疫吸附试验（ELISA）进行检测。

治疗 常用药物为阿苯达唑、甲苯达唑、双羟萘酸盐噻嘧啶、伊维菌素和三苯双脒等，能够有效杀灭体内成虫，结合对症治疗，改善失血状况能有效控制钩虫对机体的损害。

流行病学 钩虫呈世界性分布，尤其处在热带及亚热带的国家和地区，人群感染较为普遍。钩虫作为土源性蠕虫感染的重要虫种，全世界有 5 亿~7 亿感染者。中国钩虫传播也较普遍，2015 年全国人体重点寄生虫病现状调查显示，钩虫病加权感染率为 2.62%，推算总感染人数约为 1697 万人，位居常见土源性线虫感染人数之首。因此钩虫病仍是严重危害人类健康的寄生虫病之一。钩虫的流行与自然环境有很大的关系，虫卵和幼虫的发育需要体外适宜的温度和湿度，在温润多雨的自然条件下极易造成钩虫的流行和传播。因此钩虫流行多发生在热带和亚热带农业种植地域，煤矿开采区域。

防制 要控制和阻断钩虫病的传播，宜采取以化学药物防治为主，结合改善环境卫生，粪便管理，卫生宣教的综合性防治措施。

（王振生）

shí'èrzhǐcháng gōukǒu xiànchóng

十二指肠钩口线虫 ［Ancylostoma duodenale（Dubini，1843）Creplin，1845］

隶属杆形纲，圆线目，钩口科，钩口线虫属。简称十二指肠钩虫。主要分布于地中海地区、北非、印度、东南亚、美国部分地区、加勒比海和南美洲。在中国十二指肠钩虫和美洲板口线虫常混合感染，各地比例不同，北方以十二指肠钩虫为主。

形态 包括成虫、虫卵和幼虫。

成虫 虫体细长，前端和后端均向背面弯曲，整体呈 C 形，活体肉红色，死后灰白色。虫体前端一发达的口囊，上缘为腹面、下缘为背面，呈扁卵圆形，口囊腹侧前缘有两对钩齿，外齿较内齿略大，背侧中央有一半圆形深凹，两侧微呈突起。雌大雄小，雌虫大小为（10～13）mm×0.6mm，雄虫大小为（8～11）mm×（0.4～0.5）mm。雄虫尾端交合伞撑开时略呈圆形，背辐肋远端分两支，每支顶端再分 3 小支。两根交合刺呈长鬃状，末端分开，可见尾刺。虫体前端有 3 种腺体：①1 对头腺位于虫体两侧，前端与头感器相连，开口于口囊两侧的头感器孔，后端可达虫体中横线前后。头腺主要分泌抗凝素及乙酰胆碱酯酶，其分泌活动受神经控制。②3 个咽腺位于咽管壁内，其主要分泌物为乙酰胆碱酯酶、蛋白酶及胶原酶。乙酰胆碱酯酶可破坏乙酰胆碱，从而影响神经介质的传递作用，降低宿主肠壁的蠕动，有利于虫体的附着。③1 对囊状排泄腺游离于原体腔的亚腹侧，长可达虫体后1/3 处，腺体与排泄横管相连，分泌物主要为蛋白酶，能抑制宿主血液凝固。

雄虫生殖系统为单管型，可见睾丸、输精管、储精囊和射精管。交配器官包括交合刺、带和交合伞。雌性生殖系统为双管型，可见卵巢、输卵管、子宫和阴门。雌虫末端呈圆锥形，具有尾刺。阴门位于虫体腹面中部靠后。

虫卵 呈长椭圆形，壳薄，无色透明。大小（56～76）μm×（36～40）μm，随粪便排出时，卵壳内细胞多为2～4个，卵壳与细胞间有明显的空隙，虫卵内细胞可分裂为多细胞期。

幼虫 分为杆状蚴和丝状蚴。杆状蚴分两个发育阶段，体壁透明，前端钝圆，后端尖细。口腔细长，有口孔，咽管前段较粗，中段较细，后段则膨大呈球状。第 1 期杆状蚴大小为（0.23～0.4）mm×0.017mm，第 2 期杆状蚴大小为 0.4mm×0.029mm。丝状蚴圆柱形，虫体细长，头端略扁平，尾端较钝，大小为（0.5～0.7mm）×0.025mm，口腔封闭，在与咽管连接处的腔壁背面和腹面各有 1 个角质口矛，透明丝状，背矛较粗，两矛间距宽。鞘膜横纹不明显。

生活史 成虫寄生于小肠，两性虫体成熟后，交配产卵。虫卵随粪便排出体外后，在温暖（23～30℃）、潮湿（相对湿度60%～80%）、荫蔽及含氧充足的疏松土壤中，虫卵内细胞不断分裂，24 小时内第 1 期杆状蚴即可破壳孵出，此期幼虫以细菌及有机物为食，生长很快，在 48 小时内进行第 1 次蜕皮，发育为第 2 期杆状蚴。此后，虫体继续增长，并可将摄取的食物贮存于肠细胞内。经 5～6 天后，虫体口腔封闭，停止摄食，咽管变长，进行第 2 次蜕皮后发育为丝状蚴，即感染期蚴。绝大多数的感染期蚴生存于 1～2cm 深的表层土壤内，但只有当其为土粒上的薄层水膜围绕时方可生存，并常呈聚集性活动，在污染较重的一小块土中，有时常可检获数千条幼虫。此期幼虫还可借助覆盖体表水膜的表面张力，沿植物茎或草枝向上爬行，最高可达 22cm 左右。土壤温度过高或过低均不利于丝状蚴的生存，在阳光下曝晒，仅 2 小时即死亡。钩蚴在干燥土壤只能存活 20 天。感染期蚴对温度和湿度变化敏感。当其与人体皮肤接触并受到体温的刺激后，虫体活动力显著增强，经毛囊、汗腺口或皮肤破损处主动钻入人体，时间需 0.5～1 小时。

感染期蚴钻入宿主皮肤后，进入血管经血肺循环进入肺泡，然后沿着湿润的肺泡壁，经小支气管移行至咽，经食管、胃达小肠。到达小肠的幼虫第 3 次蜕皮后形成口囊，在 10 天内再进行第 4 次蜕皮发育为成虫。自幼虫钻入皮肤到成虫交配产卵，一般需 4～7 周或更长。成虫借口囊内钩齿咬附在肠黏膜上，以血液、组织液、肠黏膜为食。雌虫产卵量因虫数、虫龄而不同，每条十二指肠钩虫日平均产卵为 1 万～3 万个，在人体内存活时间为 3~5 年，有报道十二指肠钩虫的生存极限为 7 年。

钩虫除主要经皮肤感染外，感染期蚴如被人吞食，少数未被胃酸杀死的幼虫也可直接在肠腔内发育成熟。而自口腔和食管黏膜侵入血管的幼虫，仍循上述途径，再到达肠腔发育为成虫。此外，还发现母体内的幼虫通过胎盘进入胎儿体内的现象。除人体外，十二指肠钩虫偶尔可寄生于猪、狮、虎、犬、灵猫及猴等动物。

免疫 钩虫在自然感染中可诱导宿主产生一定的保护力。钩虫代谢分泌的抗原，如钩虫分泌抗原Ⅰ（ASP-1）、钩虫分泌抗原Ⅱ（ASP-2）、金属蛋白酶、乙酰胆碱酯酶、超氧化物歧化酶、透明质酸酶和虫体体表抗原等均可刺激宿主产生保护性免疫反应。

致病机制 钩虫幼虫和成虫均可对人体造成损害。钩虫病的临床表现可分为三期，即由幼虫引起皮肤（或黏膜）侵袭期、肺部移行期和成虫在肠道寄生阶段。危害最严重的是钩虫在寄生肠道期间，造成患者慢性失血，原因包括以下几方面：虫体自身的吸血及血液迅速经其消化道排出造成宿主的失血；钩虫吸血时分泌抗凝素致使自咬附部位黏膜伤口渗出血液，其渗血量与虫吸血量大致相当；虫体更换咬附部位后，原伤口在凝血前仍可继续渗出少量血液。此外，虫体活动造成组织、血管的损伤，也可引起血液的流失。十二指肠钩虫成虫所致失血量为每虫每日 0.14~0.26ml，所致失血量较美洲板口线虫高。

临床表现 钩虫病的临床症状轻重不一，与钩蚴侵入皮肤的数量、成虫在小肠寄生的数量、

人体的健康状况、营养条件及免疫力有密切关系。有的感染者虽在粪便中检获虫卵，但无任何临床征象，称为钩虫感染。既有钩虫感染，又有钩虫病临床表现者，称为钩虫病。

幼虫所致症状 包括在侵入皮肤致病和肺内致病两个阶段。

钩蚴性皮炎 在夏秋季雨后赤足接触土壤后发生。幼虫侵入皮肤后，足趾、足缘、手指、手臂皮肤较薄处或足背部及其他部位暴露的皮肤处，可出现充血斑点或丘疹，奇痒，搔破后常有继发感染，形成脓疮，最后经结痂、脱皮而愈，症状一般 3~4 天消退，病程也可 2~3 周，继发感染时病程可达 1~2 个月，俗称粪毒或地痒疹。

钩蚴性肺炎 感染约 1 周后，钩蚴移行至肺，穿破微血管，引起出血及炎症细胞浸润，患者出现呼吸道症状，如阵发性咳嗽，夜间加重、咳痰、血痰、咽喉发痒、声音嘶哑、低热和哮喘等。症状可持续数周或 1 个月以上。胸部 X 线片可见肺纹理增粗，点片状浸润阴影，数天后可消退。此时血中嗜酸性粒细胞增高，甚至痰中可见嗜酸性粒细胞，但钩蚴少见。

嗜酸性粒细胞增多症 多见于急性钩虫病患者，其外周血中嗜酸性粒细胞常达 15% 以上，最高可达 86%，因而引起白细胞总数的增高。由于幼虫侵入人体经 5~6 周发育才成熟排卵，故早期不可能从粪便中检出虫卵而易误诊，必须结合流行病学史，血中嗜酸性粒细胞增多和临床症状方可确诊。而非急性期钩虫病也可呈轻度至中度嗜酸性粒细胞增多，白细胞总数大多正常，但是随着病程后期贫血日趋显著，嗜酸性

粒细胞及白细胞总数逐渐减少。

成虫所致症状 以消化道症状为主，伴以小细胞低色素性贫血、出血、低蛋白血症等。

腹泻和异嗜症 患者在感染后 1~2 个月逐渐出现消化道功能紊乱，如上腹部隐痛、不适、食欲减退、恶心、呕吐、腹泻和消瘦、乏力等，腹泻呈黏液样或水样便，常被误诊为消化性溃疡或慢性胃炎。患者食欲多明显增加，个别患者还常喜食一些粗硬食物，如生米、生果之类。感染及贫血较重者，还喜食茶叶、碎纸、木屑、破布、煤渣、泥土、瓦片和炉灰等。这种异常的嗜好被称为异嗜症。异嗜症发生原因不明，似与铁的耗损有关，若给患者服用铁剂后，症状可自行消失。

小细胞低色素性贫血 是钩虫病的主要症状，患者长期慢性失血，铁和蛋白质不断耗损，再加上患者营养不良，血红蛋白的合成速度比细胞新生速度慢，则使红细胞体积变小、着色变浅，故而呈小细胞低色素性贫血。患者血浆蛋白大量消耗引起低蛋白血症，有头晕、视物模糊、耳鸣、乏力、劳动后心悸、气促、记忆力减退、表情淡漠和皮肤苍白等表现。长期严重贫血增加心脏负担，可出现心血管系统的变化。

消化道出血 患者症状以黑便、柏油便、血便和血水便为主，出血时间迁延不断而贫血严重。钩虫病所致消化道出血常被误诊为消化道溃疡、痢疾、食管-胃底静脉曲张破裂、胃癌和胆石症等，应引起高度重视。

婴儿钩虫病 患儿年龄大多在 1 岁以内。婴儿血量少，处于生理性贫血阶段，肠黏膜被钩虫感染后极易出血。临床表现为急性便血性腹泻，大便呈黑色或柏

油样，隐血强阳性，患儿面色苍白、食欲减退、发热、精神萎靡或哭闹不安，肺部偶可闻及啰音，心尖区明显收缩期杂音，肝脾大，贫血比较严重，血红蛋白低于50g/L，生长发育迟缓严重者可并发心功能不全而死亡。婴儿钩虫病预后差。

诊断 包括病原学检查和免疫学检查。

病原学检查 粪便中检出钩虫卵或孵化出钩蚴为确诊依据，常用方法有以下几种。

直接涂片法 简便易行，但轻度感染者容易漏诊，反复检查可提高检出率。

饱和盐水浮聚法 钩虫卵比重约为1.06，在饱和盐水（比重1.20）中容易漂浮。该法简便易行，检出率明显高于直接涂片法。在大规模普查时，可用15%、20%的盐水，其检查效果与饱和盐水相同。

改良加藤法 采用定量板-甘油孔雀绿玻璃纸透明计数虫卵的方法，简便易行，能定量检测感染度，可用于疗效考核和实验室诊断及流行病学调查。

钩蚴培养法 检出率与饱和盐水浮聚法相似，此法可鉴定虫种，但需培养5~6天才能得出结果，可用于流行病学调查。在流行区患者如有咳嗽、哮喘症状，可作痰液检查，如查出钩蚴可确诊。

免疫学检测 包括皮内试验、间接荧光抗体试验等，但均因特异度低而很少应用。

治疗 常用驱虫药物有阿苯达唑、甲苯达唑和三苯双脒，效果较好。两种药物合用可提高疗效。

对钩蚴性皮炎患者可采用热毛巾敷于皮炎部位，持续10分钟，或用左旋咪唑涂剂或15%噻苯达唑软膏涂于患处，连用2天，可快速止痒消肿。

流行病学 钩虫病在世界上分布极为广泛。由于十二指肠钩虫与美洲板口线虫致病特点非常相似，通常将二者放在一起统计。中国钩虫混合感染较为普遍，在淮河及黄河以南的广大农村地区，钩虫病的流行曾经相当严重，通过积极防治，人群感染率和感染度已有明显下降。2015年，中国人体重点寄生虫病现状调查显示，钩虫病加权感染率为2.62%，推算总感染人数约1697万人，位居常见土源性线虫感染人数之首。世界卫生组织将钩虫作为土源性蠕虫感染的重要虫种，据统计全世界有5亿~7亿钩虫感染者。

钩虫病患者和带虫者是钩虫病的传染源。钩虫病的流行与自然环境、种植作物、生产方式及生活条件等诸因素有密切关系。钩虫卵及钩蚴在外界的发育需要适宜的温度、湿度及土壤条件，因而感染季节各地也有所不同。如广东感染季节较长，几乎全年均有感染机会。在旱地农田劳动或者接触未经处理过的含钩虫卵新鲜人粪施肥时极易受到感染。矿井的特殊环境也有利于钩虫的传播。在20世纪初，中国婴儿钩虫病报道并非少见，其症状较成人出现早，病情较重，常因延误诊治而造成严重后果。其感染途径主要有：婴儿在染有钩蚴土壤上玩耍；尿布被钩蚴污染后给婴儿使用；婴儿通过睡沙袋、麦秸而感染等。

防制 对钩虫病应采用综合性防制措施，主要包括治疗患者控制传染源，加强粪便管理及无害化处理，开展健康教育和加强个人防护。例如，避免赤手赤足作业，耕作时应穿鞋；开展农村改厕，推广无害化厕所，将新鲜粪便进行无害化处理后施肥；禁止随地大小便，防止虫卵污染环境；通过宣传教育，提高广大农民的自我保健和自我防护意识，防止感染等。

（王 恒 王振生）

Měizhōu bǎnkǒuxiànchóng
美洲板口线虫 [*Nacator americanus*（Stiles，1902）Stiles，1906]
隶属杆形纲，圆线目，钩口科，板口线虫属。简称美洲钩虫。主要分布在美洲和澳大利亚，特别是美国的南部和西南部，也分布于非洲、亚洲和欧洲，常和十二指肠钩虫分布地域重叠。

成虫形态与十二指肠钩口线虫相似，略有不同，虫体前端向背面仰曲，但后端向腹面弯曲，整体呈S形。口囊呈近圆形，其腹侧缘有板齿1对，背侧缘则有1个呈圆锥状的尖齿。雌虫大小为（9~11）mm×0.4mm，雄虫大小为（7~9）mm×0.3mm。雄虫交合伞撑开时略扁，背辐肋基部先分两支，每支顶端再分两小支。两根交合刺一根末端呈钩状。雌虫阴门位于虫体腹面中部靠前。

杆状蚴也与十二指肠钩口线虫相似。丝状蚴长纺锤形，虫体短粗，头端圆，尾端较钝，口矛黑杆状，前端分叉，两矛粗细相当，间距窄。鞘膜横纹明显。虫卵与十二指肠钩虫卵极为相似，光镜下不易区别。

美洲钩虫成虫寄生于小肠。虫卵随粪便排出体外后先后发育为杆状蚴和丝状蚴，丝状蚴在干燥土壤中耐受力差，比十二指肠钩口线虫幼虫存活时间短。丝状蚴钻入宿主皮肤后，经血液循环移行至肺泡，经小支气管、咽、食道、胃到达小肠。最终蜕皮两次发育为成虫。雌虫每日产卵5 000～10 000 个。成虫在人体内存活时间为 1～3 年，生存极限为15 年。美洲钩虫还可以幼虫期寄生于猩猩、猴及犀牛等动物，故这些动物可作为钩虫的转续宿主。人若生食这些肉类，也有受感染的可能。

美洲钩虫较十二指肠钩口线虫对人体的危害小，引起皮炎者较少，成虫所致失血量为每虫每日 0.02～0.10ml，所致贫血亦较轻微。

除几乎不致婴幼儿钩虫病之外，美洲钩虫病的临床表现、诊断、治疗、流行病学及防制见十二指肠钩口线虫。

(王振生)

quǎn gōukǒu xiànchóng

犬钩口线虫 ［Ancylostoma caninum（Ercolani，1859）Hall，1907］

隶属杆形纲，圆线目，钩口科，钩口线虫属。简称犬钩虫，是最常见的犬肠道寄生线虫之一，能够引起犬的腹泻和贫血。犬钩虫感染期幼虫偶可侵入人体皮肤，引起皮肤幼虫移行症（CLM），又称匐行疹。1874 年，李（Lee）发现某些寄生虫移行人体皮肤引起的线状损害，定名为匐行疹，但尚不知是什么寄生虫。直到 1926 年，柯比－史密斯（Kirby-Smith）、达夫（Dove）和怀特（White）证实匐行疹是由犬、猫体内的犬钩虫、巴西钩虫等的幼虫（寄生于皮下）所引起，以后又发现某些线虫、丝虫、绦虫的幼虫也能引起这种损害。

形态 成虫外形似十二指肠钩口线虫，较之粗长。口囊宽大，腹侧前缘有 3 对腹齿，外侧一对最大，向内依次变小。雄虫大小为（9.6～12.0）mm×（0.32～0.4）mm，交合伞宽大，各腹辐肋细长，背辐肋末端分为 3 支。雌虫大小为 12.0mm×0.60mm，有尾刺，阴门位于虫体中部之后。

生活史 与十二指肠钩口线虫相似，体外感染阶段的幼虫通过犬的吞食经黏膜侵入或经皮肤侵入犬体内，通过血肺移行进入肺泡，再经小支气管、气管、咽部、食道、胃最终回到小肠，发育为成虫。犬钩虫终宿主主要为犬，尤其是幼犬。猫、狼、狐也可作为其终宿主。感染期幼虫偶然可经皮肤侵入人体，人非犬钩虫适宜宿主，幼虫往往存留在皮下组织，无法进入到肠道发育为成虫。

致病机制 幼虫虫体侵入人体皮肤后长期在皮肤组织中移行，引起皮肤炎症性病变。

临床表现 幼虫在皮下移行时出现剧烈的皮肤瘙痒，逐渐皮肤出现淡红色蜿蜒曲折的线状损害，微隆起于皮面，条索状，宽 2～3cm，长短不一，最多可长达 15～20cm。严重者可出现红斑性皮损，并隆起形成水疱。皮损每天可推进数厘米，旧的损害可趋向消退。幼虫在皮下可存活移行数周至数月以上。水疱或皮损被抓破后常可感染细菌，继发化脓性感染。多发生于暴露部位如手、足、小腿等，也可以见于臀部、外阴。

诊断 结合临床表现及流行病学史，在病变部位进行活检分离出虫体或病理切片中查见虫体即可确诊，活检检出率低，需适当增加活检次数。幼虫移行症应与疥疮、裂头蚴病、丝虫病、尾蚴性皮炎及钩蚴性皮炎相鉴别。

治疗 可使用左旋咪唑软膏局部涂敷，镇痛消炎，也可服用阿苯达唑、噻苯达唑或丙硫咪唑杀虫。

流行病学 犬钩虫主要分布于热带，如东南亚地区。中国东南部也有报道。CLM 多发生于夏季，多见于儿童，集中在受犬粪污染的沙地、潮湿温暖地区。

防制 加强卫生宣传教育，避免接触被猫犬排泄物污染的泥土，避免赤足在泥中行走。儿童不要直接接触犬、猫等动物。改善和注意个人卫生，儿童不要吸吮手指，饭前便后要洗手。勿食不洁食品，勿食未煮熟的鱼、肉类。在流行区工作要加强个人防护和饮食卫生。

(王振生)

Dōngfāng máoyuán xiànchóng

东方毛圆线虫 （Trichostrongylus orientalis Jimbo，1914）

隶属杆形纲，圆线目，毛圆科，毛圆线虫属。是一类寄生在反刍类动物和人消化道内的小型寄生线虫，引起毛圆线虫病，对畜牧业生产造成危害。毛圆线虫属内多数虫种寄生在食草动物体内，个别种类偶可寄生于人体消化道。已知在人体寄生的毛圆线虫主要有：东方毛圆线虫、蛇形毛圆线虫、艾氏毛圆线虫和枪形毛圆线虫。在印度，蛇形毛圆线虫感染率高达 31%。中国以东方毛圆线虫为主。

形态 包括成虫和虫卵。

成虫 纤细，无色透明，口囊不明显，咽管短小圆柱状。雄虫大小为（4.3～5.5）mm×（0.072～0.079）mm，生殖系统为单管型，尾端交合伞明显，由左右两叶组成，交合刺 1 对，末端呈倒钩状，在交合刺之间有一引带。雌虫大小为（5.5～6.5）mm×0.07mm，尾端为锥形，生殖系统为双管型，子宫内有虫卵 5～16 个，阴门位于虫体后 1/6 处。

虫卵 长椭圆形，一端较圆，

另一端稍尖，不对称，无色透明，大小为（80~100）μm×（40~47）μm，比钩虫卵略长，卵壳薄，卵膜与卵壳在两端处的空隙较明显。新鲜粪便中的虫卵，内含10~20个分裂的胚细胞，类似葡萄状。

生活史 成虫寄生在反刍类动物如绵羊、骆驼、马、牛及驴等动物胃和小肠，偶可寄生于人体肠道。雌雄成虫成熟后交配产卵，虫卵随终宿主粪便排出后，在温暖潮湿的土壤中发育，约24小时破壳孵出杆状蚴，经两次蜕皮后成为丝状蚴，即感染期幼虫。人多因生食被感染期幼虫污染的蔬菜，或饮用含有幼虫的水而感染。丝状蚴在宿主小肠内经第3次蜕皮后钻入肠黏膜，数日后逸出，第4次蜕皮后，虫体头端插入肠黏膜，附着于肠壁发育为成虫。丝状蚴也能经皮肤感染人体，经心脏、肺、气管、食道和胃进入肠道，移行途径与钩虫类似。从感染期幼虫侵入人体到雌虫发育成熟产卵，经口感染需16~36天，经皮肤感染需26~36天。

致病机制 成虫通常寄生在空肠上段，偶可达十二指肠、胃、结肠等处，以纤细的头部侵犯宿主小肠上皮细胞。一般情况下所致病理损害不明显，感染数量较多时则引起肠黏膜炎症反应。

临床表现 东方毛圆线虫所致临床表现与感染度以及宿主的免疫状态有关。轻度感染一般无症状，严重感染病例可表现为消化道症状，如食欲缺乏、腹痛腹泻、乏力、头痛、头晕和失眠，长期致病后患者可有贫血等表现，以及由虫体代谢产物所引起的毒性反应。因该虫常与钩虫感染混合发生，故不易对其所致症状与钩虫病区分。

诊断 以粪便中查见虫卵为准。粪检方法常用饱和盐水浮聚法，亦可用培养法检查丝状蚴，通过集卵培养应注意与钩虫和粪类圆线虫的虫卵或丝状蚴相鉴别。患者血液检查显示嗜酸性粒细胞轻度增多，可作为辅助诊断依据。

治疗 见钩虫，使用伊维菌素等药物杀虫。

流行病学 东方毛圆线虫主要分布于农村和牧区，有一定地区性。例如，中国四川个别地区感染率高达50%。1997年中国人体肠道寄生虫感染调查表明，有该虫感染的省（市、自治区）有18个，其中以海南省的感染率最高，为0.7%；湖北、江西、浙江、云南、青海、福建和贵州省的感染率均超出全国平均水平。其他毛圆线虫属的虫种在全国人群中感染率为0.03%，其中西藏、广东、安徽、湖北等省、自治区的感染率较高。带虫者、患者和病畜是毛圆线虫病的传染源。

防制 原则与钩虫相同，即加强卫生宣传，注意个人卫生及饮食卫生，加强人畜粪便的管理。

（王振生）

Guǎngzhōu guǎnyuán xiànchóng

广州管圆线虫［Angiostrongylus cantonensis（Chen，1935）Dougherty，1946］ 隶属杆形纲，圆线目，管圆科，管圆线虫属。幼虫偶可寄生于人体，引起广州管圆线虫病（嗜酸性粒细胞增多性脑脊髓膜炎），也可损害眼、肺和鼻等器官。该虫成虫寄生于鼠类肺部血管，亦可见于右心。中国寄生虫学家陈心陶（1904~1977年）于1933和1935年首先在广东家鼠体内发现该虫，命名为广州肺线虫。1937年，松本（Matsumoto）于中国台湾报道，1946年由多尔蒂（Dougher-

ty）订正为本名。

形态 包括成虫、幼虫和虫卵。

成虫 呈线状，细长，体表具微细环状横纹。头端钝圆，头顶中央有一小圆口，无明显口囊。雄虫长11~26mm，宽0.21~0.53mm，交合伞1对，呈肾形。2根交合刺，等长，具横纹。雌虫长17~45mm，宽0.3~0.66mm，尾端呈斜锥形，子宫双管形，内可见虫卵。白色的子宫与充满血液的肠管缠绕成红、白相见的螺旋形花纹，十分明显，阴门开口于肛孔之前。

第3期幼虫 为感染期幼虫，外形呈细杆状，大小为（0.462~0.525）mm×（0.022~0.027）mm，虫体无色透明，体表具有两层外鞘。头端稍圆，尾部顶端尖细，有排泄孔。

虫卵 呈椭圆形，大小为（64.2~82.1）μm×（33.8~48.3）μm，卵壳薄且透明，新鲜虫卵含单个卵细胞。

生活史 需要终宿主和中间宿主，包括成虫、卵和幼虫3个发育阶段。成虫寄生于终宿主多种鼠类的肺动脉内，亦可见于右心，雌虫产卵于血流中。虫卵产出后随血流进入肺毛细血管发育，第1期幼虫孵出后穿破肺毛细血管进入肺泡，沿呼吸道上行至咽，随吞咽进入消化道，再随宿主粪便排出体外。第1期幼虫在体外潮湿或有水的环境中可存活3周。当它被吞入或经皮肤主动侵入适宜的中间宿主螺类或蛞蝓体内后，幼虫可进入宿主肺及其他内脏、肌肉等处，尤以肺内最多，在适宜温度（25~26℃），约经1周蜕皮为第2期幼虫，约2周后再经第2次蜕皮，发育成为第3期幼虫，即感染期幼虫。鼠因吞食含有第 3 期幼虫的中间宿主、转续宿主和被幼虫污染的食物以及饮用被幼虫污染的水而感染。幼虫在鼠胃内脱鞘后进入肠壁小血管，随血流到达身体各器官，但多数虫体沿颈总动脉到达脑部，在脑组织经过两次蜕皮后从脑静脉系统通过右心到肺动脉定居，约经 2 周发育为成虫。第 3 期幼虫感染终宿主后大约需 5 周才能发育为成虫，感染后 6~7 周可在终宿主粪便检出第 1 期幼虫。1 条雌虫平均每天可产卵约 15 000 个。

人因生食或半生食含有第 3 期幼虫的中间宿主或转续宿主而感染，生食被幼虫污染的蔬菜、瓜果或饮用含幼虫的生水也可感染。但因人是本虫的非适宜宿主，故虫体在人体内停留在第 4 期幼虫或成虫早期（性未成熟）阶段，不在肺血管内完成其发育。幼虫通常滞留在中枢神经系统，但也可出现在眼前房、后房和视网膜等部位。

广州管圆线虫可寄生于啮齿类、犬类和猫类等多种哺乳动物体内，其中主要是啮齿类。常见的中间宿主为软体动物，主要有褐云玛瑙螺、福寿螺和蛞蝓，此外还有皱疤坚螺、短梨巴蜗牛、中国圆田螺、铜锈环棱螺和方形环棱螺。转续宿主有黑眶蟾蜍、沼水蛙、虎皮蛙、金线蛙、鱼、虾、蟹、巨蜥、牛和鸡等。终宿主以褐家鼠和黑家鼠较多见，此外还有黄胸鼠、白腹巨鼠、黄毛鼠和屋顶鼠等。

致病机制 广州管圆线虫侵入人体引起广州管圆线虫病，是一种内脏幼虫移行症，可引起多个器官损伤。幼虫在体内移行通过肠壁、肝、肺、脑时可引起组织损伤及炎症反应。最严重的是侵犯中枢神经系统，引起嗜酸性粒细胞增多性脑膜脑炎或脑膜炎，以脑脊液中嗜酸性粒细胞显著升高为特征。病变主要集中于中枢神经系统，可发生在大脑、脑膜，还可波及小脑、脑干和脊髓，脑神经和脊神经也可受累，病变部位出现充血、出血、脑组织损伤及肉芽肿性炎症反应。

临床表现 患者有神经系统受损的症状和体征，如急性脑膜脑炎或脊髓炎或神经根炎的表现。最明显的症状为急性剧烈头痛、颈项强直等脑膜脑炎表现，可伴有颈部运动疼痛、恶心、呕吐、低度或中度发热。头痛极为常见，起初为间歇性，以后发作渐频，出现持续性头痛。镇痛药仅对少部分病例有短时间缓解。头痛部位多在额部，其次为颞、枕部，亦可同时出现在几个部位。部分患者出现头、躯干或四肢的感觉或功能异常，如麻木、疼痛、烧灼感等，可有暂时性的面部或肢体麻痹、自主神经功能紊乱及各种病理反射。该虫偶见于眼内，可造成视力障碍，甚至失明。部分患者可出现咳嗽、腹痛、腹泻或便秘，肝大。绝大多数患者预后良好，极个别感染严重者留有后遗症甚至死亡。

诊断 依据流行病学史、临床表现及实验室相关检查进行综合诊断。患者近期（2 个月内）有进食生的或半生的淡水螺肉、转续宿主（鱼、虾、蟹、蛙和蛇等）的肉、未洗净的蔬菜或饮用生水等流行病学史。出现较典型的临床症状和体征。起病较急、发热、剧烈头痛，有神经系统受损的症状和体征，如急性脑膜脑炎或脊髓炎或神经根炎的表现。

病原确诊较困难，可在脑积液、眼或其他寄生部位检获幼虫或发育期雌性或雄性成虫，但检出率很低。脑脊液检查可见脑脊液压力增高，白细胞总数增加，嗜酸性粒细胞超过 10%，多为 20%~70%。免疫学检查对诊断有重要意义，采用酶联免疫吸附试验（ELISA）、间接免疫荧光抗体试验（IFAT）或金标法检测血液及脑脊液中抗体或循环抗原阳性。同时，头颅 X 线、CT 检查也有助于诊断。

广州管圆线虫病需与病毒性脑膜脑炎、结核性脑膜炎、流行性乙型脑炎、流行性脑脊髓膜炎及其他寄生虫病相鉴别。

治疗 阿苯达唑为有效的治疗药物，也可试用甲苯达唑。若能得到及时的诊断与治疗，则效果好、预后佳。但治疗时要注意，凡眼部有虫者，应先经眼科治疗后，再行杀虫治疗；颅内压过高者需先行降颅压治疗，以防出现脑水肿、脑疝等严重并发症；使用杀虫药时应联合抗生素，以防止虫体死亡崩解所诱发的严重炎症反应。

流行病学 广州管圆线虫分布于热带和亚热带地区，主要流行于东南亚地区（泰国、马来西亚、越南和日本等国）、太平洋岛屿和美国，中国主要在广东、浙江、福建、海南、天津、黑龙江、辽宁、上海、湖南、北京、云南、台湾和香港等地。全世界已有超过 3000 多例报道，多数呈散在分布，但也有群体暴发流行的报道。例如，2006 年在北京因食用未煮熟的螺肉引发广州管圆线虫病暴发流行的公共卫生事件，确诊患者达 160 例。

广州管圆线虫病是人兽共患寄生虫病，成虫可寄生在几十种哺乳动物体内，其中啮齿类是主要的传染源。终宿主国内外均以褐家鼠和黑家鼠较多见，此外还有黄胸鼠、黄毛鼠、臭鼩鼱、小家鼠、白腹巨鼠、屋顶鼠、板齿鼠和蛛猴。

该虫的中间宿主和转续宿主有近 60 种。中国广东、海南、云南、浙江、台湾和香港等地发现的中间宿主主要有福寿螺、褐云玛瑙螺和蛞蝓。中国大陆的福寿螺对广州管圆线虫幼虫的感染率为 18.6% ~ 69.4%，褐云玛瑙螺为 12.7% ~ 55.9%，蛞蝓为 4% ~ 49%。

感染主要是由于不良饮食习惯引起，流行区居民都有生食或半生食螺、虾、鱼、蟹及其制品的习惯，都与本病的传播有关。感染方式主要有：①生食或半生食含有第 3 期幼虫的淡水螺类如褐云玛瑙螺、福寿螺等或转续宿主如蟾蜍、蛙等。②生食被感染期幼虫污染的蔬菜。③饮用被感染期幼虫污染的生水。

防制 应大力开展卫生宣教工作，增强群众自我保护意识。不食生或半生的中间宿主（螺类）及转续宿主的肉，不食生菜、不饮生水；对淡水螺食物要监测和管理，从事螺肉加工人员要避免污染。加强环境卫生和灭鼠工作，灭鼠以控制传染源对预防广州管圆线虫病有重要意义。

（杨　静）

shòu bǐyì xiànchóng

兽比翼线虫 （*Mammomonogamus* Ryjikow，1948） 隶属线形动物门，圆线目，比翼科，兽比翼线虫属。已发现的比翼科线虫有几十种之多，隶属 4 个属：比翼线虫属、杯口线虫属、兽比翼线虫属和鼠比翼线虫属，前两属多寄生在家禽和多种鸟类，如鸡、鸭、鹅、火鸟、野鸡、雪鸡、孔雀、鲣鸟、麻雀、楼燕、啄木鸟、斑鸠、乌鸦和海鸥等；后两属多

感染家畜和野生兽类动物，如牛、羊、鹿、犬、猫、野猫、猴、狮、虎、大象、河马、犀牛、猩猩和鼠类等。其中兽比翼线虫属内的喉兽比翼线虫和港归兽比翼线虫偶可在人体咽喉部、气管、支气管等部位寄生，引起兽比翼线虫病或比翼线虫病。港归兽比翼线虫在中国广州发现，为纪念中国香港回归而命名。

形态 喉兽比翼线虫成虫为鲜红色。雄虫体长 3.0 ~ 6.3mm，交合伞宽短，交合刺 1 根。雌虫体长 8.7 ~ 23.5mm，前端具有发达的口囊，口囊壁有粗厚角质环，底部有 8 个形状大致相同齿，食道紧接口囊后部，向后逐渐膨大，尾部圆锥形，末端尖削，阴门位于虫体腹面中部靠前。港归兽比翼线虫成虫的不同之处是虫体前端具有唇瓣 6 片；雄虫交合伞外有边缘带，缺交合刺。雄虫永久地以交合伞攫握于雌虫的阴门处，两虫合成 Y 形。两种兽比翼线虫卵均与钩虫卵相似，呈椭圆形，无色透明，大小为 (75 ~ 80) μm × (45 ~ 60) μm，内含多个胚细胞或幼胚。

生活史 成虫寄生在终宿主（牛、羊或鸟类）的气道内，虫卵随口腔分泌物或粪便排出体外，发育为感染期虫卵，当人和动物误食被此期虫卵污染的水或食物时而获得感染。卵内幼虫在小肠孵出，继而侵入肠黏膜，穿过肠壁，经血流到达肺部，穿过肺泡上行至气管，定居于支气管、气管和咽喉部发育为成虫。自感染至发育成熟约需 70 天。龟和鳖可能是其转续宿主或中间宿主，幼虫寄生在其肝胆、肌肉等部位。当人生食或半生食龟蛋及龟、鳖的肝、胆和血时亦可感染。

致病机制 感染早期肺部出

现炎症性浸润，伴有嗜酸性粒细胞增多，X 线胸片可见短暂的毛玻璃影。

临床表现 主要为发热、持续性咳嗽、哮喘及咳血痰。若虫体寄生在咽喉部，可出现搔爬刺激感和阵发性干咳，用抗生素治疗，症状不能得到明显改善。有的患者可咳出带有红色条状样物（即虫体）的痰，有的经支气管内镜检可发现支气管壁上附有活动的血红色虫体或囊包块。因其症状类似于呼吸道感染或其他呼吸道疾病，应注意鉴别。

诊断 依据是从患者痰液中或从支气管纤维镜冲洗物或肺泡灌洗液中发现虫体或虫卵。

治疗 虫体排出或通过外科方式摘除后，病可自愈，重感染病例应及时确诊并用阿苯达唑或甲苯达唑治疗。

流行病学 兽比翼线虫病属人兽共患病，食草动物是保虫宿主。全世界已有 100 多例报道，大多发现于南美及加勒比地区。中国早在 30 年代就发现兽比翼线虫，直到 90 年代末期才有病例记载。中国最早的病例记载于 1997 年，分别是上海 1 例和广东 3 例。患者发病前均有生食龟血、龟蛋及肝的经历。

防制 主要措施为注意饮食和饮水卫生，不食生的蔬菜及动物制品。

（王振生）

siyǐnhuíxiànchóng

似蚓蛔线虫 （*Ascaris lumbricoides* Linnaeus，1758） 隶属线形动物门，线虫纲，蛔目，蛔科。人体最常见的肠道寄生蠕虫，单宿主寄生，可引起肠道蛔虫病。简称人蛔虫或蛔虫。成虫寄生于小肠，攫取营养，造成营养不良和贫血，可引起肠梗阻、肠穿孔

和胆道蛔虫并发症等，蛔虫病尤以学龄儿童为多见。猪蛔虫与人蛔虫形态相似，但一般认为是两个不同的虫种，不感染人。此外，犬弓首线虫简称犬蛔虫，是犬类常见的肠道寄生虫，人体为不宜宿主，人误食犬蛔虫卵在小肠孵出的幼虫能在人体器官、组织内移行，而虫体不进一步发育，引起内脏幼虫移行症（VLM）。

蛔虫作为可随粪便排出的肠道内寄生的大型圆线虫，是人类最早认知的人体寄生虫，在公元前埃及、希腊、中国、罗马和阿拉伯的文献中都有记述。1758年，林内乌斯（Linnaeus）把6种蠕虫之一的蛔虫定名为似蚓蛔线虫，沿用至今。1881年，意大利动物学家乔瓦尼·巴蒂斯塔·格拉西（Giovanni Battista Grassi，1854～1925年）确立了蛔虫的粪卵感染模式；而1922年，日本儿科医师浓野垂（Shimesu Koino）建立了包括蛔虫幼虫移行现象在内的整个生活史。

形态　包括成虫和虫卵。

成虫　长圆柱形，雌雄异体，体不分节，有横纹与侧线，形似蚯蚓，头尾两端渐细，活体呈粉红色。雌虫较粗、长，体型较直，大小（20～35）cm×（3～6）mm。雄虫（15～31）cm×（2～4）mm，有尾卷。口孔位于虫体顶端，口周有品字形排列的3个唇瓣，内缘有细齿，体表有感觉乳突和头感器。雄虫为单管型生殖器官，射精管通入泄殖腔，有不等长的镰状交合刺1对。泄殖腔开口的周围有肛前和肛后乳头。雌虫为双管型生殖器官，阴门开口于虫体前半部的腹面。

角皮层、皮下层和纵肌层构成体壁，体腔充满体液，内悬消化器官和雌或雄生殖器官，无腹膜相衬，为假体腔。角皮层形成如唇瓣、乳突、交配附器等角皮附器。角皮层由皮下层形成，皮下层在背侧、腹侧和左右两侧形成四条纵索。背索、腹索内有神经索，有分支入体腔支配纵肌，侧索内行走排泄管。

虫卵　随粪排出的蛔虫卵可有受精卵和未受精卵两种。受精蛔虫卵为宽卵圆形，大小（45～75）μm×（35～50）μm。卵壳厚且透明，表面附有凹凸不平的波形蛋白膜，常被胆汁染成棕黄色。卵壳自外向内有受精膜、壳质层及蛔甙层3层组成。内含有一个由受精卵细胞初步分裂而成的球形桑葚胚，留下与卵壳两端间形成的新月形间隙。未受精蛔虫卵多呈长椭球形，（88～94）μm×（39～44）μm大小，蛋白质膜与卵壳均较薄，无蛔甙层，卵内无胚球、仅有大小不等的屈光性卵黄颗粒。若蛔虫卵最外面的蛋白质膜脱落，卵壳则无色透明。

生活史　蛔虫为单栖型土源性线虫，直接型生活史不需要中间宿主。蛔虫有成虫、虫卵和幼虫3个生活史阶段。

成虫　寄生在人体小肠，以空肠为多，回肠次之，十二指肠最少。成虫以宿主半消化食物为营养，雌、雄交配后产出的受精卵，平均每条雌蛔虫每天产卵24万个。

虫卵　随人体宿主粪便排出体外的受精卵，在温湿、荫蔽、氧气充足的土壤中，于21～30℃约2周即可在卵内发育为L1期幼虫。1周后幼虫经第1次蜕皮为L2期，即感染期虫卵（称为肠道内线虫的体外生态、生化适应期）。人若误食感染期虫卵，在小肠内，卵内幼虫分泌酯酶、壳质酶和蛋白酶，消化卵壳，从卵内

孵出的L2期幼虫钻入肠壁，并进入静脉或淋巴管，随肝门静脉经肝、右心到达肺，穿过毛细血管和肺泡壁管到气道。在肺内，幼虫先后进行第2次及第3次蜕皮成L4期幼虫，沿支气管、气管移行至咽部，被吞咽入食道，（L4幼虫能抗胃酸消化）经胃回到小肠。在小肠内经第4次蜕皮，成为童虫，再经数周，发育为成虫。幼虫在移行过程中也可随体循环到达其他器官，但一般不能发育成为成虫，可造成器官的损伤，引起相应器官组织的嗜酸性肉芽肿、炎症脓肿和嗜酸性粒细胞血症。自人体感染到雌虫开始产卵需60～75天，成虫寿命一般为1年，长的可达4年以上。寄生的虫数多为数条，数10条，少数可达数百条甚至上千条。成虫在拥挤或激惹的情况下出现钻孔现象，如在宿主服用药物、发热或食用辛辣食物时发生。

免疫　人对肠蛔虫不能产生有效免疫，但宿主对移行幼虫的免疫可减少再感染后在肠道寄生的成虫数。患者对后续感染可出现皮肤瘙痒、荨麻疹、血管神经性水肿、视神经炎、结膜炎以及蛔虫中毒性脑病等。移行幼虫诱导宿主产生体液免疫和细胞免疫。初次感染时，IgM和IgE增加，第二次感染时，则IgG$_2$和IgE升高。虫体抗原可引起嗜酸性粒细胞和淋巴细胞在虫体周围的聚集，杀死幼虫。蛔虫幼虫在肝、肺所引起的病变是这种免疫反应的表现。实验表明，宿主杀伤肝、肺内幼虫的机制主要是抗体依赖细胞介导的细胞毒作用。参与的抗体和细胞包括IgE和嗜酸性粒细胞，或IgG和中性粒细胞。

致病机制和临床表现　蛔虫的幼虫和成虫均能致病，其中成

虫致病较为严重。

幼虫致病 侵入小肠黏膜的移行幼虫可引起肠黏膜上皮细胞、肠系膜、肝窦和肺泡的损伤和出血，滞留的幼虫引起嗜酸性粒细胞、中性粒细胞和组织细胞聚集而形成虫源性嗜酸性肉芽肿、嗜酸性粒细胞增多症和相应的肠炎、肝炎和肺炎。当重度感染时，移行的幼虫可通过肺毛细血管、左心进入大循环，侵入淋巴结、甲状腺、胸腺和脾等处，引起异位病变；也可达肾，经尿排出；或通过胎盘到达胎儿体内。

成虫致病 蛔虫在小肠寄生，攫取营养，机械性损伤肠黏膜引起营养不良和肠炎，有时引起肠梗阻。因蛔虫唇齿的机械作用和代谢产物的化学刺激，小肠黏膜主要是空肠黏膜被损伤，小肠可出现痉挛和局部缺血。由于肠黏膜损伤，使蛋白质、脂肪、糖类和维生素的消化吸收障碍，引起营养不良，尤其在营养差及感染程度较重的儿童。蛔虫病患者也可出现皮肤瘙痒、结膜炎、视神经炎等症状，这是因蛔虫变应原被人体吸收后，引起 IgE 介导的超敏反应。蛔虫在肠外的异位寄生，可引起严重的并发症。可见于胆管、肝、阑尾和腹腔等，偶可见于胸腔、肺动脉、支气管、气管、眼、耳、鼻及泌尿生殖器官。

胆道蛔虫症是临床常见的并发症，占严重并发症的 64%。肠梗阻的发生是因大量蛔虫扭曲成团，导致相应肠段的蠕动发生障碍，以回肠多见。蛔虫性阑尾炎、干蛔虫病、尿道及生殖器官蛔虫病等亦属于蛔虫病并发症。

诊断 用直接涂片法、厚涂片法、盐水漂浮法以及改良加藤法检查粪便中蛔虫卵，未受精蛔虫卵在饱和盐水中不易漂浮，难以检出。吐出或粪便中排出蛔虫成虫即可确诊。肠内如仅有雄虫寄生（占感染的 3.4%～5.0%），诊断较为困难，可用驱虫药试验驱虫。痰中检出幼虫，亦可诊断。

治疗 对患者与感染者进行驱虫治疗，是控制和消灭传染源的重要措施。常用的驱虫药物有哌嗪致虫体肌肉松弛性麻痹；阿苯达唑、甲苯达唑等咪唑类衍生物，抑制虫体对葡萄糖的摄取，亲和微管，呈选择性毒力；伊维菌素，属大环内酯类分子，作用于 γ-氨基丁酸，引起虫体麻痹，不能通过血脑屏障；噻嘧啶、嘧啶类衍生物，可致肌细胞去极化，抑制胆碱酯酶，可致虫体痉挛麻痹。

流行病学 单栖性粪源性传播的蛔虫随人群呈世界性广泛分布，据世界卫生组织统计，全球约 1/4（13 亿）人口有蛔虫感染，在温暖、潮湿和卫生条件差的热带、亚热带地区，如非洲和亚洲人群感染率较高。蛔虫引起的肠道和胆道梗阻导致死亡的人数是 10 万/年，多数是小儿。中国各省都有蛔虫流行，农村人口的感染率高于城市，儿童高于成人。2015 年中国重点寄生虫病现状调查报告显示，蛔虫加权感染率为 1.36%，全国感染人数约为 882 万。

小肠内，每条雌性成虫每天产卵约 20 万个。蛔虫卵随人粪便排出，对环境有抵抗力，虫卵经体外有氧环境无需中间宿主就可直接发育为感染期卵，再感染人体。粪便管理不当是造成蛔虫卵污染土壤、水源和瓜果、蔬菜和环境的主要方式。鸡、犬、蝇和蟑螂等的机械性携带也造成蛔虫卵的播散。人因误食被污染的泥土、蔬菜等食物或饮水中的虫卵而感染。感染蛔虫的季节与当地气候、生产生活方式、经济条件等因素有关，一般认为感染季节主要在春夏季。

防制 包括卫生普教、诊治患者、粪便管理和预防感染控制传播等。

诊治患者 驱除人肠内蛔虫是控制传染源的重要措施。在重度感染地区可集体驱虫治疗。治疗时可在感染高峰的 2～3 个月以后进行，如秋季或冬季。在集中驱虫后，需间隔一定时间，对粪检虫卵阳性者进行驱虫（选择性驱虫），再配合其他预防措施，才能有效控制一个地区的流行。对有并发症患者应及时送医院治疗，以免耽误病情。

粪便管理 是切断蛔虫感染与传播的重要环节。可因时因地采用各种方法无害化处理粪便。如五格三池贮粪法中的通过厌氧发酵和粪水中游离的氨来杀灭虫卵。

卫生普教 普及蛔虫与蛔虫病的感染、危害及防治知识。做好环境、个人和饮食卫生，切勿使用新鲜粪便施肥和随地大小便，防止粪便、虫卵污染环境。做到饭前便后洗手，不生食未洗净的蔬菜、水果，不饮生水，消灭蝇和蟑螂。

（杨 静）

quǎn gōngshǒu xiànchóng

犬弓首线虫 ［*Toxocara canis*（Wermer，1782）Johnston，1916］ 隶属杆形纲，蛔目，蛔科，弓首线虫属。又称犬弓蛔虫。是常见的犬科动物肠道寄生虫，偶尔也可以导致人体感染，人不是适宜宿主，可造成幼虫在体内穿行，引起幼虫移行症。1921年，菲勒博恩（Fulleborn）首先提出弓首线虫能够感染人体的假设。1952 年，比弗（Beaver）对 1 例持续嗜酸性粒细胞增多的患儿进行肝穿活检时发现了犬弓首线虫的幼虫，并命名为内脏幼虫移行症（VLM）。截至 2022 年，全世界共有 48 个国家报道了 2000 余例病例。

形态 与似蚓蛔线虫相似，成虫活体淡红色，死亡后乳白色，虫体圆柱形，两端尖细。雌大雄小，雌虫大小（10 ~ 18）cm ×（0.25 ~ 0.3）cm，雄虫大小为（9 ~ 13）cm ×（0.2 ~ 0.25）cm。虫体前端口周围包裹品字形排列的唇瓣。雄虫尾端有向腹侧的生理弯曲。虫卵淡黄褐色，卵圆形或椭圆形，直径 72 ~ 85 μm，卵壳厚且表面有颗粒感。

生活史 存在两种生活史类型，包括仅经历一个宿主的直接型生活史和经历多个宿主的间接型生活史。

直接型生活史 成虫寄生在终宿主犬科动物的上消化道。雌雄成虫发育成熟并交配产卵，雌虫每天可产 20 万个卵。通过粪便排出的虫卵在土壤中需要 1 ~ 4 周的时间受精卵细胞孵育成幼虫并蜕皮 1 次。带有 2 期幼虫的虫卵因此具有感染性。感染性虫卵在体外具备较强的抵抗力，能够长期保持感染性。当终宿主犬科动物等食入虫卵后，犬弓首线虫卵在终宿主小肠内孵化，释放出幼虫。在年龄不超过 3 个月的犬体内，幼虫随后钻入小肠黏膜，进入小血管或淋巴管通过血液循环到达肝、右心到达肺内。在肺内幼虫蜕皮一次转变为 3 期幼虫，短暂停留后穿破肺毛细血管进入气管通过气管、咽、食道、胃再次移行到小肠，完成最终蜕皮发育为成虫。在年龄较大的犬体内，除了能够完成消化道内的寄生，幼虫还可以侵犯组织并在其中停止发育保持静息状态，当母犬怀孕后，静息状态的幼虫可重新活跃并经胎盘或乳汁感染幼犬，在幼犬出生后，幼虫移行到幼犬消化道发育为成虫。

间接型生活史 犬弓首线虫也可通过转续宿主如鸭、兔等动物进行传播。在转续宿主体内幼虫无法发育成熟而侵入腹腔、肌肉等组织内成囊。只有在进入到终宿主体内后才能完成发育。

人是犬弓首线虫的偶然宿主。人通过误食感染性虫卵或含有活幼虫的转续宿主的肉类后而感染，虫卵进入人体消化道后，会进一步孵化。幼虫侵入肠黏膜通过血液循环播散，因人是犬弓首线虫的非适宜宿主，其幼虫无法发育成熟而四处穿行，从而侵入全身各个组织器官，如肝、心脏、肺、脑、肌肉和眼等部位。

致病机制 在人体内，二期幼虫经血液循环到达人体各个组织器官，当幼虫比血管直径粗时，则穿出血管，在周围组织内移行。幼虫在肝、肺、心、脑等部位造成出血、坏死以及炎症反应。一些幼虫被宿主包裹杀灭，但大部分能长期存活，其破坏具有间歇性，可在静止若干年后继续移行。

临床表现 患者中儿童多见，临床表现缺乏特异性，主要有发热、肝大。累及肺部出现呼吸系统症状，咳嗽、咳痰、憋气和呼吸困难等；累及肠道则出现消化系统症状；累及中枢神经系统，引起癫痫、异嗜症、多动及智力发育障碍等。患者外周血嗜酸性粒细胞增多。严重感染的情况下，可因心肌、中枢神经系统受累出现脏器功能衰竭而死亡。

诊断 一般认为符合以下几点要怀疑犬弓首线虫病：1 ~ 3 岁儿童患者；有异嗜症病史；嗜酸性粒细胞增多症表现；肝大；血清抗体升高。因为难于查见病原体，免疫学试验对诊断该病具有一定的价值。可利用成虫抗原做皮内变态反应或利用幼虫的排泄分泌抗原做酶联免疫吸附试验（ELISA）检测抗体，后者是诊断 VLM 的最佳方法。

治疗 乙胺嗪和噻苯达唑是临床治疗 VLM 的主要药物。严重感染者可配合使用皮质激素。

流行病学 VLM 全世界范围内流行，尤其是犬科动物密集区域。VLM 流行普遍，受害者多为儿童。

防制 首先消灭传染源，定期给犬驱虫，对其粪便进行无害化处理。其次是注意个人卫生和饮食卫生，培养良好卫生习惯，做好宣教工作。禁止儿童与犬接触并及早诊治。

（王振生）

yíjiān xiànchóng

异尖线虫（*Anisakidae* Dujardin, 1945） 隶属杆形纲，蛔目，异尖科，异尖属。可导致异尖线虫病，是一种人兽共患寄生虫病。异尖线虫成虫寄生于海栖哺乳动物如鲸、海豚、海豹等的胃部，幼虫寄生于某些海栖鱼类。引起人体异尖线虫病的虫种属于 5 个属：即异尖线虫属、海豹线虫属、钻线虫属、对盲囊线虫属和鲔蛔线虫属。已知有 6 种异尖线虫可致人体异尖线虫病：简单异尖线虫、典型异尖线虫、抹香鲸异尖线虫、伪地新线虫、对盲线虫和宫脂线虫。简单异尖线虫是人体最为常见的虫种。

人体最早病例于 1960 年由荷兰学者范·蒂尔（Van Thiel PH）报道，其在因生食鲱鱼而引起肠梗阻的患者切除的小肠标本中发现此虫。随后在日本、韩国和美国等地出现大量病例。已有 27 个国家有人体感染病例发生，其中日本最为严重。

形态 成虫的唇瓣具齿状嵴，食道后端膨大。雄虫体长 31 ~ 90mm，尾部呈钝圆形，交合刺 2 根。雌虫体长为 63 ~ 100mm。第 3 期幼虫呈圆柱形，体长 13.5 ~ 30mm。头端较尾端尖细。中肠部体宽为 430 ~ 550μm，无侧翼。

生活史 成虫寄生在终宿主如海豚、鲸等海栖哺乳动物的胃壁。浮游类和甲壳类动物是其第一中间宿主，海鱼和某些软体动物是其第二中间宿主。雌虫产出的虫卵随终宿主粪便排入海水，在适宜温度下（约 10℃）发育成第 1 期幼虫，在卵内蜕皮 1 次发育为第 2 期幼虫，从卵中孵出的第 2 期幼虫在海水中被第一中间宿主磷虾等海生浮游甲壳类摄食，虫体进一步发育。当第二中间宿主（或转续宿主）食入感染有幼虫的第一中间宿主后，幼虫在其体内发育为第 3 期幼虫。适宜终宿主通过食入含有此期幼虫的鱼类而感染，幼虫在宿主消化道发育为成虫。在人体寄生的均为第 3 期幼虫。人不是异尖线虫的适宜宿主，但幼虫可寄生于人体消化道各部位，亦可引起内脏幼虫移行症。人体感染主要是食入含活异尖线虫幼虫的大马哈鱼、鳕鱼、大比目鱼和鲱鱼等海鱼，以及海产软体动物如乌贼等而引起。

致病机制 异尖线虫侵入人体后主要寄生于胃和肠壁等组织，引起寄生部位组织病变。病理特征是大量嗜酸性粒细胞浸润的组织炎症和嗜酸性肉芽肿的形成。病变部位的病理切片可见虫体碎片、角皮或肠管等。

临床表现 症状轻重与人体感染幼虫的数量、侵犯部位和宿主的反应性有关。患者大多表现为急性症状，多在生食海鱼后 2 ~ 20 小时发病。轻者仅有胃肠不适，重者表现为上腹部剧痛伴有恶心、呕吐、腹泻等症状，纤维胃镜可见胃黏膜水肿、出血、糜烂和溃疡。晚期患者可见胃肠壁上有肿瘤样物，慢性异尖线虫病患者常有多种胃肠表现，持续数周或数月。除胃肠外，虫体还可在腹腔、泌尿系统、皮下组织等处形成肿物。

诊断 有生食海鱼的病史及典型的临床症状是重要的诊断依据。从胃内检获幼虫是确诊的主要依据。用体外培养的幼虫分泌-排泄物作抗原检测患者血清中特异性抗体是重要辅助诊断方法。血清学诊断主要用于慢性异尖线虫病的辅助诊断，较少用于急性期病例。

治疗 尚无有效的治疗药物，可根据患者病情采取对症治疗，使用纤维胃镜检查并将虫体取出。

流行病学 已有日本、荷兰、英国、法国、德国以及太平洋地区等 20 多个国家有人体感染病例的报道，共 3 万多例。主要是这些国家居民喜食腌海鱼，或喜食生鱼片、鱼肝、鱼籽或用乌贼佐酒，由此感染，使本病成为一种海洋自然疫源性疾病。中国尚未见病例报告，但在市售海鱼中，发现鲐鱼、小黄鱼、带鱼等小型鱼体肌肉或器官组织内的异尖线虫幼虫感染率相当高。此外，三文鱼也可被异尖线虫感染，中国人群有感染异尖线虫的潜在危险性，需要采取必要的防治措施。

防制 以预防为主，不食生海鱼片或半熟鱼片，鱼肉应煮熟透后才食用。加强进口鱼类的卫生检验。

（杨 静）

rúxíng zhùcháng xiànchóng

蠕形住肠线虫（*Enterobius vermicularis* Linnaeus，1758）

隶属杆形纲，尖尾目，尖尾科，蛲虫属。又称蛲虫。主要寄生于人体小肠末端、盲肠和结肠，可引起蛲虫病，呈世界性分布，儿童感染率高于成人。

形态 包括成虫和虫卵。

成虫 细小，乳白色，体表角皮具横纹。雄虫较小，体长 2 ~ 5mm，宽 0.1 ~ 0.2mm，尾端向腹面卷曲，有尾翼及数对乳突。生殖系统为单管型，有 1 根交合刺。雄虫在交配后即死亡，一般不易见到。雌虫较大，体长 8 ~ 13mm，宽 0.3 ~ 0.5mm，虫体中部膨大，尾端直而尖细，生殖系统为双管型。成熟子宫膨大，内充满虫卵。

虫卵 无色透明，长椭圆形，两侧不对称，一侧扁平，一侧稍凸，大小（50 ~ 60）μm ×（20 ~ 30）μm，卵壳较厚。刚产出的虫卵内含蝌蚪期胚胎，在外界数小时内就可发育为含幼虫的感染性虫卵。

生活史 简单，不需要中间宿主。成虫主要寄生于人体盲肠、结肠及回肠下段，重度感染时也可在胃和食道等部位寄生。虫体游离于肠腔或借助头翼、唇瓣和食道球附着在肠黏膜，以肠腔内容物、组织或血液为食。雄虫寿命很短，常在交配后很快死亡。在肠内温度和低氧环境中，雌虫一般不排卵或仅排少量卵。当宿主熟睡时，肛门括约肌松弛，雌虫移行至肛门外，在温度、湿度改变和空气的刺激下，在肛门周围大量产卵。每条雌虫每天平均产卵万余个。产卵后雌虫大多自然死亡，但有少数可返回肠腔，也可进入阴道、子宫、尿道、腹腔和盆腔等部位，引起异位损害。黏附在肛门周围皮肤上的虫卵，在温度（34～36℃）和相对湿度（90%～100%）适宜以及氧气充足的条件下，卵内幼虫迅速发育，约经6小时，卵内幼虫蜕皮1次，发育为感染期卵。雌虫在肛周的活动引起肛周发痒，当患儿用手搔痒时，感染期卵污染手指，经肛门-手-口方式形成自身感染；感染期虫卵也可散落在衣裤、被褥、玩具、食物上，经口或随空气吸入等方式使其他人感染。

被吞食的虫卵在十二指肠内孵化出幼虫，幼虫沿小肠下行，途中蜕皮两次，在结肠再蜕皮1次发育为成虫。从食入感染期卵至雌虫产卵，需2～6周，一般为4周。雌虫寿命一般1个月，很少超过2个月，最长可达101天。但儿童往往通过自身感染、食物或环境的污染而出现持续的再感染，使感染持续若干年。

致病机制和临床表现 因感染程度和机体状态的差异而有不同临床表现。

成虫寄生于肠道造成肠黏膜损伤 临床多见于儿童。轻度感染无明显症状，重度感染可引起营养不良和代谢紊乱。雌虫在肛周及会阴部产卵，引起肛门及会阴部瘙痒，影响睡眠。皮肤搔破后可引起继发炎症。患者常表现为烦躁不安、夜惊、失眠、食欲减退、夜间磨牙和消瘦等症状。

蛲虫造成异位损害 虫体除侵入肠壁组织外，也可侵入生殖器官以及肝、肺及肾等脏器，造成严重损害。①蛲虫性阑尾炎：成虫寄生在回盲部，因阑尾与盲肠直接相连，虫体容易钻入阑尾引起炎症，患者出现腹痛、呕吐。阑尾内寄生的虫数为1至数条。如能早期驱虫治疗，可免于阑尾切除。②蛲虫性泌尿生殖系统炎症：雌虫经女性阴道、子宫颈逆行进入子宫和输卵管，可引起阴道炎、宫颈炎、子宫内膜炎或输卵管炎等。虫体偶尔也可侵入男性的尿道、前列腺甚至肾。此外，蛲虫感染可引起哮喘和肺部损伤等异位损害。

诊断 以查到成虫或虫卵为确诊依据。因蛲虫一般不在肠道内产卵，故粪便检查虫卵的阳性率极低，仅5%左右。根据蛲虫在肛周产卵的特性，可用透明胶纸法或棉签拭子法于清晨排便或洗澡前检查肛周。此方法操作简便，检出率高。连续检查多次可提高阳性率。雌虫常于夜间爬出肛门产卵，可在粪便内或于夜间入睡后在肛周检获成虫，根据蛲虫的形态特点做出诊断。

治疗 常用药物有阿苯达唑和甲苯达唑，治愈率可达95%以上。联合用药效果更好，并能减少副作用。局部外用药可用3%噻嘧啶软膏，涂于肛周和肛门内。

流行病学 蛲虫呈世界性分布，一般城市感染率高于农村，儿童高于成人，5～7岁幼童感染率较高，具有集体聚集性和家庭聚集性的分布特点。蛲虫生活史简单，虫卵发育迅速，感染期虫卵抵抗力强（在适宜的外界条件下可存活20天），对驱虫药物较敏感，因此蛲虫病具有易治难防的特点。

防制 采取综合防制措施，以防相互感染和自身重复感染。加强卫生宣教，普及预防蛲虫的知识，讲究公共卫生、家庭卫生和个人卫生，教育儿童养成饭前便后洗手的习惯，不吸吮手指，勤剪指甲。在托儿所、幼儿园和家庭应搞好环境卫生及衣被、玩具和食具的消毒。对家庭和集体机构中的患者应同时接受治疗，以免相互感染。

（杨 静）

jí èkǒu xiànchóng
棘颚口线虫（*Gnathostoma spinigerum* Owen，1836） 隶属杆形纲，旋尾目、颚口科、颚口线虫属。颚口线虫的一种。已确定的颚口线虫共有13种，其中在东南亚报道6种，在中国发现的有棘颚口线虫、刚棘颚口线虫和杜氏颚口线虫。猫和犬是棘颚口线虫的主要终宿主，人不是其适宜宿主，其第3期幼虫寄生在人体，引起颚口线虫病。

形态 包括成虫、虫卵和幼虫。

成虫 圆柱形，较粗壮，活虫呈鲜红色，稍透明，两端稍向腹面弯曲，头端为球形，上有8～11圈小钩，颈部狭窄，体前半部和近尾端处被有很多体棘，体棘的形态有分类学意义，雌大雄小，雌虫长25～54mm，雄虫长11～25mm。

虫卵 椭圆形，表面粗糙不平，一端有帽状透明塞，内含1～2个卵细胞。

幼虫 分为1～4期，其中第3期幼虫具有感染性，呈圆柱形，长约4mm，前端为头球，顶端为两片肉质唇，每片唇各有2个唇乳突，后续4圈环形小钩，每圈钩数超过40个，其数目和形状有重要的虫种鉴别意义。食道棒状，分肌质部和腺质部，肠管粗大。全身布满横纹与体棘，前部体棘排列紧密且大，中部体棘逐渐变稀变小，间隔变宽，尾部体棘变小为颗粒状，横纹间隔变窄，体棘的环列数为227～288环。

生活史 成虫寄生于猫、犬等终宿主的胃壁肿块中，肿块破溃后虫卵落入胃肠腔道并随粪便排出。在适宜条件下水中虫卵经7天发育为第1期幼虫，再经2天，卵内幼虫经1次蜕皮孵出第2期幼虫。第2期幼虫被第一中间宿主剑水蚤吞食后，幼虫移入血腔蜕皮1次发育为第3期早期幼虫。含此期幼虫的剑水蚤被第二中间宿主（多为淡水鱼类）吞食后，大部分幼虫穿过胃、肠壁移行至肝和肌肉，发育为第3期晚期幼虫。终宿主食入含第3期晚期幼虫的鱼类（主要为泥鳅、黄鳝、乌鳢等）后，第3期幼虫在其胃内脱囊，并穿过肠壁移行至肝、肌肉或结缔组织，蜕皮1次后成为第4期幼虫，最后移行进入胃壁，在黏膜下形成特殊的肿块，逐渐发育为成虫，1个肿块中常有1至数条虫寄生。有些动物如蛙、蛇、龟、蟹、鸡、猪、鸭及多种灵长类等动物食入已被感染的鱼后，其体内的幼虫不能进一步发育，故为转续宿主。

致病机制 致病主要是第3期幼虫在人体组织中移行，加上虫体分泌的毒素包括乙酰胆碱、透明质酸酶、蛋白水解酶等的刺激，造成的机械刺激和免疫病理损伤。损害部位极为广泛，几乎遍及全身各处。损害部位常出现急性和慢性炎症，伴有大量嗜酸性粒细胞、浆细胞、中性粒细胞和淋巴细胞积聚，表现为局部水肿和疼痛。皮下损伤同时可有痒感，疼痛不明显。内脏损伤可出现间歇性移行性肿块。

临床表现 因虫体侵犯的部位不同，临床症状也不同。虫体侵犯皮肤的主要症状为游移性肿块或匐行疹，如蚕豆或鸡蛋大小。局部皮肤表面稍红，有时有灼热感和水肿，通常还伴有局部瘙痒、低热、胀痛和荨麻疹等；侵犯眼球的症状包括眼部疼痛、相应的眼部炎症、间歇性失明甚至丧失视力；侵犯脊髓和脑可能导致发热、持续性头痛、瘫痪、大小便失禁、脑脊髓炎、脑膜脑炎、脑内出血和蛛网膜下腔出血等，严重者可致死；侵犯消化道可能导致食欲减退、恶心、呕吐、腹痛和消化道出血；侵犯肺部以呼吸道症状为主，包括发热、咳嗽和胸痛；侵犯肝胆可导致腹痛、高热、寒战和肝区叩击痛。由于虫体在体内不断移行，可因侵犯部位不同而在不同时间内出现不同的临床症状。

诊断 从病变组织中取出虫体作镜检是最可靠的确诊方法。对无明显体表损害者可结合感染史，用免疫学方法作辅助诊断。血液检查患者嗜酸性粒细胞增多，少数病例还可有轻度和中度的白细胞增多。

治疗 尚无治疗的特效药，多用外科手术摘除幼虫，但即使手术去虫，也须辅以药物治疗。常用的高效低毒驱虫药物为噻苯达唑、阿苯达唑。

流行病学 棘颚口线虫是人兽共患寄生虫病的重要病原体之一。20世纪60年代，人体颚口线虫病在东南亚尤其是泰国十分普遍，日本、印度、越南、孟买、柬埔寨和墨西哥等地或曾到过这些国家的人群中也有病例报道，病原均为棘颚口线虫。80年代以后，日本等地陆续报道了刚棘颚口线虫病。随着经贸往来日益频繁、外来饮食文化流行等原因，中国发病呈上升趋势，已有50余例报道，绝大部分由棘颚口线虫引起。主要分布在黑龙江、河北、山东、湖北、浙江、上海、杭州、广东、广西、海南和福建等地，其中以上海、广东及福建较多见。人体感染棘颚口线虫病，主要因生食或半生食含有幼虫的鱼、蛙或禽等肉类经口感染。除直接食用外，也可能通过其他方式如切鱼所用之砧板、刀具、餐具及手等，通过污染食物后感染人体。

防制 改变饮食习惯，不生食鱼肉能有效预防颚口线虫病，同时，鉴于棘颚口线虫能经皮肤感染，相关职业人群（如厨师和鱼贩等）在处理含有本虫的肉类时，皮肤破损可能导致虫更易进入人体，应戴好手套防护，防止经皮肤感染。

（王振生）

měilì tǒngxiànchóng

美丽筒线虫（*Gongylonema pulchrum* Molin，1857）

隶属旋尾目，筒线科，筒线虫属。又称食管蠕虫。一种主要寄生于鸟和哺乳动物（特别是反刍动物）消化道的线虫。偶可寄生人体引起美丽筒线虫病。筒线虫属中共有34个种，其中寄生于鼠体的是癌筒线虫和东方筒线虫。偶可在人体寄生的是美丽筒线虫。

美丽筒线虫寄生于许多反刍动物和猪、猴、熊等动物口腔与食道黏膜和黏膜下层。最早人体寄生的病例是由美国古生物学家、寄生虫学家约瑟夫·莱迪（Joseph Leidy，1823~1891年）于1850年在费城发现；之后的1864年，帕内（Pane）在意大利发现。此后世界各地陆续有散在的病例报道。中国自1955年昆虫学家冯兰洲（1903~1972年）在河南发现第1例后，至今已有百余例报道。

形态 包括成虫和虫卵。

成虫 乳白色，细长如线状，体表有明显横纹。寄生于反刍动物体内虫体较大，在人体内虫体较小，口小，漏斗状，位于前端中央，近头端两侧有一对颈乳突，其后为 1 对波浪状侧翼。虫体前部表皮有大小不等、形状各异的表皮突。雄虫长 21～31mm，宽 0.16～0.23mm，尾部有膜状尾翼，两侧不对称，交合刺 1 对，大小及形状各异。雌虫长 32～69mm，宽 0.20～0.37mm，尾端呈钝锥状，略向腹面弯曲，阴门位于肛门稍前方。成熟雌虫子宫内充满含幼虫的虫卵。

虫卵 呈椭圆形，无色，两端较钝，卵壳厚且透明，光滑，寄生于人体的虫卵大小为（46～61）μm×（29～38）μm，从虫体产出的卵内含幼虫。

生活史 需经历终宿主和中间宿主。其终宿主和中间宿主的范围非常广泛。成虫寄生于羊、牛或猪等的口腔、咽和食道的黏膜或黏膜下层。在人体则主要寄生于口腔，多见于下唇、颊部及牙龈部等部位。雌虫产出的虫卵经黏膜破溃处进入消化道，随宿主粪便排出体外。若被中间宿主粪甲虫、蟑螂、蝗虫等吞食后，在其消化道内孵出幼虫。幼虫穿过肠壁进入体腔，经两次蜕皮后，发育为感染性幼虫。含感染性幼虫的中间宿主被正常的终宿主吞食后，幼虫脱囊侵入胃或十二指肠黏膜，移行至食道、咽或口腔等处黏膜内寄生，约 2 个月后发育为成虫。人体由于食入含有感染期幼虫的中间宿主或饮用污染有感染期幼虫的生水而感染。但人不是本虫的适宜宿主，故成虫在人体寄生一般不产卵。虫体可更换寄生部位，移动速度较快，时隐时现。人体内的寄生虫数常在 1 至数十条不等，可成活 1 年左右，也可长达 10 年。

致病机制和临床表现 成虫可寄生在人上下唇、舌、颊、腭、牙龈、咽喉及食道等多处，对人体主要是由于虫体移行及寄生时引起的刺激而出现轻重不等的症状。如患者自觉口腔内有异物爬行感、痒感，也可有麻木感、肿胀、轻微疼痛等。重者舌颊麻木僵硬，影响说话，声音嘶哑或吞咽困难等。在虫体寄生部位的黏膜可出现水疱和白色线状弯曲隆起。若在食道黏膜下层寄生，可造成黏膜表浅溃疡，引起呕血。外周血嗜酸性粒细胞增多，可占白细胞总数的 20%。有的患者可表现精神不安、失眠、恐惧等精神症状，虫体取出后，上述症状自行消失。

诊断 以查见成虫为诊断依据。根据口腔症状和病史可作出初步诊断，主要表现为口腔黏膜有异物移动感，检查黏膜有病变或可疑处，以消毒针尖挑破虫体移行处的黏膜，取出虫体镜检即可确诊。在唾液、粪便中难以检获虫体。

治疗 以消毒针挑破虫体移行处的黏膜取出虫体，取出虫体后，症状可自行消失。

流行病学 美丽筒线虫病是一种人兽共患寄生虫病，呈世界性分布。意大利、俄罗斯、保加利亚、摩洛哥、新西兰、斯里兰卡及中国均有人体感染的报道。该虫宿主广泛，终宿主包括牛、羊、猪或其他家畜，猴、熊、鼠等哺乳动物也可作为本虫的传染源，中间宿主包括粪甲虫、蜚蠊、螳螂、蝗虫、天牛、蝈蝈和豆虫等昆虫。人是偶然宿主，卫生条件差和不良饮食习惯是造成感染的主要原因。人通常因误食或误饮了被感染性昆虫污染的食物和水而被感染。患者常来自有烤吃

蝗虫、螳螂或粪甲虫习惯的地区。

防制 预防措施为宣传教育，防止感染，主要是注意个人卫生和环境卫生，应特别强调改变不良的饮食习惯，禁食蜚蠊、蝗虫等甲虫。

（杨 静）

jiémó xīshǔn xiànchóng

结膜吸吮线虫（Thelazia callipaeda Railliet & Henry，1910）

隶属旋尾目，吸吮科，吸吮线虫属。主要寄生于犬、猫等动物眼结膜囊内，也可寄生于人的眼部，引起结膜吸吮线虫病。因本病多流行于亚洲地区，故又称东方眼虫病。最早由拉耶特（Railliet）和亨利（Henry）于 1910 年在印度的犬眼内发现，并描述了成虫的基本形态。中国人眼结膜吸吮线虫病例最早于 1917 年发现于北京和福州，分别由斯塔基（Stuckey）和特林布尔（Trimble）报道，故又称华裔吸吮线虫。寄生于人眼的吸吮线虫除本虫外，还有加利福尼亚吸吮线虫，其主要见于美国的加利福尼亚州。

形态 包括成虫、虫卵和幼虫。

成虫 细长，圆柱形。在眼结膜囊内寄居时为淡红色，离开宿主后呈乳白色，半透明。虫体头端钝圆，无唇瓣，具圆形角质口囊，口囊内有细密的皱纹。虫体除头、尾端外，体表具有明显的环纹，侧面观其上下排列呈锯齿状。雌虫大小为（7.9～20.0）mm×（0.3～0.85）mm。生殖系统为双管型，子宫内充满卵，近阴门端子宫内的虫卵逐渐变为内含盘曲的幼虫，雌虫直接产出幼虫。雄虫大小为（4.5～17.0）mm×（0.2～0.8）mm，尾端向腹面卷曲，有长短不一的交合刺 2 根，形态各异。雌、雄虫尾端肛门周

围均有数对乳突和 1 对尾感器。

虫卵　椭圆形，透明，体积较大，为（44～60）μm×（30～40）μm，内含蝌蚪期细长呈盘曲状幼虫。

初产幼虫　雌虫产出的幼虫。大小为（350～414）μm×（13～19）μm，外被由卵壳演变成的鞘膜，尾部连一大的鞘膜囊。

生活史　需经历终宿主（猫、犬等）和中间宿主（冈田绕眼果蝇）。成虫主要寄生于犬、猫等终宿主的眼结膜囊及泪管内，偶尔可寄生于人眼部。雌虫直接产幼虫于结膜囊内，当中间宿主冈田绕眼果蝇在终宿主眼部舐吸分泌物时，幼虫随眼分泌物进入蝇体内，经两次蜕皮发育为感染期幼虫，进入蝇头部的口器。当蝇再次舐吸人或其他动物眼部时，感染期幼虫自蝇口器逸出，侵入猫、犬等动物或人眼部，发育为成虫。成虫寿命可达 2 年以上。

致病机制和临床表现　成虫寄生于人眼结膜囊内，以口器吸附在眼结膜上。多见于上结膜囊外眦侧，也可见于眼前房、泪小管、泪腺及眼睑、结膜下等处，多感染单侧眼。患者眼部病变主要是由于虫体对患者眼部的机械性损伤以及虫体代谢物的化学刺激等引起，导致眼结膜炎症及肉芽肿形成。患者有眼部异物感、痒感、刺痛、流泪、畏光、分泌物增多和水肿等临床症状，一般无视力障碍。如果寄生于眼前房，可发现眼球有白色细小的虫体爬行。重者伴有结膜充血、视力下降，形成小溃疡面、角膜混浊和眼睑外翻等。

诊断　根据病史，眼部不适者长达 40 天以上者可取其眼内眦处分泌物镜检是否有卷曲的初产幼虫。还可用镊子或棉签自眼部取出虫体，置盛有生理盐水的平皿中，可见虫体蠕动，用显微镜检查虫体特征即可确诊。应与眼蝇蛆病、眼裂头蚴病及其他类型结膜炎区别。

治疗　使用 1%～2% 可卡因或地卡因溶液滴眼，虫体受刺激从眼角爬出，用镊子取出，症状随之消失，虫体较多者，需多次治疗。

流行病学　结膜吸吮线虫病为人兽共患，主要分布在亚洲。印度、缅甸、菲律宾、泰国、日本、朝鲜及俄罗斯均有病例报道。中国山东、湖北、江苏、河南等 26 个省已有数百例人体感染报道。冈田绕眼果蝇是中国结膜吸吮线虫的中间宿主。感染季节以夏秋季为主，结膜吸吮线虫病在农村多于城市。传染源主要为家犬，其次是猫、兔等动物。

防制　应搞好环境卫生，消除果蝇的孳生地，加强犬、猫等动物卫生管理，注意个人卫生，特别注意眼部清洁是预防感染的主要措施。

（杨　静）

Màidìnà lóngxiànchóng

麦地那龙线虫 [*Dracunculus medinensis* （Linnaeus，1758）Gollandant，1773]

隶属旋尾目，龙线虫科，龙线虫属。又称几内亚龙线虫。成虫可寄生在人和多种哺乳动物组织内，引起麦地那龙线虫病。人或动物因误食含本虫感染期幼虫的剑水蚤而感染。早在埃及、希腊、罗马时代就对该虫进行了记载。1758 年，林内乌斯（Linnaeus）以麦地那龙线虫命名该虫。在中国，对家畜感染报道较多（主要为猫、和犬），而人体感染只有王增贤于 1955 年报道的安徽阜阳农村 1 名男童感染的病例。

形态　①成虫：形似一根粗白线，体表光滑，前端钝圆，光镜下可见细密的环纹。尾部向腹面卷曲。口小，呈三角形，无唇。雌虫长 60～120cm，宽 0.9～2.0mm，生殖系统为双管型，成熟雌虫卵巢退化，体内充满子宫，子宫内含大量第一期幼虫（杆状蚴）。雌虫直接产幼虫。雄虫长 12～40mm，宽 0.4mm，交合刺 2 根。②杆状蚴：长 550～760μm，宽 15～30μm，体表可见明显的横纹。虫体前端钝圆，尾部尖细，尾长约占体长的 1/3。

生活史　雌雄虫交配后，雄虫死亡。成熟雌虫寄生于终宿主（人或动物）的四肢、腹部、背部或其他部位的皮下组织进一步发育，头部伸向皮肤表面。子宫受内外压力而破裂，释放大量发育成熟的第 1 期幼虫。幼虫及其分泌物可引发宿主强烈的超敏反应，在局部皮肤表面形成水疱，继而破溃。当破溃部位与水接触时，成虫因受刺激从宿主破溃部位伸出，部分子宫也从破溃处脱垂，大量的第 1 期幼虫排出入水，造成水体的污染。雌虫每次产出的幼虫可多达 50 万条以上。子宫内幼虫产出后，伸出的部分崩解，其余部分虫体则缩回皮下组织内。当破溃部位再次与水接触时，又重复上述过程，直至虫体内幼虫全部排出后雌虫自然死亡，伤口愈合。

第 1 期幼虫在水中可存活 4～7 天，若被中间宿主剑水蚤吞食，经 12～14 天在其体内发育为感染期幼虫。含感染期幼虫的剑水蚤随饮水被人或猫、犬等哺乳动物误食后，幼虫在宿主十二指肠逸出，钻入肠壁，经肠系膜、胸腹肌移行至皮下结缔组织。约经 3 个月发育至性成熟后，雌雄虫穿过皮下结缔组织到达腋窝和腹股沟区，雄虫在感染后 3～7 个月死亡。雌虫受精后，成熟的雌虫于感染后 8～10 个月移行至终宿主肢端的皮下，此时子宫内幼虫已发育成熟。

致病机制 幼虫在宿主体内移行及发育时，虫体经过或所在部位常无明显病变。成熟后的雌虫移行至宿主皮下时，释放的幼虫及虫体释放的大量代谢产物可引起宿主强烈的超敏反应。

临床表现 可出现荨麻疹、皮疹、红斑、局部水肿、发热、头晕、恶心、呕吐及腹泻等全身症状。虫体释放的幼虫可致皮肤表面丘疹，并发展为水疱、脓疱、蜂窝织炎、脓肿和皮肤溃疡等。虫体亦可侵及神经系统引起瘫痪，引起眼、心脏及泌尿生殖系统的病变。还可导致患者出现关节炎、滑膜炎、关节强直和患肢萎缩等症状。患者血中嗜酸性粒细胞增多，占白细胞总数的 13%～18% 或更高。

诊断 自伤口获取伸出的雌虫或检出幼虫可确诊，但须与皮下寄生的裂头蚴相鉴别。检查皮肤上的典型水疱。水疱破溃后，取少量破溃表面的液体涂片，低倍镜下可检幼虫。X 线检查有助于宿主体内虫体钙化的诊断。免疫学试验如皮内试验、间接免疫荧光抗体试验（IFAT）或酶联免疫吸附试验（ELISA）可作为辅助诊断。血检常见嗜酸性粒细胞增高。

治疗 发现皮肤破溃处有虫体伸出时，用小棒卷虫，或手术取虫。治疗药物有甲硝唑、硝咪唑或甲苯达唑等。

流行病学 麦地那龙线虫病是一种人兽共患病，呈世界性分布，主要流行于非洲、印度、巴基斯坦、西南亚等许多热带和亚热带地区，约有 350 万人感染。经过多年的大力防治，至 2012 年 6 月，非洲仅有南苏丹报道 142 例，埃塞俄比亚报道 1 例，防治取得了巨大成功。

该病的流行主要有两个环节：饮用含剑水蚤的生水、患者与水接触。动物保虫宿主有犬、猫、马和牛等。感染年龄多在 14～40 岁，以 5～9 月份发病最多。

防制 感染是由于人饮用含剑水蚤的水所致，预防麦地那龙线虫病的措施是注意饮水卫生，加强水资源保护和管理。

（杨　静）

sīchóng

丝虫（filaria） 一类由吸血节肢动物传播并寄生于人体或其他脊椎动物包括哺乳类、禽类、爬行类和两栖类的寄生线虫，属于杆形纲，旋尾目，包括 3 个科 97 属，共有 537 个虫种。已知寄生于人体的丝虫均来自盘尾科，有 5 属 8 种，分别为吴策线虫属、布鲁线虫属、盘尾线虫属、曼森线虫属和罗阿线虫属。其中，班氏吴策线虫（班氏丝虫）位于吴策属，马来布鲁线虫（马来丝虫）和帝汶布鲁线虫（帝汶丝虫）位于布鲁属，盘尾线虫（盘尾丝虫）位于盘尾属，罗阿罗阿线虫（罗阿丝虫）位于罗阿属，链尾曼森线虫（链尾丝虫）、常现曼森线虫（常现丝虫）和奥氏曼森线虫（欧氏丝虫）位于曼森属。此外，犬恶丝虫（犬丝虫）偶尔也可感染人体。人体丝虫成虫主要寄生于淋巴系统、皮下组织、心血管和体腔等组织器官内，导致丝虫病。不同种类丝虫传播媒介、寄生部位、临床表现、流行特征及地理分布有明显的差别。犬恶丝虫感染人但不能在人体内发育成熟，人不是其适宜宿主。

形态 成虫细长如丝，口简单无唇，多数无口囊。雄虫尾端有两个交合刺，不对称生长。丝虫卵胎生，幼虫称为微丝蚴。微丝蚴形体细长，头端圆钝，通体有体核存在，在头端没有体核分布的区域成为头间隙，尾部可有尾核，不同种类丝虫的微丝蚴可分为有鞘膜和无鞘膜两类。头间隙、体核特征、尾核特征和微丝蚴体态都可作为鉴别丝虫虫种的重要特征。

生活史 丝虫终宿主为人，中间宿主为吸血昆虫，除马来布鲁线虫外，基本没有保虫宿主。丝虫通过吸血昆虫叮咬携带微丝蚴的人进行传播，微丝蚴进入到中间宿主体内发育为丝状蚴，然后再次通过媒介昆虫的叮咬吸血活动将丝状蚴传递给新的宿主，在新的宿主体内，丝状蚴发育为成虫并释放微丝蚴，形成生活史循环。

丝虫在人体内寄生部位、致病作用、媒介种类因虫种不同而异。根据成虫寄生部位的不同可将上述 5 属 8 种人体丝虫归为 3 类。①成虫寄生在淋巴系统：班氏吴策线虫、马来布鲁线虫和帝汶布鲁线虫。②成虫寄生在皮下组织：旋盘尾线虫、罗阿罗阿线虫和链尾曼森线虫。③成虫寄生在体腔：常现曼森线虫和奥氏曼森线虫。

致病机制和临床表现 丝虫病的发病主要是成虫分泌代谢产物及裂解物所致，机制和症状因成虫不同寄生特征而异。微丝蚴除旋盘尾线虫外一般不引起明显的症状和体征。

诊断 病原学诊断以血液或皮肤组织内查出微丝蚴，或病变组织内分离出成虫为依据。不同虫种检出部位和样品类型可不同。

治疗 抗丝虫药物有乙胺嗪、伊维菌素和阿苯达唑等，对成虫和幼虫均有杀灭作用，但对不同丝虫效果不同，因此用药方案各有不同。

流行病学 丝虫病广泛流行于全球。在亚洲、非洲、中美洲和大洋洲，丝虫病是发展中国家严重危害人民健康的寄生虫病之一。中国只有班氏吴策线虫和马来布鲁线虫传播，二者所致的淋巴丝虫病和盘尾线虫所致的"河盲症"严重危害人体健康。根据 2014 年 3 月世界卫生组织（WHO）报告，全球有 73 个国家近 14 亿人受到淋巴丝虫病的威胁，感染人数超过 1.2 亿人，约 4000 万人口因丝虫病危害严重而致残或丧失劳动力。WHO 提出到 2020 年要实现全球消灭淋巴丝虫病的目标。中国已消除丝虫病，但传播媒介仍在，且个别流行区尚存在慢性或晚期丝虫病患者。

防制 包括三方面，即普查普治感染者、防制媒介昆虫和做好个人防护，能有效控制丝虫病的传播。

（王振生）

Bānshì Wúcè xiànchóng

班氏吴策线虫［*Wuchereria bancrofti*（Cobbold，1877）Seural，1921］

隶属盘尾丝虫科，吴策属。又称班氏丝虫。是人体最常见感染的一种丝虫，约占丝虫病感染人群的 90%，流行最广，感染人数最多，危害最大。成虫寄生在人体淋巴系统，雌虫产微丝蚴入血，通过蚊的叮咬吸血进行传播。人感染班氏丝虫后可无明显症状，但血中能检出微丝蚴，称为微丝蚴血症。能够寄生在淋巴系统的丝虫虫种主要包括班氏丝虫、马来布鲁线虫（马

来丝虫）和帝汶布鲁线虫（帝汶丝虫）3 种，引起淋巴丝虫病，淋巴丝虫病对淋巴系统造成损害，可引起致病部位淋巴淤积和淋巴结肿大，引起疼痛、严重残疾和劳动力丧失。

研究历史 1863 年，德马尔凯（Demarquay）在法国巴黎首次从 1 例哈瓦那象皮肿患者阴囊鞘膜积液中发现班氏丝虫微丝蚴。1878～1879 年，曼森（Manson）在中国厦门发现库蚊传播班氏丝虫病，之后又发现班氏微丝蚴在患者外周血中具有夜现周期性。

形态 包括成虫和幼虫。

成虫 细长丝线状，乳白色或灰白色，表皮光滑，体表从头至尾具环状横纹。头端略膨大呈椭圆形或球形，顶部正中有一圆形凹陷的口孔，其外周有两圈乳突，内外两圈乳突各为 4 个。口腔浅短，连接食道，食道前为肌性后为腺性。食道和肠道交界处有瓣膜。肠管细薄，位于虫体中央。肛孔位于尾端的腹面。雄虫大小为（28.2～42）mm×（0.1～0.15）mm。雄虫尾部均向腹面螺旋卷曲 3 圈，生殖器官为单管型，睾丸细管状，位于肠管上段虫体前部，睾丸后依次为输精管、储精囊、射精管。泄殖孔位于虫体尾端腹面，2 根交合刺从雄虫的泄殖孔中向外伸出，引带 1 对或 1 个，呈新月形或船形。雌虫大小为（58.5～105）mm×（0.2～0.3）mm。雌虫颈部稍细，尾部略向腹面弯曲，生殖器官为双管型，阴门在靠近头端稍后的腹面。卵巢细管状始于虫体后部，迂曲向前连接细长的输卵管、膨大的受精囊、粗长的子宫，几乎占满整个体腔。丝虫为卵胎生，子宫起始端内含大量颗粒状球形卵细胞，中段逐渐发育为透明带薄壳

的虫卵，在靠近阴门处发育为幼虫，其外的卵壳形成包裹于虫体外的鞘膜，此期幼虫称微丝蚴。

微丝蚴 呈细杆状，大小为（244～296）μm×（5.3～7.0）μm，头端钝圆，尾端尖细，外被鞘膜，角质层光滑有环纹。经染色后可见虫体内有许多圆形或椭圆形的体核，排列整齐，各自分散，清晰可数。头间隙长宽比 1：1，在虫体的前端 1/5 处有一环状无核区称为神经环，其后为排泄孔，孔后有排泄细胞。虫体尾部逐渐变细，近尾端腹面有一肛孔。尖细尾部，紧靠尾端处无核分布。

在蚊体内幼虫按发育阶段可分为两期：腊肠期幼虫，虫体细长，大小为（245～250）μm×（10～17）μm，有小尾；丝状蚴，大小为（1.4～2.0）mm×（18～23）μm，虫体细长，头略尖，已具备完整的消化道。

生活史 需经幼虫在中间宿主蚊体内发育和成虫在终宿主人体内发育的两个阶段。在人体内，丝虫雌、雄成虫寄生于人体淋巴系统，即淋巴管和淋巴结内，包括体内深浅淋巴系统中，常见于下肢、阴囊、精索、腹股沟、腹腔和肾盂等处，也可异位寄生于眼前房、乳房、肺或脾内。成虫以淋巴液为营养，发育成熟并交配，雌虫产出微丝蚴。微丝蚴可停留在附近的淋巴系统内，但大多数随淋巴液经胸导管进入血液循环，并在此寄居。微丝蚴亦可异位出现在乳糜尿、血痰、乳糜胸腔积液、心包积液和骨髓内，其寿命一般为 2～3 个月。从感染到雌雄虫发育成熟需要 6～12 个月，在无再感染的情况下，雌虫可持续产微丝蚴长达 10 年。成虫寿命一般为 4～10 年，个别可达 40 年。

在人体内，可观察到微丝蚴在夜间固定时间出现在外周血的特性。微丝蚴这种在外周血中出现夜多昼少的现象，称为夜现周期性。根据微丝蚴出现于外周血的时间，班氏丝虫分为3种类型。①夜现周期型：通常在晚上10时至次晨2时虫数达到高峰，而在白天则聚集在肺毛细血管内。中国和世界多数地区的班氏丝虫属于此型。②白昼亚周期型：全天任何时间均可从外周血中查见微丝蚴。这种丝虫主要分布于太平洋海域的波利尼西亚区和新喀里多尼亚区诸岛。③夜现亚周期型：即外周血微丝蚴以夜间密度高，但白天仍可查见，占夜间1/5左右。此型丝虫见于泰国西部丛林。

微丝蚴夜现周期性的形成机制仍不完全清楚。研究发现，人体动脉血氧含量、体温和昼夜睡眠时间等因素都会影响微丝蚴的夜现周期特性，并且发现微丝蚴在感染者外周血中出现的高峰时间通常与当地蚊媒叮吸人血活动时间的高峰保持一致。微丝蚴夜现周期性对临床病原学诊断和流行病调查具有重要意义。

当蚊叮咬吸食患者血液时，血中微丝蚴随之进入蚊胃，通常2小时后脱去鞘膜，穿过蚊胃壁，经血腔侵入蚊胸肌。在胸肌内，虫体经2次蜕皮和消化道等器官的发育，由腊肠期幼虫逐渐发育为第3期蚴即感染期幼虫，同时造成蚊体的损伤。大多数感染期幼虫离开胸肌经血腔移入蚊喙中，少数移入腹腔或其他组织部位。当阳性雌蚊再叮吸人血时，感染期幼虫从蚊喙下唇逸出，经皮肤伤口侵入人体。微丝蚴在蚊体内只发育而没有增殖。在适宜条件下，班氏微丝蚴在尖音库蚊体内发育至感染期幼虫所需时间为

10~16天。

免疫 宿主免疫应答的产生及发展与宿主接触抗原的时间长短、强度和宿主先天性免疫功能有关。研究显示，宿主可能对体内活成虫与死亡成虫采用了不同的免疫应答过程。活的成虫不断释放虫体分泌排泄抗原物质，激发M2型巨噬细胞活化，控制炎症反应，同时促进Th2细胞的免疫应答。而当大量成虫死亡后，免疫应答向Th1细胞倾斜，诱发了经典的M1巨噬细胞激活，诱发强烈炎症反应，表现为患者出现严重慢性阻塞性病理损害并杀死更多的丝虫成虫。继发细菌感染，以及丝虫体内共生菌（沃尔巴克菌 Wolbachia）的协同作用时，也加重了这种炎症性病理损害的程度，造成临床上病程迁延不愈和慢性改变。当两种免疫状态达到一种平衡时，宿主表现为一方面可杀灭丝虫，另一方面能很好地控制炎症反应而不出现病理损害，因此，部分感染者不表现出临床症状和单纯的微丝蚴血症者。

致病机制 丝虫成虫、微丝蚴和感染期幼虫3个时期对人体均有致病作用，最主要的致病阶段是成虫，淋巴系统损害明显。通常即使血中的微丝蚴数量很多，也不会引起临床症状，但偶可见脾或淋巴结中出现微丝蚴肉芽肿。丝虫成虫对淋巴管的直接作用：活的成虫代谢产物、子宫的分泌物和死亡虫体裂解物均可刺激淋巴管内皮细胞增生，管壁水肿，诱导嗜酸性粒细胞、淋巴细胞浸润性炎症反应，局部形成肉芽肿病变和淋巴管阻塞。淋巴结肿大，大量嗜酸性粒细胞、巨噬细胞增生聚集。死亡虫体引起更为严重的炎症反应，组织坏死，嗜酸性

粒细胞聚集，形成嗜酸性脓肿，可见夏科-莱登（Charcot-Leyden）结晶形成。反复感染或晚期阶段，由于局部淋巴管部分或完全阻塞，使淋巴回流受阻，淋巴管内压力增加，引发淋巴管扩张和通透性增加，患者常出现皮下组织淋巴水肿症状。丝虫整个生长发育过程中需要一种共生菌为沃尔巴克菌。沃尔巴克菌所含的脂多糖（LPS）是丝虫病患者出现淋巴结炎、淋巴管炎和丝虫热等炎症反应的促炎因子。沃尔巴克菌和继发感染的细菌、真菌等共同作用，可促使淋巴水肿、象皮肿等慢性淋巴系统病变向着更为严重的方向发展。

临床表现 临床表现复杂多样，不同流行区症状和体征可显著不同，非流行区进入流行区人群感染后临床症状出现更早，发展更快。总体上可分为无症状微丝蚴血症、急性淋巴丝虫病和慢性淋巴丝虫病。绝大部分感染者为无症状感染。没有明显的临床症状但表现为微丝蚴血症的患者，仍可以传播寄生虫。从感染到外周血中出现微丝蚴的时间为7~8个月。

无症状微丝蚴血症 指血中查出微丝蚴但临床上无症状的现象。无症状感染仍会对淋巴系统、肾和免疫系统造成破坏。临床表现为急性炎症发作，即局部皮肤炎症、淋巴结炎和淋巴管炎（俗称流火）。这些症状是因人体对寄生虫产生的免疫反应所致，大多数源于继发细菌性皮肤感染，皮肤感染的原因是机体淋巴系统遭到破坏，导致正常防御功能部分下降引起。

急性淋巴丝虫病 急性淋巴丝虫病患者由于病程迁延不愈、反复发作，病变位置主要为肢体

和泌尿生殖系统。如下肢急性淋巴管、淋巴结炎，特点是呈逆行性（离心性），炎症由腹股沟或股淋巴结开始，由大腿内侧淋巴管向下延伸至小腿，大腿内侧皮肤常有一条红线，小腿出现网状淋巴管炎（丹毒样皮炎），患者同时伴有不同程度的畏寒、发热、头痛等全身症状。细菌感染引起急性淋巴管、淋巴结炎。精索炎、附睾炎、睾丸炎表现为精索粗厚，附睾和睾丸胀大，表面有肿块。也可表现为腹部、盆腔深部的淋巴管、淋巴结炎，患者有发热、寒战和腹痛，即丝虫热，症状不典型，容易误诊。

慢性淋巴丝虫病 淋巴丝虫感染长期破坏作用下患者逐渐出现慢性病变，丝虫病慢性症状不全是由于淋巴管阻塞引起，淋巴管壁病理性增厚，管腔扩张，瓣膜功能丧失造成淋巴液回流障碍和阻滞也是慢性症状出现的原因，所以有些可无明显的急性炎症病史。患者主要表现有淋巴水肿、象皮肿、睾丸鞘膜积液、乳糜尿或淋巴尿。象皮肿的主要表现为病变部位皮肤硬化，表面增粗增厚、无凹陷并有瘤状增生的特征，可发生于肢体、阴囊、阴茎、阴唇和乳房，以下肢象皮肿多见。睾丸鞘膜积液是班氏丝虫病常见的慢性体征。患者阴囊外观肿大，阴茎陷入囊内，积液多为黄色透明的淋巴液，积液内可查见微丝蚴。乳糜尿发作前常表现为尿液浑浊，腰部、盆腔、腹股沟部酸痛等先兆，然后排出乳白色米汤样尿液。部分患者合并出血，乳糜尿表现为粉红色或血色，为血性乳糜尿。

诊断 在流行区，对临床表现有淋巴管炎、淋巴结炎及反复发热的患者，临床上应考虑感染丝虫病的可能，而对于有象皮肿、鞘膜积液或乳糜尿等体征的患者，一般可做出初步诊断，但确诊取决于实验室检查。

病原学检查 可以在患者的外周血液、体液或活检物中查到微丝蚴和成虫时确诊。由于微丝蚴有夜现周期性，故采血时间应以晚9时至次晨2时为宜。①厚血膜法：是检查微丝蚴首选的方法。取末梢血三大滴（相当于60μl）涂成2.5cm×5cm大小的厚血片，染色后镜检，并具有鉴别虫种的意义。②新鲜血滴法：取末梢血一大滴加盖片镜检，可观察微丝蚴的正常活动，但不能鉴别虫种。③乙胺嗪白天诱出法：白天患者口服乙胺嗪2~6mg/kg，服药后30~60分钟采血检查。此法可用于夜间取血不方便的门诊患者，但对低密度感染者易漏检。

此外，用离心沉淀物涂片法可检测鞘膜积液、淋巴液、腹水、胸腔积液和乳糜尿中的微丝蚴。用直接查虫法和活组织切片可查见淋巴系统、淋巴结和组织内虫体。

免疫学检测 用以检查患者血清中特异性抗体或抗原，供临床辅助诊断、流行病学调查和疾病防疫监测。常用的方法有：间接免疫荧光抗体试验（IFAT）、免疫酶染色试验（IEST）、酶联免疫吸附试验（ELISA）和单克隆抗体（McAb）-ELISA，以及世界卫生组织（WHO）推荐应用的免疫色谱技术（ICT）。

研究证明，抗丝虫IgG_4抗体是一种淋巴丝虫感染检测的指标，丝虫病患者经药物治疗后，IgG_4水平随之下降，检测丝虫IgG_4水平不但有特异性，而且可作为判定现症感染的一个重要指标。快速检测抗IgG_4的免疫层析法对三种淋巴丝虫感染均有效。

分子生物学检测 将聚合酶链反应（PCR）与酶联免疫吸附试验相结合的PCR-ELISA方法用于丝虫检测是一种特异、敏感、快速和经济的方法。

鉴别诊断 急性淋巴结、淋巴管炎需与细菌感染鉴别。淋巴系统阻塞所致的症状和体征需要与其他病原体感染、外伤、肿瘤等鉴别。

治疗 对微丝蚴血症阳性者主要采用枸橼酸乙胺嗪和伊维菌素，也可用阿苯达唑与乙胺嗪或伊维菌素联合治疗淋巴丝虫病。

对群体性治疗可采用乙胺嗪药原粉按0.3%比例掺入食用盐中，在流行区大面积投放使用，有很好的消灭丝虫病效果。

流行病学 班氏丝虫病呈世界性分布。全球有73个国家、近14亿人受淋巴丝虫病的威胁，截至2018年仍有5100万人被感染，估计有2500万男性患有生殖器疾病，1500多万人罹患淋巴水肿。中国仅有班氏丝虫病和马来丝虫病流行，疫区范围涉及全国17省（自治区、市），除山东、海南与台湾省只有班氏丝虫病流行外，其他地区两种丝虫病都有流行。中国于2006年达到了WHO消除丝虫病的标准，但传播媒介仍存，因此仍有局部区域流行传播丝虫病的可能。丝虫病的主要传染源是血液中含微丝蚴的患者和带虫者。在中国，班氏丝虫的主要媒介淡色库蚊、致倦库蚊，其次的中华按蚊仍广泛存在。因此一旦人群中存在丝虫病人，传播途径很容易建立。人群对丝虫普遍易感，感染的发生主要与受蚊叮咬的概率有关。

防制 主要采用消灭传染源为主导的控制丝虫病对策和开展

系统监测为主的消除丝虫病对策。成功经验包括：反复查治，查治结合，疫村全民服药，乙胺嗪药盐防治等。

灭蚊是另一项可以防止疾病传播的重要措施，如使用经杀虫剂处理的蚊帐或室内滞留喷洒措施等，保护流行地区人口免受感染。中国丝虫病防治的重点是对重要流行区做好防治后期疫情监测工作，以巩固防治丝虫病的成果。在流行区，监测工作的主要内容是对人群进行病原学检查、血清学检测和蚊媒监测。在确保监测工作质量的同时，也要对遗留的象皮肿、乳糜尿等慢性阻塞性丝虫病患者进行治疗，以提高淋巴丝虫病的防治效果。

（王　恒　王振生）

Mǎlái Bùlǔ xiànchóng

马来布鲁线虫 ［Brugia malayi（Brug，1927）Buckley，1958］

隶属盘尾丝虫科，布鲁属。简称马来丝虫。成虫寄生于人体淋巴系统，可引起马来丝虫病。除班氏吴策线虫（班氏丝虫）感染外，人体其余大部分淋巴丝虫感染来自马来布鲁线虫（马来丝虫），帝汶布鲁线虫（帝汶丝虫）只占少许部分。马来丝虫病仅流行于亚洲。1927年，利希滕施泰因（Lichtenstein）在苏门答腊1例患者血液中最早发现马来丝虫微丝蚴，并从临床角度分析了其与班氏丝虫的不同。1933年，冯兰洲证实中国也有马来丝虫病流行，并于1934年证实中国的中华按蚊和常型曼蚊为其传播媒介。

形态　成虫形态与班氏吴策线虫基本相似，稍有不同，如头端乳突内圈6个，外圈为4个。虫体较班氏丝虫小。雄虫大小为（13.5~28.1）mm×（0.07~0.1）mm，雌虫为（40~69.1）mm×

（0.12~0.22）mm。微丝蚴大小为（177~230）μm×（5~6）μm，与班氏微丝蚴相比，体核形状不规则，排列不整齐，常紧密重叠，不易分清。头间隙长宽比2:1，尾部有2个尾核，前后排列，尾核处虫体略膨大。

生活史　与班氏丝虫生活史基本相似，主要不同点在于：①媒介蚊种差异。②在适宜条件下，蚊体内幼虫发育速度较快，如在中华按蚊体内需发育7.5天，一般比班氏丝虫在库蚊体内发育快2~4天。③除了人为终宿主之外，马来丝虫还有多种哺乳动物作为其储存宿主。④成虫主要寄生在人体浅表淋巴系统，尤其以下肢为主。

在人体内，马来丝虫也有夜现周期性现象，可分为2种类型。①夜现周期型：在晚上8时至次晨4时微丝蚴达到高峰，而在白天则聚集在肺毛细血管内。②亚周期型：全天均可从外周血中查见微丝蚴，只是在夜间会出现一个小高峰。

致病机制　与班氏吴策线虫相似。

临床表现　与班氏丝虫病临床症状相比，马来丝虫病急性期淋巴结、淋巴管炎症发作次数更频繁，病程长，症状重。下肢淋巴管炎和象皮肿多以小腿和足背部为主，且无乳糜尿，鞘膜积液、阴囊象皮肿等深部淋巴结阻塞引起的慢性病变。

诊断　有以下几方面。

病原学检查　通过外周血液、体液查到微丝蚴确诊。采血时间应以晚8时至次晨4时为宜。涂片查见微丝蚴需要与班氏微丝蚴进行区别。

免疫学检测　除了常规免疫检测方法外，采用马来丝虫重组

抗原（BmRl）对检测马来丝虫病具有高度的灵敏度和特异度。采用马来丝虫重组抗原（BmSXP）能快速检测班氏丝虫感染，而用马来丝虫重组抗原BmR1和Bm-SXP以1:1组合可以检测3种淋巴丝虫的感染。

分子生物学检测　根据马来丝虫Hhal家族两端序列合成的一对引物能特异地扩增马来丝虫DNA，结合种的特异探针应用，可特异检出50μl血内的1条马来微丝蚴，对流行区现场收集的标本进行检测，灵敏度可达100%，特异度为95.4%，即使微丝蚴血检阴性的标本聚合酶链反应（PCR）也是阳性。

治疗　见班氏吴策线虫。

流行病学　马来丝虫病仅流行于亚洲。从巴布亚新几内亚到印度西部沿海，从朝鲜到印度尼西亚均有马来丝虫病流行。夜现周期型马来丝虫分布于中国、日本、朝鲜南部、缅甸、泰国、越南、印度、斯里兰卡、印尼和马来西亚等地。亚周期型马来丝虫分布范围较小，仅在印尼、马来西亚、泰国和菲律宾流行。中国马来丝虫为夜现周期型马来丝虫，曾在河南、江苏、安徽、上海、浙江、福建、江西、湖南、湖北、广东、广西、四川和贵州等地分布，主要媒介为中华按蚊、嗜人按蚊和东乡伊蚊。经过多年的综合控制，中国于2006年达到了世界卫生组织消除丝虫病的标准，宣布消除丝虫病流行。

防制　见班氏吴策线虫。

（王振生）

Dìwèn Bùlǔ xiànchóng

帝汶布鲁线虫 ［Brugia timori（Davie & Edeson，1964）Partono et al，1977］　隶属盘尾丝虫科，布鲁属。简称帝汶丝虫。

1965 年，戴维（David）发现并描述了该虫，但直到 1977 年人们才将其与马来布鲁线虫进行区分。该虫感染仅在印度尼西亚东部的桑达群岛流行，通过须喙按蚊传播，成虫寄生在人淋巴管和淋巴结，微丝蚴出现外周血，同样具有夜现周期性。其致病特征与马来布鲁线虫类似，主要表现为下肢淋巴水肿。

通过外周血检测微丝蚴或通过聚合酶链反应（PCR）进行 DNA 检测可诊断，其中 PCR 的特异度和灵敏度均较高。

在世界卫生组织主导的消除淋巴丝虫全球计划的框架下，结合阿苯达唑，每年给予一剂乙胺嗪能够有效降低该虫微丝蚴血症，从而有效控制帝汶丝虫的传播。

（王振生）

liànwěi Mànsēn xiànchóng
链尾曼森线虫 ［*Mansonella streptocerca*（Macfie & Corson，1922）Orihel & Eberhard，1982］

隶属盘尾丝虫科，曼森属。简称链尾丝虫，是西非和中非的热带雨林地区传播的一种寄生丝虫，有很高的发病率，常与常现曼森线虫在同一地域传播。链尾曼森线虫成虫寄生于皮下组织的胶原纤维束内，引起皮炎、皮疹和皮肤瘙痒等症状。1922 年，麦克菲（Macfie）和科森（Corson）在加纳检查盘尾丝虫微丝蚴时，首次在皮肤内发现了该虫的微丝蚴。1972 年，梅耶斯（Meyers）报道了从皮肤活检组织内分离出链尾曼森线虫成虫，直到 1979 年，加迪纳（Gardiner）成功分离出完整的成虫并描述了其详细的形态。

形态　成虫呈细丝状，角皮层有细横纹，口腔不发达，雄虫大小为 13.3mm×47μm，雌虫大小为（19～25）mm×（70～82）μm，

体内含有链尾丝虫微丝蚴。微丝蚴无鞘膜，两端变细，大小（180～250）μm×（2.5～5.0）μm，尾端卷曲如伞，头间隙长宽比约 1∶1，尾端圆钝，内有纵行排列细胞核。

生活史　成虫主要寄生在人体皮下组织中，微丝蚴不出现于血液，而出现在皮肤胶原纤维间，大多在肩部皮肤中，躯干皮肤较少，肢体皮肤更少。格氏库蠓为中间宿主，当格氏库蠓叮咬吸血时，微丝蚴被其吸入体内，经 7～8 天发育为感染期幼虫，当格氏库蠓再次叮人时，感染期幼虫即可侵入人体，然后移行到皮下组织发育为成虫。

致病机制　成虫在皮下寄生造成机械刺激以及炎症反应，引起皮下病变。

临床表现　该虫无严重致病力，可无临床症状。常见的症状为皮肤出现色素减退斑、皮炎、瘙痒、象皮肿、慢性痒疹和皮肤水肿等，皮疹多见于肩部和躯干部。

诊断　主要依靠从皮肤标本中检获微丝蚴或成虫，因此虫感染通常不形成皮肤结节，与麻风、盘尾丝虫病及多形性肉芽肿相鉴别时相对容易。也可用聚合酶链反应（PCR）检测活检组织中成虫特异性核酸物质，特异度和灵敏度均很高。

治疗　主要药物为乙胺嗪，当患者服用乙胺嗪后常出现荨麻疹及皮肤瘙痒，并可能在 24 小时内出现结节，这与成虫被杀死，分解释放抗原性物质而引起超敏反应有关。伊维菌素对本虫也有较好的疗效。

流行病学　该虫感染主要分布在西非和中非地区，包括乌干达西部、乌干达－刚果（金）边界的本迪布焦区。

防制　做好中间宿主的防控，药物喷洒杀灭中间宿主，做好个人防护防止中间宿主的叮咬。当进入流行地区旅行时，应采取预防措施，使用避蚊胺或其他驱蚊剂来驱除中间宿主。

（王振生）

Àoshì Mànsēn xiànchóng
奥氏曼森线虫 ［*Mansonella ozzardi*（Manson，1897）Faust，1929］　隶属盘尾丝虫科，曼森属。简称欧氏丝虫。是一种在中南美洲、加勒比海岸国家流行的寄生丝虫。在巴西，该虫感染造成高达 44%～52% 的发病率。传播媒介是库蠓和蚋。成虫寄生在人的腹腔内，微丝蚴释放在外周血中。最初奥扎迪（Ozzardi）在圭亚那加勒比印第安人血液中发现欧氏丝虫的微丝蚴，1897 年曼森（Manson）将其认定为一种新种丝虫。1985 年，劳里（Lowrie）和埃伯哈德（Eberhard）报道埃及伊蚊利物浦株可作为该虫的实验中间宿主。

形态　成虫呈细丝状，头圆，头周围具内外两圈乳突，每圈 4 个。雄虫大小为（24～28）mm×（70～80）μm，尾部卷曲两圈，两根交合刺长短不一。雌虫大小（32～62）mm×（130～160）μm，阴门位于虫体前端食道基部附近，尾渐细，向腹面卷曲。微丝蚴无鞘膜，虫体纤细，头圆钝，尾细小，末端弯曲形似镰刀，大小（185～200）μm×（4～5）μm，尾端内有纵行排列 7～9 个细胞核，最后的核呈杆状，无特征性尾核。

生活史　成虫寄生在人体腔、肠系膜和内脏的脂肪组织。微丝蚴出现在外周血中，在肩胛区域和臀部毛细血管中的微丝蚴密度尤其高。微丝蚴分布无周期性。

多种库蠓和蚋可作为本虫的中间宿主，微丝蚴在其体内发育成熟需要7~8天。

临床表现 该虫无明显致病力，常无临床症状。感染早期可能出现淋巴结肿大或阴囊水肿，外周血嗜酸性粒细胞增高。

诊断 通过在外周血中查见微丝蚴，白天采血即可。也可采用聚合酶链反应（PCR）进行检测，灵敏度和特异度均较高。

治疗 伊维菌素对该虫感染疗效较好。

流行病学 奥氏曼森线虫分布于西印度群岛的牙买加、波多黎各、巴哈马、多米尼加、圣卢西亚、特立尼达和多巴哥，拉丁美洲的墨西哥、危地马拉、巴拿马、哥伦比亚、委内瑞拉、圭亚那、苏里南、巴西、阿根廷和玻利维亚等国家和地区。流行区的人群感染率随年龄增长而增加，成人感染率多在30%以上，局部区域可高达90%。

防制 消除中间宿主库蠓和蚋的孳生地，如在南美洲，控制蚋密度的最佳方法是在溪流和河流中使用针对蚋幼虫的杀虫剂，减少通过中间宿主的传播。做好个人防护防止中间宿主的叮咬，如个人尽可能避免水路交通，穿长袖衬衫和裤子，以减少暴露的身体部位等。普查普治来控制传染源。

（王振生）

chángxiàn Mànsēn xiànchóng

常现曼森线虫 [*Mansonella perstans* （Manson，1891）Orihel & Eberhard，1982]

隶属盘尾丝虫科，曼森属。简称常现丝虫。为拉丁美洲、加勒比海沿海和非洲的一种常见人体寄生虫。成虫寄生于人的体腔。微丝蚴见于外周血中，白天和夜晚均可检获，无明显周期性，因此有"常

现"之称。1890年，曼森（Manson）在伦敦1例患睡眠病的西非裔患者血液中首次发现了常现曼森线虫的微丝蚴。1984年，奥利赫尔（Orihel）和埃伯哈德（Eberhard）重新定义了曼森属，将其重新命名为常现曼森线虫，并纳入其中。

形态 成虫细长呈乳白色，角皮光滑，头端钝圆无齿。雌雄虫尾端均向腹侧卷曲。雄虫大小为45.5mm×60μm，尾端肛门前有4对乳突，肛门后1对乳突，1对交合刺，不等长。雌虫大小（70~80）mm×（80~120）μm，阴门位于颈部。微丝蚴无鞘膜，两端变细，大小（152~207）μm×4.5μm，尾端有细胞核分布。

生活史 成虫寄生在人的体腔，主要是腹腔、胸腔和心包腔。微丝蚴出现在外周血中，白天和夜晚均有出现，一般夜间稍多于白天，夜现周期性现象不显著。中间宿主为库蠓，包括奥氏库蠓、格氏库蠓和污羽库蠓。库蠓常在白天和傍晚在阴凉处刺吸人血，微丝蚴随血液进入体内，在其胸肌内经7~10天发育为感染期幼虫随后移行到库蠓喙部，当库蠓再次叮咬人时，感染期幼虫被释放并侵入人体，移行到体腔发育为成虫。成虫仅寄生在人体，未发现有其他储存宿主。

临床表现 该虫致病力较低，大部分感染者无明显临床症状。感染严重者常见皮肤瘙痒、乏力、头痛、身体各部位疼痛、发热及嗜酸性粒细胞增多等。部分严重感染者表现为心包炎、下肢或阴囊水肿、神经精神症状。

诊断 主要依靠外周血检获微丝蚴，但需与其他丝虫的幼虫鉴别，如奥氏曼森线虫微丝蚴等。

治疗 主要治疗药物为乙胺

嗪、甲苯咪唑和阿苯达唑。伊维菌素治疗效果不佳。

流行病学 常现曼森线虫主要在加勒比海沿海、南美洲和非洲流行，在中美洲的危地马拉、巴拿马，西印度群岛的特立尼达和多巴哥，南美洲的委内瑞拉、哥伦比亚、圭亚那、巴西、阿根廷和苏里南，非洲的苏丹、阿尔及利亚、坦桑尼亚、肯尼亚、乌干达、马里和塞内加尔等国家和地区均有病例报道。

防制 做好中间宿主的防控，清除媒介库蠓孳生地，做好湿地、垃圾、粪便、堆肥处的管理，防止库蠓大量孳生。做好普查普治常现微丝蚴血症者以控制传染源。当进入流行地区旅行时，使用避蚊胺或其他驱蚊剂来预防库蠓叮咬。

（王振生）

Luó'ā Luó'ā xiànchóng

罗阿罗阿线虫 [*Loa loa* （Cobbold，1864）Castelani & Chalmers，1913]

隶属盘尾丝虫科，罗阿属。简称罗阿丝虫，又称非洲眼虫。可寄生于人体皮下组织，偶可侵犯内脏，引起罗阿丝虫病，又称游走性肿块或卡拉巴肿（Calabar swelling）。

形态 包括成虫和微丝蚴。

成虫 白色线状，虫体头端略细，口周有1对侧乳突和2对亚中线乳突，均小而无蒂。体部角皮层具有小而圆顶状的突起。雄虫大小为（25~35）mm×（0.30~0.40）mm，尾端向腹面弯曲并具狭长尾翼，具两根交合刺，形状各异。雌虫大小为（45~55）mm×（0.45~0.55）mm，体壁角质突起多而明显，且在尾部亦可见这种突起，阴门开口于虫体前部。

微丝蚴 具有鞘膜，大小为

（250～300）μm×（6～8.5）μm，头间隙长与宽相等，尾端钝圆。体核分布至尾端，尾尖处有 1 个较大的尾核。

生活史 成虫寄生于人体皮下组织，常见于胸、背、腋下、腹股沟、阴茎、头皮和眼等处，在眼结膜下常呈周期性爬动。

成虫在移动过程中可间歇性产出微丝蚴，微丝蚴可逐渐进入外周血并呈昼现周期性，其机制尚不明确。中间宿主为多种斑虻，主要为分斑虻和静斑虻，这些斑虻常在白天吸食人血。当微丝蚴进入斑虻中肠后，脱去鞘膜，移行至腹部脂肪体发育为 1 期蚴，再移行至斑虻胸肌，于 7 天内蜕皮两次发育为感染期蚴，后者发育成熟后移行至斑虻头部。当斑虻再次叮人吸血时，感染期蚴自其口器逸出，经皮肤创口感染人体。从感染期幼虫侵入人体至发育为成虫需 6～12 个月，成虫在人体内可存活 17 年以上。

致病机制 致病阶段主要是成虫。其致病作用主要是成虫移行时所造成的宿主机械性损伤及其代谢产物引起皮下结缔组织的炎症反应，使病灶部位出现剧痛的血管性水肿称为卡拉巴丝虫性肿块。

临床表现 肿块以腕部、踝部较多见，可达鸡蛋大小，界限不清，疼痛剧烈。同时，患者伴有皮肤瘙痒和蚁走感等症状。当虫体游离后，肿块亦随之消失。成虫也可从皮下爬出体外，或侵入胃、肾、膀胱等内脏组织器官。如果出现肾损害，临床可有蛋白尿。成虫也常侵犯眼球前房，在结膜下移动或横过鼻背，导致严重的眼结膜炎，亦可引起球结膜肉芽肿、眼睑水肿和眼球突出等病变，临床表现为眼部奇痒。偶

尔见有丝虫性心包炎、心肌炎、肾病、脑膜炎综合征、视网膜出血和周围神经损害等。

诊断 病原学检查可确诊罗阿丝虫感染。检查微丝蚴：由于微丝蚴在外周血中呈昼现周期性，故采血时间最好在中午，经皂素溶血后，采用离心或过滤方法浓集微丝蚴，将沉淀物或浓集物做滴片后检查微丝蚴；如未发现虫体，可用姬氏染色后镜检，光镜下见有带鞘、尾尖处有一尾核的微丝蚴即可确诊；也可从骨髓液、尿液、痰液、子宫颈阴道分泌物及子宫内膜分泌物中查到微丝蚴。

如果患者有肿块，则可以检查成虫，在眼部、鼻背、游走性皮下肿块中取活检标本检测成虫，根据虫体特征可确诊。该虫感染时外周血嗜酸性粒细胞明显增多，有时高达 60%～90%，可作为辅助诊断依据。

治疗 药物和用法与班氏吴策线虫基本一致。治疗药物为乙胺嗪，既能杀死血中的微丝蚴，又能杀灭组织中的成虫，杀成虫需用大剂量、多疗程才有疗效。为防止死亡虫体的崩解引起超敏反应，一般从小剂量开始，并在治疗开始的 2～3 天，同时给予泼尼松。伊维菌素和甲苯达唑对微丝蚴也有治疗作用且不良反应较轻，但二者均不能杀死成虫。

流行病学 罗阿丝虫病主要流行于非洲热带雨林地区，在北纬 10°至南纬 5°之间，自几内亚湾至中非大湖狭长地区，发病率为 3%～35%。随着国际交往频繁，世界各地均有罗阿丝虫感染病例。自 20 世纪 60 年代开始，中国的非洲援外人员归国后就屡见该病的发生，在非洲留学生中也有感染病例。罗阿丝虫感染者为该病的唯一传染源。虽然自然

界数种猿猴也可感染罗阿丝虫，但不能感染人体，属于另一种虫株，呈夜现周期性。

分斑虻和静斑虻（非洲红头苍蝇）为本病传播媒介。媒介斑虻的幼虫通常生活在溪流、池塘、湖泊、沼泽、稻田和河流等岸边的潮湿泥土中，喜在覆盖有稠密林荫的缓流溪水或池塘中孳生。雌虻多在树荫下叮吸人血，不仅可叮咬裸露皮肤，还可刺过衣物叮咬人体。未产过卵的斑虻多在早晨吸血，而产过卵的斑虻多在午后吸血，一般叮人最活跃时间在午后 13～15 时，很少在夜间吸血。有报道非洲曼蚊也可能为该病的传播媒介。人群对普遍易感。流行区居民因反复被阳性斑虻叮咬可获得不同程度的免疫力。

防制 主要从治疗入手，大规模普查普治患者以彻底消灭传染源。乙胺嗪是较好的预防药物。在皮肤上涂抹驱避剂（如邻苯二甲酸二甲酯）能防斑虻叮咬。另外清除杂草、用杀虫剂处理幼虫孳生地以灭虻，减少局部斑虻数量，可降低感染率，从而一定程度上控制罗阿丝虫病的传播。

（王 恒 王振生）

pánwěi xiànchóng

盘尾线虫 ［*Onchocerca volvulus*（Leuckart，1893）Railiet & Henry，1910］ 隶属盘尾丝虫科，盘尾属。又称旋盘尾线虫，简称盘尾丝虫。成虫寄生于人体皮肤、皮下组织、眼部等部位，引起盘尾丝虫病。该虫如果寄生在眼部，可导致视力障碍，甚至失明。盘尾丝虫病最早发源于非洲，常因患者在河边被宿主蚋叮咬而感染，并以眼部损害为主要特征，故又称河盲症或致盲丝虫病。在拉丁美洲又称为罗布尔斯（Robles）病。

形态 包括成虫和微丝蚴。

成虫 呈丝线状，乳白色，半透明；角皮上具螺旋形环状横纹，虫体两端渐细而钝圆。口周围有 8 个小乳突，围成两圈，另有 1 对较大的椭圆形侧乳突。雄虫大小为（19～42）mm×（0.15～0.20）mm，生殖系统为单管型，尾部钝圆向腹面卷曲，两根交合刺长短不等。雌虫大小为（33.5～50）mm×（0.27～0.4）mm，生殖系统为双管型，子宫内含有卵圆形的胚卵，至子宫末端逐步发育为微丝蚴，阴门位于食道后端稍后处，自阴门排出的微丝蚴已脱去鞘膜。

微丝蚴 无鞘，有大小两种，可能是雌雄之别，大的（285～368）μm×（6～9）μm，小的（150～287）μm×（5～7）μm。头间隙长宽相等，尾端尖细无体核分布，无核处较长 10～15μm。神经环、排泄孔、排泄细胞、G 细胞和肛孔区域依次从头向尾部排列且无体核分布。

生活史 生活史需要两个宿主，终宿主为人，中间宿主为蚋类。盘尾丝虫雌雄成虫均寄生于人体皮下或淋巴间隙，引起局部炎症反应，纤维结缔组织增生，形成包围虫体的纤维结节，一个结节内可含数十条虫体。雌虫经 0.5～2 年的发育，产出无鞘膜的微丝蚴，微丝蚴主要寄生于成虫结节附近的结缔组织和皮肤淋巴管内，也可侵袭眼部组织，并可在尿内发现，很少见于血液，微丝蚴无明显周期性。

该虫的中间宿主为蚋属中的某些种类，其口器刺入人皮肤较浅表，以组织液为食。当雌蚋叮人吸血时，皮肤中的微丝蚴随组织液进入蚋的支囊，并穿过中肠前壁经血腔移行至蚋胸肌，在此蜕皮 2 次，6～8 天后发育为感染期幼虫，并逐渐移行至蚋下唇。在适宜条件下，从蚋吸入微丝蚴至发育至感染期幼虫约需 10 天。当含感染期幼虫的蚋再次叮人吸血时，感染期幼虫即通过皮肤伤口进入人体，钻入皮下组织，于 3～10 天后蜕皮 1 次，经 1～2 个月后再蜕皮 1 次，逐渐发育为成虫，幼虫发育为成虫所需时间约为 1 年。成虫寿命一般 8～15 年，不超过 18 年。雌虫产微丝蚴时间可长达 9～10 年，估计每条雌虫一生可产幼虫数百万条。微丝蚴寿命为 1～2 年。

致病机制 成虫和微丝蚴对人体均有致病性，但致病的主要阶段是微丝蚴。

成虫致病 成虫寄生于人体皮下组织中的淋巴管汇合处，引起局部炎症反应，促使纤维组织增生，包裹虫体形成盘尾丝虫型纤维结节，称为盘尾丝虫瘤，直径为 5～50mm 或更大，不痛，形似脂肪瘤，但质地较硬，内含 2 至数条成虫及大量微丝蚴，结节数目从 1 到数百个不等，可见于身体任何部位。电镜下可见结节由胶原纤维组成，炎性细胞以淋巴细胞和单核巨噬细胞为主。

幼虫致病 微丝蚴对寄生部位的损害，除了虫体活动引起的机械性损伤外，微丝蚴的代谢产物或其死亡后释放的毒性物质可引起较强的超敏反应。皮肤病变是由于微丝蚴死亡后产生的炎症反应所致，可引起各种类型的皮肤损害。微丝蚴从邻近组织进入眼部，也可经血流进入眼的后部，活虫体引起的炎症反应较轻。微丝蚴死亡后，虫体内部抗原释放可引起较强的炎症反应，在虫体周围形成浸润性炎症，由角膜下方形成点状炎症开始，接着纤维组织增生，角膜逐步呈现绒毛状混浊，严重者可致失明。进入眼前房的微丝蚴死亡则可引起慢性虹膜炎，从最初瞳孔下方纹理消失开始，逐渐出现模糊，最终发生虹膜与晶体粘连，瞳孔变形，甚至失明。如微丝蚴侵袭玻璃体或晶状体，可引起继发性白内障，使视力明显下降，并引起失明。

临床表现 人体感染盘尾丝虫后，经 3～15 个月的潜伏期逐渐出现临床症状。主要表现为皮肤、眼睛和淋巴结的病变。

皮肤损害 皮疹可发生于脸、颈、肩等部位，最初的症状为皮肤剧痒、发热、水肿，有痛感，伴苔藓样变及色素沉着。有时带有异常色素沉着，表现为中心无色素，周围为深色斑，外观形似豹皮，故又称豹皮症。随后由于炎症反应反复发作，皮肤增厚发展为厚皮症，皮肤常出现变色、裂口，最后失去弹性，呈未老先衰面容。

皮下结节常于感染后 1 年左右出现，可见于身体任何部位。在非洲，多见于人体腰部、躯干及下肢大关节附近；在美洲，主要见于人体头面部和躯干上部。从手术活检的皮肤结节中，可见有蜷缩为线球状的成虫。

眼部损害 盘尾丝虫对人体眼部损害最为严重。在许多热带地区，盘尾丝虫病是致盲的主要原因。非洲某些地区患者眼部受损者高达 30%～50%，眼部损害的发展缓慢，需要经过很多年，因此，大多数患者的年龄超过 40 岁，表现为双眼视力逐渐下降，最终失明。

淋巴结病变 淋巴结肿大而坚实，无痛，内含大量微丝蚴，这是盘尾丝虫病的一个典型特征。在非洲某些地区，有的患者常出现"悬垂性腹股沟"，这是皮肤失去弹性引起腹股沟下垂而形成悬垂的囊，内含增大了的纤维化的淋巴结。此外，本病也可引起患者阴囊鞘膜积液、外生殖器象皮肿以及疝（特别是股疝）。下肢亦可肿胀似象皮肿，可恢复。

诊断　主要采用病原学检查和血清学检测，病原学检查是确诊盘尾丝虫病的主要手段。

病原学检查　根据病情可有多种方案，如通过皮肤检查微丝蚴，即用皮样活检夹在皮下结节附近取直径 2~3mm 的薄的皮片（以不痛不出血为度），置于载玻片上并滴一滴生理盐水，用解剖针将组织稍撕开，静置 3~15 分钟后，镜检并定量计数，计算出每毫克皮重的微丝蚴量。检查时要注意与皮肤内链尾曼森线虫微丝蚴相鉴别。另外，皮样不能含血，以免与其他血液寄生的丝虫微丝蚴相混淆。眼部检查通过裂隙灯、检眼镜直接查见眼前房中的微丝蚴。当皮肤出现明显结节时，选用手术法摘取皮下结节，可见有成虫扭结成团呈线球状，在切片中亦可见许多微丝蚴。患者尿液和痰液中也可检查到微丝蚴。尿液中疑有微丝蚴时，可将尿液离心，取沉淀一小滴置于载玻片上镜检；痰液检查时可先用 10% NaOH 处理，待痰液变稀薄后再离心取沉淀，置载玻片上镜检。由于乙胺嗪能明显增加微丝蚴释放入血或排至尿液中的数量，故应用乙胺嗪可提高检出率。

免疫学检测　口服乙胺嗪 2mg/kg 进行麦氏试验（Mazzotti 反应），在 1~24 小时内皮肤出现奇痒和红斑者为阳性，可作为本病的辅助诊断。以犬恶丝虫抗原作皮内试验也有参考意义，但可出现交叉反应和假阳性。也可用

10~20ng/ml 盘尾丝虫微丝蚴抗原 0.02ml 进行皮试作诊断。血清学诊断方法如间接免疫荧光抗体试验（IFAT）、酶联免疫吸附试验（ELISA）及放射免疫等方法，虽灵敏度较好，但特异度较差。

分子生物学检测　在盘尾丝虫的基因组中有一段长 150kb 的基因系列属于盘尾丝虫虫种所特有，应用聚合酶链反应（PCR）扩增此段序列，对该病的诊断具有重要价值。

治疗　世界卫生组织（WHO）推荐伊维菌素作为常规治疗药物，150g/kg 单剂量，空腹顿服，每年 1~2 次。服药后会产生一定的不良反应，表现为头痛、肌痛、发热、食欲减退和失眠等，24 小时内症状可自行消失。不良反应的产生与体内微丝蚴含量相关，是宿主对大量死亡的微丝蚴引起超敏反应所致。5 岁以下儿童和体重小于 15kg 患者不推荐使用，孕妇、产后 1 周内的哺乳妇女禁用，根据 WHO 建议，治疗盘尾丝虫病应每年使用伊维菌素至少 1 次，持续 10~15 年。

乙胺嗪在伊维菌素出现前曾是盘尾丝虫病的主要治疗药物，可杀死微丝蚴，对成虫无作用，由于该药不良反应大，用药期间需住院观察，故临床不主张将其用于治疗盘尾丝虫。苏拉明对成虫有杀灭作用，还有使雌虫不育的效果，但不良反应大，严重者可引起肾损害，因此除少数病例外不能作为常规药物应用。

流行病学　盘尾丝虫病主要分布于热带地区，包括非洲、中南美洲，以及中东的也门北部和沙特等地区，以非洲的中部和西部最为严重。99% 以上被感染者生活在非洲撒哈拉以南的 31 个国家。据 2017 年 WHO 报告，全世界受盘尾丝虫病威胁约有 1.2 亿人，超 1460 万感染者表现为皮肤损害，视力损害和致盲者高达 115 万人。中国虽无此病流行，但援外和出国人员中屡有病例报道。在 WHO 的主持下，通过国际合作成功地对被感染地区人口进行了大规模伊维菌素治疗，经过 12~15 年的持续给药，至 2021 年底，全球有 10 个流行区的疾病传播已被阻断，中南美洲的哥伦比亚、厄瓜多尔、墨西哥和危地马拉等国先后实现了该病的传播阻断。防治该病的重点是针对生活在巴西和委内瑞拉的亚诺玛米人。

盘尾丝虫病患者和带虫者为本病传染源，亦有蛛猴和大猩猩自然感染的报道，但其是否作为传染源尚不清楚。不同流行区传播媒介蚋的种类亦不同，在非洲和西亚地区主要为憎蚋复合体和洁蚋群两个种群，在中美洲主要为淡黄蚋、金蚋和丽蚋，而在乌干达的高发病流行区又以蟹蚋为主要传播媒介。人类对盘尾丝虫普遍易感，在盘尾丝虫流行区，感染人群有性别和年龄差异，女性高于男性，21 岁以上年龄组血液中微丝蚴数量高于 20 岁以下年龄组。

防制　普查普治患者和带虫者，消灭传染源；清理河岸灌木丛，破坏蚋的栖息地；定期将安全无害的高效杀虫剂撒入河流中，消灭河流中蚋幼虫；对进入流行区野外作业人员，需涂擦昆虫驱避剂，尽量减少皮肤暴露的面积，防止被蚋叮咬。

（王振生）

gān máoxìxiànchóng

肝毛细线虫 [*Capillaria hepatica/Calodium hepaticum* （Bancroft，1893） Moravec，1982]

隶属无尾感器纲，鞭尾目，毛

细虫科，毛细线虫属。是一种人兽共患寄生虫，主要寄生在啮齿类动物体内。能够引起人的真性感染和假性感染。莫拉韦克（Moravec）在 1982 年将其归为毛细线虫属，但 *C. hepatcum* 的名称很少被使用，大多数学者都保留了最早的 *C. hepatica* 名称。

形态　成虫纤细，雌虫大小 (53~78) mm× (0.17~0.19) mm，尾端呈钝锥形，雄虫大小为 (24~37) mm× (0.04~0.08) mm，尾端有一突出的交合刺被鞘膜所包裹；食道肌性，占雄虫虫体的前 1/3 或雌虫虫体的前 1/2。雌虫阴门位于食道末端腹面。虫卵呈卵圆形，卵壳双层，光镜下可见放射性条纹。两端各有透明塞状物，不凸出于膜外。

生活史　肝毛细线虫的宿主特异性低，但其典型宿主为啮齿类动物如大鼠和小鼠。肝毛细线虫虫卵被排放到土壤中，需要在外界环境中充分发育 6 周至 5 个月的时间才具有感染性，宿主多由于吞食虫卵所污染的食物或饮水而感染。感染后 24 小时内虫卵在宿主盲肠部位孵化，1 期幼虫在 6 小时内钻入肠黏膜，经过肠系膜静脉、肝门静脉进入肝。在感染 72 小时后 1 期幼虫开始在肝内经历 4 次蜕皮，经 3~4 周发育为雌雄成虫，雌虫成熟后产卵，之后死亡，留下虫卵在肝内沉积，虫卵多被宿主组织包裹从而逃避免疫系统的攻击而存活。被感染的宿主不能主动排出虫卵，多被捕食或由于病发而死亡。通过食肉或食腐的方式而获得肝毛细线虫虫卵的动物，其肠道内的虫卵因发育不充分而不具感染性，最终通过粪便排出到体外进入自然界。死亡的终宿主肝内虫卵也可通过尸体腐败而释放到自然界。

虫卵具有较强的抵抗力，在体外发育获得感染性，然后通过污染的食物或水源而感染新的宿主。除了啮齿类动物宿主，肝毛细线虫还可感染腐食和肉食性的野生动物和家畜，如狐狸、犬、猫、兔、猪、灵长类动物和人。

致病机制　成虫寄生于肝，产卵也定位于肝实质，虫卵沉积导致肉芽肿反应和脓肿样病变，肉眼可见肝表面散在分布白色点状结节，其直径为 0.1~0.2cm。脓肿中心由成虫、虫卵和坏死组织组成，虫体可完整或崩解，虫体和虫卵周围有嗜酸性粒细胞、浆细胞和巨噬细胞浸润。

临床表现　患者可出现持续性发热（可达 40℃）、肝脾大、嗜酸性粒细胞显著增多、白细胞增多及高丙种球蛋白血症，低血红蛋白性贫血颇为常见，严重者可表现为嗜睡、脱水等，甚至死亡。因症状不典型，容易误诊。

诊断　相当困难。肝组织病理活检是最可靠的诊断方法，查到病原体即可确诊。肝病患者伴有嗜酸性粒细胞显著增多者，要怀疑本病，同时考虑用免疫学方法进一步检查。

治疗　尚无特效药。疗效相对较好的药物有甲苯达唑、阿苯达唑等。锑剂、奥芬达唑、泼尼松和双碘硝酚等也有一定治疗效果。

流行病学　肝毛细线虫病呈全球性分布。人感染是由于食入感染期卵污染的食物或水而引起。截至 2019 年，全世界有 200 余例报道。中国报道人体感染 30 例，其中 26 例属于假性感染，真性感染病例偶发。尽管病例不多，但病死率较高，应予以注意。

肝毛细线虫能够造成人体假性感染，食入含肝毛细线虫卵的

生鼠肝或兔肝，因虫卵未发育到感染阶段不能在消化道内孵化，而随粪便排出，虽可在人粪中查见虫卵，但人并未获得感染。真性感染在人粪便中无此虫卵排出。中国的海南（10 例，1992）、广东（3 例，1992）、四川（1 例，1992）、台湾（1 例，1995）和福建（8 例，2016）等省报道过假性感染病例。

防制　注意饮食卫生，改变不良卫生习惯能有效预防肝毛细线虫病。

（王振生）

Fēilǜbīn máoxìxiànchóng

菲律宾毛细线虫（*Capillaria philippinensis* Chitwood, Velasquez & Salazar, 1968）

隶属无尾感器纲，鞭尾目，毛细虫科，毛细线虫属。可引起肠毛细线虫病。该虫寄生于淡水鱼体内，成虫寄生于食鱼水鸟等多种脊椎动物的肠道。与肝毛细线虫不同，人是菲律宾毛细线虫的主要终宿主，通过食入生或未熟的鱼而感染。临床表现为慢性间断性或持续性腹泻，并可导致患者体重减轻、肌萎缩、低蛋白血症和水肿，严重者可脱水或继发感染而死亡。1963 年，菲律宾吕宋岛 1 例顽固性腹泻男性患者长期未愈死亡，尸检发现其小肠和大肠内寄生大量线虫，后将该虫命名为菲律宾毛细线虫。随后在同一地区及周边相继发现相同病例。截至 2022 年，该地区已有上千例病例报道。

形态　成虫纤细，食道肌质性，较短，包绕杆状细胞，整个食道结构成为杆状体，雌虫长为 2.5~4.3mm，雄虫长 2.3~3.2mm，雌虫即可排出成熟和未成熟虫卵，也可排出幼虫。虫卵大小为 45μm×21μm，形似鞭虫卵，只是盖塞外形平直，不明显，

卵壳厚具放射性条纹。

生活史 成虫寄生在人体肠道内，成虫成熟后交配产卵，卵随粪便排出到体外。未发育的虫卵在体外经过 5～10 天后发育为含胚胎的卵。当此阶段的虫卵被鱼吞食后，卵内幼虫孵出，在鱼的肠道内发育为感染性幼虫，侵入肠壁停留。人通过食入生的或未熟的鱼肉后，里面感染性幼虫释放进入人的消化道，在小肠内发育为成虫。雌虫可产出未发育的卵壳较厚虫卵，充分发育到胚胎阶段的卵壳较薄虫卵，以及幼虫。雌虫产生的幼虫可在肠道内直接发育成成虫，从而完成自体内感染。除感染人体外，许多动物如猴、食鱼鸟类、鼠都可作为菲律宾毛细线虫的保虫宿主。

致病机制 菲律宾毛细线虫寄生于人的肠道，以空肠为主，侵入肠隐窝。由于成虫、幼虫寄生造成的机械性损伤和代谢产物的毒性作用引起肠黏膜溃疡，上皮细胞变性坏死，病理可见肠隐窝萎缩，绒毛扁平消失，黏膜固有层出现淋巴细胞、巨噬细胞和中性粒细胞浸润。肠道营养吸收功能障碍引起宿主体液、蛋白质及电解质的丢失，患者出现吸收不良、低蛋白血症和低钾血症等。

临床表现 轻度感染者无症状。患者多无肝脾大，起病以腹痛、腹泻、肠鸣音亢进等消化道症状为主。腹泻为间歇性或持续性水样腹泻，严重者每天 8～10 次，排泻量大，伴有体重减轻、乏力、食欲减退及恶心呕吐等。若未经有效治疗患者可能发展为严重脱水而诱发心力衰竭，或继发细菌感染导致败血症。

诊断 询问病史多有进食生的或未熟鱼史。粪便检查发现虫卵、幼虫或成虫即可确诊。虫卵需与鞭虫卵进行鉴别，前者盖塞外边缘扁平，卵壳有明显条纹，而后者透明盖塞外边缘为弧线状，卵壳没有条纹。采用小肠纤维镜进行肠道黏膜活组织检查也能发现虫卵和幼虫，有助于在便检阴性情况下的诊断。免疫学检查可作为辅助检查手段用于筛查，使用酶联免疫吸附试验（ELISA）法检测患者粪便中的虫卵抗原。

治疗 有效药物为甲苯达唑、氟苯达唑。由于易发自体内感染，药物治疗过程需足疗程用药，药物用量不足或疗程短容易导致复发。同时对重症病例需及时采用支持疗法。如维持水电解质平衡、及时补水、给予高蛋白饮食等。

流行病学 菲律宾毛细线虫病主要流行于菲律宾、泰国等东南亚和西太平洋地区。文献报告 1967～1969 年在吕宋岛西北部共有 1400 人发病，未经治疗者病死率为 10%～35%。泰国湄南河流域也有该虫流行。2012 年中国海南省报道 1 例。此外，日本、韩国、印度尼西亚、伊朗、意大利、埃及和老挝也有散在病例报道。这些地区多有食用生的或未熟鱼肉的习惯。

防制 通过加强健康教育宣传，改善环境卫生，防止粪便污染水源，培养干净的饮食卫生习惯，改变吃生或者不熟鱼肉的习俗等可有效避免菲律宾毛细线虫的感染。

（王振生）

xuánmáoxíngxiànchóng

旋毛形线虫 ［*Trichinella spiralis*（Owen，1835）Railliet，1895］ 隶属无尾感器纲，鞭尾目，毛形虫科，旋毛形线虫属。简称旋毛虫，是一类严重危害人类健康与畜牧业发展的人兽共患寄生虫，可以在哺乳动物之间、动物与人之间传播，人可因生食含旋毛虫囊包幼虫的猪肉或其他动物肉类而感染，引起旋毛形线虫病（简称旋毛虫病），一种重要的人兽共患寄生虫病。毛形属分为 7 个隔离种和 3 个未确定分类地位的基因型。7 个隔离种分别是旋毛形线虫、北方毛形线虫、布氏毛形线虫、伪旋毛形线虫、米氏毛形线虫、南方毛形线虫和巴布亚毛形线虫。中国主要存在两个旋毛虫虫种，即旋毛形线虫和北方毛形线虫，其中旋毛形线虫流行最为广泛，也是人群感染最常见的旋毛虫。

研究历史 旋毛虫最早于1828 年由皮科克（Peacock）在伦敦尸解肌肉中发现。1835 年，欧文（Owen）描述了其幼虫的形态并命名为旋毛虫线虫。1895 年，拉耶特（Railliet）将旋毛虫的属名从 *Trichina* 改为 *Trichinella*。中国最早于 1881 年在厦门的猪体内发现此虫，以后相继在犬、猫、鼠和熊等动物体内检出。自 1964年，中国首次报道了西藏林芝地区人体感染旋毛虫病例，此后云南、四川、广西、河南等地陆续有病例报道，也曾有局部旋毛虫病暴发流行。旋毛虫病在中国一般呈散在发病的特点。

形态 包括成虫和幼虫。

成虫 虫体呈白色线状，个体微小，雄虫长 1.4～1.6mm，直径 0.04～0.05mm；雌虫长 3.0～4.0mm，直径 0.05～0.06mm。有完整的消化器官，含口、咽管、中肠、直肠和肛门。咽管长，占体长的 1/3～1/2。咽管后段的背侧是由 50 个左右单层串珠状杆细胞组成的杆状体，分泌具有消化功能和抗原性强的物质。两性成虫生殖器官均为单管型。雌虫子宫较长，中段充满虫卵，后段含幼虫，近阴门处其幼虫发育完整。

新生幼虫 通过卵胎生的方式由雌虫的阴门直接释放，大小为 124μm×6μm。

囊包幼虫 指寄生在宿主横纹肌细胞内的幼虫，长约 1mm，蜷曲在梭形的囊包中。囊包幼虫头端较细，尾端钝圆，咽管结构与成虫相似。囊包大小为 (0.25~0.5)mm×(0.21~0.42)mm，1 个囊包内通常含 1~2 条幼虫，也可多达 6~7 条。囊包壁厚，分内外两层，内厚外薄，内层是成肌细胞退变及结缔组织增生的产物，外层含有浸润的炎症细胞。

生活史 人或动物感染旋毛虫主要因食入含有活囊包幼虫的肉类及其制品而引起。食入的囊包幼虫在宿主的胃酸和消化酶作用下，数小时内幼虫自囊包逸出，并侵入十二指肠及空肠上段的肠黏膜内，在 48 小时内幼虫经 4 次蜕皮后发育为成虫。因此旋毛虫成虫主要寄生于宿主的十二指肠和空肠上段肠黏膜处。

雄虫寿命短，与雌虫交配后 1 周内死亡。受孕的雌虫迁移到肠壁深部或肠系膜淋巴结处寄生。在感染后 5~7 天雌虫开始产出新生幼虫。雌虫一生可产幼虫 1500~2000 条，持续 4~16 周或更长。雌虫寿命一般 1~4 个月。产于肠黏膜内的新生幼虫，除少数随宿主肠黏膜脱落而排出体外，多数侵入局部淋巴结或小静脉，随淋巴和血液循环到达各器官、组织或体腔，只有侵入横纹肌内的幼虫才能进一步成活。血液供应丰富的膈肌、舌肌、咽喉肌、胸肌及腓肠肌为好发部位。迁移各处的新生幼虫在其感染部位均引起炎症，随幼虫的死亡分解、清除和吸收，炎症消散，但肌细胞内成活的幼虫周围出现持续炎症细胞浸润、纤维组织增生，约在感染后 1 个月内，幼虫周围形成纤维性囊包。如无进入新宿主的机会，大多在半年左右囊包开始钙化，囊内幼虫死亡，但有少数钙化囊包幼虫可存活数年，甚至长达 30 年。

囊包幼虫对新宿主具有感染性，因此旋毛虫必须通过更换宿主才能继续下一代生活史，旋毛虫寄生的宿主既是终宿主，也是中间宿主。旋毛虫寄生的宿主范围广，除人外，猪、犬、羊、马、鼠、猫和野猪等 150 多种哺乳动物也可作为该虫的宿主。猪是旋毛虫感染的最常见宿主，人是偶然宿主。旋毛虫感染人体后，体内的囊包幼虫失去传播的可能，生活史终结，因此人不能作为旋毛虫的传染源，但存在母婴垂直传播感染的风险。研究显示，旋毛虫在小鼠的先天性传播主要发生在妊娠中期。

免疫 旋毛虫感染宿主后，成虫和幼虫均可刺激机体产生免疫应答，特别是侵入和寄生于组织中的幼虫可诱发较强的细胞免疫应答。旋毛虫抗原包括虫体抗原、表面抗原和排泄分泌物抗原及杆细胞颗粒相关抗原，同时旋毛虫成虫、新生幼虫及肌幼虫抗原均具有期特异性。动物实验证明，旋毛虫的寄生可诱发宿主产生保护性免疫力，对再感染可产生较显著的抵抗力，表现为肠道内幼虫发育障碍，成虫发育不全、生殖能力减弱和早期排出，从而减少肌肉内幼虫的数量。保护性免疫力的产生依赖 T 细胞活化增殖。嗜酸性粒细胞也作为免疫效应细胞而发挥作用，其作用主要针对幼虫期。嗜酸性粒细胞介导的杀伤幼虫作用依赖于抗体的存在，即抗体依赖的嗜酸性粒细胞介导的细胞毒作用。在幼虫囊包形成后，虫体与宿主免疫系统相对隔离，使宿主的免疫应答水平减低。

不同种旋毛虫由于存在抗原差异，所以在感染或免疫接种宿主后所诱导产生的免疫应答也有所不同。旋毛虫幼虫的抗原性和免疫原性比较强，成分较复杂。根据旋毛虫抗原的成分与分子结构及性质的差异，将其分为快反应和慢反应两组抗原。快反应组抗原中包含有磷酸胆碱相关抗原。磷酸胆碱是旋毛虫感染中调节免疫反应的一种重要半抗原，广泛存在于多种寄生虫（如蛔虫、钩虫、血吸虫、肺吸虫、猪囊尾蚴和棘球蚴等）体内的共同抗原，故在免疫诊断中常引起交叉反应；慢反应组抗原来源于肌幼虫排泄分泌物中，是诱导宿主产生免疫应答的主要靶抗原。用体外培养 18 小时的肌幼虫排泄分泌物为抗原，用酶联免疫吸附试验（ELISA）检测旋毛虫、其他蠕虫患者和健康人血清，其特异度和灵敏度均达 100%。用旋毛虫肌幼虫排泄分泌物做保护性免疫研究，可获得 50%~78% 的免疫保护力。

致病机制 旋毛虫病按照发生顺序分为三个阶段：侵入期、幼虫移行期和囊包形成期。成虫寄生于小肠黏膜下层，可引起局部充血、水肿等炎症反应以及嗜酸性粒细胞增多，临床可见胃肠功能紊乱等表现。幼虫发生移行，引起全身性的炎症反应，最终成活于横纹肌细胞，具有较大的损害，是主要致病阶段。旋毛虫致病性及程度与虫株致病力、食入囊包幼虫的数量、活力和侵入部位以及人体对旋毛虫的免疫力等诸多因素有关。

侵入期（肠型期） 幼虫在

小肠内脱囊并发育为成虫的过程。主要病变为小肠黏膜炎症，故又称肠型期。病变是由于成虫以肠绒毛为食以及幼虫对肠壁组织的侵犯引起，表现为肠道广泛性炎症。受累部位出现充血、水肿、黏液增多和淤斑性出血，甚至形成浅表溃疡。

幼虫移行期（肌型期）　新生幼虫在通过血液移行过程中引起血管炎和肌炎的过程，以侵入肌组织引发症状为特征，故又称肌型期。旋毛虫幼虫侵入肌肉后，穿破微血管侵入肌细胞内，在幼虫及其代谢产物共同刺激下使肌纤维受损，肌间质呈现轻度水肿和不同程度的炎症细胞浸润，纤维组织增生。受累的肌细胞出现肌纤维的变性、肿胀、排列紊乱和横纹消失，形成在解剖结构上独立于其他肌肉组织的保姆细胞（营养细胞）。营养细胞周围被一层来源于宿主的胶原覆盖，胶原囊周围由毛细血管网包裹，由此形成了营养细胞-感染性第 1 期幼虫复合体，称为囊包幼虫或幼虫囊包。

此外，幼虫移行时所经之处可发生炎症反应，如急性全身性血管炎。在肺内，可对肺、支气管、胸膜等组织产生损害，出现肺部局限性或广泛性出血、肺炎、支气管炎和胸膜炎；如累及心脏，幼虫引起心肌纤维的炎症、坏死和纤维化等病变，可导致急性心肌炎；幼虫累及中枢神经，可致脑不可逆性结节或颅内压升高。

囊包形成期（恢复期）　幼虫周围形成囊包和受损肌细胞开始出现修复的过程，即幼虫最终在骨骼肌中形成囊包的时期。随着虫体长大、卷曲，寄生部位的肌细胞逐渐膨大呈纺锤状，形成梭形的囊包结构包绕虫体。

临床表现　人感染后有 1~14 天的潜伏期。潜伏期长短随幼虫侵入数量多少和人体免疫力的强弱而异。成虫与幼虫均可致病，轻者可无症状，重者的临床表现复杂多样，这是幼虫引起多脏器损害的结果。典型临床表现常为感染 48 小时后有胃肠道症状，以后出现发热、水肿及明显的肌痛，其中以小腿腓肠肌触痛最为明显。血常规有嗜酸性粒细胞增高。严重病例如未及时诊治，可在发病后 3~7 周内死亡。

侵入期（肠型期）　典型症状出现于感染后的 1~2 天，患者可有恶心、呕吐、腹痛和腹泻等急性胃肠道症状，同时可伴有食欲减退、乏力和低热等全身性反应。腹痛主要在上腹部及脐周围，呈隐痛或烧灼样痛。腹泻每日数次，稀便或水样便，无里急后重感。这些表现极易误诊为其他疾病。此期病程持续 1 周左右。

幼虫移行期（肌型期）　在感染后 7~11 天进入该期，患者表现为全身肌肉酸痛、压痛，尤以腓肠肌、肱二头肌、肱三头肌疼痛明显，严重者还可出现吞咽、咀嚼和语言障碍。此外，幼虫移行时产生的各脏器炎症反应也带来相应症状，患者常出现畏寒、发热（多在 38~41℃）、头痛、出汗和虚弱无力以及全身性肌肉痛等全身性表现，可有食欲缺乏和显著消瘦表现，部分患者可有荨麻疹和过敏性皮疹。严重时因出现心力衰竭、败血症、呼吸道并发症而死亡。幼虫移行期病程可持续 2 周至 2 个月以上。

囊包形成期（恢复期）　急性炎症（发热、水肿）逐渐消退，但肌痛仍可持续数月，伴有消瘦、虚弱及肌肉硬结等。

诊断　在活检的肌肉中查见旋毛虫幼虫可确诊，但对早期和轻度感染者均不易检获病原体，故用免疫学方法检测患者血清中的特异性抗体或循环抗原是诊断的主要辅助手段。

病原学检查　从患者疼痛的肌肉，如腓肠肌、肱二头肌或三角肌部位取样，经压片或切片镜检，或经人工胃液消化后取沉渣镜检，观察有无幼虫。一般在感染后 3~4 周可查见虫体或囊包幼虫。肌肉活检阳性检出率约 50%，故对其检测的阴性结果不能排除该病。在镜检时，如发现肌纤维横纹消失和间质水肿等病变则有助于诊断。对患者食入的剩余肉类，也应镜检或做动物接种，以资佐证。国外报道了一种早期诊断方法，即在患者发病 3 天内，通过采取静脉血查见旋毛虫幼虫虫体，其阳性检出率可高达 90%。

免疫学检查　常用方法有环蚴沉淀试验（CPT）、荧光抗体试验（FAT）和酶联免疫吸附试验（ELISA）等。ELISA 较常用，一般取实验感染 1 个月的鼠肌肉内旋毛虫幼虫或用其排泄分泌物作抗原。这些检测特异性抗体的阳性结果，在急性期结合临床表现，其诊断意义很大。对慢性期患者，在检测抗体的同时，应采用单抗与多抗双抗体夹心 ELISA 检测血清循环抗原，有助于确定体内有无活虫寄生并评估疗效。

其他检查　如血常规检查白细胞总数和嗜酸性粒细胞在幼虫移行期显著增多，血清肌酸磷酸激酶升高，尿液检查可见肌酐减少，出现肌酸尿等均可作为感染的佐证。

治疗　治疗药物有阿苯达唑和甲苯咪唑。首选阿苯达唑，用药后可很快控制发热、肌痛和水肿等症状。一般治疗两个疗程，1

个疗程治愈率为93%。对重症病例，为避免死亡虫体引起的超敏反应，可同时给予适量肾上腺皮质激素作为辅助治疗。对急性患者，除给予药物治疗外，还应要求患者卧床休息，给予易消化及富营养性的饮食和对症治疗，如高热者应给予降温；肌痛严重者可给予镇静、镇痛药；全身中毒性症状严重者或有心肌炎或脑炎者可适当使用肾上腺皮质激素等以改善症状。

对已确认生食肉类或高度怀疑有旋毛虫感染的早期感染者，可在1~2天内服用阿苯达唑，可达到预防发病的作用。

流行病学 旋毛虫是一种广泛分布于世界各地的动物源性寄生虫，已知猪、犬、羊和狐等150多种哺乳动物有自然感染。蜥蜴、乌龟、蛙蛇和鳄鱼等爬行动物以及鸟类也可感染。在动物之间的传播是由相互吞食造成的，并成为人类感染的自然疫源，其中野猪是人类感染旋毛虫的重要传染源。在家畜中，家猪是人类旋毛虫感染流行的主要传染源，其次是家犬和羊。猪感染多因吞食含有旋毛虫囊包幼虫的肉屑、鼠类或污染的饲料引起。中国除上海、海南和台湾外的其他省区均有猪感染旋毛虫的报道，其中河南和湖北的感染率最高，个别乡村的感染率高达50.4%。旋毛虫病的病死率在国外为6%~30%，在中国为3%以下，但暴发流行时较高，可达10%。

人类旋毛虫病广泛流行于世界各地，以欧美发病率为高。该病流行具有地方性、群体性和食源性的特点，如中国云南少数民族有食生皮、生肉或剁生以及散养家猪的习惯，成为该病的高发区。中国在2004~2009年有15次

人类旋毛虫病暴发（发病1387例，死亡4例），均位于西南地区，其中云南9次、四川2次和西藏4次。暴发原因主要是食生肉引起。暴发时间多发生在冬季，此时是当地居民杀猪请客和办喜宴的高峰期。其他一些地方居民虽无食生肉的习惯，但卫生意识差，切生肉的刀和砧板未洗净用来切熟食，应引起注意。旋毛虫病的发病率有增高趋势可能与涮羊肉、涮猪肉及烤猪肉串等风味小吃有关。此外，北美有报道，食入熊、海象、美洲狮和鳄鱼等野生动物也可引起旋毛虫感染。法国曾有因食马肉和野猪肉而暴发旋毛虫感染。中国曾发生8次因食野生动物肉类而引起暴发的事件。

防制 由于人体感染及暴发流行与生食肉类的习惯有关，因此预防的关键是不食生或半生的肉类。肉食品烹调不要使用"涮"或"轻煮"的加工方法。切生肉与熟食的刀具和砧板务必分开使用，肉类食品要经过高温和冷冻处理。讲究个人饮食卫生、加强肉类和食品卫生管理和进口肉类产品检疫、提倡圈养牲畜和查治牲畜以减少传染源等方法是防治旋毛虫感染的综合措施。

（王振生 杨 静）

máoshǒu biānxíng xiànchóng

毛首鞭形线虫 （*Trichuris trichiura* Linnaeus，1771） 隶属无尾感器纲，鞭尾目，鞭虫科，鞭虫属。简称鞭虫。人体常见的肠道寄生虫之一，成虫主要寄生于人体盲肠、结肠甚至直肠部位，引起鞭虫病。鞭虫传播呈全球性分布。中国曾在距今2300多年前的西汉女尸的肠内发现有人鞭虫卵寄生。1740年，意大利学者莫尔加尼（Morgani）最早发现了在

盲肠和横结肠内寄生的鞭虫成虫。1761年，德国内科医师罗德勒（Roederer）准确描述了鞭虫的形态并绘制出其形态图。鞭虫于18世纪得到了系统的分类。

形态 包括成虫和虫卵。

成虫 虫体前3/5细长，后2/5明显粗大，形似马鞭，故得名。活体成虫呈肉色，死后呈白色。头端有口腔和咽管，2个半月形唇瓣覆盖口孔；两唇瓣间有一尖刀状口矛，活动时可从口腔中伸出。咽管细微，前段肌性，后段腺性，咽管外由呈念珠状排列的杆状细胞组成的杆状体所包绕。杆状细胞具有分泌功能，其分泌物具有穿透组织和消化细胞功能，并具抗原性。虫体后段粗短部分，含有肠管及生殖器官等。肛门位于虫体末端。雄虫略小，体长为30~45mm，尾部向腹面卷曲呈螺旋形，有交合刺1根，外有可伸缩的交合刺鞘。雌虫稍大，体长35~50mm，尾端钝圆挺直，阴门位于虫体粗大部前方的腹面。雌雄虫生殖器官均为单管型。

虫卵 呈纺锤形或腰鼓形，淡黄褐色，大小（50~54）μm×（22~23）μm，卵壳较厚，由外向内分别为蛋白质膜、壳质层及脂层，虫卵两端各有一透明塞状突起，称盖栓或透明栓。虫卵自人粪便排出时，卵内卵细胞尚未分裂。

生活史 成虫主要寄生于人体盲肠，虫体数多时也可见于结肠、直肠和回肠，体前部插入肠黏膜，以血液和组织为营养。雌虫子宫内含虫卵约60 000个，每日产卵3 000~20 000个。虫卵随粪便排出体外，在适宜温度（26~30℃）、湿度条件下，经3~5周发育为含幼虫的感染期卵。感染期卵污染食物、饮水、蔬菜

后被人体误食，在小肠消化液作用下，卵内幼虫活动加剧，并分泌壳质酶，降解破坏透明栓，用其口矛刺破脂层，幼虫经卵壳一端的透明栓处逸出，钻入肠黏膜上皮内摄取营养，经 8~10 天发育后，幼虫重新返回到肠腔，再移行至盲肠，以其纤细的头端侵入肠黏膜及黏膜下层继续摄取营养，逐渐发育为成虫。

在人体，鞭虫感染后至成虫产卵一般为 60 天。成虫在人体内的寿命为 1~3 年。鞭虫传播不需要中间宿主，人是其唯一终宿主。

致病机制 成虫前部插入肠黏膜、黏膜下层甚至是肌层，造成组织的机械性损伤，同时虫体分泌物和代谢产物等引起炎症反应，使肠黏膜组织充血、水肿或点状出血，肠黏膜结构被破坏。少数患者可有细胞增生，肠壁组织明显增厚及形成肉芽肿等病变。鞭虫除寄生于盲肠、结肠、直肠及回肠下段外，还可异位寄生于胃、十二指肠及阑尾等部位，引起相应组织、器官的病变。

临床表现 轻度或中度感染者多无明显症状或仅有轻微腹泻，只是在进行粪便常规检查时检获虫卵，才发现有鞭虫感染。少数严重感染者，当感染的虫荷数达 4000 条以上，可出现慢性失血，临床出现头晕、食欲缺乏、恶心呕吐、慢性腹泻、下腹部阵发性疼痛、大便隐血或出血和贫血等症状。严重感染的儿童可出现贫血、营养不良和发育迟缓等症状，偶有直肠脱垂现象，后者多见于营养不良或并发肠道致病菌感染的病例。

部分患者还可出现发热、荨麻疹、嗜酸性粒细胞增多和四肢水肿等超敏反应，如果并发肠道细菌感染，可加重全身变态反应病情。

诊断 粪便检查鞭虫卵是最常用且有效的方法，可采用粪便直接涂片法、水洗沉淀法、饱和盐水浮聚法和离心沉淀法等。因鞭虫卵较小，且产卵量低，容易漏检，需反复检查，以提高检出率。若需确定感染程度，可采用定量透明法（改良加藤厚涂片法）作虫卵计数。对于粪检阴性而又疑似本病者，可行乙状结肠镜或直肠镜检查，可以查见寄生的成虫及损伤的肠黏膜。本法具有很高的诊断价值，可确诊。

治疗 常用药物有甲苯达唑、阿苯达唑和左旋咪唑。驱虫效果不及蛔虫，这可能与鞭虫前段插入肠黏膜内而较少受到药物作用有关，故需反复治疗方可达到理想的效果。

流行病学 鞭虫呈世界性传播，多见于热带、亚热带及温带地区的发展中国家。常与蛔虫感染并存，并呈现相似的流行特征，但感染率与感染度均低于蛔虫。社会经济较为贫穷或卫生条件较差的国家或地区鞭虫感染率更高。这是鞭虫土源性传播特点决定的。粪便管理不当，使用含有鞭虫卵的新鲜粪便施肥，造成鞭虫卵的播散，土壤、蔬菜、水源因此污染。卫生习惯差，人、畜以及蝇和蟑螂的孳生造成鞭虫卵的广泛传播。饭前便后不洗手，饮食生水、生蔬菜水果均为易于感染鞭虫病的重要条件。

鞭虫病在中国流行广泛，随着社会发展城镇化进程的加速，发病率呈现明显下降的趋势。2004 年第二次全国寄生虫病调查结果，中国人群感染率约 4.6%，感染人数约 2909 万人。除内蒙古、吉林、辽宁三地未发现鞭虫的感染外，其他省市地区均有鞭虫感染，感染率以海南最高（27.8%），以 10~14 岁组最高（7.6%），具有儿童高于成人、南方高于北方、农村高于城市的流行特点。2015 年，中国人体重点寄生虫病现状调查数据显示，人群加权感染率为 1.02%，感染人数约有 660 万，说明鞭虫病流行得到有效控制。

防制 包括加强粪便管理和注意个人卫生两个方面。粪便做好无害化处理以杀死其中的虫卵，防止粪便内虫卵的播散污染水源。因地制宜，改善饮水卫生条件，确保生活用水的清洁卫生；注意个人饮食卫生，做到饭前便后洗手，不饮生水，不食生菜，防止食入感染性鞭虫卵，加强卫生宣教，普及卫生知识；另外普查普治，对患者及感染者进行驱虫治疗、消除传染源。这些措施均能有效地防控鞭虫病的流行。

（王振生）

tiěxiànchóng

铁线虫（*Gordius aquaticus* Linnaeus，1758） 隶属线形动物门，线形纲，铁线虫目，铁线虫科，铁线虫属。又称马须虫或发形虫，形如金属线而得名。铁线虫属和索虫科内的绳铁线虫属、拟铁线虫属和拟绳铁线虫属内与铁线虫形态与习性类似的虫种达 300 余种，分布广泛，多见于热带和温带，常混称为铁线虫。铁线虫成虫在淡水中营自生生活，幼虫寄生在节肢动物体内。人可因饮入污染的水、食入被铁线虫感染人的昆虫、鱼类和螺类等食物而感染，引起铁线虫病。

形态 包括成虫和幼虫。

成虫 呈线状，雌雄异体，细长，似铁丝，黑褐色，雌虫大于雄虫，大小（10~100）cm×（0.3~3）mm。虫体头端钝圆，有 0.5~1mm 长的淡黄色区，虫体体表被覆坚硬角质层，体壁厚且粗糙，表面有许多小乳突、毛和孔，与线虫的圆线虫类相似，无背线、腹线与侧线。虫体在体外非常活跃，能自行打结。雌雄虫体均具泄殖腔，开口于尾部顶端或后段腹面或分叶尾的前腹面。雄虫无交合刺，尾部卷曲，末端分两叶，呈 Y 形。雌虫尾短尖钝。

幼虫　长约 0.25mm，体中部有一横膈，将虫体一分为二，前部具能伸缩的吻和多个向后突出的棘。后部有表浅的横纹，内含棕色的细胞簇，尾部有分泌物堆积，是一种特殊的可冷凝的物质。幼虫具消化管，但在成虫期则退化，靠体壁吸收营养。

生活史　成虫自生生活于沼泽、池塘、溪流和沟渠等水体中，雄虫除在水边湿地活动外，还可在水中游动，较活跃，下雨时可游向陆地。雌虫多在水边湿地上生活，很少在水中游动。雌雄交配后，雄虫死亡，雌虫在水边产出大量虫卵，一次可产卵 150 万~600 万个。这些虫卵黏附在一起呈绳索状，可长达 15~20cm，雌虫产卵后死亡。卵在水中发育的时间与水温有关，在水温为 13℃时需 35 天发育成熟，而 10℃时需要 74 天。幼虫可在水中成囊，等待被昆虫吞食，也可直接可经口或经外皮进入昆虫宿主（蚱蜢、蟋蟀、蟑螂和甲虫等）血腔发育成为稚虫。如这些个体较小的昆虫被龙虱、螳螂或蝗虫等大型节肢动物捕食，稚虫可继续发育成幼小铁线虫。幼虫仅可在适宜宿主蚱蜢、蟋蟀、蟑螂和甲虫体内进一步发育，如被不适宜宿主如其他昆虫、螺、鱼等食入则停止发育，直到进入适宜宿主体内。因此铁线虫的生活史中可

能经历多个中间宿主。被稚虫寄生的宿主接触水或其尸体落入水中，带有白色软皮的幼小铁线虫可离开宿主进入水中营自生生活，继续发育为成虫，其外皮逐渐变硬而呈暗棕色。

致病机制　铁线虫偶可感染人体，可寄生于消化道、尿道、阴道、外耳道和眼眶等部位，感染途径尚未完全清楚。幼虫侵入人体后可进一步发育为成虫，并可存活数年。消化道感染可能是通过饮用含有稚虫的生水，或误食被稚虫寄生的昆虫、鱼类和螺类或食物而引起。铁线虫可分泌一种物质以缓解肠液对它的破坏。

临床表现　可有消化不良、腹痛、腹泻等表现，虫体可因恶心被呕出，多数随粪便排出。尿路感染可能与人体会阴部接触有铁线虫稚虫的水体有关，如在河水里浸浴，经尿道侵入，上行至膀胱内寄生。泌尿道寄生的患者以女性为多，有明显的泌尿道刺激征，如下腹部疼痛、尿频、尿急、尿痛、血尿、放射性腰痛、会阴和阴道炎等，尿中可含少量蛋白及红细胞、白细胞，虫体排出后症状消失。亦可从眼眶肿物或耳道检出虫体，皆为罕见病例。

诊断　从尿中或粪便中检获虫体可诊断。临床若遇到有尿道刺激症状，久治不愈，有饮用生水或有沼泽、池塘、溪流和沟渠水体接触史的患者，应及时作膀胱镜检。

治疗　尚无特效药物，寄生于组织内的虫体应行手术治疗。

流行病学　患铁线虫病的女性多于男性，全世界有十多个国家均有病例报道。中国报道的病例有数十例，其中山东和湖北较多。各地因生产生活接触自然水体的人群甚多，其实际感染人数

可能远比报道例数多。

防制　预防铁线虫病发生的关键是，注意个人饮用和接触的水源卫生，不饮生水、不吃生的昆虫、鱼类和螺类等食物，避免与不洁水体直接接触。

（王振生）

shèn péngjié xiànchóng

肾膨结线虫 [Dioctophyma renale （Goeze，1782）Stiles，1901]

隶属膨结目，膨结科，膨结线虫属。俗称巨肾虫，是一种大型寄生线虫。在世界各地分布广泛，主要寄生于犬、水貂、狼及褐家鼠等 20 多种动物的肾及腹腔内，偶可感染人体肾和其他部位，引起肾膨结线虫病，一种人兽共患寄生虫病。

形态　包括成虫和虫卵。

成虫　圆柱形，活虫呈血红色，两端略细，体表具横纹；口孔位于顶端，其周围有两圈乳突。雄虫长 14~45cm，宽 0.4~0.6cm，尾端有交合伞和一根交合刺；雌虫长 20~100cm，宽 0.5~1.2cm，阴门开口于虫体前食道之后的腹面中线上，肛门位于尾端，呈卵圆形。虫体大小与寄生的宿主有关，寄生在貂体内的成虫较寄生于狼体内的虫体小。而寄生在人体的虫体发育较差，雄虫大小为（9.8~10.3）cm×（0.12~0.18）cm，雌虫为（16~22）cm×（0.21~0.28）cm。

虫卵　呈椭圆形，棕黄色，大小为（60~80）μm×（39~46）μm，卵壳厚，表面有许多明显的小凹陷，两端有明显栓样结构。虫卵大小与宿主种类及是否受精有关。

生活史　经历终宿主（犬、狼等动物）和中间宿主（寡毛类环节动物）。肾膨结线虫常寄生于终宿主的肾，卵随宿主尿排出体

外。受精卵进入水中，在适宜条件下，发育为含有第 1 期幼虫的卵。此期的虫卵被中间宿主寡毛类环节动物食入后继续发育并进行两次蜕皮。动物因吃入含有第 2 期幼虫的寡毛类环节动物而感染。人感染一般是由于生食或半生食含该虫幼虫的蛙或鱼类而引起，亦可因吞食生水中或水生植物上的寡毛类环节动物而感染。幼虫进入人体消化道后，穿过肠壁随血流移行至肾盂发育为成虫，并产卵。虫体亦可在膀胱、卵巢、子宫、肝和腹腔等部位寄生。

致病机制 肾膨结线虫通常寄生于终宿主肾中，导致肾显著增大，未感染的肾呈代偿性增大。虫体寄生于腹腔时，通常发生腹膜炎、肝周围炎等。人体感染与动物相似，多数感染者在肾盂背部有骨质板形成，大多数肾小球和肾盂黏膜乳头变性。肾盂腔中有大量的红细胞、白细胞或脓液。病变后期，感染肾萎缩，未感染肾因代偿而肥大。由于虫卵表面的黏稠物易凝成块，加上虫体死亡后的表皮残存，可能形成结石的核心。

临床表现 主要有腰痛、肾绞痛、反复血尿和尿频等症状，可并发肾盂肾炎、肾结石、肾功能障碍等。虫体亦可自尿道逸出，引起尿路阻塞，亦有急性尿中毒症状。除肾外，也可寄生于腹腔，偶可寄生于肝、卵巢、子宫、乳腺和膀胱。

诊断 临床若遇有生食或半生食鱼或蛙史，并具有上述临床症状者应考虑肾膨结线虫病；对无症状仅出现有蛋白尿、血尿、脓尿而用通常方法治疗无效者也应疑为该病。在尿沉渣中发现虫体或查见虫卵可确诊。但若虫体寄生于泌尿系统以外的部位，或只有雄虫感染的病例则无法查出虫卵。若成虫寄生在腹腔或其他不正常部位，只能在手术探查或活检时才能发现。尿道造影、B 超或 CT 检查有助于诊断。

治疗 用阿苯达唑和噻嘧啶治疗，但需反复多个疗程。虫体寄生在肾盂者，切开肾盂取虫为最可靠的治疗办法。

流行病学 肾膨结线虫病呈世界性分布，在欧洲如意大利、波兰等地较为常见。中国最早于 1981 年由张森康报道在宜昌的人体感染 4 例，1986 年国外报道的 1 例亦为中国人，其他分布在湖北、广东、江苏、河南、四川和宁夏等地。

防制 加强卫生宣传教育，勿食生的或未煮熟的鱼、蛙、生水和生菜以预防本病。

（杨 静）

jítóuchóng

棘头虫（*Acanthocephalan spp.*）

棘头动物门内无脊椎动物的总称。约有 600 种，介于线虫和绦虫之间，因其形态、生活史特别而形成一个独特的门。因成虫前端吻上有倒钩而得名棘头虫。分布广泛，均为寄生生活，成虫寄生在脊椎动物体内，幼虫寄生在节肢动物体内。棘头虫大多数具有致病性，包括寄生在猪、野猪体内的猪巨吻棘头虫，寄生于鸡、鸭、鹅体内的大多形棘头虫，寄生于鸭、鹅、野鸟等水禽体内的小多形棘头虫和鸭细颈棘头虫等。

形态 包括成虫和虫卵。

成虫 乳白色或淡红色，体长大小各异，为 1~50cm。雌雄分开。活体时背腹略扁平，死亡后经固定转变为圆柱形，体表有明显的横皱纹，尤以体前部为甚。虫体由吻突、颈部和躯干三部分组成。吻突呈球形，可伸缩，周围有 5~6 排尖锐透明的吻钩，每排 6 个，呈螺旋形排列。颈部短，圆柱形，与吻鞘相连，颈部的伸缩可使吻突收缩入鞘内，吻鞘收缩时，吻突则伸出。躯干前部略粗大，向后逐渐变细，尾端钝圆。躯体内为假体腔，无消化道，靠体壁吸收营养。

虫卵 呈椭圆形，长 70~140μm，宽 40~65μm，棕褐色，卵壳厚，内含幼虫。

生活习性 成虫寄生在脊椎动物体内，以家禽、鸟类、猪、野猪、猫和犬为主，幼虫寄生在节肢动物血淋巴腔内，如甲虫、蛛形类、甲壳类动物，称棘头蚴。猪巨吻棘头虫中间宿主为甲虫，小多形棘头虫和大多形棘头虫中间宿主主要是湖沼钩虾，鸭细颈棘头虫中间宿主为等足类栉水虱。在节肢动物体内的棘头蚴穿过肠壁进入血腔，外长一囊，发育成像小型成虫的棘头体。棘头体的吻缩入，进入休眠期，称囊棘蚴。幼虫阶段被脊椎动物终宿主吞入后，棘头动物在肠内脱出，以吻钻入肠壁，并发育成熟。如囊棘蚴被转续宿主吞入，则它穿过肠壁进入体腔，形成包囊，但仍有侵染性，如转续宿主中的虫体被终末宿主吞吃，它仍可发育为成虫。

致病机制 成虫以吻突棘钩附着于肠壁，造成肠黏膜损伤，黏膜发炎、出血、坏死或产生溃疡。严重时吻突穿过肠壁引起肠穿孔，继发腹膜炎。虫体寄生部位的小肠黏膜上常出现灰黄或红色豌豆大小的结节。棘头虫以体表吸取营养，引起宿主营养物质的消耗，造成宿主营养吸收障碍，其固定部位造成细菌的大量繁殖，使吻突固着处的周围组织坏死、化脓，引起相应的临床症状。

临床表现 脊椎动物终宿主表现为消化道功能紊乱，食欲减退，粪便质地异常。长期被感染的终宿主逐渐消瘦、贫血、无神、生长停滞直至死亡。

诊断 粪便中很少能查见虫卵，诊断性驱虫治疗或急腹症手术检获虫体，通过虫种鉴定即可确诊。

防制 通过定期驱虫治疗，搞好外界环境驱虫，粪便无害化处理，消灭中间宿主，采用舍饲、轮牧等措施可以防制该虫传播。

（王振生）

zhū jùwěn jítóuchóng

猪巨吻棘头虫 [Macracanthorhynchus hirudinaceus (Pallas, 1781) Travassos, 1916]

隶属棘头动物门，后棘头虫纲，原棘头虫目，稀棘棘头虫科，巨吻棘头虫属。与医学有关的棘头虫已发现两种：一种是寄生在鼠肠道内的念珠棘头虫，中间宿主为蟑螂，全球仅有数例人体病例报道；另一种是寄生在猪肠道内的猪巨吻棘头虫，又名巨棘吻虫或巨吻棘头虫，中间宿主为甲虫。中国首例念珠棘头虫病病例于1941年在台湾省报道，首例猪巨吻棘头虫人体感染病例由冯兰滨于1964年报道，后有16个省（市、区）报道了人体感染病例。

形态 主要有成虫、虫卵、棘头蚴、棘头体和感染性棘头体五个阶段，后三个在中间宿主体内发育，侵入终宿主和人体的阶段是感染性棘头体。

成虫 长圆柱形，背腹略呈扁平，虫体呈乳白色或淡红色，体表有明显的环状横皱纹，尤以体前部为甚。虫体分吻突、颈部和体部，前端较粗向后直至尾部逐渐变细，吻突位于前端，呈球形，直径0.05~0.1cm，可伸缩，

周围有5~6排倒钩。颈部短。体部前段较粗长，中段向后渐细，尾端钝圆。虫体无口和消化道，有假体腔。雄虫长5~10cm，直径0.3~0.5cm，尾端交合伞呈钟罩状。雌虫长为20~65cm，直径0.4~1.0cm。

虫卵 呈椭圆形，棕褐色，大小为（67~110）μm×（40~65）μm，卵壳较厚。成熟卵内含1个具有小钩的幼虫，称棘头蚴。

感染性棘头体 虫体乳白色，前宽后窄，形似芝麻，体表覆盖一层囊状白膜，有皱褶横纹。虫体长为2.4~3.9mm，宽1.6~2.0mm，厚0.24~0.34mm。体前端中央因吻突缩入体内稍显凹陷。假体腔内含有缩入的吻突、两个囊状的吻腺和雏形的生殖器。

生活史 猪巨吻棘头虫的主要终宿主有猪、野猪、猫和犬等，人也可作为终宿主。中间宿主为甲虫。成虫寄生于终宿主的小肠内，以吻突固着在肠壁上方，雌雄成虫成熟后交配产卵，一条雌虫每天产虫卵57.5万~68万个，含幼虫的虫卵随粪便排出，散落在土壤中，可存活数月至数年。当虫卵被甲虫如金龟子、天牛的幼虫吞食后，卵内棘头蚴逸出穿过甲虫胃壁进入血腔，发育成感染性棘头体。这一过程需要数月到1年。感染性棘头体不受甲虫变态发育的影响，在甲虫的幼虫、蛹、成虫各阶段体内均可保持侵袭能力，存活2~3年。当终宿主吞食含感染性棘头体的甲虫后即可感染，并在小肠内寄生，经1~3个月发育为成虫。在感染后第10周可从终宿主粪便中查见棘头虫卵，人多因偶然食用甲虫而感染，但不是适宜终宿主，虽然也能排卵，但传播病原体意义不大。

致病机制 猪巨吻棘头虫吻腺所分泌的毒素可使肠黏膜产生炎性坏死，形成溃疡，当炎症消退后，局部出现纤维结缔组织增生，形成直径0.7~1.0cm的棘头虫性结节，突向肠壁浆膜面，结节中心呈灰白色，周围充血呈暗红色，触及质硬，并可见多数结节与大网膜或邻近肠管形成包块。结节中央为凝固性坏死，中心有虫体的吻突或吻突侵入所造成的空隙，外层为嗜酸性粒细胞或浆细胞组成的炎性肉芽肿。溃疡可深及浆膜，浆膜面常有纤维素渗出，与大网膜粘连。肠系膜淋巴结明显肿大，且有大量嗜酸性粒细胞浸润。

猪巨吻棘头虫通常在人回肠中下段寄生，一般为1~3条，最多可几十条。虫体以吻突上尖锐的倒钩固着于肠黏膜的方式寄居，故在寄生部位常可出现黏膜组织损伤、充血和出血，由于虫体经常更换固着部位，故引起肠壁深浅不一的多处病灶。当虫体侵入肠壁浆膜层时，可穿破肠壁造成肠穿孔，导致局限性腹膜炎及腹腔脓肿。

临床表现 感染早期症状不明显，一般在感染后1~3个月开始发病，出现腹痛、恶心、呕吐、消化不良、食欲减退、腹泻和黑便等症状，久病未治患者可出现营养不良、消瘦、贫血。患者的腹痛开始表现为阵发性，随着病情发展，可呈阵发性加重或持续性腹痛，并伴有发热、腹泻和黑便等症状，阵发性腹痛部位以右下腹部最为常见，腹部明显压痛处常可触及单个或多个大小不一的圆形包块，压痛明显。在虫体代谢产物或毒素作用下，患者亦可出现恶心、呕吐、失眠、夜惊等症状和嗜酸性粒细胞增多。

猪巨吻棘头虫在人体寄生所带来的主要危害是引起外科并发症，如肠穿孔、腹膜炎、粘连性肠梗阻和肠出血等，发生率约占病例的 3/4。患者可因肠粘连出现肠梗阻，部分可发生浆液性腹水或长期腹胀。儿童患者可因虫体所致大网膜与肠管炎性粘连或腹膜炎而出现"大肚子"样体征。据中国国内临床报道，半数以上患者发生肠穿孔。

诊断　首先应根据临床表现和流行病学史，采用虫卵抗原做皮内试验进行免疫检测；外周血嗜酸性粒细胞增多、大便隐血试验阳性、腹腔影像检查异常亦有助于猪巨吻棘头虫病诊断；用粪便厚涂片透明法镜检虫卵，或肠镜观察及组织检查到虫体，或作诊断性服药驱出虫体，或经手术发现虫体来确诊。

该病需与蛔虫病引起的并发症相鉴别。

治疗　需及时发现感染者给予早期治疗，以防外科并发症发生。对猪巨吻棘头虫病的病原体治疗尚无特效的驱虫药。服用阿苯达唑和甲苯达唑有一定疗效。由于人体感染后常引起外科并发症，临床对其治疗常采用外科方法，但在术后恢复消化功能时仍需驱虫治疗。

流行病学　猪巨吻棘头虫呈世界性分布，在匈牙利、罗马尼亚、北美、南美、印度和日本等地猪感染较普遍。在中国辽宁、山东、吉林等 21 个省均发现有该虫，猪的感染率为 1.4%～3.0%。国外报道人患猪巨吻棘头虫病的病例不多。截至 2008 年，中国共报道 382 例，分布于辽宁、河南、山东、河北、天津、吉林、安徽、海南、四川、内蒙古、西藏和江苏等地。近年已少有报道。

家猪是猪巨吻棘头虫的主要传染源。猪巨吻棘头虫中间宿主为鞘翅目昆虫，在中国现已发现有 9 科 42 种，其中以大牙锯天牛、曲牙锯天牛、棕色金龟、大石纹金龟、铜绿异丽金龟、蒙古绿金龟和拟异丽金龟为主。甲虫体内的感染率为 0.8%～6.0%，一个甲虫感染棘头虫体可多达 178 个，是人和猪感染猪巨吻棘头虫的重要传播媒介。

人感染棘头虫主要与生食或半生食甲虫的习惯有密切关系。在流行区，儿童和青年有捕食天牛和金龟子的习惯，故患者以学龄儿童和青少年为多。此外，有误食甲虫也可感染。发病季节与各地甲虫活动繁殖季节一致，一般为 6～11 月份，人食用甲虫的方式主要是烧和炒，但如果加工不彻底，甲虫体内的棘头体仍有部分存活而造成感染。

防制　加强对居民的宣传教育，不捕食甲虫；加强猪饲养管理及猪粪的无害化处理；临床做好早发现、早治疗，防止并发症的产生。

（王振生）

yīxué jiézhī dòngwù

医学节肢动物（medical arthropod）

与医学有关或有医学意义，可通过骚扰、螫刺、吸血、寄生及传播病原体等方式危害人类健康的节肢动物。数量庞大，种类繁多，分布广泛，与人类关系密切。对医学节肢动物的研究已形成一门独立的学科——医学节肢动物学，研究节肢动物的形态、结构、生物学分类、生活史、生态、地理分布、与传病的关系及防制措施。它是人体寄生虫学、流行病学和公共卫生学的重要组成部分。由于昆虫纲在节肢动物中占绝大多数，所以通常称为医

学昆虫学。

形态和结构　具有节肢动物的一般形态和结构特点。①常呈两侧对称体形，身体呈异律分节，即体节进一步分化，各体节的形态结构发生明显差别，身体不同部位的体节完成不同功能，内脏器官也集中于一定体节中。若干体节分别组成头部、胸部、腹部三部分，或头部与胸部愈合为头胸部（图1A），或胸部与腹部愈合为躯干部（图1B）。也有的种类是头、胸、腹三部分愈合在一起。附肢成对、分节并有关节。②体表由几丁质及醌单宁蛋白复合体组成的外骨骼，附着于外骨骼上的横纹肌发达，能迅速收缩。消化系统包括口、前肠、中肠、后肠和肛门等结构；循环系统为开放式，位于胸部背方，血腔（体腔）流动着血淋巴（血液与淋巴混合液）；体壁内陷形成气管结构的呼吸器官；神经系统链状，感觉器官发达。

主要生物学类群　医学节肢动物分属于节肢动物门中的昆虫纲、蛛形纲、甲壳纲、唇足纲和倍足纲 5 个纲，其中最重要的是昆虫纲和蛛形纲，其他各纲的医学重要性相对较小。

昆虫纲　大体形态分为头、胸、腹三部分，头部有 1 对触角，胸部有 3 对足。医学相关的昆虫纲种类有蚊、蝇、白蛉、蠓、蚋、虻、蚤、虱、臭虫、蜚蠊、桑毛虫、松毛虫和毒隐翅虫等。

蛛形纲　形态上分为头胸部和腹部（偶尔头、胸、腹愈合成躯体）。头胸部无触角，有 4 对足。医学相关的蛛形纲种类有蜱、革螨、恙螨、粉螨、蠕形螨、疥螨、蝎子和蜘蛛等。

甲壳纲　虫体分头胸部和腹部，有 2 对触角、5 对步足。医学

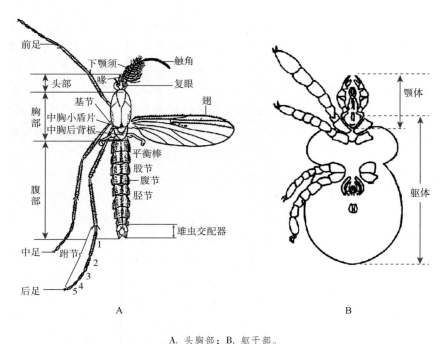

A. 头胸部；B. 躯干部。

图 1 医学节肢动物的形态和结构

相关的甲壳纲种类有淡水蟹、淡水虾、蝲蛄和剑水蚤等。

唇足纲 虫体窄长，背腹扁平，分头和躯干两部分。头部有触角 1 对，躯干体节除最后 2 节外，各有足 1 对，第 1 对足为毒爪，蜇人时有毒物质可伤害人体。医学相关的唇足纲种类有蜈蚣等。

倍足纲 虫体呈长管形，由头及若干形状相似的体节组成。头部有触角 1 对，除第 1 体节外，每节有足 2 对，体节含有腺体，其腺体分泌物常引起皮肤过敏。医学相关的倍足纲种类有马陆等。

生活史 医学节肢动物的生活史是指其完成一代的生长、发育和繁殖的整个过程。节肢动物通常为雌雄异体，卵生。生活史的共同特点是发育中需经历变态和蜕皮等过程（见变态发育）。环境因素对节肢动物生长、发育、繁殖、寿命、取食、栖息及越冬等具有重要的影响（见生态）。不同节肢动物完成一代生活史所需时间不同。

对人类的危害 包括直接危害和间接危害。

直接危害 节肢动物虫体直接对宿主造成的损害，即医学节肢动物通过骚扰、吸血，或蜇刺、毒害，或引起超敏反应，甚至寄生于宿主。

骚扰和吸血 蚊、白蛉、蠓、蚋、虻、蚤、臭虫、虱、螨和蜱等节肢动物侵袭、蜇刺人体或叮吸人血，被叮刺处会有痒感，有时可致皮炎，重者可出现丘疹样荨麻疹和继发感染等症状。在节肢动物种群数量高峰季节，骚扰和吸血活动常干扰人们的日常生活和工作。蠕形螨的口器、附肢对人体皮肤毛囊上皮细胞、皮脂腺有穿透破坏作用。疥螨以螯肢啃食宿主角质组织和取食渗出淋巴液，前足跗节爪突机械性刺激损伤皮肤，常引起散在性小丘疹、水疱，奇痒无比，夜间入睡后尤甚。

蜇刺与毒害 有些节肢动物有毒腺、毒毛、毒刺或体液有毒，蜇刺时通过口器或螯器将毒液注入人体或接触皮肤而使人受害。

蜂类蜇人后，排毒管刺入皮肤，其肌性组织出现节律性收缩，将毒液挤入受蜇者体内；毒囊内含酸腺和碱腺分泌的组胺、磷酯酶 A 和磷酯酶 B 等，其中磷酯酶 A、B 为重要的抗原物质；若蜇刺在头面部、颈及四肢可引起红肿疼痛，并向四周扩散，重者出现心悸、出汗、血压下降等休克症状。

毒蜘蛛在受惊扰时出现防卫蜇刺反应，一般能产生神经毒素、溶血毒素等，引起全身肌肉痉挛强直、皮肤和周围组织的坏死性改变，严重时可致死。

毒蝎尾部有毒腺，毒液为酸性毒蛋白，内含神经毒、溶血素和凝集素等。毒液注入后，局部烧灼、疼痛或坏死；有时可出现全身性症状和体征，如全身神经麻痹、心律不齐等。

蜈蚣刺人一般只引起局部红、肿、痛，很快消退。

硬蜱和软蜱的唾腺能分泌较强的毒素，引起蜱瘫痪，是由于毒素干扰中枢神经系统传导所致，可引起宿主急性上行性运动神经元麻痹，肌无力，运动失调、不能站立或坐，最后头部无力、吞咽困难、延髓麻痹致呼吸衰竭而死亡。

桑毛虫幼虫有大量微小毒毛，呈箭针形，内贮毒液。成熟幼虫毒毛常脱落，随风飘扬，若落到暴露的皮肤和晾晒的衣服上，均可触刺皮肤，毒液外溢引起局部刺痒感，继而出现水肿性斑疹、斑丘疹等。毒毛偶可累及眼睑、结膜、角膜等处，甚至呼吸道。

马尾松毛虫的毒液是致病的

主要因素。松毛虫从 3 龄开始出现毒毛，毛内空腔充有毒腺细胞的分泌物；4 龄末始有毒性，至 5~6 龄时毒性更强，活虫毒毛和虫尸与人体皮肤接触均可引起接触部位的局部急性炎症。关节持续性肿痛是最常见症状，多为下肢单个小关节；晚期会引起骨质增生，关节僵直畸形。

毒隐翅虫的成虫毒素毒隐翅虫素主要源于血淋巴，所致线状皮炎是虫体毒素与人体皮肤接触所致（图2）。在毒隐翅虫发生季节，成虫可进入室内，当人有意、无意压碎虫体时，毒液溢出而致皮肤损害，以头颈部、双臂等裸露部位最常见，所致皮炎大多呈线状或条状，轻者出现红斑，重者有灼痛感和瘢痕，甚至局部淋巴结肿大。

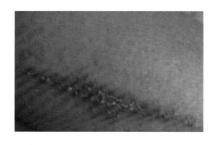

图2　毒隐翅虫所致皮炎

超敏反应　多种医学节肢动物以吸血为生，常间断性或周期性叮刺人体吸血，用口器刺入皮肤获得血液，同时将涎液注入人体内。其涎腺中的物质是重要的变应原。蚊涎腺可分泌抗凝血剂、腺苷三磷酸双磷酸酶等。超敏反应多局限于皮肤，偶可引起全身性超敏反应。尘螨的排泄物、分泌物和死亡虫体的分解产物等是变应原，粪粒的致敏性最强。吸入这些微小颗粒后，会引起人的过敏性哮喘、变应性鼻炎和过敏

性皮炎。

寄生　很多医学节肢动物在不同发育阶段可直接寄生于人的体表或体内。蝇类幼虫可侵袭人体组织器官引起蝇蛆病。蠕形螨寄生于人体毛囊或皮脂腺内（图3），若虫、成虫刺吸毛囊上皮细胞和腺细胞的内容物，使毛囊、皮脂腺失去正常的结构和功能，引起蠕形螨病。某些自由生活的螨类，主要是粗脚粉螨及椭圆食粉螨、腐酪食螨、粉尘螨、屋尘螨和肉食螨等种类，也能进入人体内生活，经呼吸道吸入后可寄生于肺部，引起咳嗽、咳痰等肺螨症。

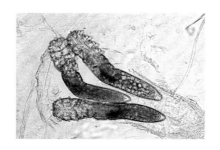

图3　蠕形螨寄生于人体皮脂腺

间接危害　医学节肢动物携带病原微生物或寄生虫，在人类和动物之间传播，从而对人体健康造成危害。按照传播过程中病原体与节肢动物媒介的关系，分为机械性传播和生物性传播两种传播类型。

防制　应采用综合预防控制手段，其措施主要包括环境治理、物理防制、化学防制、生物防制、遗传防制和法规防制等（见害虫综合治理）。

在生物医学中的应用　①在法医学上的应用：如法医昆虫学，研究与尸体有关的医学昆虫，即嗜尸性昆虫，主要包括：尸食性昆虫，如双翅目中的蝇类；杂食

性昆虫，如鞘翅目的甲虫类、蚁类、蜂类等；寄生类昆虫，如螨类；其他昆虫，如蜚蠊目中的蜘蛛、蟑螂等。根据该节肢动物在尸体上的生态群落演替，帮助法医推断死亡时间、死亡方式和死亡现场。②作为医用生物资源：中国历史上，昆虫入药主要是通过中药处方，与其他药材配伍，达到治病的效果。如七珍丹即为僵蚕与全蝎、竹黄等制成，用于医治小儿惊风抽搐、乳食停滞。蜈蚣、全蝎有祛风、定惊之功效，还有抗惊厥作用。蜜蜂蜂毒的多种蛋白质在抗炎、抗癌、抗菌、抗辐射和杀虫等方面具有良好效果。再如，蝇蛆疗法是将无菌的蝇蛆直接敷于溃疡面、伤口或用绷带包裹，用于治疗糖尿病腿部溃疡、末梢动脉病、静脉腿部溃疡和急性外伤，可实现清创、杀菌，加速伤口愈合，提高治愈率。其中伤口治愈率高达68%。在美国等地已获批在临床使用。

（魏春燕　周　加）

biàntài fāyù
变态发育（metamorphosis）
节肢动物幼虫到成虫性成熟的胚后发育过程中经历从外部形态、内部结构、生理功能到生态习性及行为上的一系列变化过程。是节肢动物生长发育的一个重要现象，是长期适应自然环境、协同进化的结果，受激素、营养和基因的调控。根据发育过程中是否需要经历蛹期，可将变态发育分为完全变态和不完全变态两种。

完全变态：指发育过程中需经历蛹期的变态。完全变态的昆虫一生要经历卵、幼虫、蛹和成虫 4 个形态完全不同的发育阶段。蛹前发育期称为幼虫，其外部形态和生活习性都与成虫有显著差

别，生活方式和生活场所也完全不相同。例如，蝇成虫飞翔于空中，幼虫在地表蠕动，而蛹则不吃不动。蚊的成虫飞翔于空中，而幼虫生活于水中。雌成蚊靠叮吸高等动物的血液为食，蚊幼虫则以吞食水中的小浮游生物和细菌为生。

不完全变态：指发育过程不需经过蛹期的变态。不完全变态节肢动物的生活史分卵、若虫与成虫3个阶段。成虫前的发育期称为若虫，其形态特征及生活习性与成虫差别不显著，通常仅表现为虫体较小，性器官未发育或未发育成熟，如虱、臭虫和蜚蠊等昆虫。

无论是哪种变态发育，昆虫发育为蛹或成虫前，都需经历几轮蜕皮。当昆虫发育为成虫时，蜕皮则停止。在冬季，大部分昆虫的成虫全部死亡，但蛹、幼虫或卵可以存活，如家蝇以幼虫及蛹过冬；某些伊蚊成虫和大部分幼虫都在冬天死亡，留在容器底部的蚊卵，其卵壳有特殊构造，可以抗寒耐旱，到第二年天春暖后，越冬卵孵化为幼虫。有些按蚊种类在一些地区主要以成虫越冬，但卵也可以越冬。

（魏春燕）

shēngtài
生态（ecology） 一切生物所需环境的生存状态，以及它们之间及其与环境之间的相互关系。环境因素对节肢动物生长、发育、繁殖、寿命、取食、栖息和越冬等有重要影响。

温度 是节肢动物生命活动的必需条件。因为节肢动物是变温动物，外界环境温度往往直接或间接地影响虫体的新陈代谢速度。每种节肢动物都有一定的适温范围，在适温度范围内寿命最长、生命活动最旺盛。温度过高或过低，则发育迟缓、繁殖停滞，甚至死亡。一般节肢动物在5～15℃开始活动，25～30℃为生长发育的最适温度，38℃以上虫体昏迷甚至死亡。0℃时虫体失去活动力，在-15℃大多数虫体会冻僵而死。温度除直接影响节肢动物的生长、发育等生命活动外，也可影响其体内病原体的发育和繁殖。如在16℃时，间日疟原虫在蚊体内难以发育为子孢子，而在25℃时，只需11天就可完成孢子增殖。

湿度 主要是相对湿度影响节肢动物水分的平衡和代谢，进而对节肢动物的生长、发育等生命活动施加作用。如在相对湿度70%～80%的条件下，雌蚊在16～17℃时开始吸血，并可完成卵巢发育和产卵；但当相对湿度下降到50%以下，蚊即停止吸血，死亡加快。在含水量低于9.8%的培养粉中，粉螨存活难，随着含水量增加，其密度逐渐增加，在12.0%～12.3%的层次中达到高峰，此后，若含水量再增加，粉螨的密度反而下降。

光照 自然界的光照有非常稳定的昼夜及季节周期性变化规律，经过长期进化，节肢动物形成了与光照相适应的节律性生命活动。光照的长短与节肢动物的滞育有非常密切的关系，光照强度也影响节肢动物的昼夜活动，且节肢动物对光都有行为反应，表现为趋光性和避光性。如白纹伊蚊从4龄幼虫起，经8小时短日照处理后，雌蚊产出的卵大部分发生滞育现象；淡色库蚊雌蚊日照时间短于13小时就开始滞育越冬。如蜚蠊、部分蚊种等都喜欢在夜间活动、吸血、觅食，白纹伊蚊则多在白天吸血、产卵。

此外，群舞是蚊、蠓等昆虫常见现象，与生殖交配有关，一般在黄昏和黎明两个高峰。

生物因素 主要涉及食物、植被、天敌、寄生虫和病原微生物等。其中食物是节肢动物生长、发育、繁殖等所需能量和营养的直接来源，也是影响其分布和数量的重要因素。节肢动物在长期进化过程中形成了对食物的特定要求，不同种类的节肢动物对食物有明显的选择性，而且幼期和成虫的食性也不同。就医学节肢动物而言，其食性可分为血食性和非血食性两类，前者以各种动物包括人的血液为食，与医学关系密切，如蚊、白蛉、蠓、虻、蚤的成虫等；非血食性的以植物汁液、微生物、腐败物为食，如多数蝇类、蜚蠊等。

（魏春燕）

língqī
龄期（stadium） 节肢动物幼虫前后两次蜕皮之间的阶段。不同龄期之间的差异通常体现在身体比例、颜色、图案、身体节段数量或头部宽度等特征，其生理基础为蜕皮，这是因节肢动物体表特有的外骨骼。外骨骼是一种主要由蛋白质和几丁质组成的结构。在几丁质层的下面是分泌外骨骼的表皮细胞。表皮细胞分泌的外骨骼硬化后就不能继续扩大，从而使昆虫生长受限。所以在生长过程中需定期蜕皮。蜕皮前，上皮与外骨骼分离，分泌形成一层新的上表皮。上皮再分泌几丁质酶和蛋白酶，通过新的上表皮把旧皮中的内表皮腐蚀掉，接着上皮层再分泌新的外表皮和内表皮。此时，节肢动物体外包着新旧两层皮。旧皮沿着预定的某些线裂开，身体蜕出。当昆虫发育为成虫时，蜕皮则停止。

两次蜕皮之间的虫态称为龄，因此龄期是龄所对应的发育时间。一般把初孵的幼虫称为第 1 龄幼虫，第 1 次蜕皮后称为第 2 龄，蜕第 2 次皮后称为第 3 龄。以完全变态昆虫蚊为例，初孵幼虫经 3 次蜕皮，成为 4 龄幼虫。幼虫发育为蛹的过程称为化蛹；成虫从蛹中蜕出的过程称为羽化。通常每种昆虫发育，从卵开始，到卵孵化，进入幼虫期，再发育至蛹期，之后便从蛹壳中蜕皮而出，羽化进入成虫期，达到性成熟，最终可以繁衍后代为止，这样一个生命历程就是一种昆虫的一生，即一个世代。大多数节肢动物的生长周期是固定的，如双翅目和膜翅目等节肢动物，其生活史中经历的龄数通常取决于物种和环境条件。较低的温度和较低的湿度通常会减慢发育速度，如鳞翅目烟草芽虫的蜕皮次数就会受低温的影响。但在某些昆虫中，环境条件会显著影响物种的发育速度，但幼虫龄的数量与发育速度没有直接关系。例如，鼠尾草螟蛾的龄数主要取决于早期幼虫的营养。

（魏春燕　周加）

jīxièxìng chuánbō

机械性传播（mechanical transmission）

医学节肢动物对病原体仅起携带、输送作用的传播类型。在机械性传播中，病原体可附着于医学节肢动物的体表、口器或经其消化道排出，通过污染食物、餐具等方式，机械性地从一个宿主被传播至另一个宿主。在携带和传播过程中病原体的数量和形态虽不发生变化，但仍保持感染力。由于机械性传播不涉及病原体在媒介体内的发育和/或繁殖的生物学过程，因此是一种非特异性传播。

最常见的可对病原体进行机械性传播的医学节肢动物有蝇、蜚蠊等。以蝇为例，其形态结构和生态习性特点，对于病原体的机械性传播十分有利。蝇通过体表、口器、爪垫接触可黏附患者的粪便、排泄物、伤口分泌物和脓血等污物，将病原体机械地传播给新的宿主，或通过污染食物、餐具等将病原体传播给另一个宿主。蝇在摄食过程中边食、边分泌唾液、边排粪便的特点，更增加了机械性传播病原体的作用。据报道，蝇体带有 140 多种病原体，蜚蠊能通过体表或体内携带的病原体也有数十种。常见的可经这些医学节肢动物机械性传播的病原体包括痢疾杆菌、霍乱弧菌、甲肝病毒、乙肝病毒、伤寒沙门菌、脊髓灰质炎病毒、蛲虫卵、原虫包囊及卵囊、炭疽杆菌、结核分枝杆菌、破伤风杆菌、雅司螺旋体和沙眼衣原体等，引起肠道、呼吸道、皮肤及眼部的多种传染病。但人类免疫缺陷病毒（HIV）不经蚊的机械性传播而传染艾滋病，是由于 HIV 和其他任何病原体一样，必须达到一定数量才具有感染性，而蚊虫叮咬 HIV 感染者后，其口器表面残留的 HIV 数量极少，远达不到感染的水平。此外，在少数情况下，在吸毒者中可有疟疾通过共用注射器进行机械性传播。

（魏春燕）

shēngwùxìng chuánbō

生物性传播（biological transmission）

医学节肢动物对病原体的发育和/或繁殖具有不可或缺作用的传播类型。与机械性传播完全不同，病原体只有在适宜医学节肢动物体内经过一定时间，经历发育和/或繁殖后才对传播媒介以外的新宿主具有感染性。只

有少数节肢动物种类适合于某些特定病原体的发育和/或繁殖。医学节肢动物媒介、病原体及宿主三者之间经历长期演化后达到了适应性进化，已具有一定特异性的结合特征。因此，生物性传播方式显示出病原体与医学节肢动物之间长期的进化关系。通常根据病原体在节肢动物体内的发育和繁殖情况，将病原体与医学节肢动物媒介的关系分为发育式、繁殖式、发育繁殖式和经卵传递式四种形式。

发育式　指病原体在医学节肢动物体内只有发育而无繁殖，即病原体仅有形态结构及生化特性和生理功能的改变，并无数量增加。例如，丝虫幼虫在蚊体内的发育，其微丝蚴进入雌蚊胃后，经过脱鞘进入蚊胸肌发育为腊肠期幼虫、感染期幼虫后可经蚊叮咬而感染新宿主，该过程仅有虫体的发育而无数量上的增加。

繁殖式　指病原体在医学节肢动物体内只有繁殖而无发育，即病原体仅有数量增加，并无形态变化。例如，黄热病病毒和登革热病毒在蚊体内、鼠疫杆菌在蚤体内、回归热螺旋体在虱体内和恙虫病立克次体在恙螨体内的繁殖等，均只有数量的增加。这些病原体必须经过数量增加后才能传播出去。

发育繁殖式　指病原体在医学节肢动物体内不但发育而且繁殖，即病原体既有形态变化及生理功能的变化，又有数量增加，病原体必须在医学节肢动物体内完成发育和繁殖过程后，产生感染阶段病原体，再扩散到感染部位，才能传播给人。例如，疟原虫在蚊体内，雌雄配子体分别形成雌雄配子，之后经配子生殖形成合子，合子逐渐长成可移动的

动合子。动合子穿过蚊胃壁在胃弹性纤维膜下形成圆球形的卵囊，并通过孢子生殖产生成千上万个子孢子。而只有到达蚊唾液腺的子孢子对人体才具有感染性。

经卵传递式 指病原体在医学节肢动物体内不但繁殖而且能侵入其卵巢进入卵细胞，经卵传递至下一代并使之具有感染性，且往往会产生众多的感染性后代，造成病原体的广泛传播。如蜱体内的森林脑炎病毒和回归热螺旋体、蚊体内的日本脑炎病毒和登革病毒、恙螨幼体内的东方体（恙虫病立克次体）等均可经医学节肢动物成虫产卵传递而产生具有感染性的后代。

人类免疫缺陷病毒虽然可经蚊叮咬进入蚊体内，但会被迅速代谢而不会在蚊体内增殖，因此不会随着蚊传播给人类。

（魏春燕　周加）

bìngméi jiézhī dòngwù

病媒节肢动物（arthropods as vector of disease） 作为传播媒介传播病原体的节肢动物。是医学节肢动物最重要的组成部分。由节肢动物传播的疾病称为虫媒病，在传染病中具有重要地位。在一个地区虫媒病的流行病学调查和防制工作中，传播媒介的判定与监测至关重要，必须查明当地相关情况，充分应用资料进行全面综合分析，从而判定媒介种群及其动态，为制定防制措施提供依据。通常需三方面进行监测以取得关于节肢动物媒介的科学证据。

生物学证据：①可疑节肢动物与人的关系密切，具有吸食人血或取食人的食物的特点。许多重要疾病都是通过节肢动物吸血而传播的，尤以嗜吸人血的种类最为重要；非吸血种类的必须与人的生活有密切关系，如舐吸人的食物或在人的食物上、饮水中排泄等。②可疑节肢动物必须有较大的种群数量，通常是当地的优势种群。③可疑节肢动物个体必须有较长寿命，以保证病原体有完成发育和增殖所需要的时间。例如，蚊传疟疾，按蚊的寿命至少应长于完成配子生殖、孢子增殖以及子孢子进入涎腺所需的时间。

流行病学证据：可疑媒介节肢动物在某种疾病发生流行时，其地理分布和季节消长应与该疾病的流行地区及流行季节具有相关性或基本一致。当可疑节肢动物在该种疾病的流行季节通过杀虫措施被控制后，疾病的发病率有相应地下降。

病原学证据：主要从实验室感染和自然感染两方面进行调查。①实验室感染证据：指使用人工感染的方法，在实验室内证明病原体能在可疑媒介节肢动物体内发育或增殖并能感染易感实验动物。节肢动物这种能够支持某种病原体发育或繁殖到具有易感性的生理特性成为易感性，没有这种特定的节肢动物不可能成为某种疾病的生物性传播媒介。实验感染过程本身不仅可证实媒介节肢动物对病原体的易感性，还可测定易感性程度。②自然感染证据：在流行地区、流行季节采集可疑的节肢动物后，在实验室分离到自然感染的病原体，尤其是查到感染期虫体。例如，按蚊唾液腺内的子孢子、库蚊或按蚊口器的丝虫感染期幼虫、蜱唾液腺内的巴贝虫等。自然感染证据是病媒节肢动物传播虫媒病的最直接证据。

符合上述条件可初步判断可疑媒介为当地流行的该种疾病的传播媒介。一种虫媒病的传播媒介在不同的流行区可以相同，也可以不同；在一个地区的某种虫媒病的传播媒介可能只有一种，也可能不止一种，这时区别主要媒介和次要媒介具有重要意义。病媒节肢动物的判定包括媒介节肢动物和病原体的正确鉴定、虫媒传播疾病的方式方法、流行或病原体的分型、某些虫媒病还有其他传播途径，此外还存在实验技术问题，如选择适宜的实验动物和实验前条件的控制等。

（魏春燕）

hàichóng zōnghé zhìlǐ

害虫综合治理（integrated pest management） 一种对医学节肢动物等害虫进行科学管理的体系。从媒介与生态环境和社会条件的整体观点出发，依据标本兼治而着重治本的原则，以及安全（包括对环境无害）、有效、经济简便的原则，研究与人类疾病、人类生产活动的关系，危害的途径、条件和机制，可供切入与利用的环节等，研究、引进、移植、发展邻近学科的理论、药械、方法、策略以及调查手段、工具等，因地、因时地对防制对象采取综合适当的环境治理、化学防制、生物防制以及其他有效方法，通过抑制其发生、降低种群数量或缩短其寿命，把防制对象的种群控制在不足以造成危害和传播疾病的程度。

环境治理 根据媒介节肢动物的生态和生物学特点，以改变环境为手段的治理，目的是减少媒介孳生、预防和控制虫媒病，包括环境改造和环境处理。常见的环境改造如清除无用积水、修整沟渠、平整土地，消除蚊蝇孳生地等。环境治理强调对媒介栖息场所和孳生地的定期处理，通过改善人们的居住条件和生活习惯，减少或避免人、媒介、病原体三者的接触机会，防止虫媒病的传播。

化学防制 使用天然或合成的对节肢动物有毒化学药物，以不同的剂型（粉剂、油剂、水悬剂、水乳剂、颗粒剂、烟剂和缓释剂等）、不同给药途径（吞食、吸入、接触）以及药物不同作用机制（胃毒、神经毒、抑制生长发育等），诱杀、毒杀或驱避节肢动物。根据不同作用方式，防制药物可分为引诱剂、杀虫剂和驱避剂。常用的化学杀虫剂有：有机氯类、有机磷化合物、氨基甲酸酯类杀虫剂、拟除虫菊酯、昆虫生长调节剂和昆虫驱避剂。

有机氯类 为第一代杀虫剂。代表药物有双对氯苯基三氯乙烷（DDT）、六氯环己烷（六六六）和 γ-六氯环己烷（林丹）等，结构简单、合成方便、价格低廉、广谱、化学性质稳定，特别是DDT曾在 20 世纪 40～60 年代抗乱传斑疹伤寒、蚊传疟疾、白蛉热和黄热病等方面发挥了重要作用。然而由于这些杀虫剂能在自然界和人、动物体内累积，污染环境，出现了严重的 3R 问题，即 Resistance（害虫抗药性）、Residue（农药残留）、Resurgence（害虫再猖獗），已被禁用。

有机磷化合物 为第二代杀虫剂。代表药物有敌敌畏、肟硫磷、倍硫磷、美曲磷脂、马拉硫磷和毒死蜱等。应用较多，主要用于公共场所、疫区以及垃圾处理场等，具有快速触杀和胃毒作用，有的兼具熏杀或空气触杀或内吸作用。

氨基甲酸酯类杀虫剂 代表药物有残杀威和灭多威。其毒理机制是化合物分子整体与害虫的胆碱酯酶结合，拟制其活性从而达到杀虫效果。但毒性较有机磷低，可在动植物体内和土壤中很快降解，在体内不蓄积，不造成环境污染。

拟除虫菊酯 为第三代杀虫剂。主要包括丙烯菊酯、胺菊酯和溴氰菊酯等。其毒理机制是利用环内羧酸酯结构干扰电位依赖 Na^+ 通道闸门开关动力学，使得 Na^+ 通道延迟关闭，引起重复后放和突触传递阻断。对害虫具有强烈的触杀作用，现已成为家庭、畜舍及仓储害虫的理想药剂并适合于多种公共卫生场所。

昆虫生长调节剂 代表药物有灭幼脲、灭幼宝和苯醚威等。主要通过阻碍或干扰昆虫正常发育、生殖等生理功能，达到控制的目的。其生物活性高，作用特异性强，对非靶标生物无毒或毒性小，对人畜安全，使用剂量少，易在环境中降解，不造成环境污染，能防止昆虫产生抗性。但作用缓慢，只限于一定发育阶段。

昆虫驱避剂 代表药物为避蚊胺（N,N-二乙基间甲苯甲酰胺，DEET）、邻苯二甲酸二甲酯等。以避蚊胺最为常用，其作用机制是通过阻断蚊虫嗅觉受体的功能而起作用。主要在体表使用，用于驱避接近的吸血昆虫。

几乎所有重要医学昆虫以及疾病媒介种类都有抗性种群发生。杀虫剂抗性管理已成了化学防制必须重视的一个方面，合理和安全使用杀虫剂至关重要。

生物防制 直接或间接利用天敌来防治包括人类疾病媒介在内的有害生物，天敌形式多样，可产生或不产生代谢物，大体分为三类：生物杀虫剂、捕食性生物和致病性生物。

生物杀虫剂 包括苏云金杆菌、球形芽孢杆菌等。苏云金杆菌高浓度时可直接杀死幼虫，低浓度时，幼虫可化蛹，但不能全羽化或羽化不正常，生产使用较多的血清型是 H-14。球形芽孢杆菌的不同菌株对不同蚊虫毒效不一，常用菌株有 BS-1593、BS-2362 等，作用特点是慢而持效，对处理后的存活幼虫具有后致死效应，被延续致死或损伤，从而导致蚊虫存活率大大降低。生物杀虫剂的使用不易产生交互抗性，不污染环境，具有对各种非靶生物毒性低、生产简易等优点。

捕食性生物 包括鱼、剑水蚤和水生甲虫等。例如，放养柳条鱼、鲤鱼、草鱼或非洲鲫鱼等均可捕食蚊幼虫。

致病性生物 包括真菌、原虫、线虫和寄生蜂。其中真菌杀虫剂的有效成分为孢子或菌丝的侵染体，一般从害虫体壁侵入血腔，摄取其血腔内营养而繁殖或分泌毒素，害虫最终因营养耗竭或毒血症而死亡。常见的有绿僵菌、球孢白僵菌等。食蚊罗索线虫专性寄生于多种库蚊、伊蚊和按蚊体内，是一种颇有前途的生物防治因子。

遗传防制 通过改变或移换昆虫的遗传物质，以降低其繁殖势能或生存竞争力，从而达到控制或消灭一个种群或使某种重要病原体对重要媒介不易感或产生抗性，以达到不能传播疾病的目的。典型方法是对雄虫进行绝育处理（如释放绝育辐射、化学剂、基因敲除与重组、杂交），令其数量远超过目标种群，迫使雌虫与绝育雄虫交配，产出未受精卵。或通过释放具有胞质不育、染色体易位、性畸变和带致死因子等遗传变异的绝育害虫，与目标种群交配，使种群自然递减。例如，利用沃尔巴克菌感染能够导致宿主产生雌性化、孤雌生殖、杀雄以及胞质不相容性及抵抗病原体等原理，可实现将野生的传病蚊媒改变成对人类病原体（如登革热病毒、黄病毒和疟原虫原虫）具有抗性的蚊虫，从而阻断蚊媒病的传播；也可实现压制或区域性根除传病蚊媒。

物理防制　利用机械、热、光、声和电等物理手段，捕杀、隔离或驱赶害虫。最常见的方法如安装纱窗、蚊帐，加盖纱罩等措施防止蚊蝇等进入室内叮咬人类或污染食物。其他常见防制手段还有高温灭虱，捕蝇笼、捕蝇纸诱捕蝇等。

法规防制　利用法律或条例规定，防止媒介节肢动物的传入，对某些重要害虫实行监管，或采取强制性措施消灭害虫。除了通常所说的检疫，法规防制还包括卫生监督和强制防制两方面。特别要加强机场和港口的检疫，防止媒介被携带入境或通过运输工具扩散。

（魏春燕　周　加）

wén

蚊（mosquito）　隶属昆虫纲，双翅目，长角亚目，蚊科。是最重要的一类医学昆虫。全世界已知蚊的种类有 38 属 3350 余种（亚种），中国已报告 18 属 370 余种（亚种），其中与人类疾病关系密切的是按蚊属、库蚊属和伊蚊属中的种类。

形态　包括成虫、卵、幼虫和蛹。

成虫　体长 1.6 ~ 12.6mm，分头、胸、腹三部分，口器（喙）刺吸式，足细长，翅纵脉特殊，体表覆有鳞片，呈灰褐色、棕褐色或黑色。

头部　呈半球形，有复眼 1 对、触角 1 对、触须（下颚须）1 对、口器 1 套。触角 15 节，其上生有触角毛。雌蚊的触角毛短而稀，雄蚊的触角毛长而密，为雌雄的鉴别依据之一。蚊的触角和触须是重要的感觉器官。蚊喙为典型的刺吸式口器，细长位于头前，喙的外鞘由背面有纵列的下唇构成，包裹着上内唇 1 个、上颚 1 对、舌 1 个，下颚 1 对组成的 6 根细长针状结构。上颚末端较宽呈手术刀状，用以切开皮肤；下颚末端较窄呈镰刀状，专司刺入皮肤；上内唇和舌及上颚组成食道；舌的中央有唾液管。多数种类的雌蚊的喙发达，适合刺吸血液，雄蚊的上下颚均不同程度的退化，不适于叮刺吸血。

胸部　分前胸、中胸和后胸三节，中胸特别发达，有翅 1 对。后胸有 1 对平衡棒，蚊翅窄长，膜质，其上覆盖鳞片，鳞片的形态和分布是分类的依据。各胸节有细长足 1 对，分别称前足、中足和后足。足上常有鳞片形成的黑白斑点和环纹，为蚊种分类特征之一，中胸、后胸各有气门 1 对。

腹部　分 11 节，第 1 节不易见，第 2 ~ 8 节明显可见，第 9 ~ 11 节演化为外生殖器。雌蚊有尾须 1 对；雄蚊为钳状抱器，构造复杂，是鉴别蚊种的重要依据。有的蚊种腹节背面具有由淡色鳞片组成的横带、纵条或斑。

成蚊有消化、排泄、呼吸、循环、神经和生殖系统。与蚊媒病流行病学有关的主要是雌蚊消化、生殖和呼吸系统相关结构。

消化系统：分为前肠、中肠和后肠。前肠有唾液腺 1 对，每个唾液腺分 3 叶，每叶内有 1 条不分支的唾液管，汇合成总唾液管通入舌内。唾液管能分泌和存储唾液。唾液含有能阻止宿主血液凝结的抗凝素，破坏吸入的血细胞的溶血素和破坏使血细胞凝集的凝集素。中肠通常称胃，为消化与吸收食物处。前端狭窄，后端膨大，吸血后胃即膨大。胃能分泌多种消化脂肪和蛋白质的酶。

生殖系统：雌蚊有卵巢 1 对。2 条输卵管汇合成总输卵管前的膨大部称壶腹。总输卵管开口于生殖腔。受精囊（库蚊属和伊蚊属有 3 个，按蚊属只有 1 个）和副腺均开口于生殖腔。每对卵巢含有几十至几百个卵小管。卵小管顶端部分称原卵区或卵泡生发区，连接处为生长区，由 2 ~ 3 个发育程度不同的卵泡组成，每个卵泡含有 1 个卵母细胞和 7 个营养细胞。每产 1 次卵，卵小管便留下 1 个膨大部。

呼吸系统：微气管卷曲成细丝状分布在卵巢的表面，妊娠后卵巢膨大，微气管相应伸直，以此可鉴别经产蚊。

卵　蚊卵小，刚产出时灰白色，随后颜色变深，呈棕色或黑色。形态随蚊种而异，大致为圆锥形或橄榄形，最长不足 1mm，单粒散产或成块状。

幼虫　幼虫分为 4 龄。初孵幼虫长约 1.5mm。幼虫身体分头、胸、腹三部分，周身长有毛或毛丛。头部近似长椭圆形，其背面两侧有触角和眼，眼两对，1 对较大的复眼为成虫眼，其后面的眼为幼虫眼。头腹面有咀嚼式口器，口器内有口刷，头壳由 3 块骨片构成，并长有一定排列和对称的毛，其位置和形态是鉴别蚊种的重要特征。胸部略呈方形，较为宽大，不分节。腹部细长，分为 9 节，前 7 节形态相似，第 8 节背面有气门和细长的呼吸管，各节腹面均有背板和掌状毛。

蛹 蛹的侧面观呈逗点状，膨大的前部为头胸部。弯曲、狭细的后部为腹部，胸背两侧有 1 对呼吸管。腹部分 9 节，第 1 节背面有 1 对树状毛，第 8 节末端有 1 对尾鳍。

生活史 蚊为完全变态昆虫，一生包括卵、幼虫（孑孓）、蛹和成虫四阶段。前三阶段生活于水中，成虫陆生，可飞行。雌蚊产卵于水中，卵期长短随蚊种和温度而不同，在 28℃下 2~3 天可孵出幼虫。幼虫生活在水中，通过口刷的迅速摆动过滤水中食物，幼虫需经 3 次蜕皮，成为 4 龄幼虫，因温度和食物的不同，幼虫期 5~24 天，然后化蛹。蛹在水中不能进食，但能活动，通常停息于水面，通过呼吸管获取氧气，受惊扰则暂时潜入水中。在温度 28℃下 2~3 天羽化为成虫。成蚊羽化后不久即进行交配，产卵。自卵发育为成蚊所需的时间取决于温度、食物和环境等诸多因素。在适宜的条件下整个周期为 1~2 周。

生态 有以下几方面。

孳生地 蚊产卵于水中，不同种类虫卵可上浮或下沉，单个或黏集成卵块。幼虫孵出后便孳生于该水体。按蚊、库蚊和伊蚊的成蚊产卵对水体有一定选择性。按蚊多产卵于面积较大的清水水体，如稻田、沼泽和灌溉沟渠等处；库蚊多产卵于污水水体，如污池、水沟和洼地积水；伊蚊多产卵于小型清水水体，如雨后积水的盆、罐和树洞等处。

活动与栖性 蚊的栖性受到环境的影响，环境的变化有时会引起栖性的改变。成虫栖息场所因种而异，一般分三类：家栖型雌蚊多在室内吸血，后在较为隐蔽处栖息，如嗜人按蚊、淡色库蚊和致倦库蚊；半家栖型雌蚊吸血时飞入人房和畜圈内，吸血后稍事停留，再飞出室外栖息，如中华按蚊等；野栖型雌蚊吸血和栖息均在室外及旷野，如大劣按蚊、白纹伊蚊等。

食性 雄蚊不吸血，以植物汁液为食。雌蚊羽化后约 2 天开始吸食人或动物血液，每次可吸血约 0.02ml。

蚊的嗜血习性与蚊媒病的传播密切相关。伊蚊白天吸血，按蚊和库蚊多在夜间吸血。嗜人按蚊、微小按蚊、大劣按蚊、淡色库蚊、致倦库蚊和白纹伊蚊偏嗜人血；中华按蚊和三带喙库蚊偏嗜家畜血兼吸人血。偏嗜人血的蚊种多为蚊媒病的重要媒介；兼吸人血的蚊种则可传播人兽共患疾病。

雌蚊必须吸血卵巢才能发育、产卵、繁衍后代。雌蚊一生可多次吸血，每次吸血至产卵的周期称生殖营养周期，通常 2~3 天。根据生殖营养周期，结合卵小管膨大部的数量，可推测蚊的生理龄期，这在蚊媒病流行病学上具有重要意义。

交配 雌雄蚊交配大多在黄昏及黎明，有群舞现象。雌蚊常被雄蚊飞舞释放的性激素所吸引，飞来找到雄蚊后离开蚊群，选择水面、离地面数尺高的空旷地、树丛或建筑物上空等处进行交配。雌蚊一生仅交配 1 次，精子一生够用。

季节消长 蚊种群密度的季节性变化受温度、湿度和雨量等因素影响。不同蚊种、不同地区间存在差别。如中华按蚊，在长江中下游地区，3 月初出现第 1 代幼虫，5 月成蚊密度上升，7 月达到高峰，9 月以后下降；而在天气炎热的海南岛，中华按蚊的种群密度高峰是在 3~4 月。

越冬 蚊应对寒冬气候的方式为越冬。通常在外界温度低于 10℃时，受精雌蚊体内贮存的营养变为脂肪，栖息在阴暗潮湿的避风处，如地窖、树穴、畜圈等处，到次年春暖时复出，吸血产卵。大多数蚊种以成虫越冬，伊蚊可以卵越冬。在全年月均气温 10℃以上地区蚊无越冬现象，如中国福州以南地区。

与疾病的关系 蚊除骚扰、叮刺吸血外，更严重的是通过传播病原体引起疾病。在中国，蚊可传播疟疾、登革热、流行性乙型脑炎和丝虫病（班氏丝虫病和马来丝虫病）。在国外，蚊还传播黄热病、西尼罗热、基孔肯雅热（Chikungunya fever）、东方马脑炎（EEE）、西方马脑炎（WEE）等多种病毒病和帝汶丝虫病及犬恶丝虫病。

疟疾 由蚊传播的传染病，病原体为疟原虫。疟疾主要症状是周期性寒战、高热和出汗退热，引起贫血和脾大。已知约有 60 种按蚊可传播人疟，中国有 20 余种，主要的传疟蚊种，在平原地区为中华按蚊，长江流域的局部山区和丘陵为嗜人按蚊，南方山区和热带雨林地带分别为微小按蚊和大劣按蚊。

登革热 由登革热病毒引起、由伊蚊传播的急性传染病。包括登革热和登革出血热。登革热症状相对较轻，为双相热，肌肉与关节疼痛、皮疹、血细胞减少和淋巴结肿大。登革出血热则症状严重，临床特征为高热、肝大、出血倾向，部分患者常伴有循环衰竭。主要流行于东南亚、中国广东、广西、福建和海南等地，主要传播媒介为埃及伊蚊和白纹伊蚊。蚊感染病毒可终身保持传染性。

流行性乙型脑炎 病原体为乙型脑炎病毒，是蚊传人兽共患病，流行于夏秋季节，以高热、意识障碍、抽搐等中枢神经系统症状为特征。流行性乙型脑炎在热带、亚热带、温带和中温带地区均有流行，其中以东南亚一带为主。传播媒介有三带喙库蚊、淡色库蚊和东乡伊蚊等。在中国，三带喙库蚊为主要传播媒介。乙型脑炎病毒可在蚊体内越冬，并可经卵传递至子代。

丝虫病 班氏丝虫病和马来丝虫病的病原体分别是班氏丝虫和马来丝虫，由蚊传播。主要临床体征是肢体和生殖泌尿系统淋巴管炎、淋巴结炎、象皮肿，鞘膜积液和乳糜尿等。已知的媒介蚊有 65 种，中国有其中 22 种。中国班氏丝虫病的主要传播媒介为淡色库蚊和致倦库蚊，其次为中华按蚊；马来丝虫病的主要传播媒介为中华按蚊和嗜人按蚊。

防制 需要因时因地制宜，采取综合性防制措施，结合爱国卫生运动，根据当地的实际情况，采取以环境防制为主、选择性地辅以其他方法的综合防制措施。

物理防制 根据城乡不同情况和蚊种的不同栖性，采用安装纱门、纱窗、挂蚊帐等措施防蚊侵袭。铲除杂草，搞好环境卫生，疏通沟渠，清理积水，填平洼地，堵塞树洞、石穴，控制和消除幼虫孳生地。水稻地区可采用稻田间歇灌溉、合理密植等方法消灭幼虫孳生。

化学防制 日常使用蚊香和涂擦驱蚊剂防蚊叮咬。使用杀虫剂，如有机氯化物、有机磷化物、有机氮氨基化合物和合成菊酯，通过室内喷洒、滞留喷洒、畜体喷洒、烟雾喷洒及室外超低容量喷雾等方法毒杀成蚊。常用杀虫剂有倍硫磷、肟硫磷、杀螟松和溴氰菊酯等。20 世纪 80 年代起，中国在蚊媒病流行区，使用高效低毒、残效较长的菊酯类杀虫剂浸泡蚊帐，具有良好的防制效果。该法已被世界卫生组织（WHO）推荐在多国疟疾流行区使用。

生物防制 放养柳条鱼、鲤鱼、草鱼和非洲鲫鱼等捕食蚊幼虫，同时加强对其他捕蚊动物如燕、蝙蝠、水螅和蜻蜓的保护。利用致病微生物，如苏云金杆菌 H-14、球型芽胞杆菌和罗索线虫等对常见蚊种幼虫均有较好的杀灭效果。

遗传防制 利用各种技术处理蚊，使其遗传性状发生改变，达到控制蚊种群规模的目的，例如对非洲主要疟疾媒介冈比亚按蚊等改造，培育对疟原虫不易感或传疟能力下降的新型转基因蚊，释放至自然界后建立新的种群，从而控制传疟按蚊种群的规模。该类研究尚处于实验阶段，但作为新型遗传防制策略可望将来在媒介防制中发挥作用。

（王振生 王 恒）

yīwén

伊蚊（*Aedes spp.*） 隶属双翅目，蚊科，库蚊亚科，伊蚊属。分布于全世界，热带和亚热带伊蚊种类更多，是蚊科中最大一属，已知包括 38 个亚属，近 1000 种，中国有 100 余种，约占蚊种类总数的 1/3。中国伊蚊分为 11 个亚属，其中较重要的是覆蚊亚属、纷蚊亚属、伊状蚊亚属和骚扰蚊亚属等。中国重要伊蚊种类有覆蚊亚属的埃及伊蚊和白纹伊蚊、纷蚊亚属的东乡伊蚊，伊状蚊亚属的刺扰伊蚊以及骚扰蚊亚属的背点伊蚊。作为蚊科昆虫，伊蚊食性凶猛。传播黄热病、登革热、基孔肯雅热（Chikungunya fever）、流行性乙型脑炎和丝虫病。

形态 ①成虫：蚊喙细直，刺吸式。中胸后背片光滑，无气门鬃毛。翅脉上无黑白斑点，有纵脉，除少数种类外，纵脉 6 末端终止在翅边缘处明显超过纵脉 5 的位置。爪垫不发达。雄蚊尾部有 1 对小抱器。②卵：椭圆形或橄榄型，无浮囊，单粒散产，卵壳上有刻纹，密度高于水，产后沉于水底。③幼虫：头部有完整的下颚缝，触角末端不分节。呼吸管短粗，有 1 对管毛，无掌状毛。

主要蚊种 有以下种类。

埃及伊蚊 中等大小，深褐或暗黑色，有银白和淡色斑纹。中胸盾片两肩侧各有一个明显的长柄镰刀状白斑，其间有金黄色纵向条纹，整体如弦琴，是埃及伊蚊的重要特征。雌蚊唇基有 1 对白鳞簇。跗节上有基白环，后足跗节 5 全为白色。除非洲森林的野生蚊之外，埃及伊蚊一般活动在人居住地附近。幼虫孳生在人居住环境范围内的各种小型容器积水中，如瓶罐、水槽、缸碗中。在中国，室内饮用储水容器也是这种伊蚊的主要孳生场所。雌蚊将卵产于接近水面的潮湿处，卵在体外具备较强的抵抗外界不利条件的能力。幼虫可在积水浸泡后孵化，有时虫卵需多次浸泡。雌蚊在室内或周围刺吸人血，活动范围在半径 200m 内。埃及伊蚊的季节消长与储水情况有关。该蚊种适于实验室养殖，可供科研使用。

埃及伊蚊广泛分布于全球热带亚热带地区。在中国主要分布在广东省沿海地区、雷州半岛、海南省、台湾省南部和广西北部湾等地。

白纹伊蚊 黑色或暗黑色中小型蚊种，有银白色斑纹。在中胸盾片正中有 1 银白色纵纹，自盾片前缘向后达盾片的 2/3 处。翅基前有一簇银白宽鳞。后足跗节第 1～4 节有基白环，末节全白。腹部背面第 2～6 节有基白带。幼虫与埃及伊蚊近似。白纹伊蚊为半野生蚊种，幼虫孳生与人居住地附近的竹筒、树洞、石穴、废旧轮胎、废弃缸罐坛钵等形成的小容器内的积水中。雌蚊凶猛，在竹林、橡胶林、庄稼地等处大量孳生，对人骚扰较大，以至于影响劳动作业及户外活动。该蚊种在日出前后和日落前后出现吸血活动高峰。成蚊数量在雨季 7～9 月最多。白纹伊蚊遍布整个东亚地区，在中国南起海南、北至辽宁的 20 个省、市、自治区，以北纬 30°以南为常见。

东乡伊蚊 棕褐或深褐色中型蚊种，喙深褐色，触须末端有淡色鳞。中胸盾片有淡黄鳞形成不清晰的纵线，包括正中有 1 对纵纹，在小盾片前区分叉。翅基前和翅基上有 1 片淡色鳞。后足跗节第 1～5 节有基白环。幼虫头毛位于头前端，几乎在同一横线上。呼吸管毛位于管末端 1/4，比例大，明显超过管的末端。幼虫多孳生于海边岩穴、石洞、容器、船舱的积水。东乡伊蚊能耐受高盐浓度，甚至能在盐水桶内生存。雌蚊刺吸牛、马以及鸟类等动物血液，也进入室内吸人血。此蚊种在日本、朝鲜、泰国、马来西亚等都有记载。在中国分布于河北、辽宁、山东、江苏、浙江、福建、台湾和广东省沿海地区。

刺扰伊蚊 棕、褐或淡褐色中型蚊种。雌蚊触须末端有白鳞，中胸盾片有少数淡色鳞。翅鳞褐色，前缘脉、亚前缘脉以及纵脉 1 和 5 段有少数淡色鳞。前足和中足股节前面褐鳞中有淡色鳞，形成明显的麻点。跗节有基白环。腹部有斑纹，通常 2～5 背板有基白带。幼虫触角有细刺，头毛分支。呼吸管末 2～3 梳齿的间距宽。此蚊幼虫广泛孳生于土坑、浅潭、池塘、洼地积水、稻田和沼泽等，也可见于容器积水内。雌蚊刺吸牛、马等动物血液，也进入室内吸食人血。刺吸活动为黄昏型，在傍晚出现刺吸高峰。活动范围广，半径可达数公里。此蚊在一年中出现较早，高峰在 9 月。以卵期过冬。刺扰伊蚊广泛分布于欧亚以及北美大陆。在中国各省都有记载。

背点伊蚊 棕褐或褐色中型蚊种。中胸盾片中央 1/5～1/3 为褐色或棕色，两侧约 1/3 为灰色或青灰色，外侧为褐色。翅鳞淡色或深褐色混生。部分跗节白环跨越关节。幼虫触角有细刺，触角毛分支，头毛也有分支。此蚊幼虫孳生于土坑、浅潭、洼地积水中。雌蚊刺吸牛、马等动物血液以及人血，刺吸活动为白昼和傍晚。活动范围广，可飞行半径为 10 余千米。背点伊蚊分布于欧亚以及北美大陆。在中国主要分布于河北、山西、东北三省、陕西、甘肃、宁夏、青海和新疆等省、自治区。

（王振生）

kùwén

库蚊（*Culex spp.*） 隶属双翅目，蚊科，库蚊亚科，库蚊属。分布于全世界，是蚊科中第二大属，已知包括 22 个亚属，近 800 种和亚种。中国已知 8 个亚属，约有 60 余种，其中较重要的是包蚊亚属、库蚊亚属、库状蚊亚属、簇角蚊亚属和劳蚊亚属等。中国重要库蚊种类有致倦库蚊、淡色库蚊和三带喙库蚊。库蚊刺吸人和多种动物血液，有些种类是班氏丝虫病、西方马脑炎、委内瑞拉马脑炎和流行性乙型脑炎的重要传播媒介。

形态 ①成虫：体多呈黄棕色，刺吸式口器。触须短，触角与口器近等长。翅上无黑白斑，含窄鳞，纵脉 6 末端明显超过纵脉 5 的分叉位置。中胸无气门鬃和气门后鬃。各足跗节具有发达的爪垫。②卵：圆锥形，多粒聚集成筏状，浮于水面。③幼虫：细长形，体分节，呼吸管细长，管口小，无裂隙，呼吸管毛 6 株以上，无掌状毛。

主要蚊种 有以下种类。

淡色库蚊和致倦库蚊 为尖音库蚊的两个亚种，尖音库蚊包含 5～6 个种和亚种，中国有 3 个亚种，除了上述 2 个亚种外，还有尖音库蚊指名亚种。3 个亚种形态相似，为红棕、淡褐或褐色中型蚊种类。雌蚊喙无淡色环，但在腹面可见淡色区域。中胸腹侧板上角和下部以及后侧片上部可见鳞簇。腹部背面有基白带。淡色库蚊基白带下缘平整，致倦库蚊基白带下缘呈弧形。跗节全部暗色无明显条纹。幼虫头毛细弱，色淡，呼吸管毛 4 对。淡色库蚊和致倦库蚊的生活习性一致，都是室内常见种，通常称为家蚊。幼虫主要孳生在人居住环境中的小型积水和容器积水中，特别是蓄积较久的污染水源内，包括土坑、土井、阴沟、下水道、粪坑、水池和各种盛水器皿内均可发现幼虫。雌蚊广泛刺吸人及家禽、家畜血液。成蚊很容易在住屋、厩舍、禽舍、山洞、灌木丛和草丛中捕获。通常在市区其种群占比有 80%～100%，在农村占比约

50%。致倦库蚊在中国南方终年孳生，一般在 7～9 月密度最高。在北方，通常以成蚊栖息在阴暗避风处过冬，如牛舍、桥洞、防空洞、空屋和草丛等。尖音库蚊为全球分布蚊种。在中国，淡色库蚊分布北纬 34°以北区域，致倦库蚊分布北纬 32°以南区域，北纬 32°～34°为两者共同分布区域，大致在安徽阜阳、河南驻马店、陕西安康及甘肃的陇西一线。

致倦库蚊和淡色库蚊是中国班氏丝虫病的主要传播媒介，有些地区被认为能够传播流行性乙型脑炎。致倦库蚊也可传播登革热，基孔肯雅热等。

三带喙库蚊 属杂鳞库蚊组内的一种，是棕褐色小型蚊种。头顶竖鳞平齐黑色，喙中段有一明显且宽阔的白环，喙基部腹面有淡色鳞，触须尖端为白色。中胸盾片鳞暗棕色，翅上鳞一致暗色，仅前缘翅脉基部有一条短白纵线。各足跗节基部有一细窄的白环；腹节背面基部均有中间稍向下突出的淡黄色的狭带。幼虫头毛粗刺状，黑色，前胸毛分支，呼吸管较长。呼吸管毛 5～6 对。三带喙库蚊幼虫孳生于稻田、沼泽、芦苇塘、沟渠、水坑和洼地等处。可在清水中生长也可在污水中生长。成蚊食性较广，能刺吸牛、驴、马、猪、鸟类和人的血液，但主要刺吸畜血。主要在日落后活动直至天明。三带喙库蚊的繁殖受稻田种植与水期影响较大，在单季稻区，一年只有 1 个繁殖高峰，见于 7～8 月份；在双季稻区，可见两个繁殖高峰，与早晚稻种植季节一致。该蚊分布于欧亚大陆，范围较广，中国除西藏、新疆外，全国各地均有分布。该蚊也是中国农村最常见的蚊种之一。三带喙库蚊是泰国、日本、朝鲜以及中国流行性乙型脑炎的重要传播媒介。

（王振生）

ànwén

按蚊（Anopheles spp.） 隶属双翅目，蚊科，按蚊属。全世界已知的按蚊包括 6 个亚属，近 450 个种和亚种，分布全球，仅少数太平洋岛屿未发现按蚊。按蚊是人体疟疾、丝虫病、某些热带病毒感染的重要传播媒介，传病蚊种因地区而不同。中国已知两个亚属，即按蚊亚属和塞蚊亚属，约有 60 余种和亚种。中国比较重要的疟疾媒介按蚊种类有按蚊亚属的中华按蚊和嗜人按蚊以及塞蚊亚属的微小按蚊和大劣按蚊。

形态 ①成虫：体呈灰褐色，触须长，雌雄蚊的触须都至少超过喙的 3/4，雄蚊的触须末 2 节通常膨大并向外曲折。中胸小盾片弯弧状。翅上多有黑白斑。②卵：舟形，单个散在，两侧有浮囊，浮于水面。③幼虫：细长形，体分节，无呼吸管，可见气门，掌状毛仅 1 对。④蛹：呼吸管短，末端膨大并张开，似漏斗状。

主要蚊种 有以下种类。

中华按蚊 是中国分布最广和最常见的按蚊，也是疟疾和丝虫病的重要传播媒介。成虫灰褐色或棕褐色中型蚊种，雌蚊头顶和后部有竖鳞，触须基部蓬松，有 4 个白环，顶端两个较宽；翅前缘外侧延边缘分布有明显的两个白斑，尖端白斑大。前缘脉基段可见少数淡色鳞，但无白斑。足灰褐色，各足基节通常有淡色鳞簇，后足跗节的第 1～4 节末端有窄白环。腹部灰色，侧面可见一个 T 形暗斑。幼虫头部有明显的暗斑，常排列成带状，这些暗斑和体色的变化很大，头毛简单，腹节掌状毛发达。卵中间部分较宽，约与两侧浮囊宽度一致，为卵宽的 1/3。

中华按蚊为中国平原地区特别是农村地区优势蚊种，数量因地区、气候、水源环境、自然条件不同而异。在水稻种植区其数量占优。主要孳生场所是稻田以及各种有水生植物的水体如沼泽、芦苇塘、藕塘、湖滨、沟渠、浅潭和洼地等。在干旱缺水时，其幼虫也可见于人畜居住地附近的各种容器积水内。雌蚊刺吸人、家畜血液，通常较倾向于牛、马、驴、猪等大型家畜血液。主要刺吸活动高峰在日落后户外进行，为典型的黄昏型。其饱食后即栖息在室内、畜舍，野外活动的中华按蚊吸血场所多为作物地、草地等处。该蚊发生的季节受地区、水稻种植周期、蓄水期影响较大，如在辽河下游，成蚊 6 月下旬出现，8～9 月达到高峰期，然后数量锐减，准备过冬。在海河、黄淮流域，成蚊 4 月下旬即出现，7～8 月达到高峰，然后数量下降。长江中下游地区，成蚊出现早 1 个月并在 10 月以后数量才开始下降。成蚊繁殖高峰与当地稻田种植周期相一致，单季稻种植地区往往仅有一个繁殖高峰，双季稻种植地区则有两个繁殖高峰。中华按蚊以成蚊越冬，越冬场所包括窑洞、畜舍、空房、山洞、草堆和芦苇丛等地。该蚊在中国分布广泛，南至海南省，北至黑龙江，除青海、新疆外，全国均有分布，但数量以南方为多。国外主要分布在南亚以及东南亚国家。

中华按蚊是间日疟主要媒介，可引起疟疾流行。同时它还可传播马来丝虫、流行性乙型脑炎病毒。

嗜人按蚊 成蚊与中华按蚊

相似，雌蚊触须较细，末端 2 白环常稍宽或相互连接；翅前缘基部均为暗色，尖端白斑小或不明显。足各基节外侧无鳞簇，或有少量鳞。腹有暗色鳞，侧膜上无 T 形暗斑。幼虫头部色素多，颜色深，头毛分支少。卵中间部分极窄，仅占卵宽的 1/10。嗜人按蚊刺吸人、畜血液。日落后开始活动，直到天明。吸血后多停留在室内。该蚊孳生于稻田、灌溉渠、水潭等水质较优的水体。长江中、下游地区 3 月中旬即可出现，8~9 月形成高峰。嗜人按蚊分布于中国东经 100°以东，北纬 22°~33°的广大山区和丘陵地带，包括河南和长江流域以南的 15 个省、自治区，其种群数量远比中华按蚊少。

微小按蚊 棕褐色中小型蚊种。雌蚊的触须有 3 个白环，喙一致暗色，翅前缘有 4 个白斑，除纵脉 6 之外，各纵脉末端都有小斑。各足跗节一致暗色，无白环。幼虫头毛简单。腹节前背片大。微小按蚊幼虫主要孳生于山地及丘陵地区水质较清的积水、缓流、渗出水和沟渠中。成蚊栖息于室内、畜舍，以及室外的土洞、地窖、沟渠和树洞等处。活动范围不超过 2 千米。夜晚飞入室内或畜舍吸血，白天仍可停留室内。雌蚊吸血高峰主要在午夜前后。微小按蚊的吸血习性有在海南岛和大陆地区两种不同类型。海南微小按蚊主要刺吸人血。大陆地区微小按蚊刺吸人、畜血液，随着方向向北，刺吸人血的比例逐渐减小。微小按蚊发生季节高峰一般出现在雨季前后，成蚊数量高峰月在 9~10 月。海南岛的微小按蚊数量从 3 月开始增多，4 月达到高峰，5 月后逐渐减少；在中国其他地区，微小按蚊可能

在秋后形成第二次繁殖高峰。在月平均气温 10℃ 以上的地区，如云南、海南等省，微小按蚊可终年活跃，不需过冬。其余地区的微小按蚊以虫卵越冬。微小按蚊曾是中国南方山区和丘陵地区疟疾的主要媒介。历史上云贵地区所称的瘴气分布地区，即主要由这种按蚊所传播的恶性疟流行区。微小按蚊分布于北纬 33°以南的山地和丘陵地带，包括浙江、安徽、江西、福建、台湾、湖南、湖北、广东、广西、云南、贵州、四川以及海南等省、自治区。在国外该蚊见于印度、巴基斯坦、孟加拉国以及东南亚国家。

大劣按蚊 灰褐色中型蚊种。雌蚊触须有 4 个白环，顶端白环最宽。翅前缘脉有 7 个白斑，第 6 纵脉有 6 个黑斑。各足股节、胫节和跗节 1~2 都有白斑，后足胫节和跗节关节处有 1 个明显的宽白环。幼虫头毛简单。腹节前背片正常，不含后背片。大劣按蚊是热带丛林型按蚊，主要孳生于丛林荫蔽，无阳光直接照射的山间石穴、溪水、丛林内的渗出水和洼地内。人居住地附近的生活用具积水也可见幼虫生存。成蚊白天栖息于荫蔽的草丛、灌木丛、树洞内，难以发现。雌蚊偏吸人血，日落后飞到人居住地附近，一般在深夜潜入室内吸血，午夜为吸血活动高峰。该蚊吸血后即飞离室内到野外栖息，所以白天很少能在室内发现。大劣按蚊的季节消长与当地降雨量密切相关，海南雨季成蚊密度明显升高，一般 7~10 月为繁殖高峰。中国的大劣按蚊主要分布在海南、云南的山林地带。在国外主要分布于南亚、东南亚国家，是这些地区疟疾传播的重要媒介之一。

（王振生）

yíng
蝇（fly） 隶属昆虫纲，双翅目，环裂亚目。一类重要的医学昆虫，全世界已知 10 000 余种，中国有 1500 余种。与疾病关系密切的种类多属蝇科、丽蝇科、麻蝇科、花蝇科、厕蝇科和狂蝇科。蝇主要通过机械携带病原体、吸血、寄生等行为危害健康。重要的机械性携带病原体的蝇种有舍蝇、大头金蝇、巨尾阿丽蝇、丝光绿蝇和棕尾别麻蝇等，吸血类蝇种有厩螫蝇、舌蝇等，另外狂蝇科、皮蝇科和胃蝇科的某些虫种则通过幼虫寄生引起蝇蛆病。

形态 包括成虫、卵、幼虫和蛹。

成蝇 一般体长 4~14mm，分头、胸、腹三部分，呈暗灰、黑灰、黄褐及暗褐色，全身被有鬃毛，某些种类可能带有蓝、绿、青和紫等金属光泽。

头部 近半球形，前端一对大复眼，通常雌蝇两眼间距较宽，雄蝇较窄或相接。顶部有 3 个呈三角形排列的单眼。颜面中央有 1 对触角，分三节，末端第 3 节最长，其基部外前方有一根触角芒。非吸血蝇类的口器为舐吸式，由基喙、中喙和口盘（1 对唇瓣）组成，基喙上有 1 对触须，唇瓣腹面有对称排列的假气管，每两个假气管间有细小的口前齿，两唇瓣平时合拢，当蝇舐食时平贴于食物表面，食物由此流入口腔。唇瓣是藏纳病菌污垢的重要结构。吸血蝇类的口器为刺吸式，其结构与舐吸式口器基本相似，不同的是下颚须细而短，中喙细长而坚硬，唇瓣小，假气管退化，但口前齿特别发达，借以刺破人、畜皮肤吸血。

胸部 分前、中、后三部分，前胸和后胸退化，中胸特别发达。

中胸背板和侧板上的鬃毛、斑纹等特征可作为分类依据。前翅膜质 1 对，有 6 条不分支的纵脉，其中第 4 纵脉弯曲形状为分类鉴别特征。在后胸侧板上有 1 对平衡棒。足较短，共 3 对，跗节分为 5 节，末端有爪和发达的爪垫 1 对，中间有 1 个带刚毛的爪间突，爪垫密布细毛，可分泌黏液借以在光滑面上爬行，同时可携带大量病原体。

腹部　为圆筒形，末端尖圆。虽分 10 节，但一般仅见前 5 节，后 5 节演化为外生殖器。雌蝇外生殖器藏于腹部，产卵时伸出。雄蝇外生殖器是蝇种鉴定的重要依据。

卵　为椭圆形或香蕉状，乳白色，长约 1mm，常数十至数百粒堆积成块。

幼虫　俗称蛆。圆柱形，前尖后钝，无足无眼，多为乳白色。幼虫分 3 龄，长 2~12mm，家蝇 1 龄幼虫长 2mm，3 龄幼虫长 8~10mm。头 1 节，尖小，有 1 对口钩；胸 3 节，第 1 节两侧有前气门 1 对；腹 10 节，可见其中 8 节，后 2 节很小位于 7、8 节的腹面，第 8 节后侧有后气门 1 对，气门由气门环、气门裂和气门钮组成。第 10 节变为肛板，为几丁质化的板状构造，中间有肛孔。各蝇种幼虫的口钩、前气门、后气门以及肛板形状是幼虫分类的重要依据。

蛹　为圆筒形，前尖后钝，外围棕褐色至黑色蛹壳，称围蛹。长 5~8mm。

生活史　蝇为完全变态昆虫，除少数蝇类（如麻蝇）直接产幼虫外，典型的生活史有卵、幼虫、蛹和成虫 4 个阶段。成虫羽化 1~2 天后进行交配，一般一生仅交配 1 次，有效的交配时间约 1

小时，数日后雌虫产卵。在温度适合的夏季，卵产出后 1 天即可孵化。幼虫经两次蜕皮后发育为 3 龄幼虫，一般 4~8 天后停止进食，离开孳生地，钻入周围干松的土壤中静止化蛹。蛹一般 3~6 天羽化，发育为成虫。整个生活史所需时间与蝇种、温度、湿度及食物等因素有关，一般为 20~30 天。高温较适于蝇类的生长发育，如大头金蝇从卵发育至成虫所需要的时间，22℃约 20 天；25℃约 13 天；32℃约 11 天。成蝇寿命随蝇种不同而异，一般 1~2 个月。蝇类一般每年可完成 7~8 代，中国南方可达 10 多代。

生态习性　有以下特征。

孳生地　自由生活的蝇幼虫以有机物为食，各种有机物丰富的地方都可成其孳生地。根据孳生地性质不同，常分为粪便类、垃圾类、腐败的植物质类和腐败的动物质类 4 种类型。蝇种不同，它们的孳生地也不同。一般孳生环境的适宜温度为 30~40℃，相对湿度为 75%~80%。温度、湿度过高或过低均不利于幼虫的生存发育。卵和 1 龄幼虫需要较高温度，如舍蝇此期需要湿度在 90% 以上。随龄期增长，要求的温度和湿度降低，3 龄幼虫和蛹喜低温和低湿环境。蝇类的适应性较强，尤其是居住区内的蝇类，往往对孳生地的要求不太严格。

活动与栖性　受光线和温度的影响，蝇类喜白天活动，夜间常停落于居室内的天花板、电线或悬空的绳索上。蝇多数具有趋光性，善飞翔。舍蝇每小时可飞行 6~8 千米，一般活动范围在 1~2 千米，有时可借风力或随车、船、飞机等交通工具携带到更远的距离生存。蝇类活动受温度的影响较大，如舍蝇，30℃时最活跃，40℃以上和 10℃ 以下便濒于死亡。

食性　成蝇根据食性分为三类：不食蝇、吸血蝇和非吸血蝇。不食蝇类口器退化，不取食，营寄生生活，如狂蝇、皮蝇和胃蝇等。吸血蝇类雌雄均吸血，以动物与人的血液为食，如厩螫蝇。非吸血蝇类食性复杂，腐败的动植物、人和动物的食物、排泄物、分泌物和脓血等均可为食。其食性与蝇的种类相关。成蝇的主要营养是水和糖类，但雌蝇孕期还需要大量的蛋白质和氨基酸。蝇接触食物时用足和喙的化感器来选择食物，如为液体则直接舔舐，如为固体则需要吐出嗉囊中的消化液来分解和消化食物，用唇瓣上的细齿粉碎食物中的颗粒物质。蝇类取食频繁。蝇在停落时，常用足刷身，致使病原体污染饮食。蝇边吃、边吐、边排泄，这些习性都增加了机械性携带病原体的机会。

季节消长　蝇对气候的适应性不同。不同蝇种常表现为不同的地域和季节分布。一般可将中国蝇类分为四类。①春秋型：如巨尾阿丽蝇、厕蝇、厩腐蝇。②夏型：如厩腐蝇、厩螫蝇。③夏秋型：如大头金蝇、丝光绿蝇和黑尾麻蝇。④秋型：如舍蝇。

越冬　除虫卵外，蝇类其他各期均可越冬。根据蝇种不同可越冬的时期不同。金蝇、丽蝇、麻蝇主要以蛹越冬；厕蝇、绿蝇、黑蝇以幼虫越冬；厩腐蝇、红头丽蝇以成虫越冬。舍蝇幼虫、蛹或成虫均可越冬，越冬的幼虫多在孳生物底部，蛹在孳生地附近的表层土壤中，成虫则蛰伏在隙缝、屋角、菜窖和地下室等温暖、隐蔽处。

与疾病的关系　蝇活动取食

过程中骚扰人的工作与休息、污染食物，有些蝇类还叮刺吸血，更重要的是传播疾病和寄生引起蝇蛆病。

传播疾病 蝇传播疾病的方式包括机械性传播和生物性传播两种。

机械性传播 蝇传病的主要方式，通过蝇类体内外携带病原体以及蝇类特有的习性，造成病原体的传播扩散。蝇幼虫多孳生于人、畜粪便、腐败动植物质、垃圾堆等场所。成蝇多为杂食性，除活动于污秽的孳生地外，人、畜食物也是蝇类喜食的对象，蝇类体表均有十分发达的刚毛，因此人、畜居住场所的蝇类便成为机械性传播人、畜疾病的主要蝇种，通常是非吸血蝇类，如家蝇、丽蝇、厕蝇、麻蝇、金蝇、绿蝇和厩腐蝇等。机械性传播病原体是蝇对人类危害的主要方面。蝇体表和体内能携带 140 多种病原体，包括微小的病毒到较大的蠕虫卵。所传播的疾病有肠道传染病，如伤寒、副伤寒、霍乱、细菌性痢疾、阿米巴病和蠕虫病等；呼吸道传染病，如肺结核等；皮肤病，如雅司病；眼病，如沙眼、结膜炎等。

生物性传播 某些蝇类作为病原体生长发育的宿主，通过蝇的吸血或舔舐行为造成病原体向人体传播从而造成感染。非洲舌蝇通过吸血可传播锥虫病，又称睡眠病。冈田绕眼果蝇作为结膜吸吮线虫的中间宿主，通过舔舐行为将幼虫传染到哺乳动物眼结膜部位。

蝇蛆病 蝇类幼虫寄生在人或动物的组织和器官中可引起蝇蛆病，主要症状表现在蝇蛆对宿主的机械刺激。蝇蛆身体表面的毛、钩、刺及移行等会引起刺激

症状。患者会感到寄生部位有刺、痛、痒、异物感和移行感等。临床常以蝇蛆的寄生部位划分蝇蛆病：眼、皮肤蝇蛆病，胃蝇蛆病，鼻蝇蛆病等，以眼蝇蛆病最多见，其次是皮肤蝇蛆病。

眼蝇蛆病 主要由狂蝇属种类的幼虫所引起，以羊狂蝇最常见。狂蝇蝇蛆寄生在结膜内。患者有眼内异物感、痒痛、畏光和流泪等症状。

胃蝇蛆病 多因家蝇、厕蝇、腐蝇、金蝇等属蝇种的卵或幼虫，随污染的食物或饮水进入胃肠而导致寄生。可有食欲减退、恶心、呕吐、腹痛和腹泻等症状，有时可吐出或从粪便排出蝇幼虫。

皮肤蝇蛆病 主要由纹皮蝇和牛皮蝇的 1 龄幼虫引起。皮肤出现幼虫结节或匐行疹，移行部位可有胀痛感。

鼻、耳、口腔和咽蝇蛆病 多由腐食性或尸食性蝇类麻蝇和丽蝇的幼虫引起，常因相应器官分泌物异味被发觉。严重时可破坏软腭与硬腭、鼻中隔、咽骨，甚至引起鼻源性脑膜炎。

泌尿生殖道蝇蛆病 由于偶然的机会，麻蝇、绿蝇、金蝇和厕蝇等属的幼虫进入泌尿生殖道，可引起尿道炎、膀胱炎与阴道炎等，患者会感到下腹部、尿道或阴道内有刺痛感、移行感，出现尿频、尿急、尿痛等。

蝇幼虫为蝇蛆病病原，通常去除蝇蛆后，清洗伤口，蝇蛆病即可痊愈。除局部或严重损伤脏器外，一般多无后遗症。

防制 灭蝇的基本环节是搞好环境卫生，清除蝇赖以生存的孳生地。根据蝇不同发育阶段的生态习性，针对性地实施防制措施。

环境防制 结合爱国卫生运

动，搞好环境卫生，及时清除粪便、垃圾等，加强粪便管理（堆肥、沼气池发酵等），消除蝇孳生地，清除孳生物。

生物防制 利用蝇类的天敌控制蝇类种群的规模，如用寄生蜂寄生灭蛹、苏云金杆菌 H-9 的代谢产物毒杀蝇蛆。

物理防制 通过人工扑打、粘蝇纸和诱蝇笼诱捕成虫、捞杀、烫杀灭蛆。在孳生地及其周围砸实地面、冬春季挖蛹、堆肥发酵等法灭蛹。通过安装纱窗、纱门、门帘，食物加盖等方式防蝇。

化学防制 使用特效化学药物杀灭成虫和幼虫，常用的药物有敌百虫、敌敌畏、美曲磷酯、马拉硫磷、溴氰菊酯、残杀威和灭多威等，在成虫和幼虫栖息场所滞留喷洒或喷雾，必要时两类或多类药物混合使用，增强灭杀效果。

（王 恒 王振生）

báilíng

白蛉（Phlebotomus） 隶属双翅目，毛蛉科，白蛉亚科。是一类小型吸血昆虫，能传播白蛉热、黑热病（内脏利什曼病）和东方疖（皮肤利什曼病）等。有 300 多种，中国已发现 30 余种，主要是中华白蛉、蒙古白蛉和江苏白蛉，分布在 20 多个省（自治区、市）。中华白蛉是除新疆、甘肃西部及内蒙古额济纳旗以外地区的主要传播媒介；长管白蛉是新疆南部老居民区的传播媒介；亚历山大白蛉是新疆地区的传播媒介；吴氏白蛉是新疆和内蒙古西部（额济纳旗）等荒漠地区的传播媒介。

形态 分述如下。

成虫 包括头、胸、腹三部分（图 1）。

头部 球形，在头的两侧有

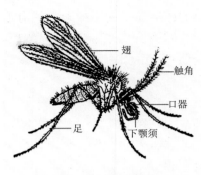

图1 白蛉成虫形态

大而黑的复眼1对，复眼之间有一条横缝，称颅盖缝。缝的前方为额部，其后为头顶。复眼的后下方是颊部。额的前方生有1对触角，后方有1对退化的单眼遗迹。在额的前方为唇基，唇基的下方是喙。下颚须1对，自下颚基部的外侧伸出，由5节组成，向后弯曲。当雌蛉吸血时有支持喙部的作用。触角细长，分为16节。触须分5节，向下后方弯曲。口器为刺吸喙，约与头等长，基本构造与蚊同。喙内的食道向后延至头内为口腔及咽，口腔形似烧瓶，其内大多有口甲和色板；咽似舌状，内有咽甲。口甲、色板和咽甲的形态是白蛉分类的重要依据。

胸背部　隆起呈驼背状，分前胸、中胸和后胸三部分，中胸最为发达。每个胸节都由背板、侧板和腹板所组成。前胸侧板细小，由一薄膜样的颈与头相连。中胸背板上有1对狭长的翅。后胸有1对鼓槌形的平衡棒。前、中、后的腹板各有1对腿，即前腿、中腿和后腿。翅狭长，末端尖，上有许多长毛。停息时两翅向背面竖立，呈V字形。足细长多毛。

腹部　分为10节，每节均由背板、腹板和侧膜所组成。第1~6节的背板上生有浓密的长毛。所有蛉种的第1腹节背板上均有直立毛。腹部其余各节背板上的毛则因种类而异。白蛉腹部的第8~10节分别转化为雌、雄外生殖器。雄性外生殖器的形态因种而异，在分类学上极为重要，主要分为以下几个部分，上抱器1对，下抱器1对，间中附器1对，亚中须尾1对，阳茎或称插入器1对。

卵　卵长约0.44mm，窄长椭圆形。出产的卵为灰白色，很快变成深褐色或黑色。卵壳外有不同图形的花纹。

幼虫　分头、胸、腹三部分，头部背面有触角内侧毛、头前外侧毛、颅缝内、外侧毛各1对；胸部第1节背面有胸背前缘毛6根，胸部各节的背面有胸背后缘毛6根，两侧有胸侧毛1对；腹部每节背面各有腹背后缘毛6根，两侧各有腹背侧毛1对，另在1~7节背中线两侧各有点状微小毛1对。

蛹　淡黄色，分头胸部和腹部。在腹部末端遗留有幼虫所蜕的皮。

生活史　白蛉为全变态昆虫，发育过程中有卵、幼虫、蛹和成虫4个时期。雌虫受精后在适宜的孳生场所产卵，约经10天孵化为第1龄幼虫。幼虫在泥土中以腐败植物、食草小动物的粪便或其他有机物为食。虫体长大蜕皮为第2~4龄幼虫。第4龄幼虫发育成熟后不再摄食，寻找适宜地点再蜕皮一次化蛹。蛹不食、不动、直立于泥土表面。经过发育，自蛹的背部裂开一条纵缝，成虫自蛹内羽化而出。成虫羽化后1~2天即可交配。雌蛉一生仅交配一次，多在吸血前进行，可产卵多次。整个生活史所需时间与温度、湿度以及食物充足与否有关。21~28℃是白蛉发育的适宜温度，从卵发育至成虫需6~8周。雄蛉交配后不久死亡，雌蛉可存活2~3周。

生态习性　白蛉多栖息在阴暗、无风、安静的环境。通常平卧毛类的白蛉多在野外活动。微小白蛉新疆亚种主要栖息在野外的动物洞穴、墓地缝隙等处，很少在居民点附近活动。白蛉仅雌虫吸血，多在黄昏以后到黎明之前进行。白天在较黑暗的地方也会吸血。最适宜的吸血温度为20~24℃。每次吸血时间可持续2~5分钟。在自然环境中，白蛉属白蛉一般多吸人及哺乳动物的血液，司蛉属白蛉多吸爬虫类及两栖类动物的血液。雌蛉在吸血前后均可进行交配，但一般多在吸血前完成。对交配的时间和场所并无特殊的要求，在玻璃试管或饲养笼内均可进行。交配的时间约数分钟。雄蛉多于交配后不久即死亡。雌蛉吸血后卵巢开始发育。白蛉飞行能力较弱。停留在墙面上的白蛉，一旦受到惊扰多呈短距离跳跃式飞行。但在荒野缺少吸血对象和栖息场所时，少数白蛉在短时间内可飞行1.5千米。白蛉对人工光源有一定的趋向性，当夜间捕集时，白蛉常飞向光源照射的墙面。白蛉的发生季节与温度有密切关系，与湿度和雨量也有一定关系。白蛉出现和终止时的平均温度为18℃，高峰时为25~29℃。白蛉的季节分布常因蛉种而异，常见于5~9月。

与疾病关系　①中华白蛉：系黑热病的传播媒介，中国国内除新疆、甘肃西部少数地区和内蒙古额济纳旗外，其他地区的黑热病均由中华白蛉传播。②中华白蛉长管亚种：为新疆西南部克孜勒苏柯尔克孜自治州黑热病重流行区的优势蛉种和主要传播媒介。③硕大白蛉吴氏亚种：为西北荒漠地区的野栖种，于1963年、1972年在新疆和内蒙古额济纳旗分离出自然感染的黑热病原虫前鞭毛体。研究证明该种人群感染率为85.1%，并于感染后第5天鞭毛体移至咽部。以上两地区为中国黑热病自然疫源地，当地人居住极为分散，野生动物可能为该地黑热病的保虫宿主。

防制 有以下措施。

消灭成虫 ①滞留喷洒灭蛉：双对氯苯基三氯乙烷（DDT，二二三）和六氯环己烷（六六六）是最常用的滞留喷洒灭虫剂。所用剂量DDT为纯药 $1.5g/m^2$，六六六为 $0.15g/m^2$，两种杀虫剂混合使用时，剂量各减半。喷洒时间以白蛉季节开始时最为适宜。喷洒范围可分为全村喷洒和病家喷洒两类。也可用马拉硫磷、杀螟松、溴氰菊酯和氯氰菊酯等喷洒灭蛉。②杀虫剂熏杀灭蛉：通常使用六六六熏杀剂，剂量按 $1g/m^2$ 计算。每次烟熏1小时，药效可维持1周。在白蛉发生季节中，需多次熏杀，才能起到控制白蛉的作用。

消灭幼虫 白蛉幼虫孳生地分散，消灭较困难。结合改善环境卫生和开垦荒地，可破坏部分白蛉的孳生场所，从而降低白蛉的密度。

防蛉叮刺 ①个人防护：在野外工作时涂擦驱避剂能防蛉叮刺。常用的是邻苯二甲酸二甲酯，涂擦一次可维持2~3小时。②烟熏驱蛉：点燃艾蒿有驱蛉作用。取当年生长的艾蒿，晒干后制成艾蒿绳，每 $30m^3$ 容积吊挂一条，点燃，其烟雾可维持一整夜。

③建立牲畜防护带：在村庄周围合理安排牲畜圈栅，利用牲畜做屏障，可起到保护人群免着白蛉叮刺的作用。

（郭晓霞）

zǎo

蚤（flea） 隶属昆虫纲，蚤目。成虫体小而侧扁，无翅善跳。体被几丁质的外骨骼，呈棕褐色。口器为刺吸式，营寄生生活，以吸取温血动物血液为食。蚤不仅叮刺吸血，骚扰人畜，而且是鼠疫和鼠型斑疹伤寒等疾病的传播媒介，是重要的医学昆虫。

形态 蚤分为头、胸、腹三部分（图1）。

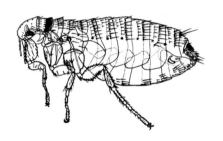

图1 不等单蚤（雌）形态

头部 是感觉和摄食中心。以触角窝为界，将头部分为角前区（即前头）和角后区（即后头）。左右两侧触角窝的背方有一角间缝相连。触角分为柄节、梗节和棒节。触角不但是重要的感觉器官，在雄蚤触角发达，还有辅助交配的作用。口器为刺吸式口器。

胸部 是运动中心，由前胸、中胸和后胸3节组成。每个胸节由1块背板、1块腹板和左右两块侧板组成。每个侧板又分前侧片和后侧片。各胸节的侧板和腹板都有不同的分化或愈合。前胸分为背板和腹侧板，许多种类在前胸背板后缘具前胸栉。中胸分为

背板、前侧片、后侧片和腹板，有的种类在中胸背板颈片内有假鬃。后胸分为背板、背板侧区、前侧片、后侧片和腹板，许多种类在后胸背板后缘处有端小刺。胸节各有1对足，每足分为5节：基节、转节、股节、胫节和跗节。跗节又分为5小节，第5跗节上有侧蹠鬃，末端有爪。

腹部 是营养、排泄和生殖中心，共分10节。每节由拱形背板和腹板组成。第1~7节通常无特殊变化，称为生殖前节。第1背板较小，第1腹板退化或消失，第2腹板称为基腹板。第1~7节背板和腹板上通常有1至数列鬃，近后缘的1列较发达称为主鬃列，许多种类前几节背板后缘有端小刺，有些种类具有腹栉。第7背板后缘上方有臀前鬃，少则1~3根，多达10根左右。在第7背板后方为臀板，其上有很多小杯陷，能感觉空气的振动，是蚤类发现宿主和探知周围环境变化的重要感觉器官。第1~8腹节各有气门1对，位于背板两侧的气门窝内。第1腹节气门又称为第3胸节气门，位于后胸后侧片的背缘附近。第8腹节气门最发达，可呈T形、Y形和长筒形等，通常位于臀板的前下方。

生活史 蚤类属于完全变态昆虫，其生活史分为卵、幼虫、蛹（茧）和成虫四个时期（图2）。

卵 通常为卵圆形，白色，个别种类呈浅黑色，如蠕形蚤属和长喙蚤属的种类。蚤卵表面一般光滑，但有的种类如狭蚤属的有花纹，长0.4~2.0mm。蚤卵大部分产于其宿主的窝巢和宿主经常活动的地方。卵期通常数日，视温度而定。

幼虫 呈蛆形，无眼无足，灰白或灰黄色。幼虫期一般2~3

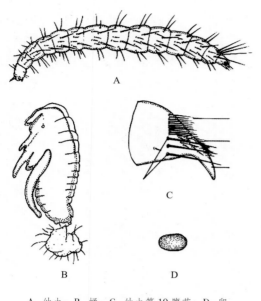

A. 幼虫；B. 蛹；C. 幼虫第 10 腹节；D. 卵。

图 2 印鼠客蚤生活史

周，分 3 龄。幼虫以生活环境中的有机物碎屑和成虫的未消化或半消化的血便为食，完成发育。可有个别蚤类的幼虫例外，如扰客蚤夏威夷亚种的幼虫还需植物的叶绿素为食；幼虫身体分为头、胸、腹三部分。头部有咀嚼式口器，由成对的上颚或称大颚、下颚、下颚须、下唇须和单一的上唇、下唇组成。头部前背方的两侧有呈棒状的触角 1 对，在触角基部的触角盘上有 5 个突起，三大两小。头部的毛序可分为触角前刚毛、触角间刚毛、前头刚毛和后头刚毛等。在头背腹面有很多圆形的感器。1 龄幼虫头部背面有破卵器。

蛹（茧） 晚期 3 龄幼虫身体变白，由唾液腺吐丝结茧，茧外沾着尘土碎屑等物质，具有伪装保护作用；研究者曾经在实验室把印鼠客蚤、缓慢细蚤、不等单蚤和棕形额蚤的晚期 3 龄幼虫放到洁净的玻璃培养皿内，发现它们可以不结茧完成发育。幼虫身体对折藏于茧内称为前蛹。前蛹约 2 天化蛹。蛹已经具有成虫的雏形，可以区分头、胸、腹 3 对足和雌雄性，其体色逐渐由白变黄直至棕色。蛹期通常 1 ~ 2 周，视温度而定。湿度对于蛹的发育和羽化也是重要的因素，如果环境干燥，会因体内含水量不足，身体缩小而影响脱皮，导致死亡。一般蛹期的相对湿度在 82% 以上为适宜。在茧内的蛹要羽化为成虫，需要刺激，如动物的扰动、空气的振动或温度的升高，才破茧而出，否则可长期静伏于茧内。

成虫 通常成虫出茧后，不久就能吸血、交配和产卵。在正常营养条件下，印鼠客蚤、人蚤的雌蚤，每天可产卵 1~4 次，每次产卵 2 ~ 13 个，一生可产卵 300~400 个；猫栉首蚤指名亚种一生可产卵约 1000 个；营半固定和固定寄生的蚤类产卵数更多。

与疾病关系 蚤类对人、畜的危害包括直接危害（叮刺吸血）和间接危害（传播疾病）两方面。

鼠疫 是危害人类最严重的烈性传染病，中国将其定为 1 号传染病。在人类历史上曾经有过 3 次世界大流行。鼠疫是自然疫源性疾病，鼠疫杆菌在一定的地理环境中，以啮齿动物为储存宿主，蚤类为传播媒介，形成疫源地，并且长期在啮齿动物中流行。当人或家栖鼠类进入疫源地，接触带菌动物或被疫蚤叮咬而发病，并通过鼠→蚤→鼠或鼠→蚤→人或人（菌血症时）→蚤→人（腺鼠疫）或人→人（肺鼠疫）的途径而传播，导致家栖鼠间和人间鼠疫的流行。

鼠疫自然疫源地广泛分布于全世界。已知除欧洲和大洋洲外，其他各大洲均有鼠疫自然疫源地，而亚洲的鼠疫自然疫源地面积大、分布广，危害最严重。鼠疫的储存宿主和其主要寄生蚤在自然疫源地内可以长期保存疫源性。现已知全世界自然感染鼠疫或其寄生蚤自然感染鼠疫的野生啮齿目和兔形目动物共 225 种或亚种分属 79 属 12 科。其中松鼠科和鼠科分别占 54 和 126 种或亚种。

鼠源性斑疹伤寒 是由莫氏立克次体引起的自然疫源性疾病，又称为地方性斑疹伤寒。分布广泛，包括美国东南部、南美洲、印度西部、欧洲和亚洲的菲律宾、泰国、越南和中国等，发生在热带和温带地区。在中国，经病原学检查阳性地区有北京、上海、河北、河南、辽宁、甘肃、四川和云南等省市。20 世纪 70 ~ 80 年代，在河南、辽宁和云南的某些地区曾经有暴发流行。蚤传播鼠型斑疹伤寒的主要途径是带病原体的蚤粪污染宿主皮肤伤口而致病。但带病原体的蚤粪干燥后产生的气溶胶，可以通过呼吸道和眼结膜感染鼠和人体是另一传播途径。

兔黏液瘤 病原体是一种兔黏液瘤病毒，原发于南美，后传入美国、欧洲和大洋洲。可经蚊、蚤等吸血节肢动物传给野兔和家兔等，引起病兔皮内发生许多黏液性肿瘤，并在 1 ~ 2 周内死亡。1953 年该病在英国暴发流行，在很短的时间内就有 8000 万 ~ 9000 万只家兔死亡，使英国的养兔业遭受到重大损失。

蚤类除了能够传播上述疾病外，某些蚤类可以自然感染或人工感染多种细菌、立克次体、病毒和寄生虫等病原生物，如土拉热弗朗西丝菌、金黄色葡萄球菌、肠炎沙门菌、伤寒沙门菌、假结核杆菌、红斑丹毒丝菌、单核细胞增生李斯特菌、马鼻疽杆菌、类鼻疽假单胞菌、马耳他布鲁菌、出血性肾炎立克次体、康氏立克次体、Q热立克次体、淋巴细胞性脉络丛脑膜炎病毒、蜱媒脑炎病毒、罗氏锥虫和旋毛虫等。

防制 防制对象应是能够传播疾病和叮人吸血的蚤种。要消除某一地区的蚤媒病，防治蚤类危害。首先要了解该地区的蚤种组成、生活习性、繁殖场所、宿主关系、季节消长以及该蚤种所传疾病的流行季节等，才能抓住灭蚤时机，在蚤类的繁殖季节和所传疾病的流行季节之前灭蚤；在蚤类的繁殖和栖息场所，如在其宿主洞穴和其经常活动的地方灭蚤；以取得良好的防制效果。

环境防制 是根本性措施。要长期保持环境卫生，包括个人和居室卫生，家畜的窝巢要远离人的居室，畜体及宠物要经常灭蚤，保持清洁、勤换垫草、清除蚤类的孳生场所。

灭蚤工作必须与灭鼠工作相结合，同时在疫区应该注意在灭鼠的同时要灭蚤，否则鼠死后，蚤另寻宿主，增加人畜感染的危险。

在注意生态平衡的原则下，对自然疫源地的环境进行改造如植树造林、开荒种田、新修水利等，以便彻底清除啮齿动物和其寄生蚤的生存环境。

化学防制 是紧急处理手段，也是蚤类防治的重要措施之一。

20世纪50~70年代，蚤类化学防制使用的灭蚤药物主要有：双对氯苯基三氯乙烷（DDT，二二三）、六氯环己烷（六六六）、敌敌畏、敌百虫和杀螟松等，都可收到较好的灭蚤效果，但由于对环境的污染严重，80~90年代以后，多使用低毒高效速杀的拟除虫菊酯类，如溴氰菊酯和氯氰菊酯等；同时某些有机磷类药物如敌敌畏，由于其杀虫效果好，仍然在某些外环境的处理中使用。第三代杀虫剂，即昆虫生长调节剂，对人畜无毒且无公害，已有在灭蚤中使用的报道。

（郭晓霞）

měng

蠓（biting midge） 隶属双翅目长角亚目，蠓科昆虫。在中国四川称其为墨蚊，北方俗称小咬。全世界现知蠓科昆虫有5000余种，其中有1500余种嗜吸人、畜和禽类血液的吸血蠓类。它们的危害不仅是刺叮骚扰，还可携带百余种病原生物，但也有播授花粉的种群。在中国已知有1011种，其中三大吸血蠓属共有400余种，分别是：水网稻田地区，白天刺叮吸血的黑色蠛蠓60余种；孳生于江河沙滩及荒漠绿州地带，白天吸血骚扰，翅呈乳白色的细蠓40余种；分布很广，晨昏出现，翅面有花斑的库蠓305种。中国已知蠓类有1014种38属，其中吸血蠓类3属414种。

形态 蠓体型粗短，胸背略显隆起，头部略低下，1对卵形翅静止时相叠平置于腹背；足细长。触角细长，13~15节；喙短，刺吸式。雌蠓吸血产卵，雄蠓通常在交配后即死亡。卵呈香蕉形，表面光滑或有小结节，毛蠓属的卵呈C形，形成卵块并被胶状黏液所包裹；幼虫细长呈蠕虫状，

头部常角化呈浅棕色，其余体色为白色或灰白色等。尾端可有角质钩或尾腮。蛹为裸蛹，分头、胸、腹三部分，体前方背面有1对呼吸管。

生活史 全变态类昆虫，发育过程有卵、幼虫、蛹和成虫4个阶段，不同亚科在不同孳生地环境条件下，其发育所需时间不同。通常温湿度（温度±25℃，相对湿度80%）适当情况下，完成全过程发育约需25天。蠓在1年中发生的代数，因种、气候和环境而异，有的种类可繁殖1~2代，有的3~4代。

卵 雌蠓将卵产在湿润的场所，卵在干燥环境中极易干瘪而不能孵化；卵孵化时先在卵的粗端，由卵内的幼虫的额部隆起1对破卵突，将卵壳破一横裂，头部先钻出。卵大都同时孵化，相差不超过半日。长纺锤形，长约0.5mm，表面有纵列突起的小结节。卵产出时为灰白色，渐变深色。在适宜的温度下，约经5天孵化。

幼虫 细长，呈蠕虫状。分为四龄，1龄幼虫长近1mm，4龄幼虫长5~6mm。头部深褐色，胸腹部淡黄色。各体节有短毛，最后一节的毛较长。幼虫生活于水中泥土表面，以菌、藻类以及一些原生动物为食。在（27±1）℃时，22~38天化蛹。

蛹 分头胸部和腹部，体长2~5mm。早期淡黄色，羽化前呈深褐或黑色。头胸部前端有眼1对，背面有呼吸管1对。腹部刺和结节，最后一节有两个尖突。蛹不活动，可见于水中或稍有积水的淤泥中，5~7天羽化。幼虫生活在荷花田、稻田、水塘、水沟和树洞等处的积水中，有的生活在腐败有机物或污染粪便的土

中、腐败的树叶中，另外，在稍碱性的水内可常发现明斑库蠓和里库蠓，一般在急流、干燥和日光暴晒处无蠓孳生。幼虫在水中的运动很特殊；像蛇形活动。当其在水面受惊动后，会立即迅速沉入水底，钻入泥中。4龄幼虫一般也是蠓的越冬虫态。但有的种类如渐灰库蠓则以卵越冬。蠓蛹有外壳，依靠呼吸管与外界交换气体。同时羽化的蛹中，雄虫的羽化稍早于雌虫。

习性 吸血蠓类雌虫群舞交配，受精雌虫必须吸血才能使卵发育成熟，雌虫吸血1次可达0.05ml，吸血后的雌虫在20～28℃时，经3～4天后卵成熟，雌虫一生可产卵2～3次，每次产卵40～200粒，卵多产于富有有机质的潮湿土壤、树洞、水体和腐植层等处。卵一般经3～5天孵化出幼虫，10余天后幼虫化蛹。蛹3～5后天羽化出成虫，成虫寿命约1个月；通常1年可产生2～3个世代。蠓类成虫平时隐避于灌丛，洞穴，杂草等避光和无风的场所，下雨时不活动。飞行活动的适宜风速是小于0.5m/s，风速达2m/s以上即减少或停止活动；活动半径为200～300米。静风时可飞离孳生地1千米以外，其至可侵入13层高楼，并随气流带到万米高空。

蠓科种类繁多，嗜食性广泛，各亚科间食性有别，在不同的种类有一定的倾向性，有的种类嗜吸人血，有的种类嗜吸禽类或畜类血。绝大多数种类的吸血活动是在白天、黎明或黄昏进行。但常见的勒蠓属、库蠓属和拉蠓属，均以刺吸哺乳类的血液为主。蠓吸血一般没有严格的选择性，但有的种类也有倾向性，如陈旧库蠓等主要吸牛、马、猪的血，孝

库蠓主要吸家禽的血；台湾拉蠓主要吸人的血；也有的蠓种刺吸禽血等。这些吸血雌蠓须吸足血后，卵巢方能充分发育。勒蠓、拉蠓在白天吸血；库蠓通常在晨、昏吸血。交配时，雄蠓成群飞舞，雌蠓加入婚舞求偶结对后，离群完成交配。幼虫期生长发育的场所称为孳生地，雌虫选择孳生地一般以有机物质丰富的荫凉、潮湿的处所。成蠓平时多栖息于草坪、树林、竹林、杂草及洞穴等避风避光处，当温度、光线适宜，无风晴天，在草坪、田野、树林和溪边常有成群的蠓群舞。库蠓属成虫往往在日出前和日落后活动最频繁，而勒蠓属和拉蠓属则在天亮后活动较频繁。在阴天和无风天蠓活动更为频繁。

不同强度的光对不同种类的蠓活动有着明显的影响，库蠓属成虫在完全黑暗或微光中，一般活动停止；勒蠓属和拉蠓属则在白天活动较多。但它不在照度最强的地方活动，在诱集时亦发现它多选择背光部进行刺叮，并趋于深色物体。蠓的飞翔力很弱，大多不超过0.5千米，一般在半径100～300米内飞行。据报道，媒介库蠓有的种类可随东南风越过200～300千米。吸血蠓类交配时常有群舞现象。

与疾病关系 吸血蠓类不仅刺叮骚扰为害，而且是多种人畜疾病的传播媒介。研究发现，吸血蠓类可携带40余种病原生物，其中有20余种病毒和细菌，如曾在巴西人群间流行的奥罗普切病毒病、羊群中流行的蓝舌病和鸡住白细胞虫病均由库蠓传播；病毒有从台湾铗蠓体内分离出的乙型脑炎病毒，以及从库蠓体内分离出的东方马脑炎病毒等；寄生虫则有链尾棘唇线虫、常现棘唇

线虫和欧氏盘尾丝虫，以及寄生于牛马的多种盘尾线虫等。

防制 必须在系统地掌握蠓类生物学特性的基础上采取综合性防制措施。

环境防制 通过改善环境以控制蠓类的栖息和孳生。从防制原则而言，环境治理是治本，但因蠓类孳生地复杂，要明确目标，因地制宜，灵活对待。

物理防制 采用各种物理方法防止个体叮咬，防阻侵入室内骚扰，如头网、门帘等。但因蠓体十分微小，普通防蚊用的帐纱和窗纱难以防阻蠓类，须用60目网孔纱或作药物处理才能防阻蠓类侵扰。也可化学和物理相结合。

化学防制 应用杀虫剂杀灭和应用驱避剂防护。可参考蚊类的防制方法。

灭蠓幼虫 对难以清除干净的孳生场所，如污水坑、沟、水塘及沼泽地等，可定期喷洒药剂杀灭蠓幼虫，使用方法：用50%对硫磷乳油、50%倍硫磷乳油、50%马拉硫磷乳油和50%辛硫磷乳油，以1：200倍水稀释后，喷洒在积水的四周水面，可杀灭水中蠓幼虫，能保持1～2周的残效；或用2%倍硫磷颗粒剂或1%对硫磷颗粒剂，每公顷7.5～15kg喷洒于水面，对灭蠓幼虫有较长的残效；对潮湿松软的地面，可喷洒3%马拉硫磷粉剂，或2%倍硫磷粉剂，杀灭蠓幼虫。

灭成蠓 用超低容量喷雾机喷雾，以50%马拉硫磷乳油、50%辛硫磷乳油和50%杀螟松乳油，每公顷450～1500分钟；或用"5096害虫敌"超低容量制剂，以煤油稀释2.5倍，每公顷450～6000分钟。用背负式机动喷雾机，喷洒0.5%～1%马拉硫磷乳液，或1%害虫敌乳液，对成蠓

有速杀作用而且残效期较长。用 YW-14 型背负式喷烟机或 3MF-3 背负式植保多用机，在 20～30 米宽的线段上往返进行，每公顷用 5% 敌敌畏柴油药液 4.5～6.0 升，或 5% "害虫敌" 煤油稀释液，每公顷 2～2.5 升，喷撒 30 分钟可杀灭库蠓 90% 以上。

生物防制　研究发现，一种铁线虫和小袋纤毛虫可寄生于蠓，破坏雌蠓卵巢发育，使其不育。可利用这种生物来防治蠓，还可使用辐射手段和杂交技术处理蠓的雄虫，使其虽有交配能力但不能产生有生命力的后代，使雌蠓连产死胎而造成蠓类本身的自然灭亡。

（郭晓霞）

méng

虻（tabanid fly）　隶属昆虫纲，双翅目，短角亚目，虻科。虻科由一类吸血昆虫组成，成虫小到中型，体粗壮，善飞翔，有刮舔式口器，雌性吸食温血动物血液。虻是重要的医学昆虫类群之一，它可因刺叮和吸血引起过敏性皮炎和贫血，造成直接危害，在非洲传播人的罗阿丝虫病，在世界各地传播牲畜的锥虫病等。

形态　成虫体粗壮（图1），体长 5～26mm。

头部　呈半球形，一般宽于胸部，两侧为两个大复眼，占头的大部分，由许多眼面组成。雄性为接眼式，即两复眼紧靠在一起，复眼上半部大眼面一般明显大于下半部的小眼面；雌性为离眼式，即两复眼多少分开。雌虻两复眼之间的额因属因种不同，宽窄差别很大，一般用额比来表示，指正面观，额高与基宽的比例，额高为头顶到额下缘的距离，额宽为额基部两复眼间的距离。额通常有光裸突出的瘤状物，称

胛，基部的称额胛、下胛或基胛，中部的称中胛，口器外形类似于蝇类，具有大的唇瓣，向头的下方突出，为刮舔式，具有刺吸式和舔吸式口器的综合特征。下唇背面有凹槽，把口器的其余部分包裹在其中，从背面到腹面依次为上唇咽、上颚、舌和下颚。上唇咽 1 片，剑状，其腹面有凹槽，与上颚合起构成食道；上颚 1 对，成剪刀状；舌 1 根，针状、中空，为涎管；下颚 1 对，成窄的刀状，末端有小齿。虻刺叮时，借助于上颚的左右运动、下颚的上下运动，切锯开宿主皮肤，上唇咽和舌随之插入皮肤，由于虻的口器粗和伸入皮肤的运动特点，在皮下形成血池，借助于唇瓣的帮助，血液从食道中吸入虻体。

胸部　与其他双翅目昆虫一样具有发达的中胸。背板由盾片和小盾片组成，其间有完整的横缝；盾片中央有不完整的横缝；背板上常见有纵条或横带，这些是鉴别种的重要特征。盾片两侧前角为 1 对肩胛，其后是背侧片、翅上胛和翅后胛，这些部位的颜色，以及毛色和毛的长短，有时有鉴别种的价值，盾片与小盾片之间有一小的骨片，称前小盾片。侧板一般无重要鉴别特征。足基节、转节、股节、胫节和跗节的颜色及着生毛的颜色，毛的长短、胫节上浅色环的大小和数

量具有鉴别种的作用。后足胫节末端有无 1 对胫节距，具有鉴别亚科的作用。翅多数透明，有的属有横带，有的有云雾斑。翅基有翅肩鳞和翅基鳞，翅基鳞上有无和前缘脉同样的毛，具有分属的意义。

腹部　外表可见 7 节，第 8 节以后缩在体内，但雄虫的尾须外露。雌虻第 8 背板形状比较固定，无鉴别意义，第 9、10 节背板及尾须成对，但有的亚科和属的第 9 背板则愈合为一块；第 8 腹板以后合为一块，盾形，称亚生殖板。第 9、10 节背板和尾须及亚生殖板统称为尾器。雄虫第 9 腹节以后称为尾器，背方有 1 对由第 9、10 背板愈合而成的合背板及 1 对尾须，腹方可见生殖基节、生殖端节和阳茎，雄虫的尾器变化较小。

生活史　为全变态昆虫，生活史分为卵、幼虫、蛹和成虫四阶段。生活史的长短不仅因种而

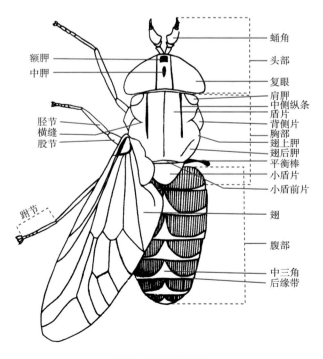

图 1　虻成虫形态

异，而且也因幼虫孳生地的环境不同而有很大差异。虻幼虫在不利条件下能延长生活期，故虻的生活史长短主要取决于幼虫期的长短。虻在多数地区 1 年 1 代，热带地区 1 年 2 代，寒冷地区 2~3 年 1 代。

卵块成锥形或圆形，单层或多层，含卵 500~1000 个。卵期 4~14 天。幼虫期长短因种因地而异，如土灰虻 1 年 1 代地区，幼虫期 1 年左右；1 年 2 代的地区，初夏时产的卵，幼虫期 2~3 个月，秋天产的卵，幼虫期半年左右。有的种类幼虫期很长，可达 3.5 年之久。幼虫的龄期 6~13 个，龄期多少因种而异。雄的龄期一般要比雌的短。蛹期 5 天到 3 周。化蛹需经 1~3 天。成虫期一般为 1 周至 2 个月。从自然界捕到雌虻解剖显示，产过 1 次卵的占绝大多数，产过 2 次卵的很少，罕见产过 3 次卵的，表明虻成虫寿命不长。

习性 虻类在热带全年活动，随着纬度的上升，活动季节缩短。在华南为 3~11 月，长江流域 4~9 月，华北、东北为 5~9 月。一般 6~8 月数量和种类均最多。雄虻上颚退化，不吸血，只吸取植物汁液。雌虻不仅需吸血而且需吸取植物汁液作为能量的来源。两性虻取食的化学感受器在前足跗节腹内侧和唇瓣的离口缘，一般对糖类敏感。虻喙的长短不影响吸血。吸血时，把下唇推向一边，用上、下颚刺破动物皮肤，然后用下唇舔吸。虻喜欢吸地面动物的血液，如牛、马、鹿和骆驼等，也吸鸟类以及蛇、鳄鱼、蜥蜴、甲鱼、龟类和蛙类等爬行类、两栖类的血。斑虻是虻类中比较喜吸人血的类群。

与疾病关系 虻类是重要医学和兽医学昆虫，对人畜的危害表现为直接的叮咬骚扰和传播疾病。虻的吸血骚扰在有些地区相当严重，在林区影响伐木作业，严重的只能停止夏季伐木；在牧区造成肉类和乳制品的减产，严重的被迫停止放牧，虻多季节，1 头牛 1 天可失血 1000ml 以上；在农田，虻幼虫叮咬人的手足，轻者留有伤口和肿块，重者继发感染。在中国，虻主要传播马传染性贫血病、锥虫病、野兔热和炭疽。

马传染性贫血病 是一种病毒病，世界性流行，在中国主要流行区在北方，可造成大批马匹死亡。

锥虫病 是世界性流行的原虫病，由多种锥虫引起，在中国主要是伊凡锥虫，在牛、马、驴、骆驼和犬间流行，主要传播媒介在北方可能为骚扰黄虻、美腹虻和高额麻虻，在南方可能为断纹虻。

野兔热 是多宿主、多媒介及多传播途径的自然疫源性疾病，分布在森林、草原和沼泽地等，流行于全世界，在中国分布的媒介虻种主要有美腹虻、黄缘斑虻、娌氏斑虻、高额麻虻、土耳其麻虻、欧式瘤虻、秋季虻和骚扰虻等。

炭疽 一种多宿主、多媒介及多传播途径的自然疫源性疾病，虻是炭疽病机械吸血传播的最适者，当刺叮病畜，特别是在病畜临死前叮咬，即可形成最大的感染机会，因病畜临死前体内的炭疽杆菌积聚于末梢血管，易被虻大量吸收。

虻生物性传播疾病，最出名的是在非洲，传播人和猴的罗阿丝虫病，媒介是斑虻。在不同国家或地区，还可传播牲畜的恶丝虫病和羊丝虫病，牲畜的泰氏锥虫和血孢子虫。机械吸血传播还有猪霍乱病毒、牛瘟病毒和边缘无形体等引起的家畜疾病。

虽然虻是害虫，但成虫却是一种中药材，具有逐瘀消症的效果，专作破血通经药。

(郭晓霞)

shī

虱（louse） 寄生于动物体表的昆虫。因口器不同而分为啮虱和吸虱两大类。前者具有咀嚼式口器，后者有刺吸式口器。这两类在昆虫分类上曾作为两个亚目而纳入一个目中，但更多学者将其作为两个目：啮虱目或食毛目、吸虱目。前者分为钝角亚目和细角亚目。以后又将所特有的具有咀嚼式口器的虱分出，认为其在一些形态特征上介于啮虱和吸虱之间。

形态 1778 年，德格尔（Degeer）根据寄生部位将人虱分别称为头虱和体虱，头虱寄生于头部，体虱寄生于体表。

虱呈灰白色至深黑棕色。头较短，有眼 1 对，每眼有一小眼面，且有色素。触角 5 节，约与头等长，两性同型。口器缩入头内，吸血时才伸出体外。在头的最前部有短小的吸喙，一般认为由上唇构成。吸喙软、能伸缩并有小齿。其后即口孔，其腹面成纵裂，是为唇瓣裂。消化道的最前端为口腔，在口腔的腹面有营养囊通入。营养囊为盲囊，约达头的后部，储有 3 根口针，背腹排列。背、腹口针形状相似，腹口针末端有齿如钻头。紧位于背口针的腹面，有由舌形成的细管状的中央口针，其后端与唾腺管相连接。背口针由两部分合成，为食道。腹口针较粗壮包括舌及背针，使三口针形成一个整体，能经唇瓣裂伸出头外。唾腺位于胸部，有两对，1 对为弯管状，1 对为肾状。胸部长宽略相等，前部稍窄。胸背板萎缩成纵向的中央窝；胸板弱壳质化，无游离边缘。腿均相似，并略相等。腿分基、转、股、胫和跗 5 节，胫突发达上有刺状刚毛 1 根。爪细长而尖。腹部膜质，刚毛横列，各节侧缘两侧突出，节 3~9 有小帽状侧背片覆盖侧突上。无游离边缘。节 3~8 各有气门 1 对（图 1）。

雄性长 2.0~3.5mm。前腿胫跗节较其他腿者粗壮，前跗节有齿，腹部节 3~8 具背片；节 7~8 仅 1 片；但偶在节 2 有 1 片，而节 8 或多一片；有时两片相融合。外生殖器基内突大。阳茎侧突甚为短小，与 V 形的假阳茎的基部关联。在布满小齿的生殖囊上有阳茎端及其后的阳茎支柱。雌性长 2.5~4.2mm。后腿骨节腹面有距状齿。腹部除生殖片及侧背片外，无壳质化片。

生活史　虱属于不完全变态昆虫，分为卵、若虫和成虫三个时期。人虱卵胶着于毛发或衣着

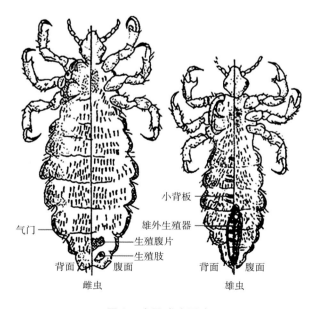

图 1　人虱成虫形态

的纤维上，前端向毛发的远端略成卵圆形，白色而稍透明，因此透过卵壳略可见其中的胚胎。卵壳的前端有一帽状小盖，具显著的圆形边缘。气室 15~20 个，位于小盖的一侧，并有微孔可使空气经气室进入卵壳内。若虫发育完成将孵出时，即吸入空气，并逐渐将空气从肛门排出，在体后形成空气垫，将若虫推至卵的前端并顶开小盖，终于将若虫推出卵外。

人虱寄生于人体外，故湿度和温度均少变化而受气候的影响较少。人虱日夜不离人体，自若虫孵化至最后蜕皮为成虫需 8~9 天。若人在夜间脱衣，若虫离体，则若虫期共需 16~19 天，偶为 11~26 天，3 个若虫期需时大致相同，卵的发育和若虫的寿命不因性别而有所不同。雌雄虱在 12 小时内即可交配，双方日龄均在 24 小时内时，其交配不如较老的虱，而年轻的与老的交配更易成功。在任何日龄均可正常交配。1 个雄虱可使多个雌虱受精。交配时雄虱从后方进入雌虱腹下，并以前腿胫突及爪握雌性后腿股节。两虱均将腹部向背面举起，腹部末端相接，需时数十分钟至 1 小时交配完成，于是腹部落下，恢复水平位置。

与疾病关系　人虱与疾病的关系是叮刺和传播疾病。

叮刺　人被虱叮咬后的反应各有不同，有人被虱叮刺并无明

显反应，但有人出现严重的丘疹和淤斑，而且瘙痒。一般在初被虱叮刺处出现红点，并不甚痒；但如继续叮咬 1 周则叮后成疱，甚痒，并出现丘疹，虱叮人致痒明显是由于唾液注入而致。有两种唾腺分泌的唾液注入人体，肾状唾腺的分泌物为致痒之源。致敏后，因瘙痒可导致继发性感染，成为脓疱、疖病和湿疹等。

传播疾病　人虱传播的疾病是立克次体及螺旋体所致的斑疹伤寒、战壕热和回归热。

动物寄生吸虱对人类疾病的关系易被忽略。动物的吸虱由于有严格的宿主特异性而不吸食人血。但在一定的宿主中则为传播一定的人兽互通病的媒介，从而助长了此类疾病在动物群落中的存在和扩散。因此，在防治某些疾病中应予注意。

（郭晓霞）

chòuchóng

臭虫（bedbug）　隶属昆虫纲，半翅目，异翅亚目，臭虫科。臭虫科有 6 个属，其中只有臭虫属及小臭虫属与医学有关。而仅温带臭虫和热带臭虫嗜吸人血，在人居室内繁殖，与人的关系密切。

形态　包括成虫、卵和幼虫。

成虫　背腹扁平，椭圆形，红棕色，全身有短而粗壮的毛（图 1）。雌虫长约 5mm，宽约 3mm，雄虫略小。头部宽阔扁平，其基部恰好托在前胸凹入处，两侧有突出的复眼 1 对，无单眼。触角分 4 节，能弯曲。喙分 3 节，口器为刺吸式，由 1 个短的上唇、1 对上颚、1 对下颚和 1 对下唇组成。下颚内面有槽两个，下颚合拢时形成两个腔，大的是食物管，小的是涎管。喙从头部的前下方出发，通常弯向胸部腹面的纵沟内。胸部分前胸、中胸和后胸。

气门

小背板

雄外生殖器

生殖腹片

生殖肢

背面　　腹面　　　背面　　腹面

雌虫　　　　　　　雄虫

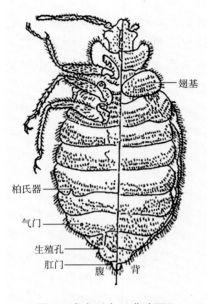

图 1　成虫形态 （背腹面）

标注：翅基、柏氏器、气门、生殖孔、肛门、腹、背

前胸最大，其宽度约为长度的 3 倍。背板中部有显著的隆起，前缘有不同程度的凹入。侧缘略圆，而后缘向内微凹。前胸腹板扁平，侧板消失。中胸细小，背板为三角形，其上附有 1 对椭圆形的翅基。后胸较中胸稍大，但其背板大部分被翅遮盖。在胸部腹面有腿 3 对。腿分基节、转节、股节、径节及跗节。跗节又分 3 小节，末端有爪 1 对。成虫体内有臭腺 1 对，在第 2、3 对腿间的基部各有新月形的臭腺孔 1 个。腹部宽阔，由 10 节组成，但只能看到 8 节。最后两节转换为外生殖器官。雌虫的末端圆而宽，在其腹部第 5 节腹板后缘的右面，有 1 个三角形的凹面，名交合口，作交配用。雌虫末端有生殖孔，卵由此孔产出。雄虫的末端窄而尖，有角质的交尾器 1 个。

卵　呈长椭圆形，长约 1mm，宽约 0.44mm，黄白色，卵盖端向一侧倾斜，卵壳有网状纹。

幼虫　外形似成虫，体小，生殖器官未发育成熟，其体内有臭腺 1 对。

生活史　臭虫的生活史为半变态，分卵、幼虫及成虫 3 个时期。幼虫共分 5 龄，各龄幼虫在脱皮前必须吸血 1 次以上。实验条件下，约 8 天内可由卵孵化出幼虫，7 周内可完成一代生活史；但在自然条件下，由于气候不适或营养不良时，则需 6 个月或更长时间。

雌虫在交配吸血后，常产卵于床板、蚊帐、墙壁和天花板等处的隙缝内。每次可产卵一至数个，每个雌虫总计可产卵达 100~250 个，但也有多至 500 个以上的。臭虫每年的繁殖情况，随虫种、气温和幼虫吸血条件的不同而异。

习性　臭虫有群居的习性。白天藏匿在床、褥垫、座椅和地板等缝隙中，晚间活动，爬行很快。臭虫常藏匿在家具、衣服、被褥和蚊帐内而被带往他处。雌雄臭虫都吸血。成虫及幼虫主要吸人血，也吸吮鼠类、兔子及蝙蝠等的血。幼虫饱吮需要 6~9 分钟，而成虫则需要 10~15 分钟。成虫的耐饥力很强，通常为 6~7 个月，甚至可长达 1 年，幼虫的耐饥力在 70 天以上。成虫的寿命为 1 年左右。

温带臭虫的分布，在温带地区最为常见，遍及中国东北、西北、华北、华中和江南的一些地区。热带臭虫的分布，以热带及亚热带地区为主，中国以华南地区较为普遍，且主要分布在广东和广西。

与疾病关系　臭虫对人的危害，除骚扰睡眠妨碍休息外，在叮刺时，其唾液注入皮内，可使敏感性较高的人皮肤局部出现红肿、痒痛难忍等症状。若长期被较多的臭虫叮刺，可使人产生贫血、失眠及虚弱。臭虫虽可以试

验传播鼠疫、钩端螺旋体病、回归热、布鲁菌病及土拉菌病等。但尚未证实臭虫在自然条件下能够传播这些疾病。戴特（Daiter）提出 Q 热的病原体贝纳柯克斯体能在臭虫的消化道内繁殖，并可随粪便排出，且能保持其毒力等。认为臭虫是 Q 热的可能传播媒介。

防制　包括以下几方面。

环境防制　①有臭虫的房屋，特别是木建筑，必须进行修饰。其墙壁缝隙应填塞和用泥灰抹平。纸糊的墙壁，应常检查是否有裂痕，以免孳生和藏匿臭虫。②室内家具，如桌、椅、床和柜等，若有缝隙，易于孳生和藏匿臭虫，应用油灰抹平。③臭虫可随衣服、行李和家具搬迁而散播，这些物品应经过检查和适当处理后，才可搬入室内。

化学防制　①用 1% 硫磷或 5% 双对氯苯基三氯乙烷（DDT，二二三），或 5% 六氯环己烷（六六六）丙体，或 1% 马拉硫磷或 0.2% 敌百虫等溶液喷洒在臭虫孳生和栖息的地方，重点涂刷缝隙，其杀灭效果都相当显著。②在床的周围放置卫生球，以驱避臭虫，效果良好。

物理防制　用沸水浇灌有臭虫栖息的家具，反复数次，可将成虫和卵杀死。在日光下暴晒床、桌、椅、被褥等也有助于杀灭臭虫。

防制臭虫必须通过卫生宣传教育，在适当范围内发动群众，才能彻底将其消灭。

（郭晓霞）

fěilián

蜚蠊（cockroach）　隶属于节肢动物门，昆虫纲，蜚蠊目。俗称蟑螂，曾称石姜、滑虫、茶婆虫、负盘和香娘子。其能携带多种病原体，传播疾病。

形态 虫体的大小因种而异，小的仅有 2～5mm，大的可达 100mm。体色也各不相同，有淡灰色、棕褐色或具有华丽光泽。体分头、胸、腹三部分。头部小，大部隐藏于前胸腹面。触角 1 对，细长，分节甚多。复眼 1 对，极发达，呈肾形，单眼 2 个位于复眼内上缘。口器咀嚼式，由上内唇、下唇、舌、上颚和下颚构成。胸部前胸背板很大，形似三角形盾板，有的表面有斑纹，有的长有细毛。腿有 3 对，分基节、转节、股节、径节和跗节，跗节又分 5 节，末端有 2 爪和 1 个爪间突。腿强有力，善于疾走。翅 2 对，从中、后胸节发出，前翅革质，其缘下脉甚退化，而径脉、中脉和肘脉的分支甚多。后翅膜质，翅脉与前翅相似，但其后为阔大而折叠的臀区。腹部第 1 腹节背板甚短，腹板退化。第 10 腹节背板雌雄虫均显著，称肛上板，其下两侧为肛侧板，肛门则位于其中。肛上板两侧有 1 对尾须。雄虫第 9 腹节腹板后缘两侧有 1 对腹刺，雌虫则无腹刺。在第 5～8 腹节背板上有背腺的开口，刺背腺可能与分泌臭性物质或性引诱物质有关。雌虫最末端第 7 腹板，形成叶片状构造，具有夹持卵荚的功能。

生活史 属于半变态，分卵、若虫和成虫三个时期。

雌雄成虫交配后 10 天，卵发育成熟，储于卵荚内。开始排出的卵荚呈淡黄色，后变为暗褐色。一般呈钱袋形，上缘为锯齿缘，两侧稍圆凸，下缘较平直，卵荚内有分左右两侧的隔膜，各侧再分许多小室，每室含卵 1 个，每个卵荚含卵数 16～48 个。卵荚排出后常夹于雌虫腹部末端，卵荚产下时分泌黏性物质使其黏附于物体上。卵期约 1 个月。刚孵出的若虫经数分钟第 1 次蜕皮后，才能活动。若虫经 5～6 龄后羽化为成虫。各龄相隔时间约 1 个月。若虫与成虫相似，但虫体较小，翅及性器官未发育，各龄若虫的形态亦有差异，如虫体大小、体色、触角和尾须的节数等，较为特殊的是雌性若虫第 1～6 龄前期，可长出腹刺，但至第 6 龄后期及成虫期，腹刺即消失。若虫的生活习性与成虫相同。成虫白天在隐蔽场所内，夜间出来活动，进行取食和交配，交配时间 15 分钟至 2 小时，交配后 10 天，卵发育成熟，卵荚形成，最后排出。雌虫一生能产 4～14 个卵荚，完成整个生活史需 2 个月至 1 年或 1 年以上。雌虫寿命 6～12 个月，雄虫稍短。

习性 包括以下几方面。

食性 蜚蠊是一种杂食性昆虫，不论新鲜或腐败的食物以及人们的排泄物，它都可吃，因而沾染病原体，起传播疾病的作用。蜚蠊的耐饥性很强，在无食物而有水的情况下，可存活 2 个月。而在无水、无食物的条件下也能存活 1 周。过度饥饿的成虫，则咬食卵荚或其若虫，呈现同类相残的现象。

活动习性 蜚蠊虽有翅，但只能做短距离飞行，活动主要靠腿，爬行甚速，每分钟可达 21 米，雌虫较慢。主要活动场所在暖和、有食物和水分的地方。活动多在夜晚。晚秋季节，下午 6 时开始活动，晚上 9～11 时为活动高峰期，后半夜逐渐减少，至凌晨 6 时停止活动，隐匿于隐蔽场所内。影响蜚蠊活动的因素很多，光照尤为重要，突然的强光照射即逃窜；温度也很重要，当低于 15℃时，绝大多数蜚蠊不动或微动，在 15～37℃时活动最为活跃，37℃以上时呈现兴奋，超过 50℃则趋于死亡。噪声、震动等也有刺激作用，可使其回避逃窜。

栖息习性 白天蜚蠊主要栖息于暖和无光的夹缝，而且与食物和水靠近的场所。主要栖息地为厨房、食堂、寝室及仓库等。

越冬 当室温低于 7.5℃时，蜚蠊的成虫、若虫和卵荚都可以越冬，但在具有保暖设备的地方，严冬季节也可见到活动如常的蜚蠊，以及正在产卵的雌虫。越冬的场所主要在隐蔽的地方，但需要更有利于隐蔽、更不受干扰、温度和湿度适宜等条件。

与疾病关系 蜚蠊能携带多种病原体并传播多种疾病，如痢疾、伤寒、霍乱、阿米巴病和食物中毒等。有报道从凹缘大蜚蠊的粪便中分离到宋氏及弗氏两种痢疾杆菌，还从美洲大蠊体内分离到两株鼠伤寒杆菌以及甲、乙型副伤寒沙门菌，铜绿假单胞菌、变形杆菌等；蜚蠊还能携带蛔虫、鞭虫、蛲虫和钩虫等虫卵以及兰氏贾地鞭毛虫等包囊。还可作为某些蠕虫的中间宿主，如美丽筒线虫、东方筒线虫等。一般认为，其传播疾病主要通过体表或体内的携带。

防制 包括以下几方面。

环境防制 是最基础有效的灭蟑方法，通过采取各种有效环境防制措施，不仅能阻止蟑螂从外界侵入室内，而且能有效清除室内蟑螂的孳生条件和栖息场所，不利于它们的生长和发育。因此，环境防制往往是灭蟑的首选方法之一，在各类场所和环境中均可使用。

物理防制 是非化学防制中的一种。方法很多，实用方便，可在家庭、医院、宾馆等各类场所使用，而且由于不使用化学药物，对人畜无害，不污染环境，也可与其他方法共同使用，协同发挥作用。

化学防制 仍是控制蟑螂的重要手段，可立见成效。但不能单靠一种方法和一种杀虫剂，否则，达不到理想效果。此外，由于蟑螂对某些杀虫剂的抗药性正逐渐增加，有些药物又可能污染环境。因此，选用合适的杀虫药与剂型及灭蟑方法极为重要。

(郭晓霞)

ruì

蚋（black fly） 隶属双翅目，长角亚目，蚋科。俗称黑蝇。全世界已发现1680余种，中国已有216种。蚋虫除刺叮骚扰人和动物外，同时又是人类和动物多种疾病的传播媒介。在热带非州、中美州、南美州北部和也门，某些蚋种是盘尾丝虫病的传播媒介，每年受染者多达3000万人，严重者导致失明，故称河盲症。蚋虫又是牛、马、羊、鸡和鸭等畜禽类丝虫病和血孢子虫病的传播媒介，严重时能使大批畜禽死亡。

形态 成虫体短而小，长2~5mm，通常呈黑色。

头部 复眼颇大，占头之大部。雄虫的复眼仅有额缝相隔而几乎连接，上半部小眼形大，下半部小眼形小。雌虫复眼的小眼大小相同，两眼之间为额，隔离明显。额下缘两侧生有触角1对，分9~11节（大多数位11节），大小近似。吻短粗向下，有1对细长分成5节的下颚须。口器刺吸式，由上、下唇和舌各1个，上、下颚各1对所组成，下唇末端膨大为唇瓣。

胸部 短，前后胸小，中胸特别发达。盾片凸出隆起。胸部侧面在翅基前方有一特殊的膜状区，称为胸膜，中胸侧面有翅1对，侧面上有前、后气孔。后胸有平衡棒1对。翅宽阔，翅膜透明，有发达的纵脉，尤以前缘的脉强壮而显著。足3对，由基、转、股、胫及跗节组成，跗节复分为5节。某些种在后腿第1跗节端部前面有一突起称跗突，第2跗节后缘有一深的横沟称跗沟。跗节末端有爪1对。雄虫的爪比较一致，雌虫的变异较大，有短有长，有省齿、小齿或大齿。嗜吸家禽或鸟类血液的种类，如真蚋属的蚋，爪齿都比较大。

腹部 有9节组成。雄虫腹部末端形成外生殖器。腹面观，主要有下列结构：生殖突一对分成2节，即生殖突基节和生殖突端节。生殖腹板及生殖叉骨各1块，背、腹重叠位于生殖突之间。阳茎基侧突和生殖侧片各1对，位于生殖腹板的外侧。

生活史 生活史属晚期变态，卵、幼虫和蛹为水生期，在流水中。成虫生活在陆地上。

卵 呈长卵形或圆边的三角形。大小（0.15~0.45）mm×（0.10~0.19）mm。卵壳质硬、坚韧有色素而透明。壳外背腹一层无色素而具黏性的外浆膜，含有酸性黏多糖，为片状结构，可能有呼吸作用，卵借此黏附在栖息处。雌虫产卵数因种而不同，一批可产50~100个或150~1000个。常以卵块的形式出现，在卵块中的排列可成单层和多层现象，卵块大小不一，形状也不规则，有的种卵与卵相间成带状。卵块内卵的密度各异，多的可超过100万个。初产的卵乳白色或淡黄色，随着发育，几小时或几天后转为棕黑色。透过卵壳可观察胚胎发育，当出现眼点和破卵器及头壳结构时，称为前幼虫。完成胚胎发育的时间主要以水温和种的生物学特性而定。

幼虫 虫体大小因种而不同。第1龄幼虫长0.5~1mm。成熟幼虫，小型种长3.5~4.7mm，大型种则达8~10mm。体色可为淡灰色、绿灰、棕灰、棕黄和淡红等。幼虫适应于流水生活，体呈流线形状，分头、胸、腹三部分。头壳有黄、浅棕、黑至琥珀等色。背面为唇基额片，其上生有头点，根据所处位置区分为前中、前侧、后中和后侧点。侧面为颊，上身眼点，前端有触角。后缘具后后头及颈片。口器复杂，主要由能开发关闭、有辐肋状刚毛的头扇1对，上颚叶、下颚叶、下颚须各1对，上下唇、口下片及前中颚刷各一个所组成。胸3节略膨大，在头后方、胸部腹面中部突出一个具有小沟的前伪足。腹部9节，第1~4节略细，后端膨大，体表有短而简单的刚毛。末端生有腹突、肛片、能伸入腹内的肛鳃及具钩的后钩环。

蛹 形状似成虫，小型种长1.5~2.5mm，大型种长5.0~5.5mm。体分头胸和腹部。化蛹时，成熟幼虫围绕虫体由唾腺分泌丝线结茧，一般40~60分钟完成。茧朝前方开口，结构不一，有的编织均匀，有的具有孔和异物的网状块，另有的具有前突等。形状多样，但在种间是固定的。结成后幼虫虫体卷缩，进行末次蜕皮并化蛹。蛹化的温度，冬季种自9~10℃或10~16℃；春、早夏种最适宜在18~22℃。蛹期在夏秋2~10天，10℃时则延长为2周。某些种类的蛹期甚至可长达1个月或更久。

习性 蚋幼虫孳生于流水。包括缓流、瀑布、溪涧、大河和小河，甚至在从峭壁渗出的地下水中。水温、pH 值和水传导性等都是蚋孳生的重要因素。蚋幼期生活的水温范围为 0.5~33℃。不同的海拔高度，全年的最低、最高水温幅度不同。中高山带（2500 米或以上）为 1~10℃；低中山带（1200~2500 米）为 4~14℃；平原带（100~600 米）为 1.5~29℃。蚋中的组合不同，可有其特殊的种；也有适应性强的种，广泛分布于所有的高度。

蚋除少数种为孤雌生殖外，多数仍是有性生殖。营有性生殖的种，一类需要群舞，另一类无需群舞。后者羽化后不久即在水边的石头或者植物上爬行进行交配。一般在吸血前受精，少数种可在吸血后交配。雌虫产卵与光照度有关，一般在日落前开始、日落后结束。但有若干差异，个别发生在清晨或中午。产卵的方式可归纳为四种。①降落：产卵前探测栖附处，多数在浸湿或部分被水浸没的物体上。②空投：雌虫直接在水面上盘旋，卵一个一个地产下。③漂浮：有时雌虫在水面漂浮产卵，卵下沉并附着于基物上。④潜水：某些种从河旁或植物茎及石块等垂直下降，爬至水下在石块底面产卵。雄虫吮吸植物汁液为生。

蚋活动于室外，很少进入室内，属野栖。吸血前后可栖息在河流、溪涧岸边的植物上。不同季节在植物上栖息的密度可能有差异。有的种在夏季喜栖息于岸边。蚋的飞行距离，与季节、植物群落及气候条件有关。雄虫的寿命较短，交配后常在几天内死亡。雌虫在适宜的条件下寿命较长，多数 3~4 周，个别可存活 3~4 个月。

初羽化的成虫栖于孳生地附近的草丛和灌木丛里，不久雌蚋开始吸血，多数吸家畜血，也吸人和其他哺乳类动物及鸟类的血。其口器不适于深刺，故叮刺吸血过程中亦吮食组织液。吸血后卵巢内的卵方成熟。通常白昼吸血，且在日出和日落前后出现 2 个刺叮高峰。多数种类的雌性成虫亦吸植物汁液，雄蚋则仅吸食植物汁液。蚋每年繁殖的代数视种类和水温度而异，有的 1~2 代，也有的 5~6 代。以卵或幼虫在水下或冰下越冬。人被蚋刺叮后 1 分钟始感疼痛，局部红肿发痒，甚至发炎、溃烂，严重者可发生过敏性休克。在拉丁美洲、非洲，某些蚋如恶蚋、蟹蚋、淡黄蚋和金蚋可传播盘尾丝虫病。巴西的亚马逊蚋传播欧氏丝虫。

与疾病关系 蚋的刺叮特别是大量刺叮，可引起皮炎，产生红斑、水疱、湿疹样病变、化脓性病变和坏死性病变。有强烈的变态反应。继发感染有淋巴结炎、淋巴管炎、过敏性休克及"蚋热"等。雌蚋叮人吸血，造成骚扰，有些种类传播盘尾丝虫病。有时数量多到可使鸡、鸟和其他家畜家禽死亡。有些能传播盘尾丝虫病，造成失明或皮下结节。

防制 包括以下几方面。

环境防制 清除孳生地水草、树枝和淤泥。取出卵块。调整水流量以改变流速，增加水浑浊度，均是很有效的措施。

化学防制 ①杀灭幼虫：用双硫磷、狄氏剂等杀虫剂施放于上游水面，使之顺流而下，可影响很远的距离。②杀灭成虫：在蚋大量发生的地区可进行地面喷洒。③防蚋刺叮：用乙二胺四乙酸（EDTA）、邻苯二甲酸二甲酯（DMP）等驱避剂涂擦在暴露的皮肤上，防蚋刺叮。

生物防制 蚋的寄生物和捕食性动物较多。寄生物中致病力明显的是病毒、真菌、微孢子虫和索虫科线虫。感染这类病原生物后可以阻止蚋幼虫化蛹、蛹的发育和虫体的死亡。在自然界，以索虫和微孢子虫为多见。

（郭晓霞）

dúmáochóng
毒毛虫（urticating caterpillar）昆虫纲、鳞翅目昆虫中体上生有毒毛的幼虫。人畜皮肤与之接触，可发生皮炎。昆虫纲、鳞翅目毒蛾包括十多个科，其中枯叶蛾科中的松毛虫除引起皮炎外还能致松毛虫病。毒蛾科的全部种类都生毒毛，以黄毒蛾属中的桑黄毒蛾、茶黄毒蛾、柿黄毒蛾和乌桕毒蛾数量较多。各种毒蛾皮炎的流行特征以及毒蛾的形态、生活习性基本相似。中国国内以桑毛虫（桑黄毒蛾）和马尾松毛虫最为重要。

形态 包括成虫和幼虫。

成虫（蛾） 白色，雄性体长约 12mm，翅展 30~40mm，雌性体长约 13mm，翅展 35~45mm。前后翅的正反面都成白色，仅前缘黑褐色，在翅后缘附近各有 1~2 个茶褐色的小斑。头部的触角杆呈灰白色，下唇须白色而外侧黑褐色，胸背面有大量白色绒毛，密覆于淡棕色的背板上，腹前半部白色，后端橙黄色。

幼虫（桑毛虫） 体有彩纹，多黑褐色长毛，为彩色毛虫。成熟的虫体长 25~40mm，宽 2.5mm，头部黑褐色，有光泽。胸部 3 节，腹部 10 节，背侧面黑色，腹面黑褐色，胸部有 3 对胸足，腹部在第 3~6 节和第 10 节各有 1 对腹足。前胸黄色，背侧向前突出一对红色瘤，生黑色长毛束，间有白色短软毛；背板上有两条黑色纵纹。腹部第 1～8 节有背、侧黑色毒毛瘤各 1 对,毛瘤的周围有长刚毛,中间密生微小的毒毛,并间插黑色长毛和白色松枝状毛。第 1 腹节的背瘤最大而突起,第 2 腹节背瘤次之,侧瘤较小。背面从第 3 腹节起向后为一宽阔的橙黄色带,中央有一条间断的红褐色纵线。

毒毛瘤与毒毛 毒毛微小,簇生于毒毛瘤小丘状的毛突上。每根毒毛在毛突上有一个毛窝。毛突的大小不等,依其生长的毒毛数而定,小的仅生 1 根毒毛,大多数是 5～15 根,大的毛突可多达 30 余根,由几个毛突愈合而成。毒毛瘤上的毛突数量与毛突的大小成反比,毛突数少则毛突大,说明毒毛数量取决于毛突本身的大小。第 1 龄幼虫无毒毛。第 2 龄幼虫起至老熟龄前,仅在第 1 腹节的背瘤呈现毒毛 600 根左右。第 3～5 龄时分别为 1.75 万及 6 万～8 万根。成熟的幼虫毒毛瘤共 16 对,全部呈现毒毛,共生毒毛 120～220 万根。

生活史 桑毛虫的生活史属于完全变态,发育过程分卵、幼虫、蛹和成虫四期。

成虫 不太活动,白昼隐藏于灌丛树叶背后,口器退化不能取食。常在清晨交配,2～3 小时完毕,以后不久雌蛾即可产卵。成虫仅能生存 4～17 天。

卵 产于幼虫取食的树叶背面,每一卵呈扁球形,黄褐色,顶面中央凹陷。卵集产成块,由 149～681 粒组成,一般 200～300 粒。卵在产下时,其壳可将母体尾部刚毛粘下,故随着卵块的形成,在其表面覆盖一层毛鳞,交织如绒毯。整个卵块呈椭圆形或带条形,大小不一。夏季卵期发育 4～7 天。

幼虫 共分 5～7 龄,即少数幼虫在第 5 龄末,成熟结茧,大多数有 6 龄,部分经 7 龄。如环境条件不利,出现生理反常,龄期可增加,发育时间延长。初孵第 1 龄幼虫灰色,长 3.0～3.5mm,群集于一处,第 2 龄开始全身出现彩色。第 4 龄以后分散活动。幼龄幼虫仅取食叶背表皮和绿色组织,长大后能食全叶,仅剩叶脉。幼虫受惊扰时能立即卷曲或吐长丝下垂,跌落地面或随风飘扬他处。幼虫在蜕皮前吐少量细丝,将其足黏附于树叶或细枝上,以利于眠后蜕皮。蜕下的皮粘着后能长期不掉,但毒毛则很容易散落,幼虫期 20～37 天。

蛹 成熟幼虫选择树干裂缝或近树根的浅表土中吐丝成茧。亦可以丝卷叶而成。茧丝甚少,故茧皮很薄,土黄色。成熟幼虫在茧内经 1～2 天蜕皮化蛹,蛹期 9～10 天。

习性 包括以下几方面。

地理分布 欧亚大陆以及北美加拿大有本虫分布;中国除西藏外,在全国桑果林地区都有出现。

寄生植物 桑毛虫食性非常广泛,以蔷薇科植物为主,在正常年份,比较集中于桑田、果园中;在大发生的年份,则广泛分布,见于记载的植物有三四十种之多,若在单一品种林中发生更为严重。

季节消长 中国幅员广阔,桑毛虫的季节消长因纬度而不同。在江苏、浙江地区,每年可发生 3 代或不完全的第四代。

越冬 桑毛虫以幼虫越冬,一般在十月上旬开始气温转寒,幼虫爬入树干裂缝和驻孔,或者钻入树上的束草和地面的落叶内,在背光、背风之处群集、吐丝做薄茧而度过寒冬。

与疾病关系 毒毛对人畜皮肤有机械刺激和毒性作用,两者交替作用、互为因果,但以化学作用为主。毒液分布在毒毛管腔内,可长期保持毒性。毒毛一旦落到皮肤上,尤其是在夏季多汗之时,极易粘住,毛尖刺入皮肤,毒液外溢,皮肤局部受刺激而出现痒感。在搔抓后,毒毛可向皮内钻入,或被指甲散带到其他部位。

桑毛虫皮炎自剧痒开始,继而出现水肿性斑疹、斑丘疹或风团,自针尖至绿豆或黄豆大,圆形或不规则形,色淡红或鲜红,中心有时可见小黑点,是毒毛所在处,甚似虫咬迹。少数表现为丘疱疹。奇痒难忍,尤以夜晚后至入睡时更甚。桑毛虫皮炎常年可见,主要散发在农村,尤其在蚕桑区,是由于在桑毛虫盛发的季节采桑而引起的。

治疗 早期可用橡皮胶布、消炎镇痛膏等反复在皮疹上粘揭以去除毒毛,可减轻皮损发展和缩短病程,也可及早用肥皂水冲洗,尽量避免搔抓刺激,而应涂擦止痒药物。必要时刻适当服用抗组胺类制剂。

防制 包括以下几方面。

消灭桑黄毒蛾 ①首先消灭越冬桑毛虫,包括使用诱虫草束,清理园地,扫除枯枝落叶中越冬茧;其次是在出茧时,灯诱灭虫和摘除卵块。②化学杀虫剂中,敌百虫类型制剂对桑毛虫有效。早春桑毛虫出茧时,春蚕收蚁时施用,盛发期则以药剂控制之。③保护或利用桑毛虫的天敌,包括寄生蜂和寄生蝇,有条件者可人工繁殖作生物防治。

桑毛虫皮炎的防治 防止和

避免与桑毛虫毒毛接触；避免在有毛虫树上树下操作、乘凉和晒衣服等。必须在树丛中操作者，宜穿着厚质衣服，尽量减少暴露面积。

（郭晓霞）

mǎwěi sōngmáochóng
马尾松毛虫（dendrolimus punctatus walker）

隶属枯叶蛾科。是中国松毛虫中分布最广的一种，跨长江南北十几个省区，人与之接触后可引起松毛虫病。该病以皮炎或骨关节肿痛为主要临床症状，严重者可致骨关节畸形、僵直及功能障碍。

形态 包括成虫和幼虫。

成虫 俗称松蛾。雌蛾体长 25～35mm，翅展 42.8～56.7mm；雄蛾体长 20～25mm，翅展 36.1～48.5mm。全体黄褐色到棕褐色，前翅较宽大，近端部成弯弓型，由翅基至翅侧缘有 4～5 条颜色略深的波纹状，最外缘的一条由 9 个斑点组成，排成较浅的"3"字型。

幼虫 成熟幼虫体长 50mm 左右，体表呈灰黑色，背面被有向内横向生长的白色鳞片，有时杂有一些金黄色鳞片。胸节背面有 2 条横的棕褐色毒毛带。胸腹各节的背面各有两丛发达的黑色毛束，每束由中央的 2 根大刚毛和其周围的 8 根片状毛组成。头及身体两侧有很多细小的白色软毛。

生活史 成虫生活史属于完全变态。卵初产时粉红色，将孵化时紫褐色。椭圆形，在松针上常成念珠状排列，有时可成堆状。幼虫属毛虫式。一般情况下分 6 龄，各龄幼虫形态及体色差异较大。1 龄幼虫无毒毛带；2 龄幼虫有毒毛带但无毒毛；第 3 龄幼虫毒毛开始长出表皮；第 4～6 龄幼

虫毒毛密生。幼虫成熟后即吐丝结茧，茧呈淡棕色或棕褐色。茧皮表面附着有很多脱落的毒毛，毛尖朝外，直立于茧皮上，分布不均匀。蛹纺锤形，棕褐色或紫褐色，雌性长 27.6mm，雄性长 23.5mm。蛹发育成熟后羽化成虫而出茧。松毛虫完成一代生活史所需的时间随地区及气候的不同而有较大的差异。

致病机制 松毛虫能引起松毛虫病。松毛虫的毒液是致病的主要因素。毒腺细胞在第 4 龄幼虫蜕皮前发育完善，故第 5～6 龄的幼虫致病性明显，不仅活虫毒毛与人皮肤接触致病，虫尸致病力更强，可能与毒腺细胞死后变化有关。死的松毛虫置于室温或冰箱中 2 年后仍有致病性，但在露天约 1 个月，毒性即下降，3 个月后毒性基本消失。56℃ 30 分钟，可破坏松毛虫的毒素。

临床表现 松毛虫病的特点是发病急，全身症状轻微，局部表现明显。

治疗 原则是解毒消炎，应争取早治疗。已经接触松毛虫及其污染物者，接触部位应及早用稀的碱水、草木灰水、淡氨水和肥皂水等煎剂浸洗，或局部涂煤油。米醋有一定预防作用。治疗轻中型患者可用山独企全草煎水浸洗，或将新鲜草捣烂外敷，每天 3～4 次。较重者可加服吲哚美辛。重型患者必须给予抗生素治疗，肾上腺皮质激素有暂时缓解病情的作用。肿块型患者早期不宜切开，波动感明显时，可反复穿刺抽脓；自然溃破时，注意引流畅通。

防制 ①杀灭松毛虫：是预防松毛虫病的基本措施，而预防松毛虫的大面积发生则更是关键。改变单一性马尾松林为混杂林，

可预防松毛虫的大面积发生。加强虫情预测，消灭第 4 龄期松毛虫，可预防松毛虫病的发生。此外还有进行综合性杀松毛虫措施。②谨防与松毛虫接触：包括封山管理，禁止人群进入松毛虫的发生林区；切实做好个人防护，穿厚质衣服、戴帽和手套，穿鞋袜等，以避免与虫体接触。及时掩埋虫尸，防止污染水体。

（郭晓霞）

dúyǐnchìchóng
毒隐翅虫（Paederus）

隶属昆虫纲，鞘翅目，隐翅虫科，毒隐翅虫亚科，毒隐翅虫属。已知种类超过 250 种，中国约有 19 种。褐足毒隐翅虫分布广泛，生活在湖泊边的湿地，其体内含有强烈接触毒物。其毒素有 3 种，隐翅虫毒素、拟隐翅虫毒素和毒隐翅虫酮，强酸性，触及皮肤可导致皮炎，出现痒、红肿、疼痛和水疱，与皮肤烧伤相似。

形态 褐足毒隐翅虫成虫体长 6.5～7mm，红褐色，有光泽。头部黑色，刻点粗大。复眼褐色。触角 11 节，丝状，除基部 3、4 节外，其余各节黑褐色。咀嚼式口器。触须第 4 节微疣状。前胸发达，背板呈长圆形，后部略窄，刻点稀而小。前翅特化为鞘翅，长方形，比前胸背板大，呈黑色，带有青蓝色金属光泽，刻点粗而深。后翅膜质，静止时叠置鞘翅下。足黑褐色，前足跗节 I～III 扁平宽短，各足跗节 IV 呈双叶状，除后足骨节末端黑色外，其余部分红褐色，腹部可见 8 节，前 2 节被鞘翅所掩盖，外露的前四节两侧有下陷而后隆起的镶边，其后两节黑色，末端有黑色尾须 1 对。

生活史 毒隐翅虫的发育为完全变态。生活史有卵、幼虫

（两龄）、蛹和成虫4期。多孳生在隐蔽潮湿的环境内，幼虫和成虫营捕食性生活，捕食稻田中的害虫。成虫常栖息于潮湿环境中。有些种类在天气闷热的夜晚受到灯光引诱时常飞入室内。每年发生代数因地区而异，由一代至数代。以成虫越冬。

致病机制和临床表现　毒隐翅虫的血、淋巴液内含有剧烈的接触性毒素，称毒隐翅虫素，该毒素是复杂的非蛋白质物质。在发育各期均含有这种毒素，具防御性功能。当虫体被压迫或击碎时，毒素与皮肤接触引起毒隐翅虫皮炎或称线状皮炎。接触方式一是与破碎虫体接触；二是毒液经手指携带到身体其他部位或其他人的皮肤和黏膜，引起炎症。主要表现为受损部位有灼热感、痒感及辣痛，严重者出现头痛、低热及邻近淋巴结肿大。局部皮肤初呈红斑，稍水肿，随后发生密集小丘疹，可出现水疱、脓疱等。病程一般7~8天。皮肤以线状多见（见医学节肢动物图2），其余依次为斑片状、混合型和点状等。好发于头面部，其次为颈部、上肢与躯干，少数可侵犯阴囊、腹部和腰部等。皮损可见表皮有轻度角化，水疱及脓疱均发生于角质层下。表皮细胞内水肿，有网状变形。真皮上部有水肿，小血管扩张，胶原纤维有水肿变形。

治疗　当皮肤与虫体接触后应立即清洗或涂以碱性溶液，如氨水等。皮损处涂薄荷炉甘石洗剂或氧化锌油，或用龙胆紫、半边莲加藤黄酒精浸液湿敷等。

流行病学　中国自1959年在四川首次报道以来，已有13个省、市、自治区有散发或暴发流行，主要分布于东、南、西部，北部少见。好发于农村或城郊附近居民。好发季节为夏秋季，以秋季多见。

防制　主要包括以下方法：清除杂草等孳生地；关好纱门纱窗，防止成虫飞入室内；切忌在皮肤上拍打压碎虫体；在虫活动高峰季节，在室内外喷洒药物杀虫。

（郭晓霞）

pí

蜱（tick）　隶属蛛形纲，蜱螨亚纲，寄型目，蜱总科的一类节肢动物总称。下分软蜱科、硬蜱科和纳蜱科，多寄生于动物体表，吸食血液，也侵袭人，传播多种人兽共患疾病。

形态　蜱体呈圆形或椭圆形，背腹扁平，由假头和躯体两部分组成。幼蜱有3对足，若蜱和成蜱有4对足。蜱未吸血时，体长为2~13mm，吸血后，可增至20~50mm，或更大。体色多呈黄棕色或黑褐色。

假头　假头平伸于躯体前端（硬蜱）或位于躯体腹面前方（软蜱），由假头基、口下板、1对螯肢和1对须肢组成（图1）。

假头基　背面呈矩形、梯形、三角形或六角形，表面光滑或有刻点，雌性硬蜱有孔区1对，两侧后缘有的有基突；假头基的腹面结构简单，仅在横中线两侧缘处，或有1对耳状突，发达者呈齿状或刺状，退化者仅留脊状隆突或粗糙面。

口下板　位于螯肢的下方，蜱类以此刺叮宿主，吸取血液。在口下板腹面，从左右两侧对称地倒生各有3~5列或更多的纵行逆齿，口下板顶端称为齿冠。中段和基段的齿较大，通常作为鉴别特征，用齿式表示，例如4|4。

螯肢　是有切割功能的1对附肢，螯肢由螯杆和螯趾组成，螯趾分两趾，即不动的内趾和可动的外趾。

须肢　1对，平伸于假头基前方的左右两侧，呈短杆状。每肢共由4节组成，第1节特短，近似捻珠形或呈环形，与假头基前缘相连接。依次为明显易见的

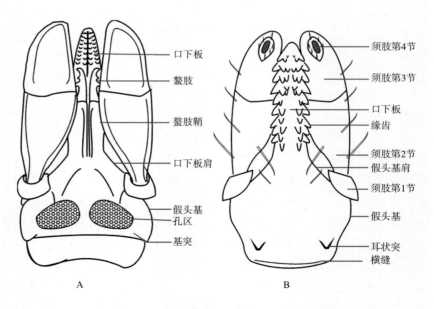

A. 背面；B. 腹面。
图1　蜱的假头

第 2 节和第 3 节，该两节均较长较明显，其外侧缘或与假头基的外侧缘呈一条直线，或超出后者而向侧方突出。有的血蜱须肢第 3 节背腹两面的基部后缘尚有刺突，位于背面的称为背刺，腹面的称为腹刺。第 4 节短小，镶嵌于第 3 节亚端的腹面，仅从腹面可见。

躯体　蜱体连接在假头基后缘的大致椭圆形而扁平的部分（图 2）。其轮廓或呈亚圆形、卵圆形，或呈钝纺锤形；最宽横径，或在中间或靠近前端或靠近后端。雄蜱体形远比雌蜱小。成蜱的体形明显大于若蜱，若蜱则大于幼蜱。

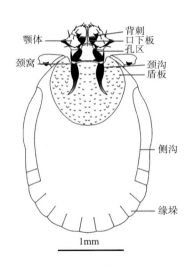

图 2　硬蜱（雌）腹面

背面　硬蜱科雄蜱的整个背面，几乎全部为几丁质坚厚的盾板所覆盖，而雌蜱、若蜱和幼蜱仅背面前部覆盖几丁质盾板，盾板前部一般由肩突。它与其余的革质柔软部分，即有膨胀弹性的异盾有明显的分界。多数蜱属有眼 1 对，它们位于盾板左右两侧；而有些蜱属却根本无眼。散布在盾板上的大小凹点，统称刻点，雄蜱有自缘凹基线两侧定位，沿

体轴向后伸延并逐渐外展的 1 对称为颈沟，盾板侧缘的 1 对称侧沟，呈弧线前后纵向伸展；盾板后缘分布于两条侧沟之间的纵向小竖格，通称缘垛，一般有 11 个；唯独正中的一格另有名称为中垛，中垛的前方，位于盾板后部的正中处，尚有一条纵行的后中沟，它或与中垛相融通，或不达于中垛而中断。并列于后中沟左右两侧的 1 对称后侧沟；位于后中沟的正前方，在盾板正中有 1 对盾窝。在硬蜱属尚有缘沟，它从盾板两侧缘和后缘连通在一起，并与背面体缘相平行，在这两者之间构成一窄幅缘褶。

雌蜱躯体背面的沟痕似比雄蜱多，盾板上有轮廓清晰的 1 对颈沟，沿体轴方向，呈弧形伸展，与它在雄蜱的位置相仿。在盾板前半靠近侧缘处，常有稍许隆凸的侧脊，沿两侧脊的内侧，各形成一条虽可辨认却是表浅的侧沟，并与当中的颈沟相对应。

腹面　腹面正中，通常在足基节 Ⅱ～Ⅳ 的水平位上有一个横开口的生殖孔，生殖沟呈弧线绕行于生殖孔前方，然后以左右分支，延伸达蜱体后缘（图 3）。在足基节 Ⅳ 的后外侧，有 1 对形状因属和种类不同而不同的气门板。肛门位于蜱体后部的正中，尚有肛沟绕过肛门的前方或后方。不少种类中，雄蜱尚有几丁质腹板，它们或覆盖整个腹面，或区分为几块；或排满于全腹面，或仅集中在后区。硬蜱属的雄蜱腹板遍布于腹面，共有 7 块，即位于生殖孔前的 1 块，为生殖前板；位于生殖孔与肛门之间，腹面正中的 1 块，称中板；位于中板的后方，处在肛沟两侧支之间紧靠肛门周围的 1 块，称肛板；沿肛板外侧的 1 对为肛侧板。

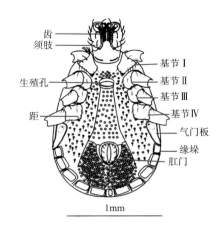

图 3　硬蜱（雄）腹面

足　成蜱足细长，共 4 对，着生在躯体靠前的腹面两侧。每足有 6 节组成，从联结躯体的足节起至远端，依次为基节、转节、股节、胫节、后跗节和附节。基节固着于腹面的两侧，似镶嵌于体壁上，故不能活动。基节后缘通常有距，靠后缘内侧的称内距，靠外侧的称外距。有的种类仅有一距，长大者如刺，短小者如棘或似脊。转节及其以下各足节均能活动，但转节较其他节略粗短。足的最末节为附节，其上还有假关节。各附节末端均有 1 对角化的爪，爪基尚有发达程度不同的爪垫，足附节 1 亚端部的背缘有一凹陷小窝，其上密生感觉毛，称哈氏器（Haller organ）。

软蜱两性特征差异不明显，无背、腹板，但有碎小骨化片、小乳突等，使体表不光滑。体缘有的有边缝和小格，体缘若有边缝，背面与腹面分界明显，若无边缝，背面与腹面界限不清。基节无距，跗节有爪，但无爪垫，或爪垫不发达。

生活史　包括卵、幼蜱、若蜱和成蜱 4 个时期。雌性成蜱吸饱血后离开宿主，经过一段时间才开始产卵，该时期称产卵前期

或孕卵期。卵产出后，经过胚胎发育从卵中孵化出幼蜱，这段时间称卵期或孵化期。幼蜱孵出后经过几天休止期找宿主开始吸血，饱血后经一定天数的蜕变期变为若蜱。若蜱经过吸血，再蜕皮变成成蜱。从雌蜱开始吸血到下一代成蜱蜕出为1个生活周期，即一代。软蜱科种类与硬蜱科种类在生活史有明显不同，前者在一个发育阶段内可多次吸血和蜕皮，而后者在一个发育阶段内只有1次吸血和蜕皮。

蜱生活史的长短因种类不同而异。中国分布最广的微小扇头蜱，在华北地区，整个生活史需65～84天，自然界中每年可发生3代。长角血蜱、森林革蜱、草原革蜱和残缘璃眼蜱等北方常见种类，生活周期较长，1年只发生1代。嗜群血蜱生活周期更长，完成1代需要2年。北方林区最常见的全沟硬蜱在实验室25～28℃条件下，需259～273天才能完成1代，在自然界中，至少需要3年时间，才能完成其生活周期。如果幼期在温暖季节后期取食，或者由于生境条件不佳，整个生活史可延长至5年。

习性 蜱类的生长、发育以及生殖都和从宿主摄取营养有关。

吸血 硬蜱的幼蜱和若蜱在宿主吸血的时间较成蜱短。蜱的吸血量很大，各期饱血后体重可增加几倍到几十倍，最多可达百余倍。幼蜱从卵中孵化后，以及若蜱和成蜱从饱食的幼蜱和若蜱蜕皮后，经过一段时间才能叮咬宿主吸血，该阶段称为休止期或静止期，如亚东璃眼蜱幼蜱孵出后经4～5天，若蜱蜕出后2～3天开始摄食。硬蜱的一些种类未完全饱血的雌蜱可以重复吸血，但吸血能力随吸血量的增多而降低。

蜱在生活史中有更换宿主的现象，根据其更换宿主的次数可分为四种类型：单宿主蜱、二宿主蜱、三宿主蜱和多宿主蜱。在人工饲养条下，宿主类型可以改变。

软蜱的吸血时间一般较短，如波斯锐缘蜱若虫期和成虫期只需要0.5～1.0小时。硬蜱吸血时间一般较长，因种类和虫期而异，一般幼虫期和若虫期较短，2～5天，成虫期则较长，有些种的雌蜱长达7～9天。硬蜱多在白天侵袭宿主，软蜱多在夜间侵袭宿主。

繁殖 包括交配与产卵。前肛沟类硬蜱属中许多种类，雄蜱蜕出后10天左右即能进行交配，而不需要事前吸血，但后肛沟类（血蜱、革蜱、扇头蜱等属）雄蜱不能在饥饿状态下进行交配，需要先吸血，待精子发育成熟后，再在宿主体内与雌蜱交配。完成交配全过程需要几分钟到半个小时。产卵时，硬蜱的假头向下弯曲，卵从生殖孔排出后，由须肢将其推到躯体前端背面。饱血后，在4～40天内全部产出，可产数百至数千个。软蜱一生可产卵多次，一次产卵50～200个，总数可达千余。

流行病学 中国北方属于古北界范畴，有一些是该界的代表种，分布于北方较多地区，如草原硬蜱、森林革蜱和残缘璃眼蜱等。南方大部属东洋界，以血蜱属为主，其次为花蜱属、盲花蜱属和硬蜱属，扇头蜱属、革蜱属和璃眼蜱属则极少见。就种类而言，镰形扇头蜱、粒形硬蜱、龟形花蜱和微小牛蜱分布最广。

（孙 毅）

yìngpí

硬蜱（hard tick） 隶属蛛形纲，蜱螨亚纲，寄型目，蜱总科和硬蜱科的节肢动物。下分硬蜱亚科、血蜱亚科、花蜱亚科、扇头蜱亚科和璃眼蜱亚科，多寄生于动物体表，吸食血液，也侵袭人，传播多种人兽共患疾病。

形态 成虫呈长椭圆形，背腹扁平。吸过血的硬蜱雌雄大小相差悬殊。身体分为假头和躯体两个主要部分。

假头 位于躯体前端，狭窄，向前突出，其结构包括假头基和口器（见蜱图1）。

假头基 呈矩形、六角形、亚三角形或梯形。表面或具有稀疏的刻点。在雌蜱假头基上有一对凹下的孔区，由许多个小凹点聚集组成，孔区常因种类而不同。雄蜱无孔区。

口器 位于假头基前方，由螯肢、须肢（须肢）和口下板三部分组成。

须肢 两侧为1对须肢，共4节。第4节最小，居于第3节腹面的凹窝内。在鉴定上有意义的是第2、3节，其长度与宽度随种属而不同。须肢的内侧形成沟槽，抱合着螯肢与口下板。并在吸血时起固定和支持作用。

螯肢 1对，位于两须肢之间的上方，为长杆状结构，其末端有定趾（靠内侧）与动趾（靠外侧），两趾都有大的锯齿，供切割寄主皮肤之用。每个螯肢外由螯肢鞘包绕，尖端露出鞘外。

口下板 1个，位于螯肢的腹方，其腹面有成纵列的向后的尖齿，为吸血时穿刺与附着的重要器官。螯肢和口下板之间为口腔。口腔后端腹侧有口通入咽部，背侧有唾液管口。

躯体 包括背面和腹面。

背面 ①盾板：背面之最显著的构造是盾板。是虫体背面的一个几丁质增厚部分。在雌蜱，盾板只占背部前部的大约1/3，在雄蜱则几乎覆盖整个背面。在盾板上有颈沟，在雄蜱还有侧沟。②眼：有或无，有眼时为1对，其位置是在盾片前部两侧的边缘上，是小的较透明的半圆形隆起。③缘垛：有或无，某些种雄蜱的盾板后缘有方块形的格块，通常为11块，正中的一个有时较大，色淡而透明，称中垛。也有些种类的体末端突出，形成尾突。

腹面　①足：若虫和成虫腹面有足4对（幼虫3对），每足由6节组成，由体侧向外分别称之为基节、转节、股节、胫节、后附节和附节。附节末端有1对爪，爪间有爪垫。基节固着于体壁上，不能活动，其上通常分裂为内距和外距。在第2~3基节间有基节腺的开口。在第1对足的跗节近端部的背缘上有哈氏腺，为嗅觉器官。各节的形态尤其基节在分类上极为重要。②生殖孔：在腹面前部正中有1个横裂的生殖孔。③肛门：位于体后部正中距体后缘不远处。④在雄蜱腹面的板和沟：雄蜱腹面有几块几丁质板，其数目因蜱不同而异，其模式类型包括：生殖前板1块，位于生殖孔之前；中板1块，位于生殖孔与肛门之间；侧板1对，位于体侧缘的内侧；肛板1块，位于肛门周围，紧靠中板之后；肛侧板1对，位于肛板的外侧。有些蜱属的腹面只有1对肛侧板和位于其外侧的1对副肛侧板，如扇头蜱属和牛蜱属。也有些蜱，腹面的几丁质板全缺，如革蜱属和血蜱属；气门板1对，位于第4对足基节的后外侧，其形状因种类而异，呈圆形、卵圆形、逗点形或其他形状，有的向后延伸成背突，是分类上的重要依据。

致病机制　硬蜱刺叮宿主，吸食血液，对人畜造成很大危害，不仅造成血液损失，且可引起宿主皮肤变态反应，刺伤处往往形成溃疡。更重要的是传播人兽共患疾病（表1）。

类群识别　常见种类如下。

硬蜱属　有肛前沟，盾板无花斑，无眼，无缘垛。气门板呈圆或卵圆形。须肢和假头基的形状不一。雄蜱腹面有生殖前板1块、中央板1块、肛板1块、侧板2对和肛侧板2对。通常为三宿主蜱。

血蜱属　有肛后沟，盾板无花斑，无眼，有缘垛。须肢短，第2节外展，超出假头基之外。假头基呈矩形。第1转节背面有刺。气门板在雄蜱呈圆形或逗点形，雌性圆或卵圆形。雄蜱腹面无几丁质板。属于三寄主蜱。

革蜱属　有肛后沟，盾板上有银灰色花斑，有眼、缘垛。须肢粗壮。假头基呈方形。各足基节依次增大，第4对基节最大，第1基节雌雄都分叉。气门板呈卵圆形或逗点形。雄蜱腹面无几丁质板。属于三寄主蜱。

璃眼蜱属　有肛后沟，盾板上有或无花斑，如有时只限于足上。有或无缘垛。须肢长。假头基近三角形。气门板呈逗点形。雄蜱腹面有肛侧板，有或无副肛侧板；体后端有1~2对肛下板或付缺。有眼。虫体大，属于二寄主蜱。

扇头蜱属　有肛后沟，盾板大半无花斑，有眼，有缘垛。须肢短。假头基呈六角形。第1基节分叉。气门板呈长逗点状。雄蜱腹面有肛侧板，也常有副肛侧板。

表1　已明确的硬蜱传播疾病

疾病	媒介	分布
莱姆病	全沟硬蜱复合组	全世界
野兔热	革蜱属、硬蜱属	美洲、欧洲、亚洲、非洲
鄂木斯克出血热	革蜱属、硬蜱属	西伯利亚
苏格兰脑炎	篦子硬蜱	英国、西班牙、以色列
波瓦桑病毒	革蜱属、硬蜱属、血蜱属	美国、加拿大
科萨努尔森林病毒	血蜱属、硬蜱属、扇头蜱属	印度
克里米亚-刚果出血热	璃眼蜱属	亚洲、欧洲、中东和非洲
科罗拉多蜱传热	革蜱属、硬蜱属	美国、加拿大
淋巴细胞性脉络丛脑膜炎	花蜱属、革蜱属、扇头蜱属	埃塞俄比亚、加拿大
落基山斑点热	硬蜱属、革蜱属	美国、加拿大、墨西哥、南非
北亚蜱媒斑疹热	硬蜱属、血蜱属、革蜱属	远东、日本、俄罗斯
纽扣热（马赛热）	扇头蜱、硬蜱属、血蜱属、革蜱属、花蜱属	亚洲、非洲、欧洲
昆士兰蜱传斑疹伤寒	具环硬蜱	澳大利亚
Q热	璃眼蜱属	非洲、亚洲、美洲、欧洲、大洋洲
非洲蜱咬热	硬蜱属	南非
埃立克体病	硬蜱属、花蜱属	美洲、欧洲、亚洲
人巴贝虫病	硬蜱属、牛蜱属	美洲、欧洲、亚洲
森林脑炎	全沟硬蜱	欧洲、亚洲
出血伴血小板减少症	花蜱属、革蜱属	中国华中地区

花蜱属 体小型、中型到大型，前窄后宽，呈宽卵形或亚圆形。假头基多数呈矩形，但变化较大。须肢窄长，第2节尤显著，不向外侧突出。盾板通常有色斑，多数有眼，且发达，少数种眼不明显，或无眼。缘垛明显，有11个。雄蜱无肛侧板，但近缘垛常有小腹板。气门板亚三角形或逗点形。

流行病学 硬蜱四季均可活动，以春夏最盛。中国北方不少地区主要由古北界的代表种分布，如草原硬蜱、森林革蜱和残缘璃眼蜱等。南方大部则以东洋界为主，血蜱属最为典型，其次为花蜱属、盲花蜱属和硬蜱属、扇头蜱属。就种类而言，镰形扇头蜱、粒形硬蜱、龟形花蜱和微小牛蜱分布最广。

防制 有以下几方面。

环境防制 草原地带采用牧场轮换和牧场隔离办法灭蜱。结合垦荒，清除灌木杂草，清理禽畜圈舍，堵洞嵌缝以防蜱类孳生；捕杀啮齿动物。

野外灭蜱 对于游离蜱，可采用局部火烧或化学防治等方法灭除。在草原地区，采取牧地轮换制，经过1年隔离，牧地上的蜱因不易找到宿主大部分死亡，也能消灭部分蜱。野生动物如啮齿类等是蜱的主要宿主，应采取措施加以消灭。另外，结合荒地开发、播种饲料作物、烧荒等农业措施，改善草原环境，对减少蜱的发生也起一定作用。

室内灭蜱 首先要消灭来源，禽畜的舍窝应远离人房，并经常打扫干净，墙面缝隙也要抹平。同时，禽畜的舍窝和活动处所要进行喷药常用。为了防止蜱类侵入室内，可将松香、蓖麻油粘胶涂于20cm宽的长纸条上，放置在靠近门窗附近的墙基地面，进行粘杀亦能收效。

消灭牲畜体上的蜱 如成群牲畜施药，可用0.2%敌百虫或0.1%马拉硫磷药浴，一般在春季进行。人工刷抹或采摘也能消除蜱。同时注意厩舍灭蜱，堵塞畜厩内所有缝隙和洞孔后，对蜱的生活和繁殖造成不利条件。蜱类严重发生的畜厩或棚圈，必要时暂时封闭，可使用烟剂熏杀。0.5g/m³林丹或敌敌畏的烟剂，灭蜱效果良好。为了防止蜱随着新割的牧草带入畜舍，预先将青草在露地晒干。

化学防制 蜱类栖息及越冬场所可喷洒敌敌畏、马拉硫磷、杀螟硫磷等。林区用六氯环己烷（六六六）烟雾剂收效良好。

个人防护 进入有蜱地区要穿五紧防护服，长裤长靴，戴防护帽。领口、袖口和裤腿要扎紧，头用布包紧或戴帽，穿长袜和长靴。在领口、袖口、裤脚等处喷涂0.2%敌百虫水溶液或0.5%除虫菊乙醇溶液，有一定驱杀作用。颈、手等外露体表，可涂抹避蚊胺或邻苯二甲酸二甲酯等驱避剂。在蜱媒病流行地方和季节（如东北林区的森林脑炎）野外工作人员休息时，要彼此脱衣互相检查，离开时应相互检查，及时除掉侵袭的蜱，勿将蜱带出疫区。就寝前也要脱去内衣，仔细检查。

（孙毅）

ruǎnpí

软蜱（soft tick） 隶属蛛形纲，蜱螨亚纲，寄型目，蜱总科和软蜱科的节肢动物。下分钝缘蜱亚科、锐缘蜱亚科，多寄生于动物体表，吸食血液，也侵袭人，传播多种人兽共患疾病。

形态 软蜱最显著的特征是躯体无盾板，全为弹性的革状表皮所组成，雄蜱较厚而雌蜱较薄，故称软蜱。假头从背面看不到，居于前部腹侧的头窝内，头窝两侧有1对叶片称为颊叶。假头的头基小，近方形，没有孔区，须肢游离不紧贴于口器两侧，共分4节，可自由转动，各节为圆柱形，末节不缩入，而末数节向下后弯曲。口下板较不发达，齿亦小（图1）。

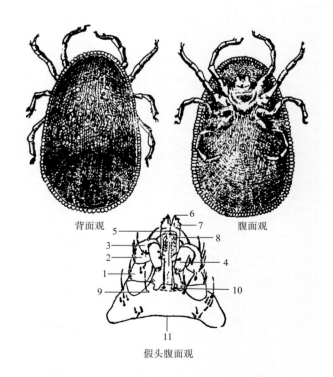

背面观　腹面观

假头腹面观

1~4. 须肢节Ⅰ~Ⅳ节；5. 螯肢干；6. 螯肢的定趾（内趾）；7. 螯肢的动趾（外趾）；8. 口下板；9. 须肢后毛；10. 口下板后毛；11. 假头基。

图1 波斯锐缘蜱的形态结构

躯体背腹均无几丁质板，表皮上或有乳突或有圆的凹陷，腹面前端有时突出称为顶突。背腹侧也有各种沟，但与硬蜱不同。在腹侧的沟有生殖沟（在生殖孔之后）、肛前沟（在肛孔之前）及肛后横沟。生殖孔与肛孔的位置与硬蜱者相同。气门小，气门板也小，居体之两侧在第 4 对足基节之前外侧。沿基节内外侧有褶突，内侧为基节褶，外侧为基节外褶。多无眼，如有则在第 1、2 对足之间。足的结构与硬蜱相似。但基节无距；附节和后附节背缘有瘤突，一般比较明显，其数目和大小是分类依据。爪垫退化或缺失。

生活史 软蜱发育过程分卵、幼虫、若虫和成虫 4 个时期。成虫吸血后交配落地，爬行在草根、树根和畜舍等处，在表层缝隙中产卵。产卵后雌蜱即干死，雄蜱一生可交配数次，雌蜱多次吸血多次产卵。卵呈球形或椭圆形，直径 0.5~1mm，色淡黄至褐色，常堆集成团。在适宜条件下卵可在 2~4 周内孵出幼虫。幼虫形似若虫，但体小，有足 3 对，幼虫经 1~4 周蜕皮为若虫。软蜱若虫经过 1~6 期不等，因种而异。若虫有足 4 对，无生殖孔。再到宿主身上吸血，落地后再经 1~4 周蜕皮而为成虫。多数软蜱需 0.5~2 年。软蜱的成虫由于多次吸血和多次产卵，一般可存活 5~6 年至数十年。

致病机制 软蜱吸血，可使动物或人消瘦、贫血、衰弱，甚至造成死亡。还能传播多种疾病，如非洲猪瘟病、焦虫病、布氏杆菌病、钩端螺旋体病、野兔热病、血孢子病和马脑脊髓炎等。仅以蜱传回归热进行介绍。蜱传回归热是一种自然疫源性传染病。鼠类等啮齿动物既是传染源又是贮存宿主。牛、羊、马、驴等家畜及犬、狼、蟾蜍、蝙蝠等均可成为传染源，患者亦可为传染源。乳突钝缘蜱和特突钝缘蜱既是传播媒介，也是保菌宿主。蜱吸血被感染后，包柔体在蜱体内大量繁殖，并可从粪便和唾液排出，人被叮咬时，包柔体随蜱粪或唾液经咬破的皮肤创面而感染。亦可经眼结膜、胎盘或输血感染。

类群识别 常见种类如下。

锐缘蜱属 体扁，背腹面的面积等大，体缘锐利，吸满血后仍甚显著。体缘由平行而紧密的细线或小的方块组成，在背腹面间有清楚的缝线。假头距体前端或近或远。表皮革状，有小皱褶，并有小圆形的钮状突，顶部凹陷，在凹陷的中央常有小毛。背腹面有大小不同而透明的圆形小板排成放射状的行孔。在中国有 3 种，如波斯锐缘蜱为鸡的体外寄生蜱，居鸡窝缝内，山西某地很多；在新疆也有发现，可以说分布于整个西北地区。

钝缘蜱属 体略呈扁形，但体缘圆钝，背腹面间无清楚的缝线分开。吸满血后背面通常明显地凸出。假头距体前端或远或近。口下板发达；通常在雌雄之间或若虫与成虫之间大致相似。表皮革状，由圆形小板或乳突构成各种图案。顶突及颊或有或无。有些种类有眼。如拉合尔钝缘蜱主要寄生于绵羊，也有的寄生于牛、马、骆驼等牲畜。

流行病学 软蜱四季均可活动，以春夏最盛。在中国云南、贵州、四川东部、重庆、陕西南部、湖南、湖北、江西东北部、安徽、河南、浙江、江苏、山东及河北南部等地为高发生区；四川、陕西、河北、辽宁、江西及福建等省部分地区为中发生区；新疆、甘肃、内蒙古、宁夏、山西北部、河北北部、辽宁东部、吉林、黑龙江、四川部分地区、广西部分地区、广东部分地区、福建及台湾等省（自治区）为低发生区。

防制 见硬蜱。

（孙 毅）

mǎn

螨（mite） 隶属蛛形纲，蜱螨亚纲，螨亚纲。又称螨类。包括革螨、恙螨、蠕型螨、疥螨、尘螨和粉螨等几大类。已知约有 5 万种，多数体形柔软、甚小，肉眼刚能看见，一般 0.1 毫米至数毫米。

形态 螨类头、胸和腹通常

表 1 硬蜱和软蜱形态的区别

部位	硬蜱	软蜱
颚体	在躯体前端，从背面能见	在躯体前部腹面，从背面不能见
颚基背面	有 1 对孔区	无孔区
须肢	较短，第 4 节嵌于第 3 节，各节运动不灵活	较长，各节运动很灵活
躯体背面	有盾板，雄者大，雌者小	无盾板。体表有许多小疣，或具有皱纹、盘状凹陷
基节腺	退化或不发达	发达。足基节 Ⅰ、Ⅱ 之间，通常有 1 对基节腺开口
雌雄蜱区别	雄蜱体小，盾板大，遮盖整个虫体背面；雌蜱体大，盾板小，仅遮盖背部前面	雄性生殖孔为横缝，雌性生殖孔为月牙形

为一整块，分节不明显。躯体呈袋状，很少保留分节。背面有较硬的盾板。

假头 位于身体前部，是螨类的主要感觉器官和营养器官（口器）。由螯肢、须肢、口下板、头盖、上唇、内磨叶、颚角、涎针和下颚沟。①螯肢：1对，特征因取食习性而异，呈螯钳状或刺针状，包括螯肢鞘、基节、中节、定趾、钳齿毛、动趾、螯钳和导精趾。②须肢：包括基节、转节、股节、膝节、胫节和跗节。③口下板：位于颚基前面，内外磨叶下方。④头盖：又称口上板，颚基环背向前伸出的膜状物，盖在吻的上面。⑤上唇：口上面的叶状突起，咽部背面的延伸部分，又称上咽。⑥内磨叶：口前下方像喙一样的构造，分两叶，又称下咽。⑦颚角：包括外磨叶，系角质化的构造，保护螯肢的作用。⑧涎针：输送涎腺的管状物。⑨下颚沟：颚基腹面的一条沟，或称第2胸板。沟内有小齿。

躯体 背面有背板，腹面有原三胸板、颈板、胸前板、胸板、胸后板、内足板、生殖板、生殖腹板、腹板、肛板、腹肛板、足后板、全腹板、侧足板、生殖孔、气门、气门板和气门沟等。①背板：数目、形状和毛序为主要鉴别特征之一。毛序依次为：额毛F1~F3，外颚毛ET1~ET2，颚毛T1~T2，顶毛V，缘毛M1~M11，边毛S1~S8，中背毛D1~D8，间毛I1~I3，肩毛Sc。②原三胸板：其中胸叉为感觉器官，位于腹面足1基节之间。③颈板：居胸板之前，有1根毛（有的种类）。④胸前板：胸叉两侧和胸板之间，无毛。⑤胸板：胸前板之后，变化较大。3对胸毛St1~St3，还有隙间器2~3对。⑥胸后板：胸板

之后两侧，小，有1根毛St4。⑦内足板：位于3~4基节与胸后板之间，或与后者融合。⑧生殖板：位于生殖板之后，有1对毛VI1。⑨生殖腹板：多数种类生殖板与腹板合并，有VI1~VI4或更多毛。⑩腹板：位于生殖板之后，肛板之前。⑪肛板：腹板之后，体的亚端部。有1个肛孔，两侧有1对肛侧毛Ad，孔后肛后毛Pa。⑫腹肛板：有的种类腹板和肛板融为一体，称腹肛板。⑬足后板：位于足基节4后方，1对或几对。⑭全腹板：胸板、生殖板、肛板和胸后板融合成1块板称全腹板。合成2块板称胸生殖板和腹肛板。⑮侧足板：位于足基节和气门板之间，有的与气门板融合。⑯气门、气门板和气门沟：气门位于足3~4基节之间的外侧，左右各1个。气门沟位于气门的前端，气门沟两侧有明显的板称气门板。

足 成虫和若虫各4对，幼虫3对。由基节、转节、股节、膝节、胫节、跗节和跗节末端的趾节组成。趾节又称步行器，包括前跗节、1对爪和1个叶状爪垫（图1）。

结构 如下所述。

消化系统 为一条简单的管道。前肠从口经肌质的咽到达极短的食道；中肠即胃，寄生性蜱螨的胃四周伸出许多盲管状的支囊，可以极大膨胀以储存大量血液；后肠很短，包括小肠和直肠，最后开口于肛门。胃的前方有唾腺，经唾腺管通入口，如蜱。

排泄系统 最常见的有两型，多数种类有1对马氏管，通入后肠。马氏管的长度有的很长，如革螨的马氏管其盲管端部可伸入足的基部内；另一类型如绒螨，体内无马氏管，其后肠演化为排

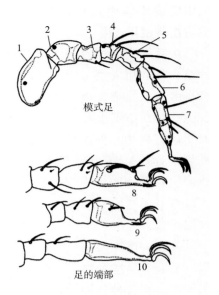

模式足

1. 基节；2. 转节；3. 基腿节；
4. 远腿节；5. 膝节；6. 胫节；
7. 跗节；8. 足1的端部3节；
9~10. 足2的端部3节。

图1 螨的足

泄功能的器官。

循环系统 大多数种类无心脏和血管，其血液无色，其脏器浸润其中。某些高级的螨类，如中门螨类等可有简单的心脏。

呼吸系统 小型螨类无气门和气管。有气管和气门的螨类体内分布大量微气管，汇合成气管而开口于气门。

神经系统 全部神经节愈合成中枢神经团，位于食道的周围，分出神经至全体。

生殖系统 雄性生殖器官包括1对睾丸，各经输精管和注精管而通入阳茎。许多种类能形成精胞，或者阳茎演化为精胞产置器。雌性生殖器官有卵巢1对，各有1条输卵管通到子宫。子宫有管道通至受精囊，再通至阴道或交合囊，开口于阴门。有好些种类其阴门与产卵孔分开，不在一处。

肌肉系统 肌肉基本是横纹肌，在躯体内有背腹肌，附着于表皮内突和体壁的骨片上，附肢

内肌肉由躯体通入基部第 1 节，以后逐节相互连接。

生活史 螨类生活史分卵、幼虫、若虫和成虫等期。多数螨营自由生活，杂食或捕食性，食其他螨类、小昆虫和它们的卵以及腐烂有机物。少数螨类寄生在植物或动物体上刺吸液汁或血液，或寄生在动物的体内外，也侵袭人，可引起过敏反应或传播人兽共患疾病。

习性 螨类寄生于植物、垃圾、土壤、淡水及海水，有些种类卵生，有些种类卵胎生，生活周期较短，一般 2~3 周，环境适宜时繁殖很快。病原性螨或病原媒介性螨类仅以人畜组织液、血液、淋巴液及液化的组织细胞等为食；暂时寄生的种类，往往是兼性的血食性，而且主要食料不依靠宿主；能致人过敏的螨类大多是自由生活，取食碎屑性食物，包括各种仓储物品和真菌以及腐败的有机物质。许多螨体微小，无呼吸器官，挛生在湿润的环境，具有特殊的渗透调节功能，可在水中存活较长时间。

螨属于地栖爬行的无翅动物，其散播方式之一是携播，附在宿主或其他动物或植物及各种物体上携带到他处，一个特殊形态滞育的第二若虫，即化播体便在不良环境时出现，或是不食不动（静态化播体），或是不食能动（动态化播体），外形非常态，无口器，有发达的附着器，到了适宜生存的环境时间和地点时，离开其附着物体，完成其散播的使命，蜕化为第三若虫期继续发育。有些螨体小而轻，能被风刮起或空气振动，短暂浮悬于空气中甚至刮到远处，通过污染物体或呼吸道感染宿主。寄生性螨常通过宿主间相互直接接触而转移，也可通过污染环境散播。吸血寄生螨具有主动寻找血源动物和人的功能。

流行病学 螨类是世界广布性的类群，通常与寄主动物及其生境密切相关。螨类种群数量一般随寄主动物及其生境气候条件而呈现一定的特征，具有类群或种的特异性。革螨、恙螨等均可终年活动，具有不同的季节消长情况。蠕型螨、尘螨、疥螨等亦可终年活动，其寄生情况受寄主因素和环境温湿度的影响较大。

（孙 毅）

gémǎn

革螨（gamasid mite） 隶属蛛形纲，蜱螨亚纲，寄螨目，中气门亚目，革螨科。包括 200 多个科，其中具有重要医学意义有皮刺螨科、厉螨科和巨刺螨科等。螨类主要寄生在植物、动物和人，寄生后常引起过敏性皮炎，并可传播肾综合征出血热（HFRS）、Q 热、立克次体病和小蛛立克次体痘等病原体。有的种类可引起肠螨病，污染贮粮、干果及中成药等。

形态 革螨表皮为较厚的革质，体表生有刚毛。头、胸、腹分界不明显，躯体不分节。气孔位于第 3~4 足基节之间的外侧，鉴别特征以雌雄成虫的形态为依据。主要包括假头、躯体和足三部分。革螨鉴别要点：①体毛的疏密。②螯钳形状（齿）、刚毛数、螯肢形态。③生殖腹板形态及刚毛对数。④足后板、气门板、气门沟和气门。⑤肛板形状。⑥足：基节刺式、距和刚毛。⑦胸板和毛序。

假头 位于身体前部，是螨类的主要感觉器官和营养器官（口器）。包括螯肢、须肢、口下板、头盖、上唇、内磨叶、颚角、涎针和下颚沟（图1）。

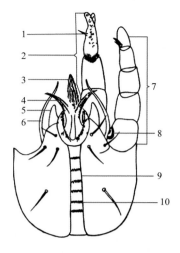

1. 钳齿毛；2. 螯肢；3. 上唇；
4. 内磨叶；5. 颚角；6. 涎针；
7. 须肢；8 须肢转节；9. 下颚沟；
10. 颚沟齿。

图 1 革螨的假头

躯体 背面有背板，腹面有原三胸板、颈板、胸前板、胸板、胸后板、内足板、生殖板、生殖腹板、腹板、肛板、腹肛板、足后板、全腹板、侧足板、生殖孔、气门、气门板和气门沟等（图2）。

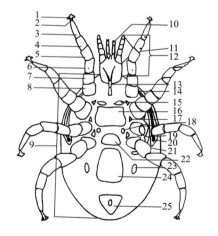

1. 爪；2. 趾；3. 跗节；4. 胫节；
5. 膝节；6. 股节；7. 转节；8. 基节；9. 躯体；10. 螯肢；11. 须肢；
12. 假头；13. 原三胸板；14. 气门沟；15. 胸前板；16. 胸板；17. 内足板；18. 胸后板；19. 气门板；
20. 气门；21. 侧足板；22. 生殖板；
23. 足后板；24. 腹板；25. 肛板。

图 2 革螨的腹面

足 成虫有 4 对足，由基节、转节、股节、膝节、胫节、跗节和跗节末端的趾节组成。趾节又称步行器，包括前跗节、1 对爪和 1 个叶状爪垫。

生活史 包括卵、幼虫、第一若虫、第二若虫和成虫。栖息生境多为阴冷、潮湿、低洼地带，草丛、溪流等地。革螨可分为以下类型。

自由生活型 于草丛、土壤、落叶层、稻草堆等处自由生活。寿命短，耐饥力差，一般为 6 天。

体表寄生型 大部分时间生活于宿主动物体表，可传播病原体。

巢穴寄生型 吸血时在宿主动物体表，大部分时间生活于巢穴中，可传播和保存病原体。寿命长，耐饥力强，可长达 6～7 个月。

腔道寄生型 寄生于宿主动物的鼻腔、呼吸道及外耳道等，可致病。革螨离开宿主，几个小时就死亡。

革螨卵生或卵胎生，也可直接产幼虫或第一若虫多数能孤雌生殖。自由生活型摄食获得营养后，一次可产卵百余个；寄生型革螨幼虫甚至第一、第二若虫呆在卵壳内不取食，大大减少幼期死亡率，一次产卵（幼虫）仅 1 个。生活周期在适宜条件下 1～2 周，繁殖量可达 1000 个/窝。

革螨食性 ①捕食：各虫期螨均可捕食昆虫及腐败的有机质。②专性血食：刺吸宿主血液。③兼性血食：食性杂，捕食昆虫，吸宿主血液、组织液，亦食游离血和血干粉。

致病机制 革螨为临时性寄生虫，具备以下寄生特点：①多侵袭脚踝、手腕、腋窝等皮肤柔软处。②不在皮肤挖掘隧道。

③通过向宿主表皮分泌消化液而取食表皮碎屑及分泌物。④不直接吸血。革螨可引起以下疾病。

革螨性皮炎 多起始于革螨叮咬部位，包括腰、胸、腋下、上臂、腹股沟、膝、四肢及皮肤较嫩的部位。伤口局部发红，有疹块，小的似米粒，大的如分币。自觉症状：剧烈瘙痒，少数患者头晕、发热、乏力和呕吐等。病程一般 7 天（4～60 天）。媒介种类有鸡皮刺螨、柏氏禽刺螨、囊禽刺螨和茅舍血厉螨。

肾综合征出血热 是一种由汉坦病毒感染引起的自然疫源性疾病，流行广泛，主要分布于欧亚两大洲，包括中国、朝鲜、日本以及欧洲国家。鼠类是主要传染源，包括褐家鼠、黑线姬鼠、黄胸鼠、小家鼠、巢鼠和普通田鼠等。革螨叮咬传播，人类对本病毒并非普遍易感，感染后发病与否与感染病毒的型别有关，汉坦病毒（包括汉滩病毒、汉城病毒、普马拉病毒、希望山病毒和泰国病毒等）血清型的致病力不同，可分为以下几型：姬鼠型，主要分布于亚洲，流行于秋冬季；家鼠型，分布较广，流行于春夏季；混合型，主要分布于欧洲，流行于秋冬季；田鼠型，分布于北美。该病潜伏期 8～39 天，一般 2 周。10%～20% 的患者有前驱症状，表现为上呼吸道卡他症状或胃肠道功能失调。临床分为发热期、低血压期、少尿期、多尿期和恢复期，但也有交叉重叠。

其他 包括森林脑炎、淋巴细胞性脉络丛脑膜炎、立克次体痘、Q 热、北亚蜱媒斑疹热和土拉菌病。

类群识别 常见种类如下。

毒厉螨 雌螨螯肢发达，动趾、定趾各有两齿突，背板几乎完全覆盖背板。胸板长大于宽，有刚毛 3 对，隙状器两对；雄后板呈滴水状，上有刚毛 1 根，生殖腹板两侧在 IV 之后极为膨大，后缘向内凹，与肛板距离小于肛孔之长度；肛板前端宽圆，后端尖窄，肛侧毛位于肛孔后端之水平之后，其末端达到肛后毛的基部，肛后毛较肛侧毛明显粗长，足后板小，呈滴水状，气门沟前端达足基节 I 的后部，跗节 8 腹面刚毛均较粗长。

茅舍血厉螨 雌螨动趾、定趾各有两齿突，钳齿毛细窄，末端有时弯曲，头盖呈丘状，前缘光滑，背板具有网纹，几乎完全覆盖背部。有刚毛 39 对，此外，在 D6～D8 之间尚有 2 根副刚毛，胸板前缘不清晰，较平直，后缘内凹；有刚毛 3 对，隙状器两对；生殖腹板向后逐渐膨大，上有刚毛 1 对，肛板长宽几乎相等，有刚毛 3 根，足后板最大的一块呈长棒状，次大块呈三角形，为该种重要鉴别特征；气门沟前端达足基节 I 的中部。

格氏血厉螨 雌螨螯钳有齿，钳齿毛基部膨大，端部细长而呈弯曲状，此为重要鉴别特征，头盖前缘光滑，背板几乎覆盖整个背部，有刚毛 38 对，T2 缺如。胸板宽大于长，前缘平直，后缘内凹，有刚毛 3 对，St1 位于该板前缘上，隙状器两对；生殖腹板较短，呈舌状，有刚毛 1 对，足后板呈肾形；气门沟向前达足基节 I 的中部。雄螨大小有两型：大型，（640～740）μm×360μm，全腹板窄长，两侧在基节 4 后略微膨大，有刚毛 9 对（肛毛除外）；小型，610 μm×384μm；全腹板两侧在基节 4 之后极为膨大，几乎完全覆盖末体全部，有刚毛 10 对（肛毛除外）。

厩真历螨　雌螨螯肢动趾、定趾各有两齿突，钳齿毛短刺状，头盖前侧缘有锯齿状突。颚沟有10排刺列，背板覆盖整个背面。板中央刚毛较其他部分稀疏，胸板前缘平直，后缘内凹，其凹底不达 St2 基部水平，有刚毛 3 对，隙状器两对；胸后毛着生于表皮并与隙状器相连，生殖腹板两侧缘在 VI 之后有一缺刻；有刚毛约 50 根，与肛板之距离小于肛孔长度，肛板略呈三角形，前缘平直，气门沟前端达足基节 I 的后部。螯肢动趾内部有一齿突，定趾内缘无齿，全腹板在基节 4 之后有刚毛 60 根，气门沟前端达足基节 2 的后部。

鸡皮刺螨　雌螨螯肢纤细，呈鞭装，螯钳细小，颚沟约有 10 个齿，呈单个纵列，背板窄长，不完全覆盖背部；前端较宽阔，两侧向后逐渐变窄，后端略平直；板上有刚毛约 15 对。胸板宽大于长，前缘突出，后缘内凹，有刚毛 2 对。St 位于板外，胸后毛着生于表皮上，生殖腹板舌状；肛孔位于肛板的后部，肛侧毛位于肛孔中部水平线上，较肛后毛长，气门沟前端伸至基节 2 前半部；气门后端向后延伸，围绕基节的后缘，末体腹面表皮有刚毛约 14 对。

徐氏阳历螨　雌螨螯肢粗壮，螯钳毛狭长，末端略弯。背板呈椭圆形，不完全覆盖背部，除有 39 对刚毛外，在 D6～D8 之间尚有副刚毛 3 根，板上刚毛较长，其末端到达或超过下一刚毛的基部，胸部前缘较平直，后缘中部稍内凹，有 3 对刚毛和 2 对隙状器。生殖腹板在后半部略膨大，有刚毛 1 对；与肛板的距离约等于肛孔之长，肛板前缘较平直，肛侧毛位于肛孔后端水平的略上方，气门沟前端达到基节 1 中部，

腹部刚毛约 10 对。雄螨背板有刚毛 39 对，在 D6～D8 之间亦有副刚毛 3 根，全腹板两侧在基节 4 之后膨大，有刚毛 10 对（肛毛除外），气门沟前端达基节 1 中部。

流行病学　多数革螨终年活动，根据季节消长情况可将其分为秋冬型和双峰型（春末夏初、秋冬）。如格氏血历螨、耶氏历螨密度一般在 9 月以后逐渐增加，10～11 月出现高峰，为秋冬型；柏氏禽刺螨呈春末夏初和秋冬双峰型。

防制　螨类侵害的患者可采用四环素及其衍生物进行治疗，预防该病的主要方法是避免与螨的接触，也可采用药物滞留喷洒的方法进行治理。

个人防护　主要措施是避免到螨类栖息的生境内接触暴露；必要时可在皮肤或衣物表面使用驱避剂，驱避剂的涂抹宽度 1～3cm 即可，常用的驱避剂包括苯甲酸卞酯、邻苯二甲酸二甲酯、避蚊胺、氨基甲酸酯和己酸已酯等。进入螨类孳生环境，可将上衣下摆掖进裤中、袜子套住裤管等方法，有条件的可穿五紧防护服，亦可将衣物在驱避剂中浸泡后晾干使用等。

清除孳生环境　野外工作或旅游时应合理选择宿营地，及时清除可能的孳生地，通过火烧或割除等办法清除杂草，并通过深翻或犁耙土壤进行掩埋，可有效降低害螨的种群数量，降低人员暴露风险。

与其他手段结合　与灭鼠、防鼠相协同，减少与其他动物宿主接触。螨类控制须与鼠类控制措施相结合，与鼠类控制工作协调一致。

药物灭螨　采用喷洒药剂或粉剂药物室内滞留喷洒灭螨。靶

标区：地板、护墙板、墙缝、家具缝隙、床铺周围和门窗。也可采用超低容量热烟雾喷洒，可用药物包括二嗪农、倍硫磷、马拉硫磷、残杀威和除虫菊酯等。使用手动压缩式喷雾器，均匀湿润喷洒药液。宜用扇状喷洒处理表面，线状喷洒处理缝隙。

（孙　毅）

yàngmǎn

恙螨（chigger mite）　隶属蛛形纲，蜱螨亚纲，真螨目，绒螨亚目，恙螨科，列恙螨科。全世界已知 321 属 3000 种，中国已知 50 多属 400 多个种，具有重要医学意义的有 7 个属如纤恙螨属等，是恙虫病的主要传播媒介，某些种类还能传播肾综合征出血热。

形态　恙螨成虫密被细毛，呈棕黄或棕红色，体长 0.4～1.3mm。躯体分前后两部，中间细，前后各 2 对足，第 1 对足特别长。一般特征：躯体囊状，不分头、胸、腹，幼虫椭圆形，若成虫呈 8 字型；幼虫体毛稀疏，若成虫体毛稠密而长；躯体背面有一盾板中央有一感器；须肢发达，须肢跗节呈拇指状。鉴别特征以雌雄成虫的形态为依据，主要包括假头、躯体和足。恙螨鉴别要点：盾板形状（前中突），刚毛数感器形状；背毛：背毛式和背毛数；足：足节式和基节毛式；须肢：须毛式，须肢爪分叉数；螯肢：螯鞘毛分支数，螯肢齿数。

假头　位于身体前部，是螨类的主要感觉器官和营养器官（口器）。有螯肢、须肢、口下板、头盖、上唇、内磨叶、颚角、涎针和下颚沟。

须肢　包括基节、转节、股节、膝节、胫节和跗节。前两节融合，仅见 5 节。左右基节在中间愈合形成颚基，两侧各有 1 对

羽状刚毛，称为基节毛。颚基向前伸展，有 2 对叶片，中间 1 对在腹面，称为颚基内叶，外侧 1 对向背方，包螯肢基节，形成螯肢鞘。

螯肢 基节、远节和表皮内突。基节又称基螯，很大，近三角形，背面有许多刻点，前内侧有 1 指状突，称为假螯。远节又称螯肢爪，近弯刀片状，顶端多有三角冠，有的种类背缘和腹缘有齿，其数量和形状与排列方式为分类特征。

躯体 体壁有明显的横纹，上有背板、背毛、腹毛（图1）。背板毛长度、数量、位置相对固定，各种类不同，为鉴别特征之一。背板毛一般为羽状或叶片状。感觉毛基有假气孔器和假眉。眼点位于背板外两侧，近后侧毛，1 对或 2 对，少数种类缺。肛门位于腹面近后部的中线上，与体后缘有一定距离。

足 幼虫有 3 对足，基节、转节、股节、膝节、胫节和跗节。膝节背面刚毛有前膝毛、中膝毛和后膝毛，胫节背面刚毛前胫毛、中胫毛和后胫毛。

生活史 恙螨多生活在温暖、潮湿、灌木丛边缘、草原平坦地带及江湖两岸。主要包括卵、次卵、幼虫、若蛹、若虫、成蛹和成虫（图2）。幼虫、若虫和成虫这 3 个虫期取食。幼虫寄生，吸食宿主体液，若虫和成虫营自由生活，捕食小型昆虫和虫卵。幼虫常侵袭脚踝、手腕和腋窝，吸食淋巴液和表皮组织，吸食时间约 3 天。恙螨寄生于多种动物包括蛇、乌龟、鸟、小型兽类和人。恙螨并不在皮肤内形成隧道，而在宿主表皮硬化成被称为茎口的通道。

卵产在土里，3~5 个或 10 多个 1 堆。1~2 周发育为次卵（前幼虫），再过 1~2 周后发育成幼虫。未找到宿主前，幼虫常聚集在一处静伏等待宿主，称寄生前期。爬到宿主体身上开始吸食称为寄生期，一般为 3 天。饱食离开宿主称为寄生后期。15 天后发育为若蛹，再过 8 天变为若虫。若虫在土壤中刺吸软体小昆虫或昆虫卵液。经 10~35 天变为成蛹，再经 7~15 天变为成虫。成虫取食同若虫。雌雄螨不直接交配。雄螨 2~7 天开始产精胞于事先织好的精胞网上。易地再产，雄螨产完精胞 2 周后死亡。雌螨来到精胞丛摘取精胞。雌螨也可孤雌生殖。

致病 恙螨可引起以下疾病。

恙虫病 又称丛林斑疹伤寒，是由恙虫病立克次体引起的自然疫源性疾病。临床特征为突然起病、发热，叮咬处有焦痂或溃疡、淋巴结肿大及皮疹。该病分布很广，横跨太平洋、印度洋的热带及亚热带地区，但以东南亚、澳大利亚及远东地区常见。中国主要发生于浙江、福建、台湾、广东、云南、四川、贵州，江西、新疆、西藏等省（自治区），以沿海岛屿为多发。鼠类是恙虫病的主要传染源和保虫宿主，如褐家鼠、黄胸鼠等。野兔、家兔、家禽及某些鸟类。恙螨幼虫是本病传播媒介，包括中国的主要传播媒介地里纤恙螨，红恙螨与高湖恙螨等，在当代无传播机会，成虫产卵经卵传至下一代（第二代）

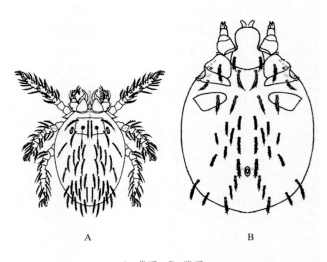

A. 背面；B. 腹面。

图1 恙螨及其毛序

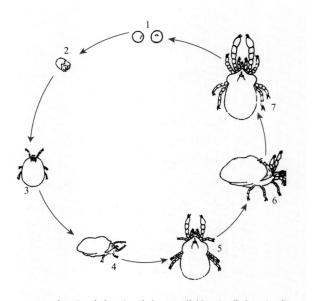

1. 卵；2. 次卵；3. 幼虫；4. 若蛹；5. 若虫；6. 成蛹；7. 成虫。

图2 恙螨生活史

幼虫，幼虫叮咬后随唾液传入新的宿主，故称隔代传播。人群对本病均易感，但以青壮年居多。该病流行有明显季节性与地区性。北方 10～11 月高发，南方则以 6～8 月为流行高峰，11 月份明显减少。

肾综合征出血热　恙螨媒介种类：小盾纤恙螨（见革螨）。

其他疾病　恙螨性皮炎、Q热、鼠型斑疹伤寒和弓形虫病。

类群识别　常见种类如下。

红纤恙螨　虫体粉红色，眼点明显，端毛式，背板长方形，宽大于长，前缘略平直，微呈双凹形，两侧缘内凹，后缘略向后突，中部微凹，背板后侧毛之间距离（PW）大于背板前侧毛基间距离（AW），感毛近基部光裸，端部 1/2 处有 6 对细长分支，眼点 2×2，前略大于后，足 3 基节毛位于基节前缘下方，足 1、2、3 的长 214μm、219μm、258μm。

地理纤恙螨　体椭圆形，长 340μm，宽 220μm，橘红或淡黄色，触肢圆锥形，第 2 节弯曲，上有不分支的刚毛 7 根，前中刚毛及后侧刚毛直而粗，两边有短分支，前侧刚毛微弯曲，在凸出的一边有细分支，感觉刚毛细而长，在其顶端有细分支，体刚毛 54 根，背面刚毛 28 根，排列式 2、8、6、6、4、2，背面刚毛 28 根，排列式 2、2、8、4、4、2。足 3 对上有细刚毛，微弯曲，端有细分支。

居中纤恙螨　粉红色，体长 298μm，宽 199μm，感毛端部有 10 对左右细长分支，眼板明显，眼点 2×2，背板毛及背毛略粗，有粗短密集的分支，背毛长 39μm，足 1、2、3 长 239μm、231μm 和 265μm。

须纤恙螨　虫体椭圆形，略有腰缩，长 297μm、宽 183μm，背板略呈长方形，前缘微内凹，后缘呈弧形突出，但中部平直，感毛端部 2/3 处有 8～12 对细长分支，感器基位于后侧线略下方，眼点 2×2，背板毛及体毛由基部至末端均具有密集的分支，背毛长 32～55μm，腹毛长 42～21，足 1、2、3 分别长 244μm、230μm 和 263μm。

印度囊棒恙螨　幼虫体长圆形，长 290μm、宽 180μm，灰白色或淡黄色，盾板为梯形，端部上前中毛及前侧刚毛较短，后侧刚毛最长，感觉刚毛微杆状，在扩大部分有许多细胞，身体背毛刚毛有 32～34 根，排列为 4、6、6、6、4、2，腹面刚毛 24～34 根，排列不规则，足 3 对，皆 7 节，基节各有 1 毛，足之末端有 2 爪及 1 个爪状爪垫。

流行病学　恙螨的幼虫出现数量有明显的季节性变化，分为 3 型：夏季型，每年在夏季出现高峰，如红纤恙螨；春秋型，每年 2 代，在春秋季各出现一个高峰；秋冬型，每年在 10 月至次年 2 月出现一个高峰，东北地区在 6～9 月。

治疗　可采用四环素及其衍生物进行治疗。

防制　见革螨。

（孙　毅）

rúxíngmǎn

蠕形螨（demodex mite）　隶属真螨目，前气门亚目，缝螨总科，蠕形螨科，蠕形螨属。一种永久性寄生螨，寄生于多种哺乳动物毛囊、皮脂腺内，也可寄生在腔道和组织内，宿主特异性强。已有 140 余种（亚种）。寄生人体的有毛囊蠕形螨和皮脂蠕形螨。前者主要寄生在单毛囊内，后者寄生在毫毛皮脂腺和睑板腺内。蠕形螨感染引起蠕形螨病。

形态　成虫呈乳白色，半透明，体长 0.1～0.4mm，分为颚体、足体和末体。雌螨略大于雄螨。颚体宽短呈梯形，其腹面内部有咽泡。螯肢针状。须肢分为 3 节，端节腹面有 5 个刺形须爪。足粗短呈牙突状，足基节与躯体愈合成基节板，其余各节均很短，呈套筒状。跗节上有锚叉形爪 1 对，每爪分 3 叉。雄螨的生殖孔位于足体背面前半部第 1～2 对背毛之间。雌螨的生殖孔位于腹面第 4 对足基节板之间的后方。末体细长如指状，体表有环形皮纹。

皮脂蠕形螨粗短（0.20mm），咽泡倒圆酒杯状。雄性生殖孔于足 II 水平上。雌雄无肛道。足第 4 基节板左右愈合，末体约占虫体全长的 1/2，末端略尖，呈锥状。卵为椭圆形，长约 0.06mm。毛囊蠕形螨较细长（0.29mm），咽泡马蹄形，较细长，开口较窄。雄螨生殖孔位于第 2 对背毛中间。雌螨有肛道。足第 4 基节板在中线处相接近。末体约占虫体全长的 2/3 以上，末端较钝圆。卵为蘑菇形，长约 0.1mm。

生活史　发育过程有卵、幼虫、前若虫、若虫和成虫 5 期。雌虫产卵于毛囊或皮脂腺内，经 2～3 天孵出幼虫，幼虫约经 1 天多蜕皮为前若虫，幼虫和前若虫有足 3 对，经 3 天发育蜕皮为若虫。若虫不食不动，经 2～3 天发育蜕皮为成虫。5 天左右发育成熟。于毛囊口处交配后，雌螨即进入毛囊或皮脂腺内产卵，雄螨在交配后即死亡。完成一代生活史约需半个月。雌螨寿命 2 个月左右。

习性　蠕形螨寄生于面部、头部、颈、肩背、胸、乳头、外阴部和肛周等处，其中以面部感染率最高，在面部感染率依次为颊、额、鼻、鼻沟和耳旁等处。刺吸毛囊上皮细胞和腺细胞的内容物，也可取皮脂腺分泌物、角质蛋白和细胞代谢物等。毛囊蠕形螨寄生于毛囊，以其颚体朝向毛囊底部，一个毛囊内一般为3~6个，最多记录25条。皮脂蠕形螨常单个寄生于皮脂腺和毛囊中，偶有多个寄生。其颚体朝向腺体基底。

蠕形螨属于负趋光性，多在夜间爬出，在皮肤表面求偶。蠕形螨以皮肤细胞和毛囊中积聚的皮脂为食，其高效的消化代谢能力，几乎不用排泄，故无排泄孔。蠕形螨在外界喜潮湿，如在相对湿度95%时可存活94小时，相对湿度50%时可存活5小时。对温度较敏感，发育以37℃为最适，活动力随温度上升而增高，45℃为上限，54℃为致死温度。对低温抵抗力较强，0℃时成虫可活1小时以上，在5℃可活1周左右。对酸性环境的耐受力强于碱性环境，尤以皮脂蠕形螨为明显。75%酒精和3%煤酚皂溶液15分钟可杀死蠕形螨，日常使用的肥皂不能杀死蠕形螨。

致病机制　蠕形螨终生寄生在毛囊或皮脂腺中，口器针状，从毛囊和皮脂腺细胞获得营养，分泌蠕形螨酯酶以溶解脂肪，将皮脂中的三酰甘油水解，释出脂肪酸，破坏上皮，并刺激皮肤发生炎症。已在6种以上动物体的真皮层内发现有虫体，有些大量寄生于宿主的睑板腺、外分泌腺等，甚至还可侵入血流或内脏，引起相应病变，导致动物死亡。人群感染率很高，甚至可达100%，但绝大多数为无症状带虫者，且有症状者均合并化脓性细菌感染。因此，持有人体蠕形螨

非致病性观点的学者颇多。然而，蠕形螨的寄生因其颚体发达，足爪锋利，对宿主能造成机械性损伤，同时虫体分泌物、排泄物均可引起组织的炎症反应。因而也有不少学者持致病性观点，认为蠕形螨破坏上皮细胞和腺细胞，引起毛囊扩张，上皮变性。虫多时可引起角化过度或角化不全，棘细胞增生，真皮层毛细血管增生并扩张。角化过度可填塞囊口妨碍皮脂外溢。并发细菌感染时，引起毛囊周围细胞浸润、纤维组织增生。

临床表现　主要的皮损表现为局部皮肤弥漫性潮红、充血、散在的针尖至粟粒大小的红色丘疹、小结节、脓疱、结痂、脱屑、皮脂异常渗出和毛囊口显著扩大，表面粗糙甚至凹凸不平。在毛囊炎、脂溢性皮炎、脂溢性脱发、痤疮、酒渣鼻、眼睑缘炎和外耳道瘙痒症等疾病中，蠕形螨的寄生是主要病因或病因之一。

诊断　根据临床症状及皮损情况，如光镜检查到蠕形螨即可确诊。常用方法如下：

透明胶带粘贴法　用透明胶带于晚上睡前，粘贴于受检部位皮肤上，至次晨取下贴于载玻片上镜检。检出率与胶带的黏性、粘贴部位、面积和时间有关。

刮压法　用采血针或沾水笔尖后端刮取受检部位皮肤，或用双手拇指挤压后，再刮取，将刮出物置于载玻片上，加1滴70%甘油，铺开，加盖玻片镜检。

挤粘结合法　在检查部位粘贴透明胶带后，再用拇指挤压胶带粘贴部位，取下胶带镜检。睑缘炎、脱皮等患者也可拔取睫毛、头发置于载玻片上，滴油封片镜检。

治疗　尚缺乏有效治疗药物，

常用药物有：口服甲硝唑、伊维菌素、维生素 B_6 和复合维生素 B，兼外用甲硝唑霜、苯甲酸苄酯乳剂、二氯苯醚菊酯霜剂、10%硫磺软膏和桉叶油，以及百部、丁香和花椒煎剂等。

流行病学　蠕形螨感染普遍。中国人群感染率为4.4%~86.6%。感染率随年龄增长而增高。感染以毛囊蠕形螨多见，皮脂蠕形螨次之，部分患者存在双重感染。人体蠕形螨可通过直接或间接接触而传播。

防制　预防感染，要尽量避免与患者接触，不用公共盥洗器具，毛巾、枕巾和被褥等物要勤洗勤晒。

(吴家红)

jièmǎn

疥螨（sarcoptid mite）　隶属真螨目，粉螨亚目，粉螨总科，疥螨科，疥螨属。一种永久性寄生螨。疥螨宿主特异性强，可寄生于人和多种哺乳动物的表皮角质层内，其中寄生于人体的疥螨称为人疥螨。虫体寄生时在宿主皮下掘筑的皮肤"隧道"是疥螨在宿主体表的寄居与繁殖场所，也是疥螨特有的皮损形态之一。临床可引起以剧烈瘙痒为特征的接触传染性皮肤病，称为疥疮。疥疮是一种古老的疾病，中国早在东汉时期（公元25~220年）王充的《论衡·商虫篇》已明确指出该病与疥虫的关系。隋·巢元方的《诸病源候论》首次对该病及其病原作了详尽描述。在西方，据考古学及埃及象形文字记载，人类对疥疮的认识至少有2500年的历史。欧洲人对其描述是"痒、粟粒疹"。第一个用"scabies"来描述该症状与体征的是一位古罗马内科医师奥卢斯·科尔内留斯·塞尔苏斯（Aulus Cornelius

Celcus，公元前 25～公元 50 年）。Scabies 来源于拉丁语"scratch"，意即瘙痒。早在公元 1100 年人们就对疥螨病原有了认识，但螨与疥疮的联系则是在之后的 500 年才发现。

形态 成虫体近圆形，背面隆起，乳白色。雌螨体长 0.3～0.5mm，雄螨略小。颚体短小，位于前端。螯肢钳状，尖端有小齿。须肢分 3 节，无眼，无气门。体表遍布波状横纹。身体背面有许多圆锥形皮棘及成对的粗刺和刚毛，其前部有盾板，雄螨背面后半部还有 1 对后侧盾板。腹面光滑，仅有少数刚毛。足短圆锥形，分前后两组。足的基节与腹壁融合成基节内突。前两对足基节上有爪突，末端均有具长柄的吸垫；后两对足末端雌雄不同，雌螨均为长鬃，而雄螨的第 4 对足末端是具长柄的吸垫。雌螨产卵孔呈横裂缝状，位于躯体腹面足体的中央，在躯体末端有 1 纵列的阴道。雄螨的外生殖器位于第 4 对足之间略后处。雄螨肛门位于躯体后缘正中，雌螨位于阴道的背侧。

生活史 疥螨的发育过程有卵、幼虫、前若虫、后若虫和成虫 5 期。

卵 椭圆形，淡黄色，壳薄，大小 80μm×180μm。雌螨产卵于宿主皮内的隧道中，初产卵未完全发育，后期的卵可透过卵壳看到发育中的幼虫。卵期为 3～4 天。如果外界温度降低，可延续至 10 天。卵对环境变化有一定的耐受性，离开宿主后 10～30 天还能发育。

幼虫 大小（120～160）μm×（100～150）μm，形似成螨。有 3 对足，2 对在体前部，有吸垫，1 对在体后部，具有长鬃。幼虫很活跃，可离开隧道，爬至宿主皮肤表面，然后可经毛囊或毛囊间的皮肤等处钻入皮肤。入口处呈小泡状，内有小穴道。幼虫在其中蜕皮为若虫。若虫形似成虫，有 4 对足，但体形较小，生殖器尚未显现。雄性若虫只有 1 期，经 2～3 天蜕皮为雄螨；雌性有 2 期。

前若虫 大小约 200μm×180μm，躯体背面后方有杆状毛 7 对，但腹面无生殖毛，各足无转节毛，第 4 对足较小。前若虫经 2～3 天蜕皮为后若虫。后若虫体形较大，躯体背面在第 4 对足之间有生殖毛 2 对，第 1～3 对足有转节毛 1 根。该期阴道已形成，可进行交配。后若虫再经 3～4 天蜕皮为雌螨。

疥螨从卵发育到成虫需 10～14 天。雌螨钳状的螯肢啮食角质层组织，逐渐形成宽 500～1000μm，长 150～300μm 蜿蜒的隧道。新生的雄螨与雌性后若虫夜晚爬出隧道，在人皮肤表面交配。雄螨大多在交配后不久即死亡，雌性后若虫在交配后 20～30 分钟内爬回隧道，蜕皮为雌螨，3～5 天后即在隧道内产卵。每次可产卵 2～3 个，一生可产卵 40～50 个。受精后的雌螨最为活跃，每分钟可爬行 2.5cm，此时也是最易感染新宿主的时期。雌螨寿命 6～8 周，一生均生活在隧道内。雌螨挖掘隧道的能力强，每天挖 0.5～5mm。雄螨与后若虫亦可单独挖掘，但能力较弱。前若虫与幼虫不能挖掘隧道，主要生活在雌螨所挖隧道中。疥螨常寄生于人体皮肤较柔软嫩薄之处，常见于指间、手背、腕屈侧、肘窝、腋窝、脐周、腹股沟、阴囊、阴茎和乳房下等处；儿童全身均可被侵犯。

习性 疥螨有强烈的热趋向性，能感知宿主体温、气味的刺激。当脱离宿主后，在一定范围内可再次移向宿主。研究表明，63% 的疥螨在距离小于 5.6cm 时将移向宿主，随着距离的加大其百分率降低。各发育阶段的疥螨经常钻出隧道滞留在皮肤表面，并可脱离宿主。脱离后一部分仍具有感染能力，成为圈舍等处的潜在传染源。疥螨离开宿主后在高湿低温的环境中更易存活；各发育阶段的疥螨钻入宿主表皮内至少需要 30 分钟，其钻入皮内的主要方式是通过其分泌物来溶解宿主组织。

致病机制 雌疥螨交配后分泌蛋白酶将表皮角质层溶解后入侵，啮食角质层组织，只在表皮，并不深入其下。夜间被褥中温度升高，疥螨活动加剧，其啮食组织产生机械性刺激，分泌和代谢产物、卵壳、蜕皮、尸体和粪粒等是变应原，引起奇痒，症状并不严重，搔抓后出现血痂并继发感染产生脓疱、毛囊炎和疖肿等。

临床表现 根据临床表现将疥疮分为三型。

典型疥疮 最常见。临床上以剧烈瘙痒、夜间尤甚为主要表现，主要致病原因是疥螨挖掘隧道时对角质层的机械性刺激及产生的排泄物、分泌物以及死亡虫体崩解物所引起的超敏反应。一般该型患者体内寄生的虫数较低，在感染前 3 个月感染虫负荷数为 10～12 条。体征是局部皮肤出现丘疹、水疱、脓疱及隧道，呈散在分布。丘疹淡红色，针头大小；水疱直径 2～4mm；脓疱乳黄色；隧道呈浅灰色或浅黑色的弯曲细线，内有成虫、幼虫、虫卵、空卵壳及排泄物等。雌虫常位于隧道盲端，呈针尖大小的灰白小点。

结痂型疥疮 又称挪威型疥疮。常见于免疫缺陷患者，如长期使用免疫抑制剂或感染人类免疫缺陷病毒（HIV）的患者。临床表现为银屑病性皮炎。皮损表现为红斑、过度角化、鳞样、结痂和角化赘疣。在角质痂中有深的裂沟及空腔，其病变部位和症状常不典型，主要累及的部位为外暴露的肢端、颈、面和头顶，常表现为脱屑和脱发。该型患者毛发常干燥无光泽，趾/指甲亦变厚扭曲，且伴全身淋巴结肿大。患者常无痒感或少有痒感，有时病变处可查见隧道。整个病程发展较慢，通常为1年，也有持续多年，甚至长达21年以上。本型患者不多见，但传染性极强，感染虫负荷数非常高，严重者可达上百万条。

结节型疥疮 较少见，以在生殖器、臀部、腹股沟及腋下出现棕红色、黄豆或绿豆大小的结节为典型体征，同时伴以剧烈的瘙痒。结节的形成可能是机体对螨的代谢产物产生超敏反应的直接结果，在皮损处几乎查不到螨虫。

诊断 从隧道中检出疥螨可确诊，但在患处常不易检出。因此，临床常根据疥螨的好发部位、夜间剧烈瘙痒、皮损形态特征及接触史为确诊参考。常用方法如下。

斜挑法 选用6号针头，持针与皮肤平面呈10°~20°，针口斜面向上，在距隧道末端挑出螨体，然后轻轻将针杆稍加转动，疥螨即落入针口孔槽内，缓慢挑破皮肤或直接退出针头，移至滴有一滴甘油或10%氢氧化钾溶液的载玻片上镜检。

刮皮法 凡为丘疹型疥疮宜用此法。用消毒的圆口手术刀片，蘸取少许矿物油，选择新发的未经搔抓的无结痂炎性丘疹，平刮数下，以刮到丘疹顶部角质部分为准，连刮6~7个后，移至滴油的载玻片上镜检。

"隧道" 染色法 检出率较高。滴2~3滴蓝或黑墨水于手指间皮损处，约3分钟后，用清水冲洗皮肤的墨水，即可见皮内已着色的疥螨及隧道，然后用针尖从蓝黑色处挑出疥螨置载玻片上镜检。

治疗 常用药物有外用硫磺软膏、氯菊酯等及口服伊维菌素。应注意同时对动物疥疮进行治疗，特别是宠物犬、猫及实验动物的疥疮，除进行必要的管理及厩舍的清洁、消毒工作外，患畜亦用药治疗。

流行病学 疥螨流行广泛，多发生于学龄前儿童及卫生条件差的家庭和集体住宿的人群中。其感染方式主要是通过人与人直接接触传播，如与患者握手、同床睡眠等。尤其是夜间睡眠时，疥螨活动十分活跃，常在宿主皮肤表面爬行和交配，更增加了传播流行的机会。此外，雌螨离开宿主后尚能生存3~10天，且仍可产卵、孵化，可通过患者的衣被、手套、鞋袜等间接传播，因此公共浴室的更衣间也是重要的传播场所。许多寄生于哺乳动物的疥螨，偶然也可感染人体，但症状较轻。

疥疮具有30年的流行周期性，且每次流行之间常有15年的间歇，每次流行常持续15年左右。原因尚不清楚，但有资料提示可能与人群对疥螨的免疫水平出现周期性下降有关；现代社会人口流动频繁，社会风气道德观念改变，促使个别男女因性开放而增加了交互传播的概率。

防制 主要是加强健康教育，注意个人卫生。避免与患者接触及使用患者的衣被。发现患者应及时隔离治疗，患者的衣服应煮沸或蒸汽处理。应注意同时对动物疥疮进行防治。

(吴家红)

chénmǎn

尘螨（dust mite） 隶属真螨总目，疥螨目，甲螨亚目，无气门股，羽螨总科，麦食螨科。全世界已报道19属约50种。孳生于人类居住和工作环境的屋尘中的尘螨，称为屋尘螨。屋尘螨分属于其中的6属14种，最常见的是尘螨属的种类，包括户尘螨、粉尘螨和微角尘螨。此外，欧尘螨属的埋内欧尘螨也是有些地区的优势螨种。尘螨的分泌物、排泄物和尸体都是强烈的变应原，能引起人体变应性皮炎、过敏性哮喘、变应性鼻炎和慢性荨麻疹等多种变态反应性疾病。

形态 分述如下。

户尘螨 又称欧洲尘螨，是最早发现的欧亚大陆优势致敏性螨种。雌螨大小（290~380）μm×（210~260）μm，体形较扁，后背中内皮纹纵行。足Ⅳ短小，足Ⅲ粗长。交合囊小，受精囊呈花瓣状。雄螨（240~280）μm×（155~210）μm。后盾板长大于宽。足Ⅰ与Ⅱ等粗。基节内Ⅰ内突不相接，无胸骨。

粉尘螨 又称美洲尘螨，是美洲主要的致敏螨种。雌螨（370~440）μm×（235~330）μm，体型饱满，后背中央皮纹横形，末端拱形。足Ⅲ与足Ⅳ等粗、细长。交合囊大，甲壳质深，受精囊退化。雄螨（285~360）μm×（200~245）μm，后盾板宽短，足Ⅰ特别粗状，左右基节Ⅰ内突相接呈Y形胸骨。

埋内欧尘螨 简称欧尘螨，大小（200～290）μm×（100～160）μm。体型前端呈三角形，后缘较方，中央有明显内陷。角皮皮纹粗皱。体毛微小，仅雄螨末端有 1 对中等长的毛。雄螨后体背面有卵圆形的后盾片，雌螨仅是甲壳化略深。

生活史 尘螨发育过程分为卵、幼虫、第一若虫、第三若虫和成虫 5 期（无第二若虫）。卵长椭圆形，乳白色带有珠光，卵壳随卵内胚胎的发育而变长。卵经 8 天孵出幼虫。幼虫体型小，3 对足，无生殖器、生殖乳突和生殖毛等结构。幼虫、第一若虫、第三若虫在发育过程中各经 4～6 天蜕皮期和 2～3 天静止期则发育为成虫。第一若虫与第三若虫无外生殖器，第一若虫在生殖区有生殖乳突和生殖毛 1 对，第三若虫有 2 对生殖乳突和 3 对生殖毛。雌雄虫羽化 1～3 天后直接交配。雄虫终生均可交配，雌虫仅前半生能交配，一般 1～2 次，偶有 3 次。雌虫每天产卵 1～2 个，一生产卵 20～40 个，多的可达 200～300 个。产卵期约 1 个月。在适宜条件下完成一代生活史需 20～30 天。雄螨存活 60～80 天，雌螨可长达 100～150 天。

习性 尘螨分布广泛，主要孳生于卧室内，其次生活居室内，在枕头、被褥、软垫家具及不常洗涤的地毯、厚质窗帘、长毛玩具上，甚至空调过滤网内。尘螨是一种啮食性的自生螨，除以人和动物脱落的皮屑为食外，也能以粉末性物质为食，如面粉、粮食等，此外还以真菌孢子、花粉颗粒为食。一个成人每天可脱落 0.5～1g 皮屑，为尘螨提供了大量的食物来源。环境温度和相对湿度是影响尘螨生存的主要因素，

理想的发育温度为 20～25℃，相对湿度为 70%～75%。尘螨必须从周围获取足够的水分才能生存，当室内相对湿度在 51% 以下时，尘螨会因脱水而死亡。因此，周围环境相对湿度是尘螨在何处生存、孳生的关键因素之一。一般来说，尘螨在 7～9 月大量繁殖。但由于各地气温不同，因而尘螨的季节消长也各不相同。尘螨主要通过人体衣着、家具等携带而散布。

致病机制 屋尘中有多种螨类是环境变应原，最强烈当属尘螨。尘螨的代谢产物和死亡虫体的分解产物均是室内的主要变应原。变态反应除与尘螨变应原有关外，还与遗传因素、环境因素等密切有关，患者常有家族过敏史或个人过敏史。一般认为，机体在外界尘螨抗原的刺激下，产生较多的特异性 IgE。此种抗体可深入呼吸道黏膜，并与肥大细胞和嗜碱性细胞表面相结合，使之成为致敏组织。当再次接触尘螨抗原后，在 Ca^{2+} 参与下，导致肥大细胞和嗜碱性粒细胞释放组胺、趋化因子、缓激肽、胰舒血管素和过敏性慢反应物质（SRS-A）等生物活性物质，作用于相应靶组织、靶器官，引起一系列变态反应性疾病。

临床表现 如下。

变态反应性哮喘 幼年起病，有婴儿湿疹史，或兼有慢性支气管炎史。3～5 岁时，部分儿童转为哮喘，病程可迁延至 40 岁以上，但半数儿童在青春发育期可自愈。起病或急或缓，婴幼儿哮喘发病前往往有 1～2 天的上呼吸道过敏的症状，包括鼻痒、喷嚏、流清涕及揉眼等表现，并逐渐出现咳嗽、喘息。年长儿起病较突然，常以阵咳开始，继而出现喘

息、呼吸困难等。严重时因缺氧而口唇、指端发绀。发作时往往症状较重而持续时间较短，并可突然消失。春秋季好发，少数病例可终年发病。发作诱因主要与环境中包括床褥、枕、被的尘螨变应原量增多，并过度暴露有关。患者如到室外活动，或迁居，或异地治疗，可缓解。

变应性鼻炎 表现为鼻塞、清水鼻涕、阵发性喷嚏和鼻痒，有的患者还兼有流泪、头痛、嗅觉减退。检查时鼻黏膜苍白水肿，鼻涕中有较多嗜酸性粒细胞。与哮喘一样，可以经过一个中长或短的间歇期后复发。

特应性皮炎 又称遗传过敏性皮炎，多见于婴儿，表现为面部湿疹。成人多见于肘窝、腋窝和腘窝等皮肤细嫩处，表现为湿疹和苔藓样变，缠绵多年不愈，好发于冬季。病情一旦进展可以扩展至全身。

慢性荨麻疹 一过性风团，时发时愈。

尘螨变应原有 20 余种，每个类别的分子量、含量以及 IgE 的结合率和结合力均有差别，其中以尘螨Ⅰ、Ⅱ类变应原最为重要。如粉尘螨变应原 Der f1、Der f2 和屋尘螨变应原 Der p1、Der p2，是诱导哮喘与其他变态反应性疾病最重要的变应原之一。约 80% 的尘螨过敏患者血清中存在能与尘螨Ⅰ、Ⅱ类变应原特异性结合的 IgE。

诊断 世界变态反应组织（WAO）于 2011 年发表了最新的变态反应疾病白皮书，详细描述了变态反应性疾病的诊断方法（表 1）。根据该方法，尘螨过敏的诊断：①有明确的接触史和临床表现，结合皮试或 sIgE。如果有激发试验的证据就更好。②正

表1 变态反应疾病的诊断方法

方法	指标
病史/体检	症状结合变应原暴露史分析
体内试验（皮内试验或皮肤点刺试验）	检测体内特异性 IgE
体外特异性 IgE 检测	检测血清中特异性 IgE
器官激发试验（经过鼻黏膜、结膜或气道）	体内再现变应原激发症状
斑贴试验	诊断接触性皮炎和其他 IgE 诱导的变态反应
血清总 IgE 检测	非特异性指标
血清类胰蛋白酶	非特异性指标
嗜酸性粒细胞检测	变应原诱导的嗜酸性粒细胞活化量和中间体的释放
嗜酸性粒细胞阳离子蛋白（ECP）	非特异性指标
嗜酸性粒细胞和其他生物指标	非特异性指标
其他方法	肺功能检查、支气管镜检查、激发试验、最大呼气流量、NO（非特异性指标）
环境检查	检测环境中的变应原数量

确对待皮试和 sIgE 不一致的情况。有少数患者的皮试和 sIgE 结果矛盾，最终应该结合临床表现做出诊断。

治疗 有以下方法。

药物治疗 常用的药物有抗组胺药物；糖皮质激素；支气管扩张剂；靶向治疗，如抗 IgE 治疗或抗白三烯治疗。

特异性免疫治疗（SIT） 即脱敏治疗或减敏治疗，是通过给部分Ⅰ型变应性疾病患者连续注射或通过其他途径给予诱导其变态反应的变应原，并逐渐递增剂量，从而增强患者对此类变应原的耐受性，达到减轻或消除症状的目的。SIT 是唯一可以改变变应性疾病自然病程的治疗措施，但也存在安全性问题

流行病学 尘螨在中国分布极为广泛。以温暖潮湿的地区为多。20 世纪 80 年代，中国大陆螨性哮喘患病率为 3%~5%，特应性皮炎为 7%~10%，变应性鼻炎为 12%~15%。之后患病率显著升高，单一哮喘患病数有 4000 万，螨性过敏症状发作与尘螨春秋季节出现繁殖高峰有平行关系。

防制 尘螨控制是治疗尘螨过敏的最基本方法。按照尘螨控制的三个要点（怕光、怕热、怕干燥）和一个原则（减少螨变应原水平），可采取如下措施：①降低室内相对湿度。②用空调、吸湿机或根据季节和气候开窗通风（相对湿度<50%）。③使用包装套：织物孔径小于 10μm。④常清洗床上用品、衣物等。⑤采用抛光木地板、乙烯树脂地板和地板砖，用皮革、乙烯树脂、木家具，更换窗帘（用可擦洗的百叶窗代替或经常清洗）。⑥尽量不要在地下室生活。⑦冷冻软玩具和小件物品至少 24 小时，冷冻后再清洗这些物品。⑧使用高性能真空吸尘器对地毯进行真空吸尘。⑨使用对环境无害、人体安全的杀螨制剂。

（吴家红）

fěnmǎn

粉螨（flour mite） 隶属蛛形纲，蜱螨亚纲，真螨目，疥螨亚目，粉螨总科。世界性分布，种类很多。与人体健康有关的科主要是粉螨科，其他有甘螨科、果螨科、藻螨科、粟螨科和蚍螨科等。粉螨生活力强，主要孳生在仓储食品中，如五谷、干果、蘑菇和草药；也可出现在生活场所，如被褥及灰尘中。粉螨除可引起螨性皮炎及螨性过敏外，人与之接触，随污染食品经口或悬浮尘埃吸入人体，在消化道、呼吸道及泌尿道引起不同疾病，分别称为肠螨症、肺螨症和尿螨症。

形态 成虫长 120~500μm，大都白色如粉末，肉眼难查见。体表有大量的长毛。雄螨有阳茎，肛吸盘，跗节Ⅳ背部有 1 对跗吸盘；雌螨有产卵孔，无肛吸盘、跗吸盘。躯体由围颈沟形成前半体和后半体。角皮极薄，半透明，很光滑，有些种类可有特征性的皮纹。躯体前端背面有 1 块盾板。在后半体的两侧有 1 对甲壳质化较深的侧腺孔。

生活史 分为卵、幼虫、第一若虫（前若虫）、第二若虫、第三若虫（后若虫）和成虫等期。其中第二若虫往往在环境条件不利时静止不动，成为化播体，通过吸附在其他节肢动物体上散布到他处。有时也无第二若虫期。幼虫足 3 对，有的有基节杆。第一若虫足 4 对，生殖孔不发达，有生殖乳突 1 对，腹面后方无吸盘。化播体分静态化播体和活动化播体。静态化播体有跗肢或无跗肢，螨体包在前若虫的皮壳中。活动化播体有足 4 对，无基节杆，腹面后方有一组吸盘。第三若虫足 4 对，生殖孔不发达，无生殖瓣，有生殖乳突 2 对。粉螨生长的最适温度为 20~30℃，相对湿度 60%~80%。

与疾病关系 可引起以下几

种疾病。

螨性皮炎 又称谷痒症、杂货痒症等，主见于螨和螨类物质接触的暴露部位，如手、前臂、面颈部、躯干和下肢等。表现为红斑，常混杂小丘疹、疱疹和脓疱。可继发表皮脱落、湿疹化，甚至偶然出现脓皮病。症状突出者为瘙痒或持续性奇痒，夜间更甚。患者以仓储工作人员较多，这与其常暴露于大量仓储粉螨及其代谢物有关。

肠螨症 因螨类进入肠道并寄生于肠壁引起的疾病。临床表现为腹泻、腹部不适、腹痛、乏力和精神不振。腹泻次数每天3~4次，常带有黏液或脓血。病程短者1~2天即愈，病程长者可持续数月或数年，时发时愈，反复发作。患者粪检时均可查见活螨、螨卵、死螨或螨的残体。数量多时，光镜下每个视野可见2~3只，活螨达高峰时，患者可出现阵发性腹痛加剧或阵发性绞痛。引起肠螨症的螨种有粗脚粉螨、腐食酪螨、长食酪螨、乳果螨、家食甜螨、河野脂螨、害嗜鳞螨、隐秘食甜螨和谷跗线螨等。不同职业人群的感染率不同，以从事中草药储藏、加工和出售的人员粪检阳性率最高，说明在中草药中隐藏着粉螨。同时肠螨症的发生与饮食习惯也有密切关系，长期食用易孳生粉螨的食品或中草药可能引起肠螨症。

肺螨症 螨类侵入人体并寄生在肺部引起的疾病。临床表现为咳嗽、胸闷、哮喘和嗜酸性粒细胞增多等，但症状多不明显，易误诊，因此对肺螨症的诊断应从临床表现、流行病学、病原学和免疫学等方面综合分析，还应注意与其他疾病鉴别。痰内检出螨类，不一定是确诊该病的依据。痰中常查到的螨种有粗脚粉螨、腐食酪螨、椭圆食粉螨和马六甲肉食螨等，这些是致病的常见种类。肺螨症的发生与患者的职业有很大关系。从事粮食储藏和中草药密切接触人员的患病率较高。

尿螨症 螨类侵入并寄生在人体泌尿系统引起的疾病。临床表现为夜间遗尿、尿频、尿急和尿痛等尿道刺激症状。引起尿螨症的螨类主要是粉螨，包括粗脚粉螨、长食酪螨、家食甜螨、粉尘螨、椭圆食粉螨和伯氏嗜木螨等10余种。这些粉螨有挖掘的特性，可破坏组织，同时粉螨的代谢产物和排泄物还可引起组织炎症。感染的主要方式是通过污染的导尿管将螨带入尿道，并逆行进入肾和周围其他组织。主要诊断依据是尿液沉淀物中检出活螨、螨卵或螨的体毛、碎片等。尿螨症的发生与患者的职业有一定关系。

治疗 螨性皮炎的治疗可用10%硫磺软膏或萘酚硫磺油膏，或复方灭滴灵软膏、10%苯甲酸苄酯，亦可用2%薄荷、15%炉甘石洗剂和5%樟脑酒精等。肠螨症的治疗可用氢喹、六氯对二甲苯治疗，但药物不良反应较大。也有报道伊维菌素治疗肠螨症疗效尚好。肺螨症、尿螨症的常用药物为甲硝唑，有效率可达88%~94%。此外，也可采用重组变应原蛋白质免疫疗法达到抗过敏的功效。而对常暴露于变应原的患者，可用小剂量、长间隔及多次反复接触粉螨变应原来进行脱敏治疗。但脱敏治疗所用的大多是螨体粗浸液，其中存在许多难以标准化的变应原和非变应原成分，疗效差且有潜在不良反应。

防制 粉螨喜湿厌干，降低贮粮、食品中的水分和仓库内的湿度，保持良好通风、干燥环境，是防制粉螨最有效的方法。将粮食置日光下暴晒也是简便易行的灭螨方法。谷物、食品不能用剧毒杀虫剂时，可用低毒杀虫剂如倍硫磷、杀螟松等，也对粉螨有良好的杀灭效果。仓库中常用的熏蒸剂有氯化苦、磷化氢、二硫化碳和溴甲烷等。还可利用微波、电离辐射、微生物和激素等手段，以阻碍或制止粉螨生长发育甚至死亡。另外，应注意食品卫生，不食生冷食品，并避免粉螨污染熟食和糕点等。

（吴家红）

xiē

蝎（scorpion） 隶属节肢动物门，螯肢亚门，蛛形纲，蝎目。全世界共有14科172属1726种，主要分布于热带、亚热带、暖温带等北纬40℃以南地区。喜栖息在热带雨林、草地、洞穴，甚至雪山上。中国已发现5科11属36种和亚种。具有医学重要性的主要是钳蝎科，也是蝎目中种类最多、分布最广的科。中国有记录的钳蝎科共有4属8种，分别是正钳蝎属、直钳蝎属、狼蝎属和等蝎属。最常见的是东亚钳蝎，分布在内蒙古、辽宁、河北、河南、山东、安徽、江苏和福建等地。

形态 蝎目的主要特征有：身体腹面有栉器（感觉器官）；触肢螯状，后体部5节，尾节特化、具有毒囊和一个尖的蜇刺，用于进攻和防御。成蝎体长1.3~20cm，蝎体色泽常因栖息场所不同而异。蝎体分头胸和腹部。头胸部的前7节愈合成长方形的体部，称背甲。腹部的后6节细狭，形成尾部，称末体。末节圆大而强弯成一个尖刺，内有毒腺。头端有螯肢，很小，但须指强大呈钳状。体部背面有 1 对中眼和 3~5 个侧眼。足 4 对，各分 7 节，跗爪 1 对。胸板呈三角形或五角形，第 2 末体节的腹板有一对栉板。书肺 4 对，开口于第 3~6 节腹板上。

习性与致病 毒蝎主要见于热带和亚热带地区，夜间活动，非常贪食，白昼隐伏于石砾、树洞、破壁砖缝、枯枝残叶和垃圾之中，或隐藏在自掘的小土穴中。热带地区在下雨时可爬入室内，静伏于鞋靴、衣巾内，人因赤足露臂，惊动蝎而被螫刺，出现中毒征象。螫刺后几分钟内即出现中毒症状，5 小时内达到高峰。其间神经递质大量释放造成局部肿胀、恶心、呕吐等全身症状。严重者可出现瞳孔散大、吞咽困难、唾液分泌增多等中枢神经系统症状，甚至可致多器官系统衰竭而死亡。蝎毒分神经毒素和溶血性毒素，毒力强弱因蝎种而异。一旦注入人皮肤，可出现局部疼痛、水肿或皮肤坏死。神经毒素严重时可致全身神经麻痹；溶血性毒素严重时可发生出血、溶血现象，有致死性。

治疗 蝎螫轻度疼痛可用稀氨水缓解，严重的蝎螫要在局部挑破放毒，并注射葡萄糖液或甚至胰岛素。出现症状除对症处理外可用抗毒素治疗。

防制 清除隐蔽场所，并施用杀虫剂灭蝎。

临床应用 中医以全蝎入药，用于治疗惊痫抽搐、卒中、半身不遂、口眼㖞斜、破伤风、淋巴结核和疮疡肿毒等。

（吴家红）

wúgōng

蜈蚣（scolopendridae; centipede） 隶属节肢动物门、颚肢亚门，多足总纲，唇足纲，蜈蚣目。全球已记述 3 科 32 属共 620 余种。最早的化石蜈蚣发现于 4 亿年前的泥盆纪，是陆生节肢动物朝不同方向进化的一支。与昆虫不同的是蜈蚣无翅，扩散能力相对较弱。蜈蚣目虽在世界各地均有分布，但许多类群仅限于局部地区，且呈独特的地理分布格局。

形态 身体由头部和背腹扁平的躯体组成，全体由 22 节组成。头部 2 节，有 1 对触角，1 对尖形牙。躯体的每个体节有 1 对步足。第 1 体节的附肢形成巨大的颚足，末端有爪，内有毒腺，用以捕食，也能螫伤人类。

生活史 分卵、幼虫和成虫 3 期，属不完全变态。中国常见具有医学重要性的虫种有：少棘蜈蚣、多棘蜈蚣、蛤氏蜈蚣、模棘蜈蚣、马氏蜈蚣和平耳孔蜈蚣。少棘蜈蚣主要分布在长江中下游地区，每年 5 月下旬开始产卵。卵粒淡红色，粘结成团，经母体抱孵，化出幼虫，幼虫由母体监护，全程历时 40 天左右。随着幼虫的生长发育，经多次蜕皮成为成虫。蜈蚣是夜行性食肉动物，喜生活在温暖潮湿的环境中，如石块下、树皮里、苔藓丛中、落叶层和洞穴内。成虫生性凶猛，食性广泛，喜捕食各种活体昆虫及其卵和蛹。蜈蚣与蛇、蝎、壁虎、蟾蜍并称五毒，并位居五毒首位。

致病机制 蜈蚣螫人可引起剧烈疼痛。人被咬伤时，其毒汁可通过尖牙注入人体引起皮肤损伤或全身中毒症状。中国已报道被蜈蚣咬伤的病例中，蜇伤部位以下肢、上肢、躯干和面部多见；也见有蜈蚣咬伤致心肌梗死、室性心律失常、心肌炎合并休克、过敏性休克以及吉兰-巴雷综合征等疾病；还有报道可侵入小儿生殖道，引起剧痛的病例。

临床应用 蜈蚣作为中药，始载于《神农本草经》，具有息风镇痉、通络止痛、攻毒散结的功能，用于肝风内动、痉挛抽搐、小儿惊风、中风口㖞、半身不遂、破伤风、风湿顽痹、偏正头痛、疮疡、瘰疬和蛇虫咬伤，为传统常用中药。

（吴家红）

shéxíngchóng

舌形虫（tongue worm） 隶属五口虫纲，舌形虫科，舌形虫属。又称五口虫。由节肢动物高度异常的类群组成，是一类专性体内寄生虫。寄生人体的舌形虫有 10 种：腕带蛇舌状虫、锯齿舌形虫、串珠蛇舌形虫、大蛇舌形虫、尖吻蝮蛇舌形虫、辛辛那提莱佩舌虫、蝎虎赖利舌虫、响尾蛇孔头舌虫、瑟皮舌虫未定种和台湾孔头舌虫。中国记载有锯齿舌形虫、尖吻蝮蛇舌状虫和台湾孔头舌虫。

形态 成虫呈圆柱形或舌形，口位于头胸腹面，在其两侧各有 1 对可伸缩的口钩。以往曾将这两对口钩误认为口，因此舌形虫被误命名为五口虫。舌形虫是雌雄异体，雌虫大于雄虫，体内受精，体内缺呼吸系统和循环系统，内部器官悬浮于血淋巴内。

锯齿舌形虫 成虫舌形，前端略宽后端渐窄，呈半透明、白色或乳黄色。雌虫大小（80~130）mm×10mm，雄虫为（18~20）mm×（3~4）mm。头胸部有口，口两侧有 2 对略前后排列的钩。虫体约有 90 个轮状腹环。体扁平，从中线可见橙红色的卵。

尖吻蝮蛇舌形虫 成虫圆柱形，呈半透明、橙红色。雌虫大小（47~57）mm×（6.0~7.5）mm，雄虫为（26.5 ~ 35.0）mm×

（3.4~5.0）mm。头胸部有椭圆形的口，口两侧有 2 对等大并平行排列的钩。腹部有 7~8 个腹环，其角质加厚呈手镯样，腹环间体壁薄而透明，虫体外观似螺钉状。

生活史 成熟的雌虫通过终宿主的咳嗽、喷嚏或粪便排出虫卵。卵排出后即具有感染性（含感染性幼虫），一旦被中间宿主吞食后，幼虫孵出并侵入肠壁，然后移行至内脏组织形成包囊，经过几次蜕皮后形成感染性若虫。当中间宿主被终宿主吞食后，幼虫在终宿主消化道内脱囊移行至肺部，发育为成虫。成虫期和若虫期均嗜血，以吸取毛细血管床上的血为主，但也有一些可以细胞和鼻咽分泌物为食。

致病机制和临床表现 根据舌形虫（主要为蛇舌形虫和锯齿舌形虫）在人体寄生部位的不同可分为内脏舌形虫病和鼻咽型舌形虫病。

内脏舌形虫病 是舌形虫病的主体，人作为舌形虫的偶然中间宿主，由于若虫或脱囊若虫在体内移行造成的内脏幼虫移行症。主要病原是蛇舌形虫（以腕带蛇舌形虫为主）。病理变化是从急性期以嗜酸性粒细胞为主的炎症向以慢性肉芽肿为主的炎症演化，最后形成玻璃样变和钙化的愈合过程。大多数病例常无症状或仅表现为亚临床症状，寄生虫数多或虫体蜕皮增大时，可对重要的组织器官造成压迫、穿孔则表现出明显的临床症状。重症感染时，常因各种并发症（如败血症、肺炎、小肠结肠炎等）而死亡。肝是最易受累的器官。在非洲，舌形虫病是继肺结核、血吸虫病之后的引起肝纤维化的最常见病因。

鼻咽舌形虫病 因人食入含有包囊型若虫的中间宿主内脏而引起，常见于锯齿舌形虫的感染。该病在黎巴嫩和苏丹地区分别被称为哈尔佐恩（Halzoun）综合征和马拉拉（Marrara）综合征，因为这些地区有生食羊、牛、骆驼的肝、胃、气管等内脏的习惯。临床表现为急性非传染性鼻咽炎，主要症状是咽喉刺激和疼痛。症状较急，但仅局限于头部，常伴发作性咳嗽或喷嚏，若咳出若虫，症状可顿时得到缓解。并发症包括咽管脓肿及因面神经继发化脓性感染而致的面瘫，偶可致死。

诊断 对疑似患者的诊断应详细询问病史，了解其进食习俗。特别对蛇舌形虫病和孔头舌虫病患者是否有饮蛇血、食蛇胆或与蛇接触史。在粪便内无虫的情况下，从既经济又快速简便考虑，可首选内镜（胃、肠内镜），从胃、肠壁的纤维性囊或结节样病灶检查病原作确诊性诊断，以避免误诊。

治疗 内脏舌形虫病可行外科手术取出囊性结节或切除硬而肿大的被感染肠。急性感染者可口服吡喹酮治疗，也可服用治疗幼虫移行症的药物噻苯达唑。眼舌形虫病，可作角膜切开术等手术治疗，取出虫体。鼻咽舌形虫病有严重的喉头水肿时，需气管切开、插管等以免窒息。若虫排出后症状消退，一般 1~7 天痊愈，最快也需 30 分钟。

流行病学 舌形虫病是动物源性人兽共患病，呈世界性分布，西非和中非是蛇舌形虫病的流行区，中东地区和北非是锯齿舌形虫病的流行区，而串珠状舌形虫病多流行于东南亚地区。中国也有舌形虫病例报道，并且从当初的单一病种（锯齿舌形虫）发展至今天的 4 个致病。人感染后发病，但成为终止宿主，无流行病学意义。

终宿主蛇、犬和狐等是人类舌形虫病的储存宿主，也是主要的传染源。传播途径是经口感染。感染方式包括：①饮用鲜蛇血酒，如蛇呼吸道有感染性舌虫卵污染蛇血即可造成感染。②含感染性卵的蛇鼻腔分泌物、蛇粪污染水体、蔬菜和草丛等而被饮用或误食。犬经过喷嚏或粪便排出的卵污染食物和皮肤等，也可直接污染手指并食入。③在中东地区，人们喜生食（或半生不熟的）含虫的动物内脏，引起鼻咽舌形虫病。此外，该病尚有经胎盘感染的可能。

防制 加强健康教育。不食生菜，不饮新鲜的生蛇血、蛇胆（酒）和生水。不食生的或半生不熟的蛇肉和牛、羊、骆驼等内脏。避免与终宿主蛇或犬的密切接触。建立肉类加工厂对牛、羊舌形虫若虫的兽医检查制度，销毁含虫内脏，治疗病犬。

（吴家红）

dànshuǐ jiǎqiào dòngwù
淡水甲壳动物 （copepods）

隶属节肢动物门，甲壳亚门，甲壳纲。主要特征是身体分头胸部和腹部两部分；体节及附肢较多，附肢大多保持双肢型，有 2 对触角；消化系统常为一根直管，多数种类胃内具有几丁质构造的胃磨；生活在海水或淡水中，以鳃或体壁呼吸。淡水甲壳动物是指生活在淡水中的种类，其中剑水蚤、虾、蝲蛄和蟹中的一些种类，是人、畜寄生虫的中间宿主。

剑水蚤 属于桡足亚纲，剑水蚤目，剑水蚤科，是一种小型低等的甲壳动物。成虫身体细小，呈圆锥形，背面微隆起，腹面较平，体节明显。身体分为头胸部与腹部。头胸部较宽大，由头节和 5~6 胸节组成，头节前端有眼点和 5 对附肢（第 1 触角、第 2 触角、大颚、第 1 小颚及第 2 小颚）。腹部细长，4 节分节明显，最后一节为尾节。尾节背面具有肛门，尾节的末端有 1 对尾叉，末端有羽状刚毛，简称尾毛。附肢基本上是双肢型，即基部的基肢及由基肢分出的内外肢。中国常见的医学种类有棕色大剑水蚤和近邻剑水蚤、胸饰外剑水蚤、锯缘真剑水蚤、绿色剑水蚤、英勇剑水蚤、草绿刺剑水蚤和棘尾刺剑水蚤等。它们是麦地那龙线虫、曼氏迭宫绦虫、阔节裂头绦虫和棘腭口线虫等人体寄生虫的中间宿主，是传播疾病的重要媒介。

虾 属于十足目，游泳亚目。身体呈左右侧扁的长筒形，可分头胸部及腹部。头胸部有头胸甲（为头胸部背面连两侧包被一大片甲壳）。腹部发达，分 7 节，一般比头胸甲长。多数虾类的头胸甲均向前突出，形成发达的额角，其基部两侧有 1 对带柄的复眼。头部附肢共 5 对，最前 2 对是第 1、2 对触角，1 对齿状大颚及 2 对小颚。胸部有 8 对附肢，前 3 对为颚足，后 5 对为步足。腹部附肢共 6 对，前 5 对为有用足，末 1 对称尾肢，同腹部末节合成宽大的尾扇。日本沼虾常见，是华支睾吸虫及卫氏并殖吸虫的第二中间宿主；中华新米虾和细足米虾也是华支睾吸虫的第二中间宿主。

蝲蛄 俗称螯虾，属于十足目，爬行亚目，螯虾派。成虫头胸部很大，呈圆筒状，额角发达，呈三角形。口器包括 1 对大颚，2 对小颚及 3 对颚足。胸部的附肢（步足）也很发达，其中第 1 对特别强大，呈螯状。腹部背腹扁平，

附肢退化。中国有 2 属 4 种：东北拟蝲蛄、朝鲜拟蝲蛄、克氏原蝲蛄和锐刺拟蝲蛄。它们是并殖吸虫的第二中间宿主，且有穴居习性，大量繁殖对农田水利有较大的破坏性。

淡水蟹 属于十足目，短尾次目。中国淡水蟹有 282 种及亚种，分别隶属于 2 总科 2 科 36 属。成虫身体分为 21 节，分为头胸部和腹部。头胸部包括头胸甲和腹甲两部分。头胸甲一般呈方圆形，较为扁平。额宽，两侧具有柄的复眼。额下有第 1、2 对额角。口器包括大颚 1 对，小颚 2 对及颚足 3 对，全部在口框内，外面由两扇门式的第 3 颚足所掩盖。头胸部两侧有胸足 5 对，第 1 对即螯足。腹部退化扁平，卷折在头胸甲之下。雄性第 1 腹肢坚硬粗壮，是分类的主要特征之一，第 2 腹肢细长柔软。其中华溪蟹属的多种华溪蟹是并殖吸虫的第二中间宿主。

（吴家红）

zhì

蛭（leech） 隶属无脊椎动物，环节动物门，蛭纲，颚蛭目，医蛭科。俗称蚂蟥或马鳖。全世界约 300 余种，中国已知约 100 种。除部分种类为掠食性或腐食性外，多营暂时性的体外寄生生活，以吸食其他动物的体液或血液为生。

分类 侵袭人类的蛭可分为两类：山蛭（旱蛭）和水蛭。

山蛭 拥有强有力的颚，可刺穿皮肤以致其能吸附在裸露皮肤的任何部位。山蛭常见于东南亚、太平洋岛屿、印度亚陆区和南美洲。主要栖息在热带雨林的植被上、易被牛马及其他动物光顾的泉水、溪流或井水旁。有记载的侵袭人类的山蛭有天目山蛭等。天目山蛭在中国分布于浙江、

湖北、河南、四川、广东和海南等地，多见于山地暖湿、阴暗的原始森林、灌木丛、冷竹林、溪边草丛和草坡以及小道旁有枯枝落叶处。山蛭一旦吸附至皮肤即开始吸血，饱血后可掉落，也可保持吸附一定的时间。

水蛭 呈世界性分布，主生活在淡水中。常见侵袭人类的种类有尼罗沼蛭（一种体形较大，喜栖息在静水或池塘里）。水蛭产卵于水生植物上，水中常可查见其幼虫。它们不仅吸食哺乳动物血液，也吸食两栖动物血。幼虫虫体小，易进入管道，如鼻腔、咽等，吸附在鼻咽直至发育为成虫，排出体外进入水体。它们对人类的危害比山蛭严重，易造成重度贫血。

形态 蛭体表光滑，有口无口器，但有 3 个颚，两个吸盘（一个围绕口孔，一个位于后端）与发达的肌肉（主要是环形肌和纵行肌）。蛭利用后吸盘吸附于宿主，头端可自由活动。未吸血时，一般长 2.5cm，厚 5mm；也有一些稍大。饱血时，身体发黑，肿胀。肌肉质的颚覆盖有几丁质，在受害者体表形成一个呈典型放射状的伤口。口下有咽，可分泌抗凝素水蛭素的唾液腺，一个贮存待消化血液的嗉囊，顺次而下为胃、小肠、结肠和紧邻后吸盘的肛门。排泄系统由 17 对肾管构成。还有循环系统和神经系统。

生活史 蛭为雌雄同体。交配时一个个体产精子在体表，精子自行移行入卵巢或进入与之交配的另一个体的阴道内。某些种类的蛭可直接产卵块在水下的物体上，还可形成茧产于水中或泥里。幼虫孵出并吸附在水生植物上直至发育为成虫。另一些则带着幼虫直至它们能吸血。

致病机制和临床表现 山蛭造成的皮肤损伤是无痛开放的，蛭离开后仍然流血，自愈很慢。水蛭的侵袭没有山蛭常见，但危害严重。进入口腔或鼻腔的水蛭，能迅速通过鼻咽部、会厌部或喉，甚至进入气管、支气管。当吸附于黏膜时，可分泌抗凝素以助吸血，从而导致吸附部位不断失血。根据吸附部位不同表现为鼻出血、咯血或呕血，导致贫血。此外，寄生在鼻孔处，还可引起持续性头痛；在喉头可致咳嗽、出血、声嘶、呼吸困难、疼痛甚至窒息。在咽部或食管可致吞咽困难。蛭以吸血为生，尚未发现其可传播疾病。

诊断 诊断鼻腔水蛭的关键在于详细询问病史和仔细检查鼻腔。临床上常根据出血特点、鼻腔局部不适感以及饮生水、河沟水的病史诊断。对不明原因的鼻出血尤其来自农村山区的患者，应怀疑鼻腔有水蛭的可能。咽喉部位的鼻蛭，由于其可在气管内活动、变形或静止不动，故症状、体征常表现为阵发性、移动性和多样性。当其移动至喉部可表现为声嘶、喉鸣、吸入性呼吸困难，易误诊为喉炎。当它变细贴于气管壁时可无任何症状和体征，喉部检查正常，胸片亦未见异常。声门下处氧浓度较高，鼻蛭喜欢居于此处，检查时应注意声门下，避免漏诊。

治疗 如果山蛭吸附，需诱导解离，强行解离可致颌残留在宿主身上，是破坏性溃疡的源头；使用几滴浓盐水、酒精或陈醋，或用点燃的火柴或香烟加热，也会让山蛭离开。伤口可用止血药或消毒药处理。水蛭处理稍显麻烦。侵袭上呼吸道的蛭，需看到蛭吸附的位点，如果在咽、喉、气管或支气管内，需固定患者，防止水蛭落入，堵塞下呼吸道；如在鼻孔或咽上部，可用可卡因麻醉直接取出；位置稍低者，可在喉镜帮助下，用一个长的有钩镊子取出；如果在食管，则需用可卡因麻醉，让其掉入胃中被胃酸杀死。对于吸附在泌尿生殖道的水蛭，可用浓盐水刺激，使其脱下随尿液排出。

防制 到有山蛭侵染的地区去工作或旅游时，建议穿靴子及厚裤子。此外，也可用驱避剂喷洒衣服或皮肤。常用的驱避剂有避蚊胺（DEET）、邻苯二甲酸二甲酯（DMP）、邻苯二甲酸二丁酯（DBP）等。DEET和DBP可在衣服上持续时间较长。水蛭侵袭口腔或鼻腔常是在人饮水或洗脸时；侵袭结膜、外阴、阴道或尿道多是由于在感染的水中洗澡所致。因此，为了避免水蛭侵袭，需要穿适宜的衣物及应用驱避剂，不饮用生水。

（吴家红）

dīngluó

钉螺（oncomelania snail） 隶属软体动物门，腹足纲，前腮亚纲，中腹足目，圆口螺科，圆口螺亚科，圆口螺族，钉螺属一类水陆两栖软体动物。钉螺属有两种，微小钉螺和湖北钉螺。其中湖北钉螺是中国日本血吸虫的唯一中间宿主。

日本血吸虫病在中国流行约有2100年历史，但对钉螺的认识仅有200余年。1881年，德国贝类学家格雷德勒（Gredler V）将神父富克斯（Fuchs P）在中国湖北武昌府（现为武汉市汉口地区）采集到的肋壳钉螺标本命名为 *Oncomelania hupensis*（Gredler, 1881）。1913年，日本学者宫入庆之助和铃木稔在日本佐贺县酒井发现一种光壳小螺，是日本血吸虫的中间宿主，称为宫入贝。1915年，罗布森（Robson）命名为片山钉螺。1915~1949年间，罗伯特·利珀（Robert Leiper, 1881~1969年）、恩斯特·卡罗尔·福斯特（Ernest Carroll Faust, 1890~1978年）和亨利·埃德蒙德·梅勒尼（Henry Edmund Meleney, 1887~1970年）在中国江南进行日本血吸虫病调查时，发现了光壳钉螺和肋壳钉螺，并发现了感染性钉螺，证实了钉螺是日本血吸虫病的唯一中间宿主。而"钉螺"这个中文名称则是1928年中国传染病学家陈方之（1884~1969年）、李敏京在浙江省做调查时，以嘉兴等地的民间土语提出的。

分类 根据种下分类的研究，中国钉螺可分为五个亚种。

指名亚种 主要分布在长江中下游的湖南、湖北、江西、安徽和江苏等省的湖沼、水网和丘陵的广大地区。

福建亚种 主要分布于中国东部的福建、江苏苏北沿海地区及广西；福建钉螺主要孳生在低山旁的荒草摊、山溪坡地、灌溉沟渠及烂泥田中；苏北钉螺主要孳生江苏东台、大丰沿海盐碱地的沟渠及草滩上；广西钉螺株主要孳生在广西保水性较差的薄沙土及山沟乱石中。

滇川亚种 仅分布于中国的四川及云南省境内，海拔一般在400~1000米，而最高点可达2400米，是各钉螺亚种中海拔分布最高的一个亚种；四川钉螺株主要孳生在四川省内的灌溉沟渠、山坡草滩或稻田内；云南株主要孳生在云南省境内的溪流、杂草丛生的灌溉沟渠中，稻田和山坡草地上也有分布。

台湾亚种 仅分布于中国台

湾省南部，主要孳生在溪流、沟渠、运河及稻田内，以及这些水域沿岸的潮湿环境中。

邱氏亚种 又称滨海亚种，仅分布于中国台湾省台北市。主要栖息于陡峭山坡的沟渠内或沿水岸一带。

形态 钉螺由壳和软体组成。钉螺壳小呈圆锥形，有 6～8 螺层，右旋。壳面有纵肋者称肋壳钉螺，光滑者称光壳钉螺。前者壳长约 10mm，宽约 4mm；后者壳长约 6mm，宽约 3mm。壳口呈卵圆形，周缘完整，略向外翻，角质厣片，大小、形态与壳口相似。壳口外唇多有一条粗的隆起，称为唇嵴。钉螺软体分前后两部分，前部是头、颈、足和外套膜；后部是内脏囊。软体结构具有感觉器官、呼吸器官、排泄器官、神经系统、消化系统、循环系统和生殖系统。

生活史 钉螺为雌雄异体，卵生。整年都可进行交配，以春季最多，秋季次之。从 11 月到次年 7 月都可产卵，但以 3～5 月产卵最多。螺卵须在水中孵化，在适宜的温度下（16~25℃）不到 1 个月幼虫即可孵出。孵出的幼虫也以水为主，在食物丰富、气温适宜的情况下，两个月即发育成熟。随着幼虫生长，两栖习性逐渐明显，但陆栖时仍与栖息的湿度有关。

在日本血吸虫生活史中，其幼虫发育的阶段必须在钉螺体内发育。具体过程：吸虫成虫产出的虫卵落入清水中后即可孵出毛蚴，毛蚴在水中遇到中间宿主钉螺，即利用头腺分泌物的溶组织作用，并借助纤毛的摆动和虫体的伸缩，侵入螺体软组织。在螺体内，先形成带形的母胞蚴，其生殖胚团形成许多子胞蚴，子胞蚴脱离母胞蚴后，体内胚团陆续分裂，分批形成尾蚴。尾蚴成熟后才会离开螺体进入水中。因此，钉螺在日本血吸虫生活史中扮演了重要角色。钉螺的分布面积及感染率在日本血吸虫病流行病学上具有重要意义。

流行病学 钉螺能够水陆两栖。幼虫多喜欢生活在水中，成虫一般喜欢生活在水线以上潮湿地带的草丛中。钉螺主要分布于东南亚地区，北起北纬 36°（日本利根川），南达南纬 3°（印尼苏拉威西），西至东经 99°（中国云龙县），东抵东经 140°（日本利根川）。涉及国家主要有中国（包括台湾省）、日本、菲律宾和印度尼西亚，这些国家或地区均曾有日本血吸虫病的流行。中国台湾省虽无血吸虫病病例报道，但有钉螺分布，为自然疫源地。中国钉螺分布广泛，按地理特点可将其分为水网型、山丘型和湖沼型。

水网型 主要在长江与钱塘江之间的平原地区。钉螺主要沿河道、沟渠的流水线边缘分布，多栖于水线上下 0.3m 内的潮湿岸上和水中，在水流缓慢、杂草丛生的水沟中密度最高，与有螺沟相通的水田、池塘边也可有钉螺；一般冬季水下钉螺较少，春夏之交水下钉螺较多；在这类地区孳生的钉螺壳较厚，壳面有较细的纵肋。

山丘型 主要分布在四川、云南、广西、福建和台湾等省；此外分布在广东、湖南、湖北、江西、安徽、江苏、浙江等省的山区钉螺也属此型。此型钉螺孳生地面积虽不很大，但分布范围广，环境也极复杂。这些地方的钉螺壳较薄，壳面光滑无纵肋。

湖沼型 自湖北宜都以下的长江两岸及其所属蓄洪湖泊周围，存在着大片的洲滩，这里孳生的钉螺都属于湖沼型。这类钉螺壳大而厚，壳面纵肋粗大。

防制 杀灭钉螺是控制日本血吸虫病的有效措施之一。灭螺需全面规划，要因时、因地、因条件而选择具体方法。根据有螺水系分布特点，实行先上游后下游，由近及远，先易后难的灭螺原则。其方法多以环境改造消除螺的孳生地为主，药物灭螺为辅。在国外，亦有用生物灭螺方法获得成功的报道。

环境改造灭螺 通过彻底改造钉螺孳生环境，达到控制和消灭血吸虫病的目的，一般通过结合生产和农田、水利、水产等达到发展生产和经济来进行。有垦种灭螺、水淹灭螺、土埋灭螺和硬化灭螺等方法。

药物灭螺 利用有毒的化学药品或药物进行灭螺。控制钉螺的药物有有机类（氯硝柳胺、五氯酚钠等）、无机类（硫酸铜、亚砷酸钙等）、植物类（茶子饼、巴豆等）。其中氯硝柳胺一直是中国血防的首选药。它是世界卫生组织（WHO）自 1972 年以来唯一推荐的灭螺药。氯硝柳胺乙醇胺盐可湿性粉剂是国内外常用剂型。

（吴家红）

索　引

条 目 标 题 汉 字 笔 画 索 引

说　明

一、本索引供读者按条目标题的汉字笔画查检条目。

二、条目标题按第一字的笔画由少到多的顺序排列，按画数和起笔笔形横（一）、竖（丨）、撇（丿）、点（、）、折（乛，包括丁乚㇆等）的顺序排列。笔画数和起笔笔形相同的字，按字形结构排列，先左右形字，再上下形字，后整体字。第一字相同的，依次按后面各字的笔画数和起笔笔形顺序排列。

三、以拉丁字母、希腊字母和阿拉伯数字、罗马数字开头的条目标题，依次排在汉字条目标题的后面。

八　画

九　画

条目外文标题索引

A

内 容 索 引

说 明

一、本索引是本卷条目和条目内容的主题分析索引。索引款目按汉语拼音字母顺序并辅以汉字笔画、起笔笔形顺序排列。同音时，按汉字笔画由少到多的顺序排列，笔画数相同的按起笔笔形横（一）、竖（丨）、撇（丿）、点（丶）、折（乛，包括丁乚く等）的顺序排列。第一字相同时，按第二字，余类推。索引标目中夹有拉丁字母、希腊字母、阿拉伯数字和罗马数字的，依次排在相应的汉字索引款目之后。标点符号不作为排序单元。

二、设有条目的款目用黑体字，未设条目的款目用宋体字。

三、不同概念（含人物）具有同一标目名称时，分别设置索引款目；未设条目的同名索引标目后括注简单说明或所属类别，以利检索。

四、索引标目之后的阿拉伯数字是标目内容所在的页码，数字之后的小写拉丁字母表示索引内容所在的版面区域。本书正文的版面区域划分如右图。

a	c	e
b	d	f

A

阿尔多·卡斯泰拉尼（Aldo Castellani） 44a

阿尔弗雷德·弗朗索瓦·多内（Alfred François Donné，1801~1878 年） 65f

阿米巴（Amoeba） 31b

阿米巴病 32a

阿米巴型（人芽囊原虫） 79a

阿米巴性肝脓肿 34c

阿米巴性结肠炎 34b

阿米巴性脑脓肿 34e

阿米巴性肉芽肿 34c

阿米巴肿 34c

阿什福德（Ashford RW） 46a

埃伯哈德（Eberhard） 191f，192c

埃及血吸虫（*Schistosoma haematoblum* Bilharz，1852） 134a

埃及伊蚊 214e

埃塞俄比亚利什曼原虫（*Leishmania aethiopica* Bray，1973） 74c

埃斯门特（Ejsment） 88b

艾氏同小杆线虫 169b

艾氏小杆线虫 [*Rhabditis*（*Rhabditella*）*axei*（Cobbold，1884）Dougherty，1955] 169a

安东尼·菲利普斯·范·列文虎克（Antonie Philips van Leeuwenhoek，1632~1723 年） 1d，63e

氨基甲酸酯类杀虫剂（害虫综合治理） 211b

按蚊（*Anopheles spp.*） 216c

鳌虾 254b

奥德宁（Odening） 116b

奥尔夫（Olfer） 159b

奥尔特加（Ortega YR） 45d，46b

奥利弗（Oliver） 146b

奥利赫尔（Orihel） 192c

奥卢斯·科尔内留斯·塞尔苏斯（Aulus Cornelius Celcus，公元前 25~公元 50 年） 246f

奥氏曼森线虫 [*Mansonella ozzardi*（Manson，1897）Faust，1929] 191e

奥托·弗雷德里希·伯恩哈德·冯·林斯托（Otto Friedrich Bernhard von Linstow，1842 ~ 1916 年） 116b

奥扎迪（Ozzardi） 191e

B

巴贝虫（*Babesia spp.* Babes，1888） 60d

巴西利什曼原虫（*Leishmania braziliensis* Vianna，1911） 74d

白虫 146b

白蛉（*Phlebotomus*） 219f

白纹伊蚊 215a

白昼亚周期型（班氏吴策线虫） 188a

班氏丝虫 187b

班氏吴策线虫 [*Wuchereria bancrofti*（Cobbold，1877）Seural，1921] 187b

伴随免疫（concomitant immunity） 17a

包虫 149e

Z

拉丁字母

阿拉伯数字

罗马数字

本卷主要编辑、出版人员

责任编辑　孙文欣

索引编辑　王小红

名词术语编辑　王晓霞

汉语拼音编辑　潘博闻

外文编辑　顾　颖

参见编辑　周艳华

绘　　图　兰亭数码图文制作有限公司

责任校对　张　麓

责任印制　卢运霞